Dispensación de productos farmacéuticos

3.ª edición
revisada y actualizada

Dispensación de productos farmacéuticos

Begoña Calderón

3.ª edición
revisada y actualizada

EDITORIAL
SINTESIS

Agradecimiento, por su colaboración con las fotografías interiores, a Carlos de la Fuente

Vallehermoso, 34. 28015 Madrid
Teléfono 91 593 20 98
http://www.sintesis.com

ISBN: 978-84-1357-342-7
Depósito Legal: M-13.449-2024

Impreso en España - Printed in Spain

Índice

Presentación

Bienvenidos al mundo de la dispensación de productos farmacéuticos, un área esencial en el campo de la salud y la atención farmacéutica.

La dispensación de productos farmacéuticos va más allá de un simple intercambio de medicamentos; es un acto de responsabilidad y compromiso con la salud de quienes confían en los servicios de farmacia. Este libro busca proporcionar una visión integral de los conocimientos y habilidades necesarios para desempeñar con excelencia el rol de dispensador en el ámbito farmacéutico.

A lo largo de estas páginas, exploraremos, desde los fundamentos de la farmacología, el procedimiento de dispensación de los diferentes tipos de medicamentos en los distintos entornos laborales en los que podrá ejercer su profesión el futuro técnico en Farmacia y Parafarmacia.

Para el desarrollo de esta tercera edición, no solo se han tenido en cuenta los contenidos básicos en el ámbito nacional, detallados en la normativa del título (Real Decreto 1689/2007, de 14 de diciembre), sino también la reciente actualización de esa normativa (Real Decreto 287/2023, de 18 de abril), y se han incorporado todos aquellos conocimientos que consideramos importante potenciar en los futuros técnicos en Farmacia y Parafarmacia, con el fin de que desarrollen las competencias profesionales, personales y sociales relacionadas con este módulo profesional.

Los contenidos del libro se han organizado de la manera más didáctica posible, utilizando un lenguaje sencillo y de fácil comprensión, y los textos están acompañados de gráficas y múltiples ejemplos. Además de esto, cada capítulo contiene un esquema inicial de los contenidos que se tratarán, así como un resumen final, numerosas actividades de desarrollo y aplicación de lo aprendido, y un cuestionario de autoevaluación.

El texto está organizado en once capítulos, agrupados en siete bloques de contenidos, que son los siguientes:

- Bloque I. Los medicamentos (capítulo 1).
- Bloque II. Dispensación y venta de medicamentos (capítulos 2).

- Bloque III. Farmacología (capítulos 3, 4, 5, 6 y 7).
- Bloque IV. Fitoterapia (capítulo 8).
- Bloque V. Homeopatía (capítulo 9).
- Bloque VI. Farmacia hospitalaria (capítulo 10).
- Bloque VII. Medicamentos de uso animal (capítulo 11).

Con respecto al contexto educativo, este módulo profesional tiene asociados seis resultados de aprendizaje, que los contenidos de este libro ayudan a superar. Así, los resultados de aprendizaje 1 y 2 son alcanzados en los capítulos de los bloques I, II y III. El resultado de aprendizaje 3, relacionado con la farmacia hospitalaria, se adquiere con los contenidos del bloque VI. En cuanto al resultado de aprendizaje 4, sobre la dispensación de productos homeopáticos, se logra con el bloque V. El resultado de aprendizaje 5, por su parte –acerca de la dispensación de productos de fitoterapia–, queda satisfecho con los contenidos del capítulo del bloque IV. Por último, el resultado de aprendizaje 6, relativo a la dispensación de medicamentos de uso animal, se adquiere con los contenidos del bloque VII.

Además, este libro contribuye al cumplimiento de los objetivos de desarrollo sostenible (ODS) de la Agenda 2030, especialmente los relacionados con su ámbito. Los más importantes son los siguientes:

- ODS 3: Salud y bienestar. La farmacia es fundamental para el correcto funcionamiento del sistema de salud.
- ODS 12: Producción y consumo responsables. Potencia la gestión racional de los desechos químicos y promueve el consumo responsable de medicamentos, así como su correcto reciclaje.
- ODS 9: Industria, innovación e infraestructura. Para un futuro sostenible, también es necesaria la renovación del sector farmacéutico y de sus empresas.

Los estudiantes encontrarán en esta obra un recurso valioso para complementar su formación académica, ya que ofrece no solo información teórica, sino también casos prácticos, escenarios de la vida real y herramientas que facilitarán su preparación para enfrentarse a los desafíos del campo laboral.

La autora confía en que este libro se convierta en una guía sólida y enriquecedora para quienes se embarquen en la apasionante travesía de la dispensación de productos farmacéuticos.

1

Los medicamentos

Objetivos

- ✓ Definir conceptos de la terminología farmacéutica.
- ✓ Conocer la legislación vigente relacionada con los medicamentos.
- ✓ Enumerar los medicamentos legalmente reconocidos.
- ✓ Identificar las diferentes denominaciones de los principios activos y los medicamentos.
- ✓ Valorar la importancia del acondicionamiento de los medicamentos.
- ✓ Saber qué información aporta el envase: símbolos, siglas, leyendas y cupón-precinto.
- ✓ Comprender la información contenida en los prospectos.
- ✓ Clasificar los fármacos o medicamentos según distintos criterios, y explicar la clasificación ATC conociendo el significado de cada nivel.
- ✓ Familiarizarse con las diferentes fuentes de información disponibles sobre medicamentos.
- ✓ Localizar los datos relativos a los medicamentos en el catálogo y la base de datos informática BotPLUS.

Mapa conceptual

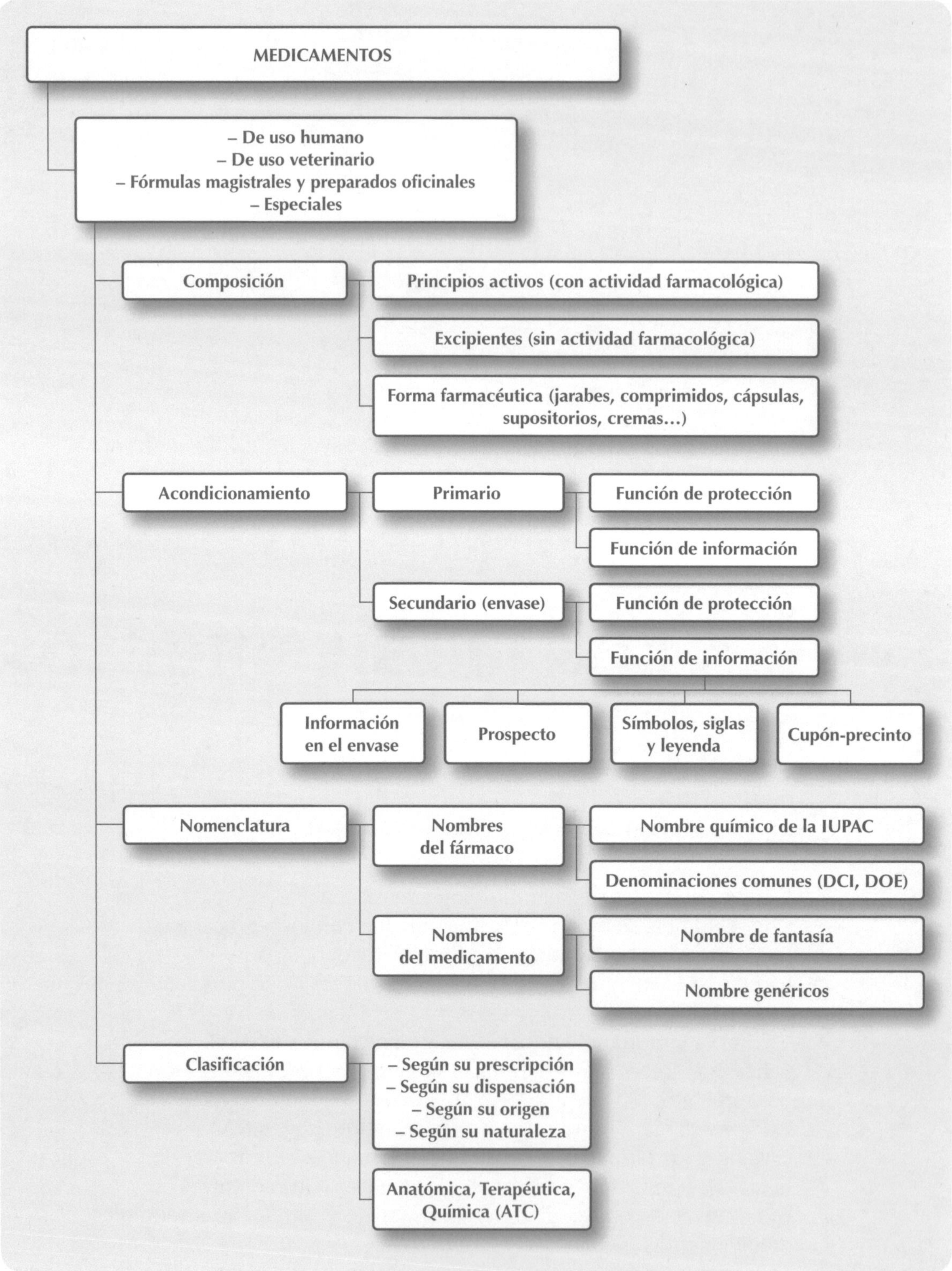

Glosario

Biodisponibilidad. Porcentaje de principio activo que, sin modificar, llega a la circulación sistémica tras su administración a una velocidad determinada.

Bioequivalencia. Se consideran bioequivalentes dos medicamentos con el mismo principio activo y en igual dosis cuyas biodisponibilidades en tiempo y magnitud sean semejantes, así como sus parámetros de eficacia y seguridad.

Biosimilar. Medicamento biológico equivalente en calidad, eficacia y seguridad a un medicamento biológico original o de referencia.

Características organolépticas. Propiedades físicas de la materia en general, según se perciben mediante los sentidos (por ejemplo, sabor, textura, olor y color).

Dosis. Cantidad de principio activo administrado de una sola vez.

Excipiente. Aquella materia que, incluida en las formas galénicas, se añade a los principios activos o a sus asociaciones para servirles de vehículo, posibilitar su preparación y su estabilidad, modificar sus propiedades organolépticas, o determinar las características fisicoquímicas del medicamento y su biodisponibilidad.

Formulario Nacional. Libro oficial que contiene, en forma de monografías, las fórmulas magistrales tipificadas y los preparados oficinales reconocidos como medicamentos, así como las categorías, indicaciones y materias primas que intervienen en la composición y la preparación, y las normas de correcta preparación y control de los mismos.

Materia prima. Toda sustancia –activa o inactiva– que se emplee en la fabricación de un medicamento, ya permanezca inalterada, ya se modifique o desaparezca en el transcurso del proceso. La materia prima es todo lo que se usa para fabricar un medicamento, aunque no esté presente en el producto final.

Medicamento huérfano. Indicado para el tratamiento, la prevención o el diagnóstico de una enfermedad rara o huérfana

Posología. Dosis de medicamento y frecuencia entre las dosis.

Principio activo. Toda materia, cualquiera que sea su origen –humano, animal, vegetal, químico o de otro tipo– a la que se atribuya una actividad apropiada para constituir un medicamento.

1.1. Introducción

En la actualidad, los medicamentos se han convertido en algo usual en la vida cotidiana. Coloquialmente, se puede hablar de medicinas, medicamentos o fármacos, e incluso usar la expresión "especialidades farmacéuticas". Pero ¿se conocen las diferencias entre estos términos? Seguramente, la respuesta mayoritaria sea que no. En este capítulo se estudiarán los distintos conceptos relacionados con los productos farmacéuticos, y se averiguará qué productos son considerados por la legislación española como medicamentos. Además, se concretarán las diferencias entre los términos antes mencionados.

En la segunda parte del tema se tratará el acondicionamiento de los medicamentos, ya que en España, al comprar un medicamento, no se adquieren unidades sueltas, sino que este viene perfectamente preparado para su dispensación y su administración. Se estudiará, además, la información que figura en el envase, relacionada con el tipo de medicamento y las condiciones de dispensación y financiación. Por último, se clasificarán los medicamentos a partir de la denominada clasificación ATC, propuesta por la Organización Mundial de la Salud (OMS) y muy usada en los países europeos. De hecho, el Catálogo de Medicamentos, un manual muy empleado como fuente de información en las oficinas de farmacia españolas, sigue esta clasificación.

1.2. Los medicamentos

Tal y como queda indicado en la Ley General de Sanidad (Ley 14/1986, de 25 de abril), la custodia, la conservación y la dispensación de medicamentos corresponde a las oficinas de farmacia legalmente autorizadas, así como a los servicios de farmacia de los hospitales, de los centros de salud y de las estructuras de atención primaria del Sistema Nacional de Salud. Por otro lado, la *Ley 16/1997, de 25 de abril, de regulación de servicios de las oficinas de farmacia* define estas como establecimientos sanitarios privados de interés público, sujetos a la planificación sanitaria que establezcan las comunidades autónomas, en las que el farmacéutico titular y propietario (figura 1.1) estará asistido, en su caso, por ayudantes o auxiliares, y en las que se deberán prestar, entre otros, los siguientes servicios básicos a la población:

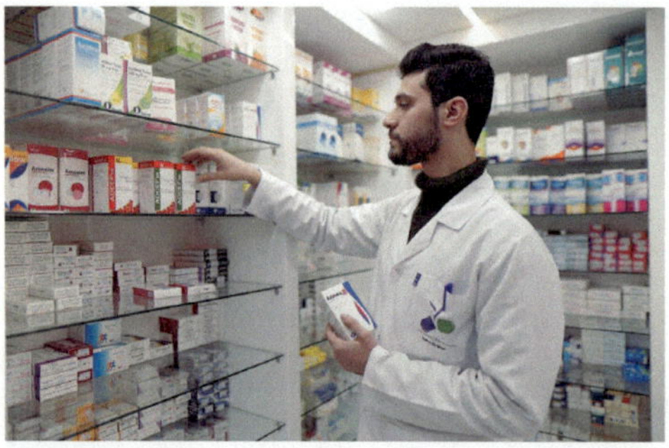

Figura 1.1
Farmacéutico escogiendo el producto adecuado.

- Adquisición, custodia, conservación y dispensación de los medicamentos y productos sanitarios.
- Vigilancia, control y custodia de las recetas médicas dispensadas.
- Garantía de la atención de farmacia, en su zona farmacéutica, a los núcleos de población en los que no existan oficinas de farmacia.
- Elaboración de fórmulas magistrales y preparados oficinales, en los casos y según los procedimientos y controles establecidos.
- Colaboración en el control del uso individualizado de los medicamentos, con el fin de detectar las reacciones adversas que puedan producirse y notificarlas a los organismos responsables de la farmacovigilancia.

Es función primordial de la oficina de farmacia la dispensación de productos, tanto los denominados productos farmacéuticos –esto es, los medicamentos– como los productos parafarmacéuticos. Estos últimos se definen como aquellos que, sin ser técnicamente medicamentos, contribuyen a fomentar el estado de salud. Dentro de este grupo están, entre otros, los artículos de dermofarmacia o dermocosmética, puericultura, dietética y sanitarios; todos ellos objeto de estudio en el módulo profesional de Dispensación de Productos Parafarmacéuticos. En nuestro caso, centraremos la atención en el estudio de los productos farmacéuticos, es decir, los medicamentos y el procedimiento de su dispensación.

La legislación vigente con respecto a los medicamentos es el *Real Decreto Legislativo 1/2015, de 24 de julio, por el que se aprueba el texto refundido de la Ley de garantías y uso racional de los medicamentos y productos sanitarios* (BOE 177, de 25 de julio de 2015). En su artículo 3 se recoge lo siguiente:

a) *Medicamento de uso humano.* Toda sustancia o combinación de sustancias que se presente como poseedora de propiedades para el tratamiento o prevención de enfermedades en seres humanos o que pueda usarse en seres humanos o administrarse a seres humanos con el fin de restaurar, corregir o modificar las funciones fisiológicas ejerciendo una acción farmacológica, inmunológica o metabólica, o de establecer un diagnóstico médico.

Fundamental

Un medicamento es una combinación de sustancias que posee alguna de las siguientes funciones:

- Prevención de enfermedades, como, por ejemplo, las vacunas.
- Diagnóstico, caso de los contrastes radiológicos.
- Tratamiento o curación de enfermedades, o alivio de signos y síntomas.

Cualquiera que sea su función, debe ejercerla siempre actuando por métodos farmacológicos, inmunológicos o metabólicos, ya que los productos sanitarios tienen estas mismas funciones, pero no pueden actuar según los métodos anteriormente citados.

b) *Medicamento de uso veterinario.* Toda sustancia o combinación de sustancias que se presente como poseedora de propiedades curativas o preventivas con respecto a las enfermedades animales o que pueda administrarse al animal con el fin de restablecer, corregir o modificar sus funciones fisiológicas ejerciendo una acción farmacológica, inmunológica o metabólica, o de establecer un diagnóstico veterinario. También se considerarán medicamentos veterinarios las "premezclas para piensos medicamentosos" elaboradas para ser incorporadas a un pienso.

1.2.1. Componentes del medicamento

Los medicamentos están constituidos por diferentes tipos de sustancias. Unas ejercen la actividad apropiada para constituir un medicamento: los denominados principios activos o fármacos. Otras, a pesar de no presentar actividad farmacológica, permiten su formulación: los excipientes. Además, el medicamento debe tener una determinada forma, que se denomina *forma galénica* o forma farmacéutica (figura 1.2).

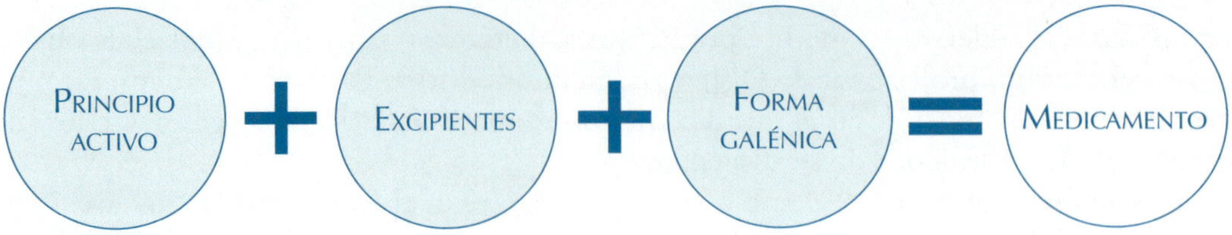

Figura 1.2
Componentes del medicamento.

- *Principio activo (PA) o fármaco (F).* La legislación vigente lo define así: "Toda sustancia o mezcla de sustancias destinadas a la fabricación de un medicamento y que, al ser utilizadas en su producción, se convierten en un componente activo de dicho medicamento destinado a ejercer una acción farmacológica, inmunológica o metabólica con el fin de restaurar, corregir o modificar las funciones fisiológicas, o de establecer un diagnóstico".

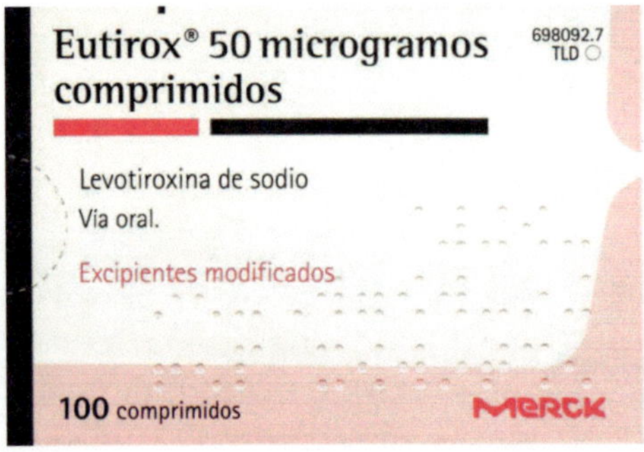

Figura 1.3
Medicamento Eutirox® comprimidos.

Se puede decir, por lo tanto, que el principio activo es toda materia, cualquiera que sea su origen –humano, animal, vegetal, químico o de otro tipo–, a la que se atribuya una actividad apropiada para constituir un medicamento. El principio activo es la molécula que tiene actividad farmacológica. Los medicamentos pueden estar constituidos por uno o varios principios activos. Como ejemplos de principios activos, podemos mencionar el ibuprofeno, el ácido acetilsalicílico, el paracetamol, etc. En la figura 1.3, el principio activo es la levotiroxina.

IMPORTANTE

El medicamento está formado por uno o varios principios activos, que son los elementos que tienen actividad farmacológica, así como por uno o varios excipientes (sin actividad farmacológica), necesarios para formularlos; todo ello dispuesto en una forma galénica, para que se pueda administrar.

- *Excipientes.* Son sustancias incluidas en los medicamentos que se añaden a los principios activos para servirles de vehículo, posibilitar su preparación y su estabilidad, modificar sus propiedades organolépticas, o determinar las características fisicoquímicas del medicamento y su biodisponibilidad. Estos componentes no tienen actividad farmacológica, ni pueden reaccionar con el principio activo o modificar su efecto. Hablamos de muchos tipos de sustancias; por ejemplo, lactosa (de tipo diluyente), almidón (con función aglutinante), reguladores del pH, conservantes, edulcorantes, colorantes y un larguísimo etcétera. Algunos excipientes son considerados de declaración obligatoria (EDO), como la sacarosa, la lactosa, el etanol, etc. El Real Decreto Legislativo 1/2015, de 24 de julio, define excipiente como "todo componente de un medicamento distinto del principio activo y del material de acondicionamiento".

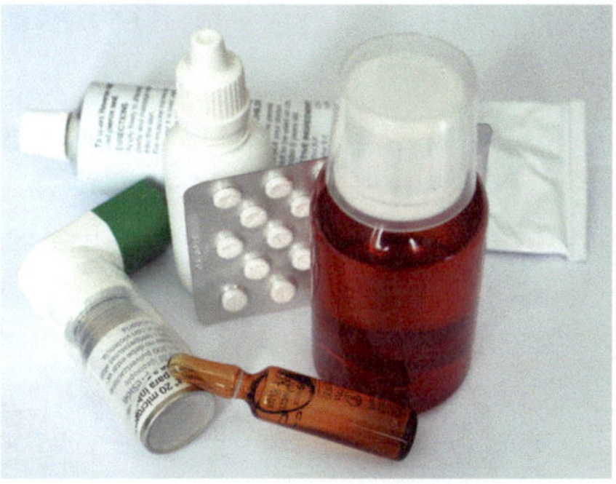

Figura 1.4
Formas galénicas.

- *Forma galénica o farmacéutica*. Además, los medicamentos están dotados de una forma, que denominamos forma galénica o farmacéutica, y que se entiende como "la disposición a que se adaptan los principios activos y excipientes para constituir un medicamento. Se define por la combinación de la forma en la que el producto farmacéutico es presentado por el fabricante y la forma en la que es administrado". Las formas galénicas son la presentación de los medicamentos; por ejemplo, comprimidos, cápsulas, jarabes, suspensiones, ampollas inyectables, etc. (figura 1.4). Serán objeto de estudio en el capítulo 3.

Actividades propuestas

1.1. Selecciona cinco medicamentos que tengas en casa, e indica los siguientes datos de cada uno:

a) Nombre del medicamento.
b) Nombre del principio activo.
c) Nombre de uno de sus excipientes.
d) Forma farmacéutica.

1.2. ¿Cuál es la diferencia entre una materia prima y un excipiente? ¿Puedes poner un ejemplo?

Actividad resuelta 1.1

Observa la caja de este medicamento y especifica su nombre, el principio activo que lo compone y su forma galénica.

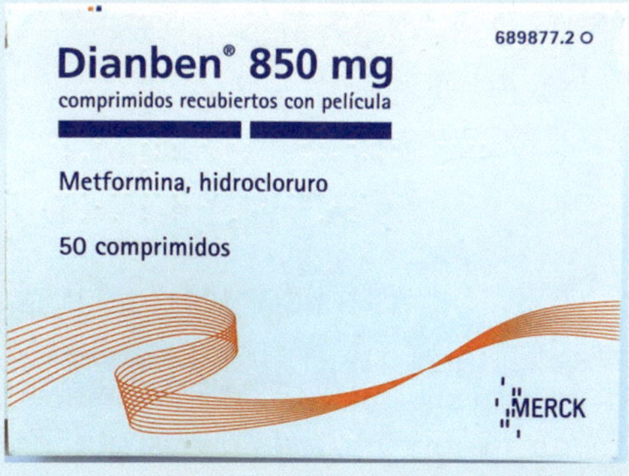

Solución

Medicamento: Dianben® comprimidos.
Principio activo: metformina.
Forma galénica: comprimidos.

1.3. Tipos de medicamentos

El *Real Decreto Legislativo 1/2015, de 24 de julio, por el que se aprueba el texto refundido de la Ley de garantías y uso racional de los medicamentos y productos sanitarios* recoge, en su artículo 8, los productos que son considerados legalmente como medicamentos. Se trata de los siguientes:

- Medicamentos de uso humano y veterinario elaborados industrialmente o en cuya fabricación intervenga un proceso industrial.
- Fórmulas magistrales y preparados oficinales.
- Medicamentos en fase de investigación en ensayos clínicos o para investigación en animales.
- Medicamentos especiales:
  - Medicamentos de origen humano.
  - Vacunas y demás medicamentos biológicos.
  - Medicamentos homeopáticos.
  - Medicamentos de plantas medicinales.
  - Radiofármacos.
  - Gases medicinales.
  - Medicamentos de terapia avanzada.
  - Medicamentos con sustancias psicoactivas con potencial adictivo.

Además de lo anterior, hay que incluir los antisépticos destinados al campo quirúrgico preoperatorio y la desinfección del punto de inyección. Estos productos han tenido la consideración legal de biocidas, del grupo de los antisépticos, pero, tras la publicación de la Resolución de junio de 2021 de la Agencia Española de Medicamentos y Productos Sanitarios (AEMPS), se les atribuye la condición de medicamentos de uso humano, y, por lo tanto, requieren la autorización correspondiente de la AEMPS y que sus fabricantes estén autorizados como laboratorios farmacéuticos (fabricantes o importadores).

Es tarea de la AEMPS resolver sobre la atribución de la condición de medicamento.

Es importante señalar que todos los medicamentos deben garantizar la calidad, la seguridad y la eficacia.

TOMA NOTA

Conforme a la legislación, es obligatorio declarar a la autoridad sanitaria todas las características y propiedades conocidas de los medicamentos. Además, los remedios secretos (esto es, todos aquellos productos de los que se desconozcan su composición y sus características) están prohibidos.

1.3.1. Medicamentos industriales de uso humano y veterinario

Son medicamentos fabricados por la industria farmacéutica y cuya autorización está determinada por el *Real Decreto 1345/2007, de 11 de octubre, por el que se regula el procedimiento de autorización, registro y condiciones de dispensación de los medicamentos de uso humano fabricados industrialmente* (BOE 267, de 7 de noviembre de 2007).

A estos medicamentos fabricados industrialmente en algunos casos se les denomina especialidades farmacéuticas, que es el antiguo nombre que se les daba en la Ley del Medicamento de 1990. En ella, se hablaba del "medicamento de composición e información definidas, de forma farmacéutica y dosificación determinada, preparado para su uso medicinal inmediato, dispuesto y acondicionado para su dispensación al público, con denominación, embalaje, envase y etiquetado uniformes y al que la autoridad farmacéutica otorgue autorización sanitaria e inscriba en el Registro de especialidades farmacéuticas".

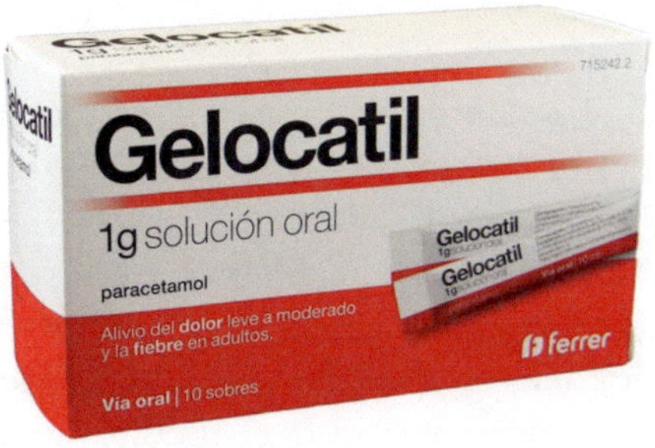

Figura 1.5
Medicamento industrial de uso humano.

Tras la publicación de la Ley del Medicamento de 2006, y en el texto refundido de esta ley en 2015, la expresión "especialidad farmacéutica" ha sido sustituida casi por completo por el término "medicamento". Se debe indicar que, dentro de un mismo medicamento, existen diferentes presentaciones, no solo en cuanto a la forma galénica, sino también con respecto a la dosis por unidad o la cantidad del envase. Así, por ejemplo, en el caso del medicamento Gelocatil®, las presentaciones son las que siguen:

- Gelocatil® pediátrico 325 mg granulado.
- Gelocatil® 1g comprimidos.
- Gelocatil® 1g solución oral (figura 1.5).
- Gelocatil® 500 mg granulado.
- Gelocatil® 650 mg comprimidos.
- Gelocatil® 650 mg solución oral.

Todos ellos contienen como principio activo el paracetamol, en diferentes dosis por unidad (325 mg, 1 g, 500 mg y 650 mg). Las formas galénicas también pueden ser distintas: comprimidos granulados o solución oral. Por ello, los excipientes no son necesariamente los mismos, ya que, dependiendo de la forma galénica, se precisarán unos u otros.

Actividad propuesta 1.3

Busca información sobre un principio activo cualquiera propuesto por el profesor o la profesora para responder a las siguientes preguntas:

a) Nombre de un medicamento que contenga el principio activo seleccionado.
b) Nombre de dos presentaciones diferentes del medicamento.

Los medicamentos industriales se pueden clasificar atendiendo a criterios de dispensación, de financiación y muchos otros. Sin embargo, en este punto es imprescindible hablar de una expresión muy extendida en la actualidad: "medicamentos genéricos".

A) Medicamentos genéricos

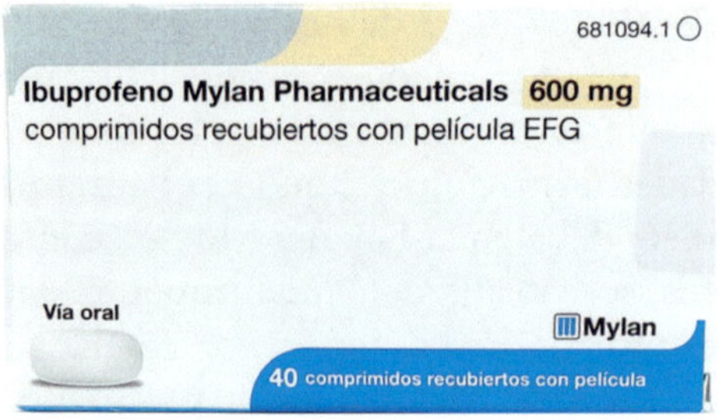

Figura 1.6
Medicamento genérico.

La definición de medicamento genérico (figura 1.6), según la legislación vigente en la UE y España, es la siguiente:

"Todo medicamento que tenga la misma composición cualitativa y cuantitativa en principios activos y la misma forma farmacéutica, y cuya bioequivalencia con el medicamento de referencia haya sido demostrada por estudios adecuados de biodisponibilidad. Las diferentes sales, ésteres, éteres, isómeros, mezclas de isómeros, complejos o derivados de un principio activo se considerarán un mismo principio activo, a menos que tengan propiedades considerablemente diferentes en cuanto a seguridad y/o eficacia. Las diferentes formas farmacéuticas orales de liberación inmediata se considerarán una misma forma farmacéutica. El solicitante podrá estar exento de presentar los estudios de biodisponibilidad si puede demostrar que el medicamento genérico satisface los criterios pertinentes definidos en las correspondientes directrices detalladas".

De esta definición del medicamento genérico destacamos las características que siguen:

- Debe tener la misma composición cualitativa y cuantitativa que el de referencia, es decir, el mismo principio activo y en la misma dosis que el medicamento de referencia, aunque pueden diferir los excipientes. Se consideran el mismo principio activo las diferentes sales, ésteres, éteres, isómeros, mezclas de isómeros, complejos o derivados de un principio activo.
- Debe tener la misma forma galénica que el medicamento de referencia, salvo en el caso de las formas farmacéuticas de liberación inmediata administradas por vía oral; por ejemplo, las cápsulas y los comprimidos (que serán considerados la misma forma, aunque realmente no lo sean).
- Se debe demostrar la equivalencia con el medicamento de referencia por medio de estudios farmacocinéticos de biodisponibilidad. Está aceptado internacionalmente que, a igual concentración sanguínea de un mismo principio activo, los efectos farmacológicos son también iguales. De ahí que lo más común sea determinar la bioequivalencia del medicamento de referencia y el genérico comparando las concentraciones del fármaco en suero que se alcancen tras haberlo administrado a un número suficiente de personas.

Se dice que debe demostrarse que un medicamento genérico es igual que el de referencia. Pero ¿qué es un medicamento de referencia? Se trata de aquel que tiene un principio activo novedoso, obtenido a partir de un exhaustivo proceso de investigación y desarrollo. Se puede afirmar, entonces, que una especialidad de referencia es aquella que sirve de base y comparación para la elaboración del medicamento genérico y que contiene un principio activo bien conocido, el cual presenta un perfil de eficacia y seguridad suficientemente establecido mediante un uso clínico continuado. Para que una especialidad se pueda considerar de referencia para un genérico, debe cumplir la siguiente condición: que su principio activo haya sido comercializado durante más de 10 años en España o esté dentro de un genérico que se venda en la Unión Europea. Es decir, se puede solicitar la comercialización de un equivalente farmacéutico genérico (EFG) cuando haya expirado el periodo de protección de la patente del medicamento original o referente con el que se compare.

FUNDAMENTAL

Los medicamentos genéricos, en relación con los de referencia:

- Tienen la misma composición en principios activos.
- Tienen la misma forma farmacéutica.
- Son bioequivalentes (misma concentración de fármaco y mismo efecto).

Es decir, ambos podrían ser intercambiados sin merma o modificación significativa de sus efectos terapéuticos.

Los medicamentos genéricos llevan las siglas EFG (figura 1.6), que ahora no significan especialidad farmacéutica genérica, sino equivalente farmacéutico genérico.

En España, son sustituibles todos los medicamentos de referencia por los genéricos, y estos entre sí, salvo los que se encuentren recogidos en la Orden Ministerial SCO/2874/2007, en la que figura el listado de los grupos de medicamentos no sustituibles, que estudiaremos en el capítulo 2.

PARA SABER MÁS

Los medicamentos huérfanos están indicados para el tratamiento, la prevención o el diagnóstico de una enfermedad rara o huérfana. Según la Unión Europea, una enfermedad rara es la que afecta a menos de cinco personas de cada diez mil. Estos medicamentos no tienen mucho interés económico para la industria farmacéutica, por estar destinados a un grupo muy reducido de pacientes. Por ello, algunos Gobiernos proporcionan beneficios financieros para la elaboración de medicamentos huérfanos seguros y eficaces.

1.3.2. Fórmulas magistrales y preparados oficinales

El *Real Decreto Legislativo 1/2015, de 24 de julio, por el que se aprueba el texto refundido de la Ley de garantías y uso racional de los medicamentos y productos sanitarios* define la *fórmula magistral* (figura 1.7) como "el medicamento (1) destinado a un paciente individualizado (2), preparado por un farmacéutico, o bajo su dirección (3), para cumplimentar expresamente una prescripción facultativa detallada de los principios activos que incluye (4), según las normas de correcta elaboración y control de calidad establecidas al efecto, dispensado en oficina de farmacia o servicio farmacéutico (5) y con la debida información al usuario (6)".

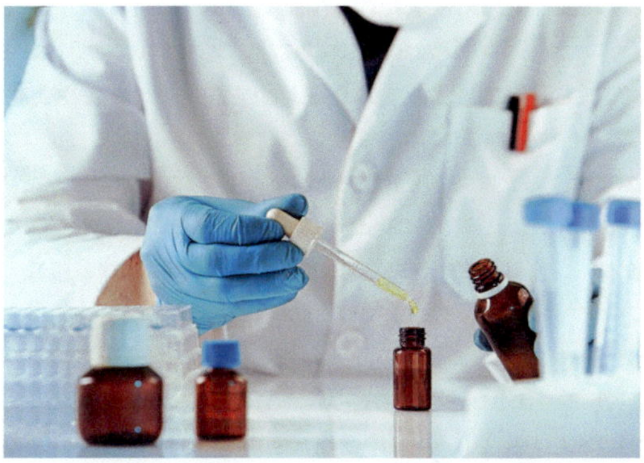

Figura 1.7
Elaboración de una fórmula magistral en un laboratorio de farmacia.

A continuación, se desglosa esta definición:

1. Las fórmulas magistrales son consideradas medicamentos.
2. El medicamento se elabora en la farmacia para un paciente en concreto. O sea, es de fabricación o elaboración artesanal, no industrial, y específico para un paciente.
3. Es el farmacéutico quien elabora el medicamento (o bajo cuya dirección se elabora).
4. El médico prescribe en una receta la composición detallada (y las cantidades o proporciones) de los principios activos que quiere que el farmacéutico incorpore para un paciente concreto.
5. Se dispensa en la farmacia, adonde se lleva la receta para que sea preparada.
6. Es importante saber que, dado que el medicamento es artesanal, no incluye prospecto de información para el paciente. Por tanto, la información debe estar escrita en el envase. Además, si se considera que debe destacarse algo, habrá que comunicárselo al paciente cuando el medicamento le sea dispensado.

Los *preparados oficinales* se definen como "aquellos medicamentos (1) elaborados según las normas de correcta elaboración (2) y control de calidad establecidas al efecto y garantizados por un farmacéutico o bajo su dirección (3), dispensados en oficina de farmacia o servicio farmacéutico (4), enumerados y descritos por el Formulario Nacional (5), destinados a su entrega directa a los enfermos a los que abastece dicha farmacia o servicio farmacéutico (6)".

En las siguientes líneas, igual que en el caso anterior, se desglosa la definición:

1. Los preparados oficinales son considerados medicamentos.
2. El medicamento se elabora en la farmacia. Así pues, es de fabricación o elaboración artesanal, no industrial.
3. Es el farmacéutico quien elabora el medicamento (o bajo cuya dirección se elabora).
4. Se dispensan en la farmacia.
5. Los preparados oficinales aparecen enumerados y descritos en el Formulario Nacional (el libro nacional de fórmulas y preparados).
6. Están destinados a los pacientes de la oficina de farmacia o el servicio de farmacia del hospital en el que se hayan elaborado.

Una fórmula magistral tipificada es una fórmula magistral que, por su uso y su utilidad frecuentes, está recogida en el Formulario Nacional.

Es posible preguntarse, entonces, cuál es la diferencia entre las fórmulas magistrales y los preparados oficinales. Hay varias diferencias: ambos son medicamentos artesanales (elaborados en una farmacia, por un farmacéutico), pero las fórmulas magistrales se llevan a cabo cuando el paciente presenta una receta con la composición detallada, y se hacen específicamente para ese paciente, mientras que los preparados oficinales no se realizan cuando alguien presenta una receta (también son medicamentos artesanales, pero se preparan para el público en general, y no para un paciente concreto). Los preparados oficinales y las fórmulas magistrales tipificadas que se pueden efectuar en una farmacia son los que se recogen en el Formulario Nacional (figura 1.8).

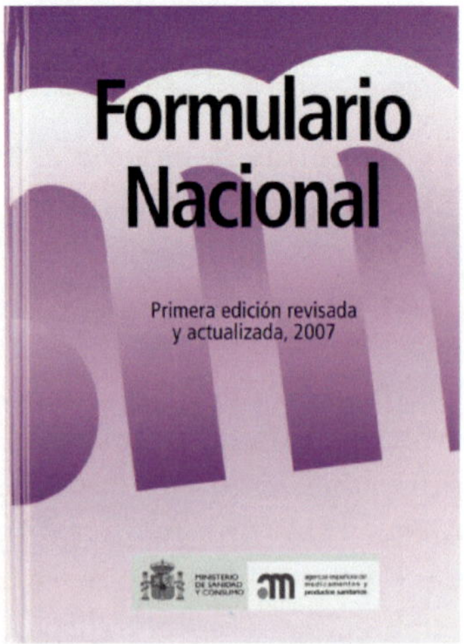

Figura 1.8
Formulario Nacional.

Ejemplo

Preparado oficinal

Un ejemplo de preparado oficinal es el minoxidilo al 2 %, que se vende en un frasco de plástico artesanal.

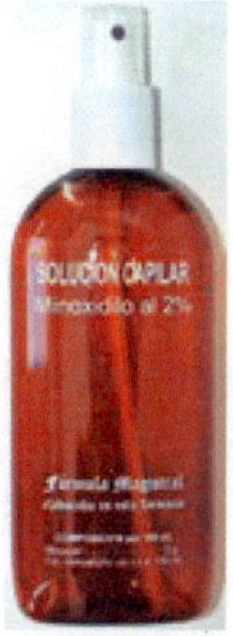

1.3.3. Medicamentos en fase de investigación clínica

Las sustancias o combinaciones de sustancias autorizadas para el empleo en ensayos clínicos o en la investigación con animales tienen la consideración legal de medicamentos. Se denominan medicamentos en fase de investigación las formas farmacéuticas de un principio activo o un placebo que se investigue o se utilice como referencia en un ensayo clínico, incluidos los productos con autorización cuando se usen o combinen (en la formulación o en el envase) de manera diferente a la regulada, o cuando se empleen con una indicación no autorizada o para obtener más información sobre el uso recogido en la ley.

1.3.4. Medicamentos especiales

La legislación considera medicamentos especiales aquellos que requieren una regulación específica, debido a sus características. Se encuentran dentro de este grupo son los siguientes:

A) Medicamentos de origen humano

Se consideran de origen humano los derivados de la sangre, el plasma y el resto de las sustancias humanas (fluidos, glándulas, excreciones, secreciones, tejidos y cualesquiera otras), así como sus correspondientes derivados, cuando se utilicen con una finalidad terapéutica. Deberán ser obtenidos en centros autorizados, bajo un control y una vigilancia estrictos, y procederán, en todo caso, de donantes identificados a través del correspondiente registro de donantes.

B) Vacunas y demás medicamentos biológicos

Los medicamentos bioterapéuticos, que se fabrican a partir de materiales biológicos –como células–, en vez de utilizar moléculas sintetizadas químicamente, resultan de mucha utilidad para el tratamiento de algunos tipos de cáncer y otras enfermedades (figura 1.9).

En este punto, se puede hablar de medicamento biosimilar, o biológico similar, que es un medicamento biológico equivalente en calidad, eficacia y seguridad a otro biológico original, llamado producto de referencia. Es decir: si el genérico es equivalente a un medicamento de síntesis química, el biosimilar lo es a uno biológico. Igual que los genéricos, los biosimilares son versiones de los originales mucho más asequibles y que mantienen la misma eficacia. La autoridad responsable de la evaluación de los estudios de biosimilitud y de autorizar los medicamentos biosimilares (o sea, de origen biotecnológico) en los países de la Unión Europea es la Agencia Europea del Medicamento (EMA), ubicada en Ámsterdam.

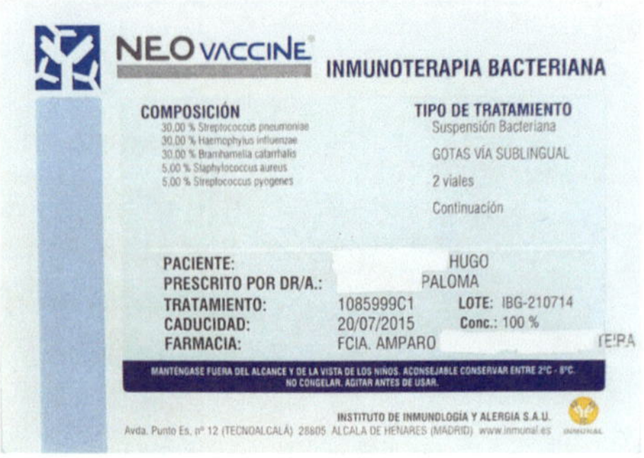

Figura 1.9
Vacuna individualizada.

C) Medicamentos homeopáticos

Se trata de los medicamentos de uso humano o veterinario obtenidos a partir de sustancias denominadas cepas homeopáticas, con arreglo a un procedimiento de fabricación homeopático descrito en la Farmacopea Europea o en la Real Farmacopea Española, o, en su defecto, en una farmacopea utilizada de forma oficial en un país de la UE. Un medicamento homeopático puede contener varios principios activos. Este tipo de medicamentos serán estudiados en el capítulo 8.

D) Medicamentos de plantas medicinales

Las plantas y sus mezclas, así como los preparados obtenidos de plantas en forma de extractos, liofilizados, destilados, tinturas, cocimientos o cualquier otra preparación galénica con utilidad terapéutica, diagnóstica o preventiva seguirán el régimen de las fórmulas magistrales, los preparados oficinales o los medicamentos industriales, según proceda, y con las especificidades que reglamentariamente se establezcan (figura 1.10).

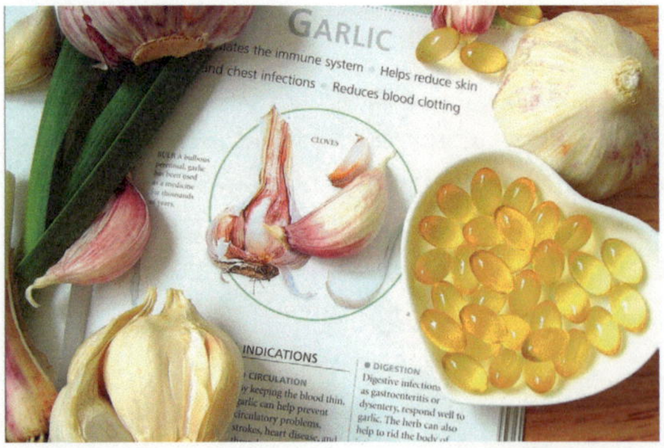

Figura 1.10
Medicamento tradicional a base de ajo.

Los *medicamentos tradicionales a base de plantas* (*MTP*) se elaboran a partir de plantas medicinales con una eficacia demostrada por su larga tradición de uso. El período mínimo es de 30 años de uso en el mundo, y al menos de 15 años en la *Unión Europea*.

Toma nota

El Ministerio de Sanidad establece una lista de plantas cuya venta al público está restringida o prohibida por razón de su toxicidad. Por otro lado, pueden venderse libremente al público las plantas tradicionalmente consideradas como medicinales y que se ofrezcan sin referencia a las propiedades terapéuticas, diagnósticas o preventivas. Queda prohibida su venta ambulante.

E) Radiofármacos

Se considera radiofármaco cualquier producto que, cuando esté preparado para su uso con finalidad terapéutica o diagnóstica, contenga uno o más radionucleidos (isótopos radiactivos).

F) Gases medicinales

Se trata del gas o la mezcla de gases destinados a entrar en contacto directo con el organismo humano y que, actuando principalmente por medios farmacológicos, inmunológicos o metabólicos, estén dotados de propiedades para prevenir, diagnosticar, tratar, aliviar o curar enfermedades o dolencias. Se consideran gases medicinales los utilizados en terapia de inhalación, anestesia y diagnóstico *in vivo,* o para conservar y transportar órganos, tejidos y células destinados al trasplante, siempre que estén en contacto con ellos. Se entenderán por gases medicinales licuados el oxígeno líquido, el nitrógeno líquido y el protóxido de nitrógeno líquido, así como cualquier otro que, con una utilización y unas características similares, pueda fabricarse en el futuro.

G) Medicamentos de terapia avanzada

Dentro de estos, encontramos los medicamentos de terapia génica y los de terapia celular somática.

H) Medicamentos con sustancias psicoactivas con potencial adictivo

Las sustancias psicoactivas incluidas en las listas anexas a la Convención Única de 1961 sobre Estupefacientes y al Convenio de 1971 sobre Sustancias Psicotrópicas, así como los medicamentos que las contengan, se rigen por esta ley (Real Decreto Legislativo 1/2015, de 24 de julio) y por su normativa específica. Estas sustancias se someten a restricciones derivadas de las obligaciones adquiridas ante la Organización de Naciones Unidas en la lucha contra el tráfico ilícito de sustancias estupefacientes y psicotrópicas.

Todos los tipos de medicamentos vistos en los últimos apartados se recogen en el cuadro 1.1.

CUADRO 1.1
Medicamentos legalmente reconocidos

<table>
<tr><td>Medicamentos de uso humano</td><td rowspan="2">Fabricados industrialmente</td><td colspan="2">Destinados a personas</td></tr>
<tr><td>Medicamentos de uso veterinario</td><td colspan="2">Destinados a animales</td></tr>
<tr><td>Fórmulas magistrales</td><td rowspan="2">Elaborados en la farmacia</td><td>Destinados a un paciente concreto</td><td>Requieren prescripción facultativa que detalle la composición y a quién están dirigidos</td></tr>
<tr><td>Preparados oficinales</td><td>Destinados a los pacientes de esa farmacia</td><td>Deben estar enumerados y descritos en el Formulario Nacional</td></tr>
<tr><td>Medicamentos especiales</td><td colspan="3">Medicamentos que requieren una regulación específica, debido a sus características:
• Medicamentos de origen humano
• Vacunas y demás medicamentos biológicos
• Radiofármacos
• Medicamentos a base de plantas
• Medicamentos homeopáticos
• Gases medicinales
• Medicamentos de terapia avanzada
• Medicamentos con sustancias psicoactivas con potencial adictivo</td></tr>
</table>

1.4. Acondicionamiento de los medicamentos

En España, los medicamentos no se venden sueltos, sino en envases de comprimidos o cápsulas, tubos de crema, etc. Por tanto, los medicamentos elaborados han de disponerse de la manera adecuada para poder comercializarse. Por ello, se acondicionan; o sea, se disponen en envases u otros soportes que aseguren su estabilidad y permitan un uso cómodo para los pacientes, además de incluir información relevante.

Por esta razón, todos los medicamentos, una vez elaborados, deben ser sometidos a una serie de operaciones, conocidas genéricamente como *operaciones de acondicionamiento,* para llegar al usuario en las condiciones óptimas de estabilidad, seguridad y eficacia.

PARA SABER MÁS

La base legal que regula el contenido y los requisitos del material de acondicionamiento se encuentra en el *Real Decreto 1345/2007, de 11 de octubre, por el que se regula el procedimiento de autorización, registro y condiciones de dispensación de los medicamentos de uso humano fabricados industrialmente* (BOE 267, de 7 noviembre 2007).

El acondicionamiento resulta totalmente imprescindible, ya que posibilita la identificación, la manipulación, el transporte, la distribución, el almacenamiento, la dispensación y la utilización de los medicamentos.

Se distinguen dos tipos de acondicionamiento –el primario y el secundario–, que se desarrollan a continuación.

1.4.1. Acondicionamiento primario

El envase primario es el que está en contacto directo con el medicamento. Por ejemplo, se consideran acondicionamiento primario los blísteres, frascos, tubos, sobres, etc. (en la figura 1.11, se ve un frasco de jarabe). Las funciones de este tipo de acondicionamiento son básicamente dos: función de protección del medicamento y función de identificación e información.

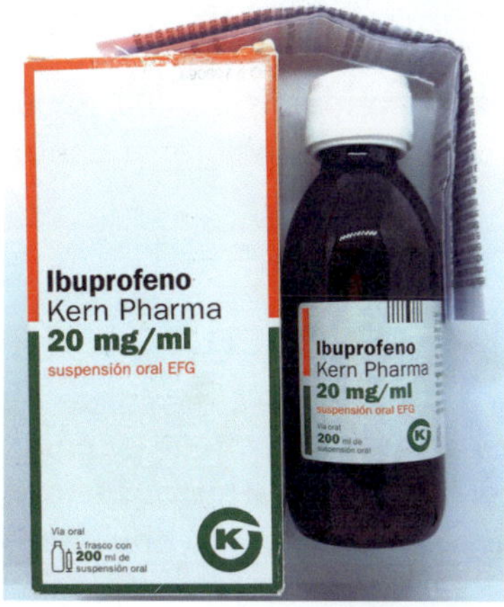

Figura 1.11
Prospecto, acondicionamiento primario y acondicionamiento secundario.

- *Función de protección.* La estabilidad y el aspecto o la apariencia dependen en gran medida de la adecuada protección. El acondicionamiento de los medicamentos debe garantizar distintos tipos de protección (figura 1.12), como los siguientes:
  - *Protección mecánica:* para evitar el deterioro por golpes, caídas, vibraciones, etc.
  - *Protección ambiental:* para prevenir la degradación del medicamento por las condiciones ambientales inadecuadas de humedad, luz y temperatura.
  - *Protección biológica:* para evitar los riesgos derivados de la presencia de roedores, insectos, microorganismos, etc.
  - *Protección pasiva:* para que no haya manipulaciones malintencionadas, ni uso por parte de niños.

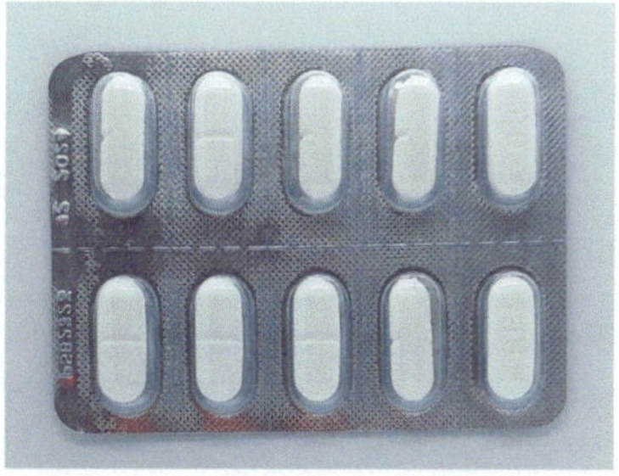

Figura 1.12
Blíster de acondicionamiento primario.

- *Función de información.* Dado que el envase secundario es opcional, el primario debe proporcionar al paciente y al personal sanitario cierta información, que deberá ser completa si el medicamento no dispone de embalaje. Como mínimo, los datos incluidos en el acondicionamiento primario serán los siguientes:
  - Nombre del medicamento, que estará formado por su denominación, seguida de la dosificación y de la forma farmacéutica, y, cuando proceda, de la mención de los destinatarios (lactantes, niños o adultos).

- Fecha de caducidad.
- Número de lote de fabricación.
- Nombre del titular de la autorización de comercialización del medicamento.
- Cualquier otra información necesaria para la conservación y el uso seguro del medicamento.

En caso de que el acondicionamiento primario esté preparado para cortarse en unidades, la integridad de la identificación del producto, la fecha de caducidad y el número de lote deberán garantizarse en cada unidad.

En ocasiones, la información figura en una etiqueta adherida al envase (por ejemplo, en algunos frascos); otras veces está impresa directamente en el envase (como en los blísteres).

Cuando los envases que se presenten sin embalaje externo –es decir, aquellos en los que no haya acondicionamiento secundario–, toda la información que deba incluir el embalaje aparecerá en el acondicionamiento primario (figura 1.12).

1.4.2. Acondicionamiento secundario

El acondicionamiento secundario se conoce coloquialmente como embalaje exterior o envase. Suele ser de cartón, e incluye en su interior el envase primario y el prospecto. Es un tipo de acondicionamiento opcional: no es absolutamente imprescindible, y no todos los medicamentos lo incluyen. Ejemplos de ello son el Betadine® o los frascos de alcohol (figura 1.13).

Las funciones del acondicionamiento secundario son las mismas que en el primario: función de protección y función identificación e información. Esta última cobra una importancia aún mayor, y, por ello, le dedicaremos un apartado exclusivo a continuación.

La protección que ejerce el envase secundario es, igual que en el caso del primario, de tipo mecánico y ambiental, así como frente a manipulaciones y falsificaciones.

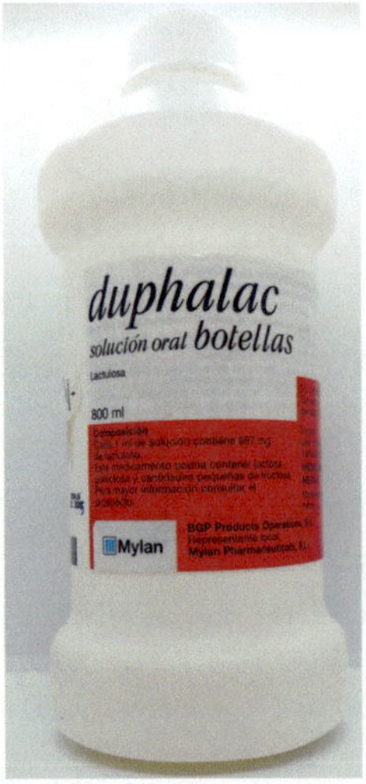

Figura 1.13
Medicamento sin acondicionamiento secundario.

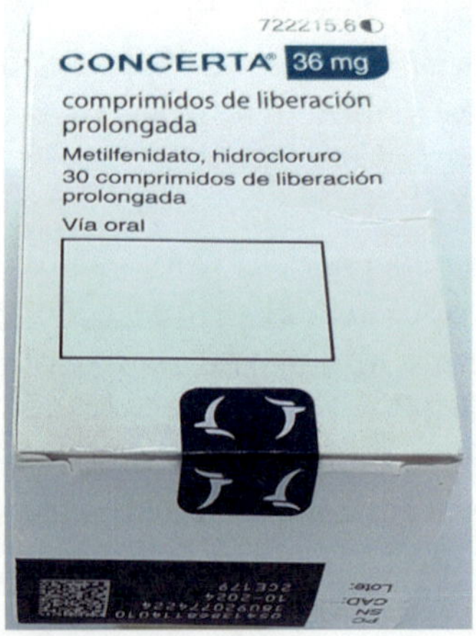

Figura 1.14
Dispositivo contra manipulación.

Con respecto a esto, el *Real Decreto 717/2019, de 5 de diciembre, por el que se modifica el Real Decreto 1345/2007, de 11 de octubre, por el que se regula el procedimiento de autorización, registro y condiciones de dispensación de los medicamentos de uso humano fabricados industrialmente* señala que la prevención de la entrada de medicamentos falsificados en la cadena de suministro legal exige la presencia de dispositivos de seguridad en el envase de determinados medicamentos de uso humano, que se concretan en el SEVEM, siglas del Sistema Español de Verificación de Medicamentos.

Recurso web

www

Otra medida para evitar la falsificación y la venta ilegal de medicamentos es el logotipo común europeo, que permite a los usuarios reconocer aquellas farmacias autorizadas a vender medicamentos a través de internet. Puedes averiguar más sobre él escaneando el siguiente código QR:

Haga clic aquí para verificar si este sitio web es legal

Los envases de los medicamentos tienen que incorporar dos dispositivos de seguridad, que tendrán que ser verificados por el personal de la oficina de farmacia, lo cual permite llevar a cabo la identificación, la verificación de la autenticidad y la comprobación de que el envase no haya sido manipulado. Uno de estos sistemas de seguridad consiste en un dispositivo contra manipulaciones (DCM) (figura 1.14), que puede ser una lámina o un sello de plástico de cierre, o un embalaje de cartón exterior pegado, o una zona de la caja dentada o troquelada, que permitirá asegurarse visualmente de que el envase no haya sido manipulado. Otro sistema es un identificador único, conocido como código bidimensional en formato DataMatrix, o código BIDI (figura 1.15). A la izquierda del código BIDI, aparecerán cuatro datos:

- Código de producto, que incluye el código nacional (CN) del medicamento.
- Número de serie único por envase.
- Número de lote.
- Fecha de caducidad.

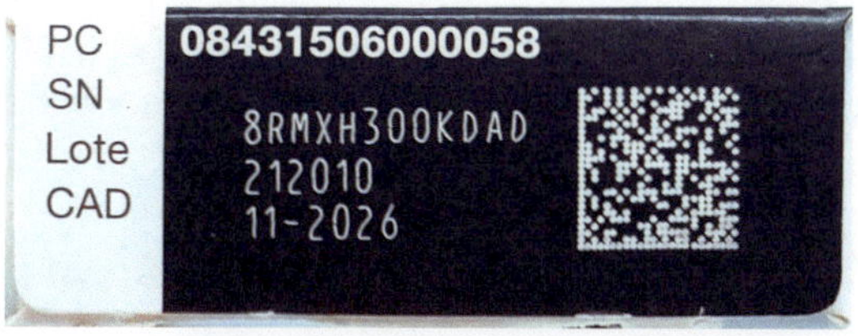

Figura 1.15
Identificador único DataMatrix.

Esta información no solo aparece en el envase, sino que también está recogida dentro del código.

Una de las ventajas de esta codificación es que la información resulta legible de forma automatizada mediante un escáner en el momento de verificar el medicamento.

Actividad propuesta 1.4

Busca información y enumera al menos cinco tipos de acondicionamientos primarios. En cada caso, indica la forma farmacéutica en la que se presenta el medicamento.

1.5. Información en los envases de medicamentos

La función de información del envase, o acondicionamiento secundario, se cumple a través de diferentes elementos:

- Información impresa en el propio envase.
- Prospecto que acompaña al acondicionamiento primario.
- Símbolos, siglas y leyendas.
- Cupón-precinto.
- Pictogramas.
- Código nacional (CN).

1.5.1. Información impresa en el propio envase

La información que, como mínimo, debe aparecer en los envases, según se especifica en el Real Decreto 1345/2007, de 11 de octubre, es la siguiente (figura 1.16):

1. Nombre del medicamento: estará formado por la denominación, seguida de la dosificación y la forma farmacéutica, y, cuando proceda, de la mención de los destinatarios (lactantes, niños o adultos). Si el producto contiene hasta tres principios activos, se incluirá la denominación oficial española (DOE) o, en su defecto, la denominación común internacional (DCI), o la denominación común.
2. Nombre en alfabeto braille: deberá indicarse en el embalaje exterior o, en su ausencia, en el acondicionamiento primario, teniendo en cuenta las particularidades de cada medicamento.
3. Composición cualitativa y cuantitativa: principios activos por unidad de administración, o, según la forma de administración, para un volumen o un peso determinados.
4. Excipientes: relación de aquellos con acción o efecto conocido y de declaración obligatoria. Además, en el etiquetado de los medicamentos de administración por vía parenteral, tópica u oftalmológica, se deben especificar todos los excipientes incluidos en su composición.
5. Forma farmacéutica y contenido: se expresan en peso, volumen o unidades de administración.
6. Forma y vía de administración.
7. Advertencia "Mantener fuera del alcance y de la vista de los niños".
8. Advertencias especiales, cuando el medicamento las requiera.
9. En el caso de los medicamentos que contengan radionucleidos, condiciones de transporte de mercancías peligrosas.

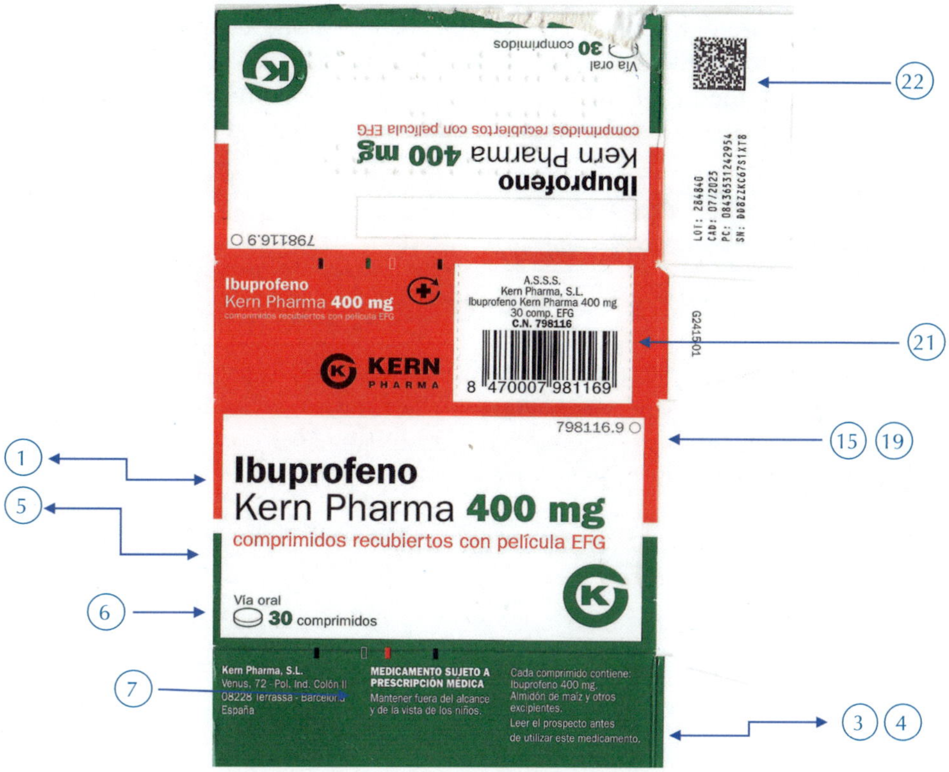

Figura. 1.16
Información en el embalaje externo.

10. Cuando se trate de gases medicinales, deberán incluirse las especificaciones técnicas que se deban cumplir, las condiciones de suministro y transporte, y, en su caso, los símbolos correspondientes.
11. Fecha de caducidad: expresada claramente (mes y año). Además, en los medicamentos con estabilidad reducida después de su reconstitución, su dilución o su apertura, se indicará el tiempo de validez de la preparación, y habrá un recuadro para su consignación por los usuarios.
12. Precauciones particulares de conservación, en su caso.
13. Precauciones especiales de eliminación de los medicamentos no utilizados y de los materiales de desecho derivados de su uso, cuando corresponda, y, en su caso, los símbolos autorizados por la Agencia Española de Medicamentos y Productos Sanitarios (AEMPS), para facilitar la aplicación y el desarrollo de los sistemas de recogida de medicamentos y favorecer la protección del medio ambiente.
14. Nombre y dirección del titular de la autorización de comercialización del medicamento y, en su caso, nombre del representante local designado por el titular.
15. CN del medicamento.
16. Lote de fabricación.
17. Para los medicamentos no sujetos a prescripción médica, indicación de uso.
18. Condiciones de prescripción y dispensación.
19. Símbolos, siglas y leyendas (se desarrollarán en el apartado 1.5.3)
20. Recuadro o espacio en blanco que permita indicar la posología recetada, la duración del tratamiento, la frecuencia de uso o las tomas, excepto en aquellos casos en que la AEMPS lo determine, teniendo en cuenta las particularidades de cada medicamento.

21. Cupón-precinto del Sistema Nacional de Salud (SNS), cuando proceda.
22. Tras la publicación del Real Decreto 717/2019, de 5 de diciembre, es obligatorio que los envases de medicamentos lleven un identificador único: un código QR bidimensional, en formato DataMatrix, que identifique individualmente el envase.

Actividad propuesta 1.5

Escoge un envase de medicamento y anota la siguiente información:

a) Nombre.
b) Forma farmacéutica.
c) Vía de administración.
d) Composición por unidad.
e) Contenido en peso, volumen o unidades de administración.
f) CN.
g) Símbolos, siglas y leyendas.
h) Nombre y dirección del titular.
i) Advertencias.

1.5.2. Prospecto

Es otro elemento de información: un documento que acompaña al medicamento y que contiene información dirigida a los pacientes. Se elabora a partir de la ficha técnica (con información más compleja, destinada a los profesionales sanitarios). Debe ser claro y comprensible para los usuarios, e incluir de manera destacada el nombre del producto.

La información que obligatoriamente aparece en un prospecto (figura 1.17) es la siguiente:

A) Qué es y para qué se utiliza

Se identifica el medicamento y se detallan sus indicaciones terapéuticas.

– *Identificación:* nombre del medicamento (denominación, dosis y forma farmacéutica) y grupo farmacoterapéutico al que pertenece, o tipo de actividad que realiza, en términos fácilmente comprensibles para la persona usuaria.
– *Indicaciones terapéuticas:* para qué patologías está indicado el medicamento.

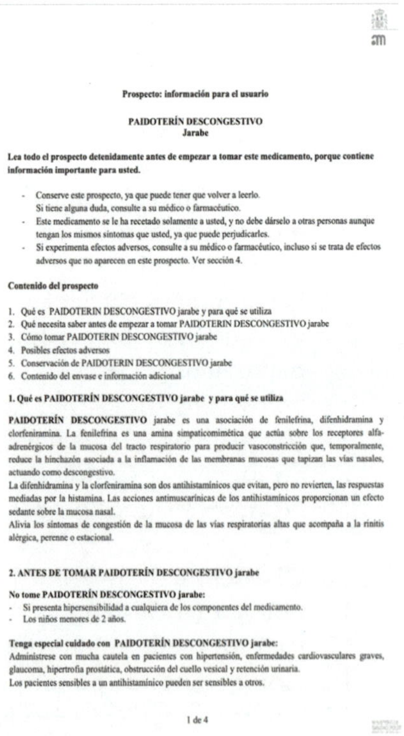

Prospecto: información para el usuario

PAIDOTERÍN DESCONGESTIVO
Jarabe

Lea todo el prospecto detenidamente antes de empezar a tomar este medicamento, porque contiene información importante para usted.

- Conserve este prospecto, ya que puede tener que volver a leerlo.
  Si tiene alguna duda, consulte a su médico o farmacéutico.
- Este medicamento se le ha recetado solamente a usted, y no debe dárselo a otras personas aunque tengan los mismos síntomas que usted, ya que puede perjudicarles.
- Si experimenta efectos adversos, consulte a su médico o farmacéutico, incluso si se trata de efectos adversos que no aparecen en este prospecto. Ver sección 4.

Contenido del prospecto

1. Qué es PAIDOTERIN DESCONGESTIVO jarabe y para qué se utiliza
2. Qué necesita saber antes de empezar a tomar PAIDOTERIN DESCONGESTIVO jarabe
3. Cómo tomar PAIDOTERIN DESCONGESTIVO jarabe
4. Posibles efectos adversos
5. Conservación de PAIDOTERIN DESCONGESTIVO jarabe
6. Contenido del envase e información adicional

1. Qué es PAIDOTERÍN DESCONGESTIVO jarabe y para qué se utiliza

PAIDOTERÍN DESCONGESTIVO jarabe es una asociación de fenilefrina, difenhidramina y clorfeniramina. La fenilefrina es una amina simpaticomimética que actúa sobre los receptores alfa-adrenérgicos de la mucosa del tracto respiratorio para producir vasoconstricción que, temporalmente, reduce la hinchazón asociada a la inflamación de las membranas mucosas que tapizan las vías nasales, actuando como descongestivo.
La difenhidramina y la clorfeniramina son dos antihistamínicos que evitan, pero no revierten, las respuestas mediadas por la histamina. Las acciones antimuscarínicas de los antihistamínicos proporcionan un efecto sedante sobre la mucosa nasal.
Alivia los síntomas de congestión de la mucosa de las vías respiratorias altas que acompaña a la rinitis alérgica, perenne o estacional.

2. ANTES DE TOMAR PAIDOTERÍN DESCONGESTIVO jarabe

No tome PAIDOTERÍN DESCONGESTIVO jarabe:
- Si presenta hipersensibilidad a cualquiera de los componentes del medicamento.
- Los niños menores de 2 años.

Tenga especial cuidado con PAIDOTERÍN DESCONGESTIVO jarabe:
Adminístrese con mucha cautela en pacientes con hipertensión, enfermedades cardiovasculares graves, glaucoma, hipertrofia prostática, obstrucción del cuello vesical y retención urinaria.
Los pacientes sensibles a un antihistamínico pueden ser sensibles a otros.

1 de 4

Figura 1.17
Prospecto.

B) Antes de tomarlo

Incluye las indicaciones que la persona usuaria debe leer antes de iniciar el tratamiento, así como las interacciones con alimentos u otros medicamentos:

- Contraindicaciones.
- Precauciones de empleo.
- Interacciones medicamentosas y otras interacciones.
- Advertencias especiales para determinados grupos: niños, mujeres embarazadas, mujeres que estén amamantando, personas mayores, deportistas, personas con patologías específicas, etc.
- Efectos sobre la capacidad para conducir un vehículo o manipular máquinas.
- Advertencias relativas a los excipientes, cuando este dato sea importante para una utilización segura y eficaz del medicamento.

C) Cómo tomarlo

Incluye las indicaciones necesarias para una buena utilización del medicamento:

- Posología: es decir, la dosis y la frecuencia entre dosis (por ejemplo, un comprimido cada doce horas).
- Forma de administración y, si es necesario, vía de administración.
- Frecuencia de administración y, si resulta oportuno, momento en que deba o pueda administrarse el medicamento.
- Precauciones durante la preparación y la administración del medicamento, si corresponde.
- Duración del tratamiento, cuando tenga que ser limitada.
- Medidas en caso de sobredosis.
- Qué ha de hacer la persona usuaria si ha olvidado tomar una o varias dosis.
- Indicación del riesgo de síndrome de abstinencia, si procede.
- Recomendación específica de consultar a profesionales sanitarios para cualquier aclaración sobre el uso del producto.

Recurso web

www

Visita la página web del centro de información *online* de medicamentos de la AEMPS, a través del QR adjunto. En ella podrás consultar el prospecto y la ficha técnica de cualquier medicamento.

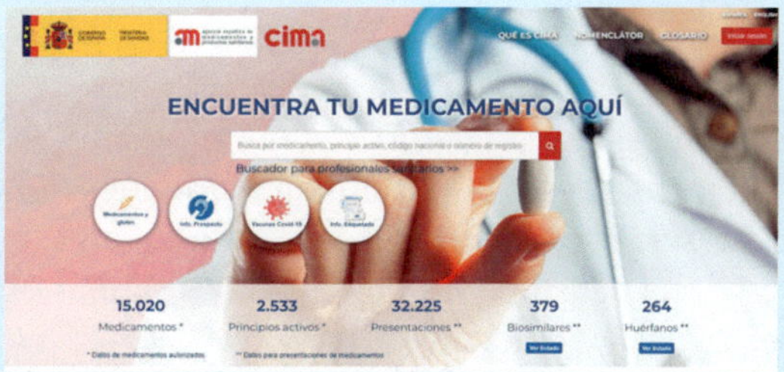

D) Posibles efectos adversos

El prospecto detalla los efectos adversos que pueden esperarse al tomar el medicamento. También indica expresamente a la persona usuaria que debe comunicar en el centro de asistencia primaria o en la oficina de farmacia cualquier efecto adverso que haya sufrido y que no esté descrito en el prospecto.

E) Conservación

Incluye las medidas de conservación del medicamento:

- Advertencia "Mantener fuera del alcance y de la vista de los niños".
- Precauciones especiales de conservación y advertencia sobre ciertos signos visibles de deterioro, si corresponde.
- Advertencia de no utilizar el producto una vez vencida la fecha de caducidad que indique el envase.
- Advertencia sobre el periodo de validez de los preparados que pierdan estabilidad tras la dilución, la reconstitución o, simplemente, la apertura del envase.
- Precauciones que deban adoptarse para la eliminación del medicamento no utilizado y los materiales que hayan estado en contacto con él.

F) Información adicional

Incluye los siguientes datos:

- Composición cualitativa completa (principios activos y excipientes) y cuantitativa en principios activos.
- Forma farmacéutica y contenido (se denomina formato): se expresan en peso, volumen o unidades de administración, según el caso. Por ejemplo: 20 comprimidos, frasco de 200 mL de solución.
- Otros datos: informaciones más generales, como el nombre y la dirección del titular de la autorización de comercialización y, si corresponde, del representante local y el responsable de la fabricación.
- Fecha de la última revisión del prospecto.

PARA SABER MÁS

La ficha técnica, o resumen de las características del producto, es el documento oficial aprobado por la AEMPS en el que se describen las particularidades del medicamento, así como sus indicaciones y condiciones de uso. A diferencia del prospecto, dirigido a la población usuaria, la ficha técnica está destinada al uso de los profesionales sanitarios. La información que, como mínimo, debe contener es la siguiente:

1. Denominación del medicamento.
2. Composición cualitativa y cuantitativa.
3. Forma farmacéutica.
4. Indicaciones terapéuticas.
5. Posología y forma de administración.
6. Contraindicaciones.
7. Advertencias y precauciones especiales de empleo.
8. Interacciones con otros medicamentos, así como otras formas de interacción.
9. Embarazo y lactancia.
10. Efectos sobre la capacidad para conducir y utilizar máquinas.
11. Reacciones adversas.
12. Sobredosificación.
13. Propiedades farmacodinámicas.
14. Propiedades farmacocinéticas.
15. Datos preclínicos sobre seguridad.
16. Datos farmacéuticos: relación de excipientes, incompatibilidades, periodo de validez, precauciones especiales de conservación, naturaleza y contenido del recipiente, instrucciones de uso, manipulación y eliminación, nombre y sede social del titular de la autorización.

1.5.3. Símbolos, siglas y leyendas

Los símbolos, siglas y leyendas son elementos importantes en el etiquetado, y aportan información sobre el medicamento. Deberán situarse en el margen superior derecho de las dos caras principales del embalaje exterior, junto al código nacional. Esta información es fundamental para la identificación del tipo de dispensación. En el cuadro 1.2 están representados los distintos símbolos y siglas que aparecen en los envases de los medicamentos, así como su significado.

Cuadro 1.2
Símbolos y siglas en el envase de los medicamentos

Significado de los símbolos	Símbolos
Dispensación sujeta a prescripción médica	○
Dispensación con receta oficial de estupefacientes	●
Psicótropos del anexo I del Real Decreto 2829/1977, de 6 de octubre	◑
Psicótropos del anexo II del Real Decreto 2829/1977, de 6 de octubre	⦶
Conservación en frigorífico	✱
Caducidad inferior a cinco años	⧗

[.../...]

CUADRO 1.2 (CONT.)

Significado de las siglas	SIGLAS
Equivalente farmacéutico genérico	EFG
Uso hospitalario	H
Diagnóstico hospitalario	DH
Medicamento tradicional a base de plantas	MTP
Tratamiento de larga duración (dispensación renovable)	TLD

Además, se pueden incluir en el envase algunas leyendas adicionales:

- Medicamento sujeto a prescripción médica.
- Medicamento no sujeto a prescripción médica (sin receta médica).
- Uso hospitalario.
- Diagnóstico hospitalario.
- Leer el prospecto antes de utilizar este medicamento.
- Mantener fuera de la vista y el alcance de los niños.
- Envase clínico; prohibida su venta al detalle.
- Medicamento homeopático.
- Basado exclusivamente en su uso tradicional.
- Muestra gratuita; prohibida su venta.

Pueden incluirse todas aquellas advertencias especiales que el medicamento requiera. Además, en los medicamentos no sujetos a prescripción médica deben figurar la indicación terapéutica y la población diana.

PARA SABER MÁS

La *blue box* es un recuadro azul que aparece en el envase de los medicamentos aprobados por procedimiento centralizado. Dentro del recuadro se encuentra la información requerida en el ámbito nacional, cuyas particularidades se detallan a continuación:

- ESPAÑA, sin negrita.
- Nombre del representante local y teléfono, debajo de ESPAÑA (procurando dejar una separación entre ESPAÑA y los otros datos, para favorecer la legibilidad).
- Leyenda sobre las condiciones de prescripción, así como cualquier otra que corresponda al medicamento en cuestión. Se incluirán, preferiblemente, a continuación de la información del representante local.

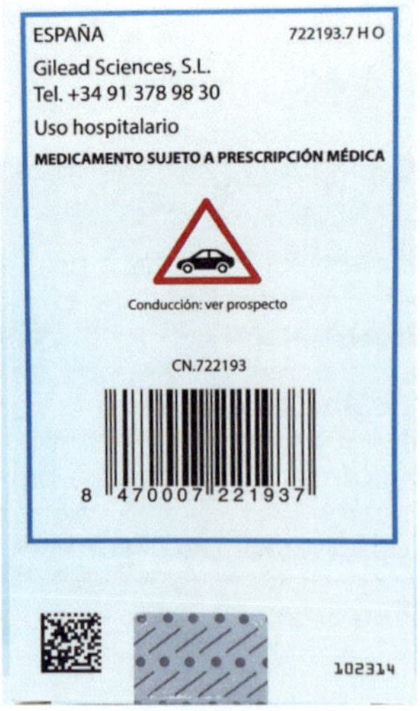

- Código nacional: aparece el número sin las siglas CN, seguido de las siglas relativas a las condiciones de prescripción y dispensación, según proceda, y los símbolos aplicables.
- Símbolo correspondiente al sistema de recogida de residuos de medicamentos (por ejemplo, SIGRE), cuando aplique. Debe estar en la parte inferior de la *blue box*. No será necesario en el caso de los medicamentos de uso hospitalario.
- La inclusión del nombre completo del medicamento (además de las siglas EFG, cuando correspondan) será voluntaria.
- La distribución de la información debe hacerse en el mismo sentido de lectura que en el resto del cartonaje.
- Pictograma sobre la conducción en los medicamentos en los que corresponda.
- En el caso de los medicamentos genéricos, incluir la leyenda "Medicamento genérico: EFG".

1.5.4. Cupón-precinto

Es un cupón troquelado o recortable que tienen los medicamentos financiados por el Sistema Nacional de Salud. Entre otros datos, contiene el código de barras. Es un elemento extraíble del envase, que se usa como comprobante de cada dispensación. Ha de poder separarse fácilmente, sin que ello ocasione un deterioro del envase.

Los cupones-precinto de los productos sanitarios y dietéticos susceptibles de financiación, en vez de ser parte del envase, consisten en una lámina adhesiva despegable de color azul celeste. Al despegarla, se puede leer la leyenda "Dispensado al SNS".

Este cupón debe estar en una zona del envase lo más visible que se pueda, colocado de manera que la lectura óptica con el escáner se lleve a cabo sin dificultad.

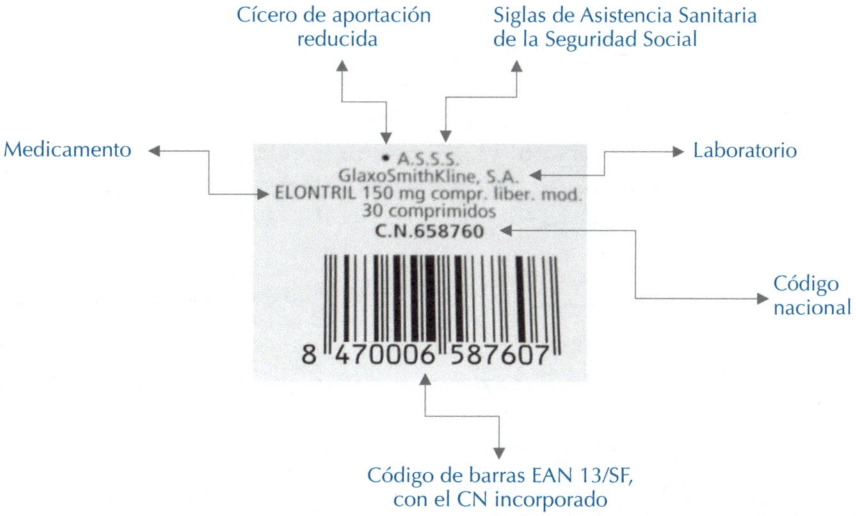

Figura 1.18
Información en el cupón-precinto.

Los datos que obligatoriamente deben aparecer en los cupones-precinto son los siguientes (figura 1.18):

- Siglas A.S.S.S., cuyo significado es Asistencia Sanitaria de la Seguridad Social.
- Nombre del laboratorio farmacéutico.
- Nombre, dosis y formato del medicamento.
- Código nacional (CN), con seis dígitos.
- Código de barras EAN-13/SF, que, entre sus dígitos, contiene los seis del CN. Permite la lectura óptica, y es un elemento básico para la gestión de las oficinas de farmacia.

Además, en ocasiones se puede encontrar otro tipo de información:

- *Cícero* (●). Es un lunar negro de pequeño tamaño situado a la izquierda de las siglas A.S.S.S. Indica que se trata de un medicamento de aportación reducida, lo cual significa que, al presentar la receta médica, el paciente pagará el 10 % del precio de venta al público del medicamento, independientemente de su grupo de cotización, hasta un máximo establecido en 4,24 euros (veremos esto con detalle en el capítulo 2).
- *Siglas o símbolos.* Se hallan en la esquina superior derecha del cupón precinto, y corresponden a distintos tipos de medicamentos o de financiación:

  - *TLD.* Tratamiento de larga duración, prescripción renovable. Recordemos que estas siglas también aparecen en el cuadrante superior derecho de ambas caras del envase.
  - ▲. Medicamento de diagnóstico hospitalario. Estos medicamentos tienen el símbolo del triángulo en el cupón-precinto y las siglas DH en el cuadrante superior derecho de ambas caras del envase.
  - *I.* Su significado es que el medicamento tiene financiación restringida para determinadas indicaciones. Por ejemplo, Viscofresh®, una lágrima artificial indicada para el ojo seco, solo está financiado para los pacientes con el síndrome de Sjögren, no para el resto (figura 1.19).
  - *E.* Indica que el medicamento es un antipsicótico atípico. Requieren visado de inspección (un sello adicional que pondrá el inspector médico) las personas con más de 75 años de edad (figura 1.20).
  - *Barra negra en la zona superior del cupón.* Señala que es un cupón-precinto diferenciado (CPD) (figuras 1.19, 1.20 y 1.21). Esta barra, que rodea el cupón-precinto, puede llamarse de diferentes maneras, como portería o capuchón, e indica que el medicamento requiere visado de inspección. Tendrán esta portería, entre otros, los medicamentos de diagnóstico hospitalario (DH), los de indicaciones restringidas (I), o los antipsicóticos atípicos para mayores de 75 años (E).

Figura 1.19
Cupón-precinto diferenciado. Financiación restringida a determinadas indicaciones (I).

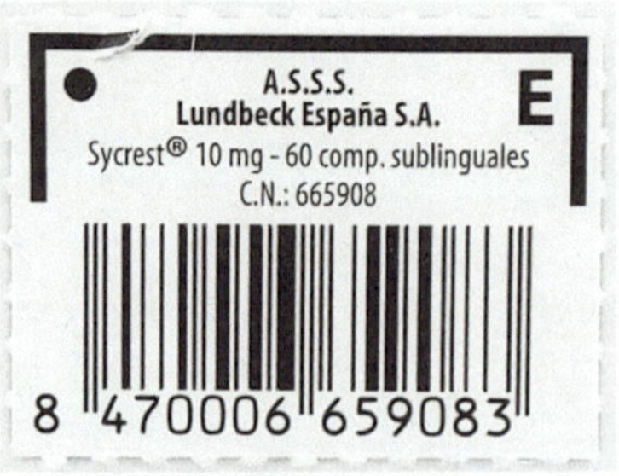

Figura 1.20
Cupón-precinto diferenciado. Visado para mayores de 75 años (E).

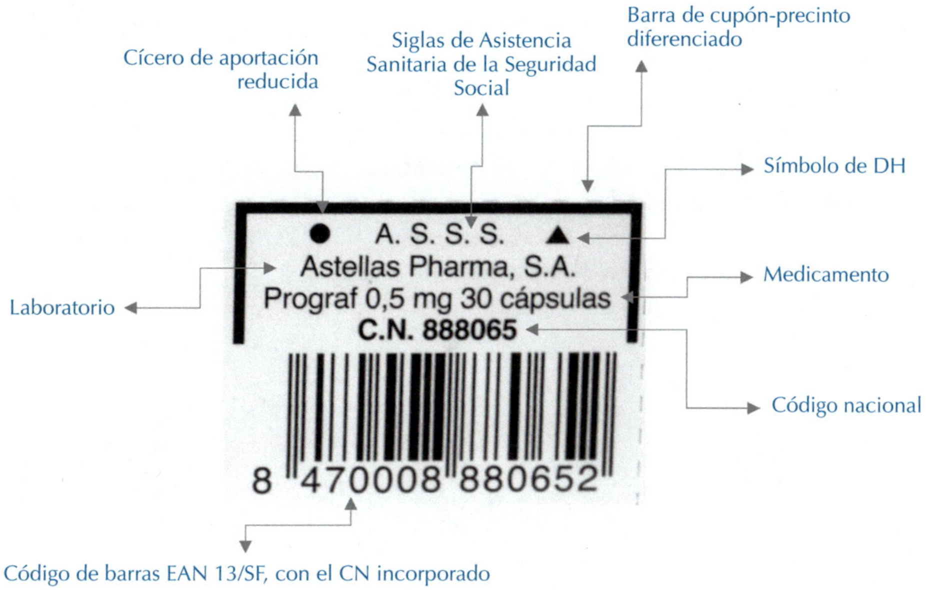

Figura 1.21
Información en el cupón-precinto diferenciado (CPD).

Actividad propuesta 1.6

El símbolo de un estupefaciente es un lunar negro. Por otro lado, los medicamentos de aportación reducida también llevan un lunar negro, denominado cícero. ¿Cómo se puede, entonces, saber si la especialidad es un estupefaciente o un medicamento de aportación reducida?

1.5.5. Pictogramas

En el envase del medicamento, además, pueden aparecer pictogramas con diferentes significados. Así, podemos encontrar:

- *Pictograma de conducción*. Su objetivo es llamar la atención del usuario, para que lea en el prospecto la información correspondiente a los efectos del medicamento en quienes conducen o manejan maquinaria peligrosa (figura 1.22).

Figura 1.22
Pictograma de conducción.

Figura 1.23
Pictograma de fotosensibilidad.

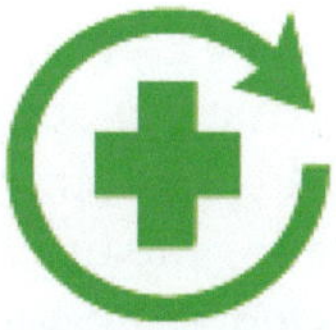

Figura 1.24
Pictograma de SIGRE.

- *Fotosensibilidad.* Al tomar el medicamento y exponernos al sol, se puede producir una reacción en nuestra piel, de modo que esta sea más sensible al sol y reaccione en mayor medida a él (figura 1.23).
- *Símbolo SIGRE.* Indica que el laboratorio fabricante está adherido a SIGRE, el único sistema integrado de gestión de medicamentos autorizado en España por las autoridades sanitarias y medioambientales. Garantiza que tanto los envases como los residuos de los medicamentos recibirán un tratamiento medioambiental adecuado, una vez que el ciudadano los deposite en el punto SIGRE (figura 1.24).
- *Otros pictogramas de interés.* En la figura 1.25, se muestran algunos ejemplos.

Figura 1.25
Otros pictogramas de interés.

PARA SABER MÁS

El punto SIGRE de las farmacias es clave para el cumplimiento de los objetivos de los desarrollo sostenible, recogidos en la Agenda 2030; en concreto, para el ODS 12 (producción y consumo responsables), que recoge entre sus metas la reducción y la gestión racional de los desechos químicos, así como promover un cambio en nuestros hábitos de consumo mediante el reciclaje y la reutilización.

1.5.6. El código nacional

El código nacional (CN) es un sistema de identificación rápida de productos farmacéuticos y parafarmacéuticos. Su objetivo es facilitar la gestión de las oficinas de farmacia para hacer posible el tratamiento informático de los productos. El CN es una cifra de seis dígitos, más un séptimo –denominado dígito de control– separado de los anteriores por un punto. Este último realmente no es identificativo; con los seis primeros es suficiente. El CN aparece impreso en la esquina superior derecha de ambas caras del envase, con todos sus dígitos, y en el cupón-precinto, aquí sin el dígito de control.

Además, el CN está integrado en el código de barras, lo cual hace posible su lectura óptica, y, por tanto, permite el acceso directo a la información relacionada que esté disponible en las bases de datos de medicamentos.

Los CN de los medicamentos serán superiores a 600 000. Es decir, siempre empezarán por 6, 7, 8 o 9, dejando reservados los CN del 600 000 al 649 999 para los medicamentos de uso hospitalario (H) y los envases clínicos (EC). Este código es asignado por la AEMPS. Una excepción son los CN de los medicamentos veterinarios, que tienen reservados los números del 570 000 al 599 999 (cuadro 1.3).

Los productos de parafarmacia tienen CN inferiores a 600 000. Los comprendidos entre el 150 000 y el 399 999 corresponden a productos de parafarmacia que no pueden ser financiados (por ejemplo, de dermocosmética o puericultura), y los comprendidos entre 399 999 y 569 999 se reservan para los productos sanitarios y dietoterápicos (susceptibles de financiación). El Consejo General de Colegios Oficiales de Farmacéuticos (CGCOF) es el encargado de asignar el código nacional de parafarmacia a los productos, una vez comprobado que el envase, el material de acondicionamiento, la composición, la publicidad etc., se ajustan a la legalidad vigente en España para esa materia. La concesión del código no implica exclusividad de venta, ni garantía de calidad, ni aval sanitario de los productos.

Cuadro 1.3
Identificación de los productos según el CN

C.N.	Tipo de producto	Asignación
570 000-599 999	Medicamentos de uso veterinario	AEMPS
600 000-649 999	Medicamentos de uso hospitalario (H) o envase clínico (EC)	
650 000-999 999	Medicamentos	
150 000-399 999	Productos parafarmacéuticos no financiados	CGCOF
400 000-569 999	Productos parafarmacéuticos susceptibles de financiación (dietoterápicos y productos sanitarios)	

Actividades propuestas

1.7. A partir del envase de medicamento mostrado en la figura, responde a las siguientes preguntas:

a) ¿Cuáles son los símbolos relacionados con la dispensación? ¿Qué significan?

b) ¿Está este medicamento financiado? ¿Por qué?

c) ¿Cuánto pagará un paciente por este medicamento si aporta receta de la Seguridad Social?

d) ¿Qué significan los pictogramas que aparecen en el envase?

e) Según el CN, ¿se trata de un producto farmacéutico o parafarmacéutico?

f) ¿Cómo debe conservarse?

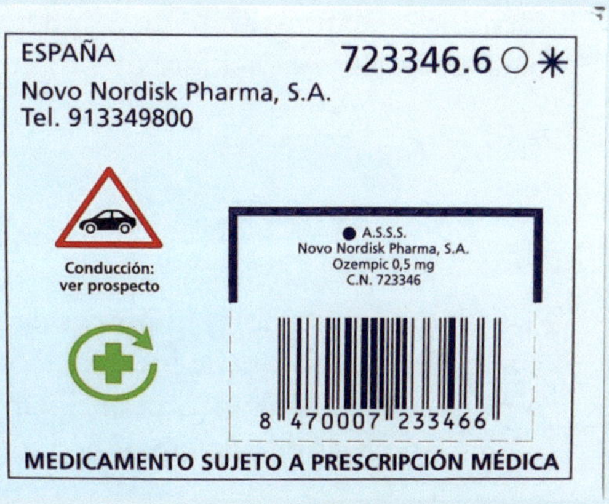

1.8. Responde a las siguientes preguntas, referentes al cupón-precinto que se muestra:

a) Nombre del medicamento.
b) Forma farmacéutica.
c) CN.
d) Con respecto a su financiación, ¿qué tipo de medicamento es?
e) Atendiendo a los símbolos, ¿de qué clase de medicamento se trata?
f) ¿Requiere algo especial para su dispensación?

1.6. Denominación del fármaco y del medicamento

Conforme indica el artículo 14 del *Real Decreto Legislativo 1/2015, de 24 de julio, por el que se aprueba el texto refundido de la Ley de garantías y uso racional de los medicamentos y productos sanitarios,* es preciso garantizar la identificación de los principios activos y de los medicamentos.

1.6.1. Denominación del principio activo

El fármaco o principio activo puede denominarse de diferentes maneras, que estudiaremos a continuación.

A) Nombres químicos sistémicos

Son los nombres químicos del principio activo, construido bajo las normas aprobadas por la Unión Internacional de Química Pura y Aplicada (IUPAC). Esta nomenclatura permite identificar inequívocamente una determinada sustancia o molécula. Por ejemplo, el nombre del paracetamol es N-(4-hidroxifenil) etanamida.

B) Denominaciones comunes

Como los nombres químicos de la IUPAC suelen ser largos y complicados, se hace necesaria una nomenclatura de los fármacos más sencilla. Esta se conoce como denominación común, o nombre farmacológico del principio activo o del fármaco. Se utiliza para designar exclusivamente nombres de principios activos aislados. Existen dos tipos de denominaciones comunes:

- *DCI:* denominación común internacional, o nombre del fármaco propuesto por la OMS.

- *DOE:* denominación oficial Española, propuesta por la AEMPS (por ejemplo, ibuprofeno, simvastatina, enalapril o diazepam, entre otros).

Conforme a la legislación, a cada principio activo le será atribuida una denominación oficial española (DOE) por la AEMPS. Esta será de uso obligatorio, sin perjuicio de que pueda expresarse, además, en las correspondientes lenguas oficiales de las comunidades autónomas. Esta DOE deberá ser igual, o lo más próxima posible –salvadas las necesidades lingüísticas–, a la denominación común internacional (DCI) fijada por la OMS.

Las denominaciones oficiales españolas de los principios activos serán de dominio público. La AEMPS publicará una lista con las denominaciones oficiales españolas de los principios activos autorizados en España, que se actualizará periódicamente.

Los organismos públicos promoverán la utilización de las denominaciones oficiales españolas, si existen, o, en su defecto, de las denominaciones comunes internacionales o, a falta de estas, de las denominaciones usuales o científicas.

Para facilitar el conocimiento de los nombres de los fármacos, la OMS ha propuesto, en algunos casos, unas partículas léxicas, generalmente sufijos, que son específicas para cada grupo de sustancias con acción farmacológica semejante. Así, por ejemplo, los nombres farmacológicos de muchos anestésicos locales terminan en *-caína;* los de los antibióticos del tipo de la penicilina, en *-cilina;* los de los betabloqueantes, en *-olol;* etc.

1.6.2. Denominación del medicamento

Además del principio activo, es importante hablar del nombre del medicamento, que es un nombre comercial. Conforme a la legislación, la denominación del medicamento podrá consistir en:

- Un nombre de fantasía, el cual no debe ser confundido con la denominación común; por ejemplo, Nolotil®, Aspirina®, Espidifen®, etc.
- Los medicamentos genéricos deberán designarse con una denominación oficial española de principio activo y, en su defecto, con la denominación común internacional, o bien, si esta no existiese, con la denominación común usual o científica de la sustancia, acompañada, en su caso, del nombre o la marca del titular o fabricante. Asimismo, podrán denominarse con una marca, siempre que esta no pueda confundirse con una denominación oficial española o común internacional, ni inducir a error sobre las propiedades terapéuticas o la naturaleza del medicamento. Se identificarán, además, con las siglas EFG (equivalente farmacéutico genérico) (figura 1.26).

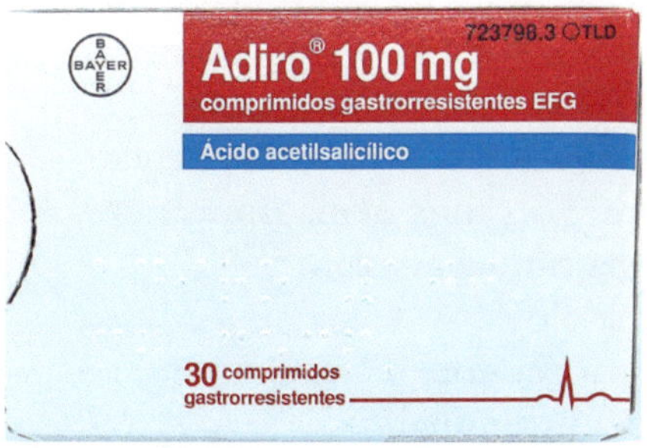

Figura 1.26
Adiro EFG.

RECUERDA

✓ Nombre del fármaco o principio activo:
- Nombre químico sistémico.
- Nombre común (DCI/DOE).

✓ Nombre del medicamento:
- Nombre comercial o de fantasía.
- Nombre del fármaco + nombre del laboratorio + EFG.
- Nombre del medicamento + EFG

1.7. Clasificación de los medicamentos

Existen muchísimas maneras de clasificar los medicamentos y los principios activos. Se mencionarán algunas de ellas. Sin duda, la más importante es la clasificación ATC, usada en España a partir de la entrada en vigor del *Real Decreto 1348/2003, de 31 de octubre, por el que se adapta la clasificación anatómica de medicamentos al sistema de clasificación ATC.* Esta es la clasificación utilizada en los catálogos de medicamentos publicados por el Consejo General de Colegios Oficiales de Farmacéuticos. Además, aparece en la base de datos de Portalfarma, en BotPLUS y en el CIMA (Centro de Información de Medicamentos de la AEMPS), y es la clasificación que usaremos para el estudio de los diferentes grupos farmacológicos en el capítulo 6.

1.7.1. Clasificación Anatómica, Terapéutica, Química

La ATC es un sistema de clasificación de principios activos y asociaciones en cinco niveles, expresados con un código alfanumérico. Su fundamento consiste en clasificar en función del sistema u órgano principal en el que se actúe y el efecto farmacológico que produzca el principio activo, teniendo en cuenta, además, la estructura química de las moléculas. Esta clasificación fue propuesta por la OMS y es muy usada en Europa. De hecho, es la clasificación que se utiliza en el Catálogo de Medicamentos, publicado por el Consejo General de Colegios Oficiales de Farmacéuticos (CGCOF).

Para construir el código alfanumérico de la clasificación ATC, se establecen cinco niveles, que son los siguientes:

1. *Grupo anatómico.* Consiste en una letra, en mayúscula, que indica el órgano, el aparato o el sistema sobre el que actúe el fármaco. Hay catorce grupos anatómicos, a saber:

   - Aparato digestivo y metabolismo.
   - Sangre y órganos hematopoyéticos.
   - Sistema cardiovascular.
   - Dermatológicos.
   - Aparato genitourinario.
   - Terapia hormonal.

- Antiinfecciosos.
- Antineoplásicos.
- Sistema musculoesquelético.
- Sistema nervioso central.
- Antiparasitarios.
- Aparato respiratorio.
- Órganos de los sentidos.
- Varios.

Por ejemplo, un antiácido, que actúa principalmente en el aparato digestivo, tendrá como primera parte de su código ATC una letra *A*.

2. *Grupo terapéutico principal.* En este nivel se indica cuál es su efecto farmacológico más relevante. Por seguir con el ejemplo anterior, en el nivel *A* habrá distintos grupos farmacológicos, antiácidos, laxantes, astringentes, antieméticos, etc., cada uno de los cuales se identifica con la letra *A* y un dígito de dos cifras; por ejemplo, a los antiácidos corresponde el código A02; los antieméticos llevan el código A05; A06 es para los laxantes; etc.
3. *Subgrupo terapéutico.* Reduce los grupos del segundo nivel a subgrupos si, por ejemplo, el principio activo actúa mediante diferentes mecanismos.
4. *Subgrupo quimicoterapéutico.* Está constituido por las distintas familias químicas utilizadas en un proceso patológico o un grupo de procesos y que se incluyen en el subgrupo terapéutico o nivel tres.
5. *Principio activo o asociaciones farmacológicas.* Este nivel indica expresamente el principio activo o la combinación medicamentosa.

Ejemplo

Cada nivel o categoría se distingue mediante una letra y un número, o una serie de letras y números. En este sistema de clasificación, todos los preparados a base de un mismo y único fármaco reciben un código idéntico. Por ejemplo, todos los preparados a base de salbutamol (Ventolin®) reciben el código R03A C02, que se puede ver desglosado en el cuadro 1.4.

CUADRO 1.4
Ejemplo de clasificación ATC del Salbutamol

Nivel	Significado	ATC	Descripción
1	Grupo anatómico	R	Aparato respiratorio
2	Grupo terapéutico	R03	Antiasmáticos
3	Subgrupo terapéutico	R03A	Broncodilatadores
4	Subgrupo quimicoterapéutico	R03A C	Agonistas β_2-adrenérgicos
5	Molécula	R03A C02	Salbutamol

La clasificación ATC clasifica principios activos, tanto de forma individual como asociados. Así, cualquier medicamento comercializado puede ser incluido en alguna de las categorías de la clasificación. Es importante señalar que esta no es una identificación inequívoca de cada fármaco, ya que la clasificación puede variar según el año de publicación del Catálogo de Medicamentos: puede ser que en la publicación de 2021 los antiácidos correspondan al código A01, y en la de 2022, al código A03.

Existe una clasificación ATC de veterinaria (ATCvet). En este caso, los códigos llevan, delante de la clasificación ATC, la letra Q.

Actividad propuesta 1.9

Utilizando los recursos disponibles (Catálogo de Medicamentos y bases de datos BotPLUS y CIMA de la AEMPS), busca la clasificación ATC de los siguientes principios activos:

a) Propanolol.
b) Dextrometorfano.
c) Ibuprofeno.
d) Doxiciclina.
e) Celecoxib.
f) Metformina.

Escribe el significado del primer nivel de la clasificación.

1.7.2. Clasificación según las condiciones de dispensación y financiación

En función de la dispensación, es posible hacer dos grandes grupos: por un lado, los medicamentos que se pueden dispensar sin receta médica –los denominados medicamentos de mostrador u *over the counter* (OTC)–, y, por otro lado, los medicamentos para cuya dispensación se requiere receta.

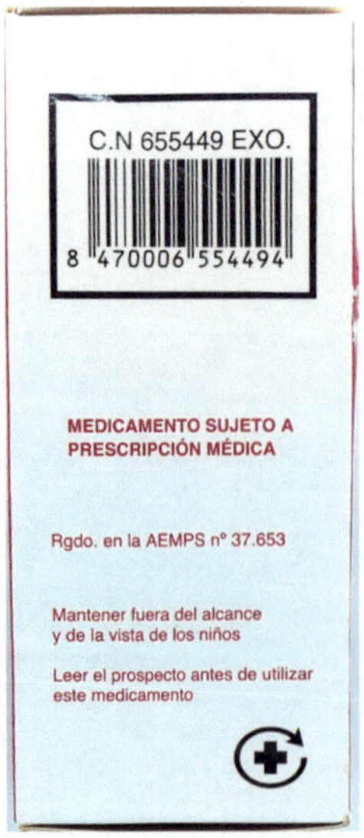

Figura 1.27
Medicamento sujeto a prescripción médica y no financiado por la Seguridad Social.

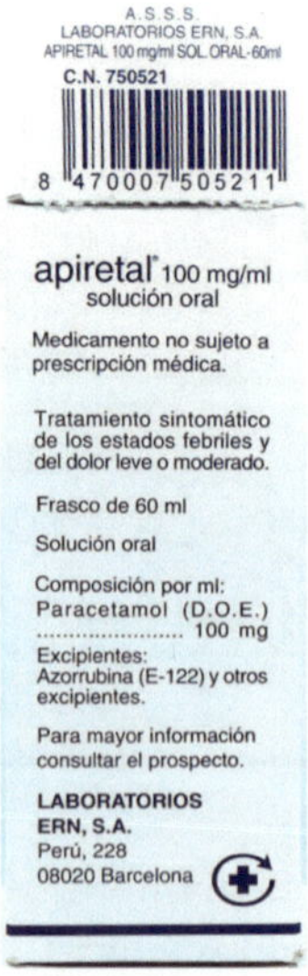

Figura 1.28
Medicamento sin receta médica y financiado por la Seguridad Social.

Según la financiación, también se pueden hacer dos grandes grupos: los medicamentos no financiados por el Sistema Nacional de Salud –el paciente deberá pagar el importe íntegro del medicamento– y los financiados –el paciente pagará solo una parte del precio del medicamento, si acude con la receta pública correspondiente.

No se debe confundir la necesidad de presentación de la receta con la financiación pública. Así, existen los siguientes tipos:

- Medicamentos sujetos a prescripción médica y financiados por el Sistema Nacional de Salud.
- Medicamentos sujetos a prescripción médica y no financiados por el Sistema Nacional de Salud (figura 1.27).
- Medicamentos sin receta y no financiados, que antiguamente se denominaban especialidades publicitarias.
- Medicamentos sin receta y financiados por la asistencia sanitaria (figura 1.28)

1.7.3. Clasificación según la técnica de elaboración

Dependiendo de la técnica de elaboración de los medicamentos, se pueden clasificar en industriales o confeccionados de manera artesanal, en la farmacia o en el servicio de farmacia hospitalaria, conforme al arte farmacéutico (los denominados preparados oficinales y fórmulas magistrales).

Según la naturaleza del principio activo, se pueden clasificar en:

- Fármacos de naturaleza humana, como los derivados de sangre y plasma.
- Fármacos de naturaleza animal, como las hormonas y la insulina del cerdo.
- Fármacos de naturaleza vegetal, caso de las denominadas plantas medicinales.
- Fármacos de naturaleza biológica, como las vacunas.

Además, según su origen, los fármacos se dividen en:

- *Origen natural:* cuando los principios activos son extraídos de fuentes naturales (plantas, animales, etc.); por ejemplo, la valeriana.
- *Origen semisintético:* extraídos de fuentes naturales y modificados parcialmente en el laboratorio, como algunas penicilinas.
- *Origen sintético:* proceden de la síntesis realizada en el laboratorio, como, por ejemplo, el omeprazol.

1.8. Fuentes de información

Existen diversas maneras de obtener información acerca de los principios activos o los medicamentos: clasificación, tipo al que pertenecen, actividad farmacológica, financiación por el SNS, etc. Algunas de estas fuentes están informatizadas, como las que se especifican a continuación.

A) Base de datos BotPLUS 2.0

BotPLUS 2.0 es una base de datos de conocimiento sanitario para consultar información homogénea y actualizada sobre medicamentos de uso humano y animal, productos de parafarmacia, enfermedades e interacciones, así como para facilitar la práctica de servicios profesionales farmacéuticos. BotPLUS 2.0 está considerada una de las fuentes de referencia sobre medicamentos en España, con información evaluada, contrastada y de calidad.

Figura 1.29
Logo de la base de datos BotPLUS.

Los datos que aporta sobre cada producto son, entre otros, los siguientes: CN, composición cuantitativa y cualitativa –incluidos los excipientes de declaración obligatoria–, condiciones de dispensación (si necesita receta médica, si es de diagnóstico hospitalario o uso hospitalario, si hace falta visado de inspección, si es un psicótropo o un estupefaciente, el número de envases que se pueden dispensar por receta y el precio) y condiciones de almacenamiento. También se dice si la caducidad es inferior a cinco años y si es necesario conservarlo en una nevera. Cuando hay varios medicamentos seleccionados, se avisa de las interacciones que se puedan producir entre ellos.

Existe un apartado de información adicional, gracias al cual es posible acceder a la ficha técnica aprobada por la AEMPS, al prospecto y a las alertas –si las hay– de la AEMPS.

Para hacerse una idea, la base de datos aporta información farmacológica y administrativa sobre todos los medicamentos autorizados en España: unos 28 000 de uso humano, 7 500 de uso animal y más de 40 000 productos de parafarmacia. Existen otras bases de datos, pero esta se caracteriza por su constante actualización y por la calidad de la información. Hay distintos formatos disponibles:

- *Versión web.* La información se actualiza a diario y es accesible desde cualquier dispositivo.
- *Versión instalable en el equipo informático de la farmacia.* En este caso, incluyen el módulo BOT, que aporta información sobre los medicamentos, las interacciones y las enfermedades, y el módulo de atención farmacéutica, que permite efectuar el seguimiento farmacoterapéutico del paciente, mediante un sistema de registro de información, además de emitir alertas que informen al farmacéutico de posibles problemas relativos al tratamiento.
- *App.* Además, proporciona información separada por comunidades autónomas.

B) Web del CIMA de la AEMPS

Otra fuente de la información es la proporcionada por la web del Centro de Información de Medicamentos (CIMA) de la AEMPS, del Ministerio de Sanidad.

En este caso, la información consiste en el prospecto y la ficha técnica de cada medicamento, además de algunos datos adicionales, como el CN.

C) Nomenclátor de facturación

Es un listado de los medicamentos incluidos en la prestación farmacéutica del Sistema Nacional de Salud. Se actualiza mensualmente. La información se puede buscar por el CN, el nombre del medicamento e incluso el laboratorio fabricante.

De cada medicamento se mencionan el CN, el nombre del producto farmacéutico, el laboratorio fabricante, el precio con IVA, el precio de referencia y alguna información adicional (como el principio activo, el tipo de medicamento, el tipo de aportación, la fecha de alta en el nomenclátor, entre otros datos).

Recordamos que solo aparecerán aquellos productos que estén financiados por el SNS.

D) Nomenclátor de prescripción

El nomenclátor de prescripción incluye, para todos los medicamentos autorizados y comercializados –financiados y no financiados–, los datos relativos a su identificación y su información técnica. A título informativo, contiene también referencias sobre medicamentos suspendidos, revocados o que no se comercializan desde mayo de 2013.

Entre otros campos, ofrece la descripción clínica del producto (DCP) y la descripción clínica del producto con formato (DCPF), el principio activo específico de cada presentación farmacéutica, la dosis y la unidad de dosis, el contenido y la unidad de contenido, los excipientes de declaración obligatoria y la vía de administración.

E) Catálogo de medicamentos

El catálogo de medicamentos es publicado anualmente por el Consejo General de Colegios Oficiales de Farmacéuticos, y contiene información sobre los principios activos, así como sobre los distintos productos farmacéuticos, organizados según la clasificación ATC. Además, incluye apuntes acerca de la legislación vigente y un directorio de laboratorios farmacéuticos.

La colección del CGCOF reúne el Catálogo de Medicamentos, la revista científica *Panorama Actual del Medicamento* y la base de datos BotPLUS en versión web y para dispositivos móviles.

Recursos web

www

Se puede obtener más información sobre los temas estudiados en este capítulo mediante los siguientes códigos QR:

1. Base de datos del Consejo General de Colegios Oficiales de Farmacéuticos (BotPLUS 2.0.), en la que se accede de manera fácil a la información detallada sobre los distintos medicamentos, incluyendo los prospectos.
2. AEMPS, del Ministerio de Sanidad.

3. Asociación Española de Medicamentos Genéricos (AESEG), en la que se puede encontrar información relacionada con los denominados EFG (noticias y opiniones), entre otras cosas.
4. Centro de Información online de Medicamentos (CIMA). En esta base de datos del Ministerio de Sanidad es posible obtener información detallada sobre medicamentos.
5. Laboratorio Ratiopharm. Entre otras cosas, dispone de un vademécum.
6. Nomenclátor de facturación.

QR1 QR2 QR3 QR4 QR5 QR6

Ideas clave

- Se conocen como productos farmacéuticos los medicamentos de venta exclusiva en las farmacias. La legislación vigente es el *Real Decreto Legislativo 1/2015, de 24 de julio, por el que se aprueba el texto refundido de la Ley de garantías y uso racional de los medicamentos y productos sanitarios.*
- Los medicamentos son sustancias con propiedades para prevenir, diagnosticar, aliviar, tratar o curar enfermedades o dolencias. Están formados por principios activos o fármacos (moléculas con actividad farmacológica) y excipientes (sustancias inertes, sin actividad farmacológica). Se presentan en una forma farmacéutica que permite administrarlos.
- Se consideran medicamentos los de uso humano y veterinario de fabricación industrial, las fórmulas magistrales y los preparados oficinales, así como los medicamentos especiales (biológicos, hemoderivados, radiofármacos, homeopáticos y a base de plantas).
- Hay dos tipos de envases de los medicamentos: primario, en contacto directo con el medicamento, y secundario, que incluye el primario y el prospecto. Tienen las funciones de proteger el medicamento, así como informar sobre él e identificarlo.
- En el embalaje hay símbolos, siglas y leyendas que se refieren al tipo de medicamento, las condiciones de dispensación, el código nacional (CN) y el cupón-precinto (en aquellos con financiación pública).
- Los medicamentos se pueden denominar por el nombre del fármaco o principio activo, que es la denominación química de la molécula propuesta por la IUPAC; por las denominaciones comunes (la DCI de la OMS y la DOE del Ministerio de Sanidad); por un nombre de fantasía, que procede del laboratorio; o, como en el caso de los genéricos, por la denominación común del principio activo, seguida del nombre del laboratorio (o nombre comercial), con las siglas EFG.

- La clasificación de los medicamentos ATC asigna un código alfanumérico a los fármacos en función de cinco niveles, basándose en el lugar principal de la acción, el efecto farmacológico y el grupo químico al que pertenecen.
- Existen diferentes fuentes de información: BotPLUS, la web del Centro de Información del Medicamento (CIMA) de la AEMPS, el nomenclátor de facturación y el Catálogo de Medicamentos del CGCOF.

Aplica lo aprendido

1. Define los siguientes conceptos y pon al menos cinco ejemplos de cada uno:

a) Principio activo.
b) Excipiente.
c) Forma galénica.

2. Con ayuda de la web del CIMA, diferencia las distintas presentaciones de la línea de medicamentos Bisolvon®. De cada uno de ellos anota:

a) Principios activos, dosis y forma galénica.
b) ¿Se mantiene constante la composición en las diferentes presentaciones?

3. Observando el siguiente envase de medicamento, indica lo siguiente:

a) Nombre del medicamento.
b) Principio activo.
c) Forma galénica.
d) Dosis por unidad.
e) Código nacional.
f) Viendo la imagen, ¿se puede saber si está financiado?
g) Significado de los símbolos y siglas del envase.

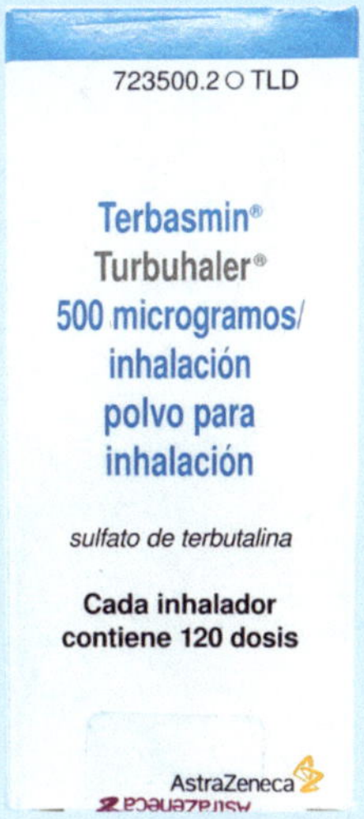

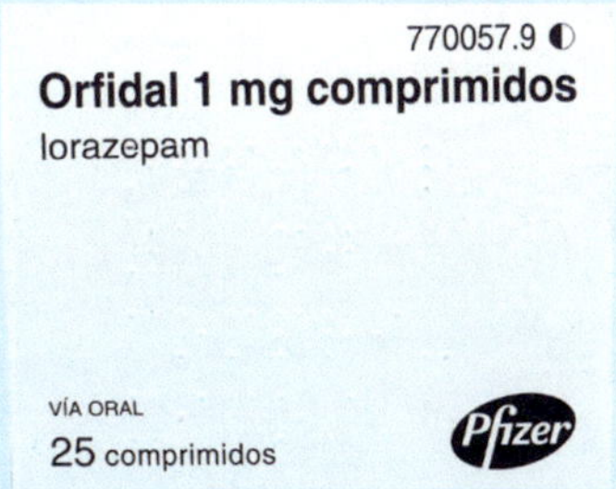

4. Teniendo en cuenta la imagen, señala:

a) Nombre del medicamento.
b) Nombre del principio activo.
c) Significado de los símbolos y siglas.
d) Código ATC del principio activo.

5. Observa los cupones-precinto y contesta a las preguntas:

Cupón-precinto *a)*

Cupón-precinto *b)*

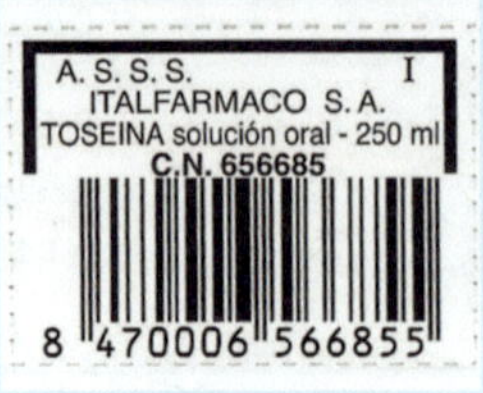

Cupón-precinto *c)*

a) ¿Están todos financiados?
b) ¿Qué significa el NULO del cupón precinto *b)*?
c) ¿Qué quieren decir los símbolos y siglas que aparecen en los cupones-precinto.
d) ¿Qué se necesita para la dispensación, en cada caso?
e) ¿Hay algún estupefaciente? ¿Lo podemos saber viendo solo el cupón?
f) ¿Cuánto se deberá pagar por cada uno?

6. Con ayuda de la web del Centro de Información de Medicamentos de la AEMPS (CIMA), realiza las siguientes tareas:

– Buscar los nombres de tres medicamentos huérfanos y, consultando el prospecto, escribir para qué están indicados.
– Busca los nombres de tres medicamentos biosimilares.

7. Relaciona los términos de la primera columna con los de la segunda:

EN EL CUADERNO

1. Posología	*a)* Anticoagulantes orales
2. Indicación terapéutica	*b)* Cutánea
3. Vía de administración	*c)* 250 mg
4. Contraindicaciones	*d)* Diarrea, náuseas y vómitos
5. Reacciones adversas	*e)* 1 cápsula cada 8 horas
6. Conservación	*f)* Dejar deshacer el comprimido en la boca antes de tragarlo
7. Forma de administración	*g)* Tratamiento sintomático de la fiebre
8. Precauciones	*h)* Ictericia o insuficiencia hepática grave
9. Interacciones	*i)* Antes de la administración, debe revisarse si existen reacciones de hipersensibilidad a penicilinas
10. Dosis	*j)* En lugar fresco y seco

8. Usando las fuentes de información disponibles (Catálogo de Medicamentos, BotPLUS, etc.), busca la clasificación ATC de los siguientes principios activos y desglosa el significado de cada nivel:

a) Atorvastatina.
b) Nifedipina.
c) Azitromizina.
d) Diclofenaco.
e) Diazepam.

9. Acido (*RS*)-2-(4-isobutilfenil) propanoico es el nombre químico de la IUPAC para un principio activo muy usado. ¿Cuál es su denominación común? Escribe el nombre de un medicamento genérico de este fármaco.

10. Indica si las siguientes afirmaciones son verdaderas o falsas. En este último caso, escribe la frase correcta:

a) Las especialidades de dispensación sin receta no pueden estar financiadas por el Sistema Nacional de Salud.
b) Los genéricos han demostrado ser bioequivalentes con el medicamento de referencia.
c) La máxima aportación para una especialidad de aportación reducida es el 10 % del precio.
d) La DCI es de uso obligatorio.
e) Los excipientes no pueden tener ningún tipo de actividad farmacológica.
f) Los medicamentos a base de plantas medicinales son considerados medicamentos especiales.
g) El grupo anatómico del N05A1A es el aparato digestivo.
h) Las ampollas son consideradas acondicionamiento secundario.
i) La *blue box* figura en medicamentos autorizados en el ámbito de Europa
j) Los preparados oficinales están destinados a un paciente concreto.

Práctica profesional

Un paciente acude a la oficina de farmacia con una receta en la que se le ha prescrito un envase de cartuchos multidosis de insulina. Mediante el prospecto y la información del envase, hay que ayudarle a resolver las siguientes dudas:

a) ¿Cuál es la vía de administración?
b) ¿Qué significan los símbolos y las siglas que aparecen en el envase y en el cupón-precinto?
c) ¿Qué recomendaciones se le deben hacer a este paciente a la hora de dispensar este medicamento?
d) ¿Cuál es el principio activo?

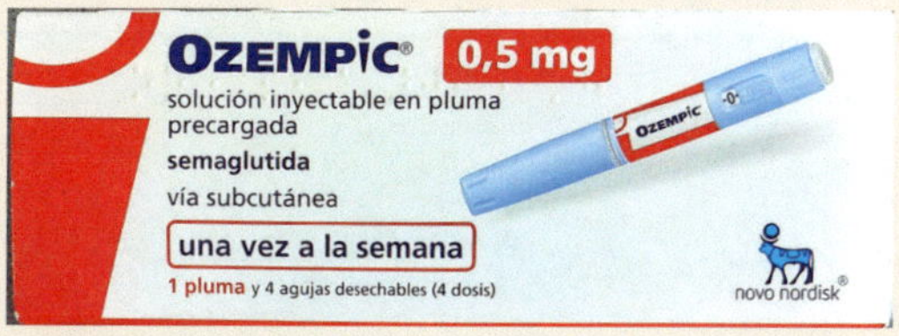

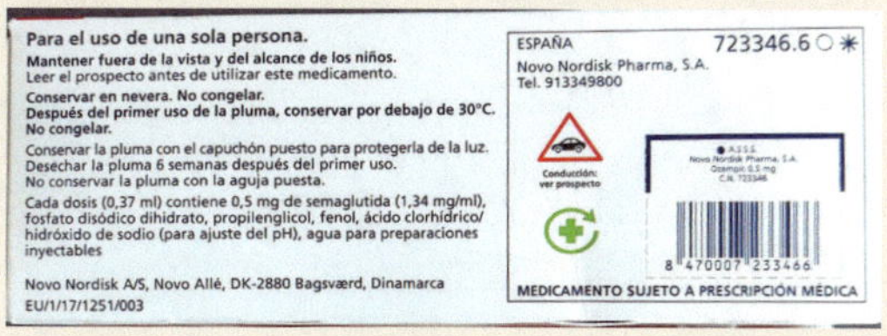

Actividad grupal

Temas para debatir:

- ¿Crees que las personas, en general, se fijan en los pictogramas relacionados con la conducción en los medicamentos?
- ¿Se debería prohibir conducir tras tomar determinados medicamentos, como se hace con el alcohol?

Te proponemos la lectura del artículo "Uno de cada tres medicamentos en España puede afectar a la conducción. Un 5 % de los siniestros de tráfico están relacionados con fármacos", publicado por *Servimedia* el 29 de junio de 2023. Te adelantamos un fragmento:

> "Un 33,9 % de los medicamentos comercializados en España incorpora un pictograma de advertencia en su envase –un triángulo rojo con un vehículo en su interior– sobre la necesidad de leer el prospecto donde están descritos los efectos adversos porque pueden afectar a la capacidad de conducir un vehículo, según el Consejo General de Colegios Farmacéuticos.
>
> Además, cerca de un 10 % de las personas fallecidas o heridas por siniestros de tráfico se encontraban bajo tratamiento de algún fármaco psicoactivo y alrededor de un 5 % de los accidentes en carretera están relacionados con los medicamentos, según la Dirección General de Tráfico (DGT)".

Puedes leer el artículo completo escaneando el siguiente código QR:

PONTE A PRUEBA

1. Toda materia que tenga propiedades farmacológicas para constituir un medicamento es:
   - ☐ *a)* Principio activo.
   - ☐ *b)* Excipiente.
   - ☐ *c)* Materia prima.
   - ☐ *d)* Todas son correctas.

2. Los excipientes no pueden:
   - ☐ *a)* Colorear los comprimidos.
   - ☐ *b)* Reaccionar con los principios activos.
   - ☐ *c)* Modificar las propiedades organolépticas.
   - ☐ *d)* Aumentar el volumen para comprimir.

3. No es considerado un medicamento especial:
   - ☐ *a)* Hemoderivado.
   - ☐ *b)* Medicamento homeopático
   - ☐ *c)* Medicamento de diagnóstico hospitalario.
   - ☐ *d)* Medicamento a base de plantas medicinales.

4. Señala la afirmación incorrecta sobre las fórmulas magistrales:
   - ☐ *a)* Son medicamentos artesanales.
   - ☐ *b)* Están destinadas a un paciente en concreto.
   - ☐ *c)* No necesitan receta para su dispensación.
   - ☐ *d)* Todas las respuestas son correctas.

5. Se exige que un equivalente farmacéutico genérico (EFG) tenga, con respecto al medicamento de referencia:
   - ☐ *a)* La misma composición cualitativa y cuantitativa.
   - ☐ *b)* La misma forma farmacéutica.
   - ☐ *c)* La misma bioequivalencia.
   - ☐ *d)* Todas las respuestas son correctas.

6. En relación con la denominación común internacional, no es cierto que:
   - ☐ *a)* Es una denominación de principios activos.
   - ☐ *b)* Son nombres propuestos por la OMS.
   - ☐ *c)* Está prohibido usar este tipo de denominación en los nombres de medicamentos genéricos.
   - ☐ *d)* En muchas ocasiones, las DCI indican parentesco entre sustancias que pertenecen al mismo grupo.

7. Si decimos que un fármaco tiene un código N05A1A, podemos afirmar que:
   - ☐ *a)* Su actividad se desarrolla fundamentalmente en el sistema nervioso central.
   - ☐ *b)* Su grupo terapéutico principal es el 05.
   - ☐ *c)* Esa es su clasificación ATC.
   - ☐ *d)* Todas las opciones son correctas.

8. De un cupón-precinto en el que se lee CN 612747 y que tiene un lunar negro al lado de las siglas A.S.S.S., podemos afirmar que:
   - ☐ *a)* Se trata de un medicamento de aportación reducida.
   - ☐ *b)* Es un medicamento estupefaciente.
   - ☐ *c)* Se trata de un producto sanitario financiado.
   - ☐ *d)* Es un medicamento publicitario.

9. Señala la nomenclatura correcta de un medicamento genérico:
   - ☐ *a)* Capsitidina 10 mg 40 cp.
   - ☐ *b)* Enalapril (DCI) Bayer 5 mg 40 cp EFG.
   - ☐ *c)* Enalina 10 cp.
   - ☐ *d)* Enalapril EFG.

10. No es una función del acondicionamiento secundario:
   - ☐ *a)* La protección.
   - ☐ *b)* La información.
   - ☐ *c)* La identificación.
   - ☐ *d)* Todas son funciones del acondicionamiento secundario.

SOLUCIONES:

1.	**a**	b	c	d
2.	a	**b**	c	d
3.	a	b	**c**	d
4.	a	b	**c**	d
5.	a	b	c	**d**
6.	a	b	**c**	d
7.	a	b	c	**d**
8.	**a**	b	c	d
9.	a	**b**	c	d
10.	a	b	c	**d**

2

Dispensación y venta de medicamentos

Objetivos

- ✓ Enumerar las diferencias entre la dispensación y la venta de medicamentos.
- ✓ Conocer el procedimiento para la venta de medicamentos sin receta médica.
- ✓ Identificar los distintos tipos de recetas médicas.
- ✓ Aprender cómo se procede en la dispensación de las diferentes clases de medicamentos.
- ✓ Definir el visado de inspección, y reconocer los casos en los que sea necesario.
- ✓ Saber qué tipo de medicamentos deben registrarse en los libros oficiales tras su dispensación.

Mapa conceptual

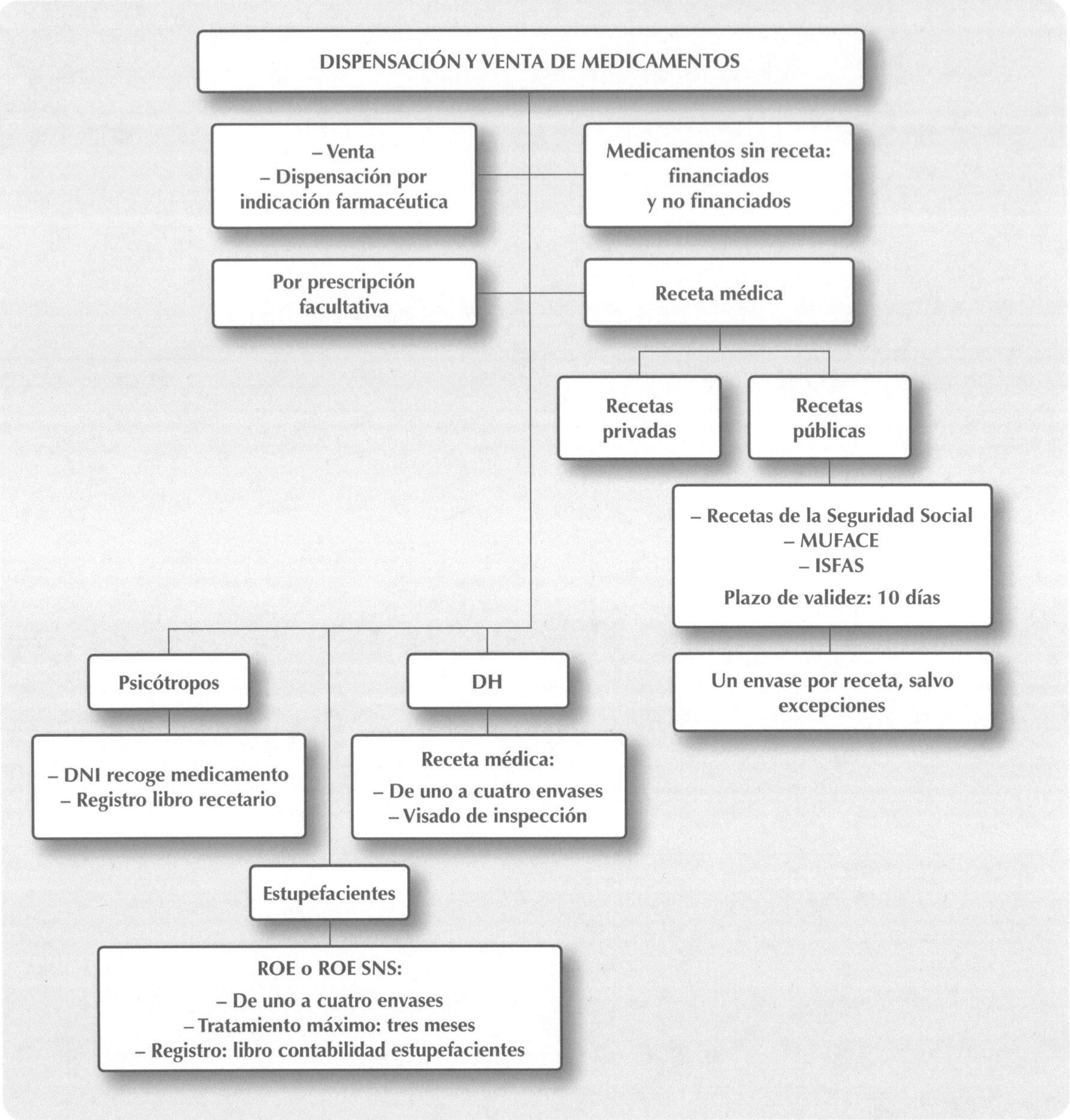

Glosario

Envase clínico. Envase de gran tamaño que las farmacias solo pueden dispensar a las clínicas u hospitales, no al público en general.

Libro de contabilidad de estupefacientes. Libro oficial en el que se anotan las compras y dispensaciones de estupefacientes.

Libro recetario. Libro oficial en el que se anotan las dispensaciones de psicótropos, fórmulas magistrales y preparados oficinales con receta, así como los medicamento humanos de uso veterinario.

Medicamento en fase de investigación clínica. Forma farmacéutica de un principio activo o un placebo que se investiga o se utiliza como referencia en un ensayo clínico, incluidos los productos con autorización cuando se usen o combinen (en la formulación o en el envase) de forma diferente a la autorizada, o cuando se empleen para tratar una indicación no autorizada, o para obtener más información sobre un uso autorizado.

Medicamentos OTC. Medicamentos *over the counter* (OTC), expresión inglesa que significa "de mostrador" o "sin necesidad de receta médica".

Oficina de farmacia. Establecimiento sanitario privado de interés público en el que se dispensan los productos farmacéuticos y parafarmacéuticos a los pacientes.

Vale de estupefacientes. Documento de carácter sanitario, normalizado y obligatorio, mediante el cual las oficinas y servicios de farmacia, almacenes de distribución y laboratorios farmacéuticos adquieren las sustancias y medicamentos estupefacientes precisos para el desempeño de la actividad para la que están autorizados.

2.1. Introducción

Es habitual pensar que en las farmacias la actividad se limita a "despachar" medicamentos, cosa que no es del todo correcta. Es verdad que la función primordial de las farmacias es dispensar medicamentos a los pacientes, medicamentos que podrán estar prescritos por un facultativo en una receta médica, o que, si son considerados "de mostrador" (es decir, sin necesidad de receta médica), el profesional de la farmacia podrá recomendar o indicar, en caso de que lo considere oportuno. Pero en la mayoría de las situaciones anteriores la dispensación suele ir acompañada de información y consejo del profesional. Aunque los medicamentos vengan prescritos en una receta médica, como a continuación se verá, hay muchos tipos de recetas, cada uno con sus peculiaridades. Es responsabilidad del profesional comprobar que todos los datos están consignados en el documento y que la dispensación se hace conforme a lo prescrito y de acuerdo con el procedimiento establecido para cada tipo de medicamento, ya que, como se verá en este capítulo, la manera de actuar no es en todos los casos igual.

2.2. Dispensación y venta

Las oficinas de farmacia (figura 2.1) ofrecen una amplia variedad de productos, aunque los procedimientos y requisitos para dispensar cada tipo no son iguales. Es posible distinguir tres situaciones básicas que se pueden dar en una farmacia:

a) Una persona acude sin prescripción médica y pide un medicamento. Sin receta, el medicamento habrá de ser de venta libre; es decir, aparecerá la leyenda "sin receta médica".
b) Un paciente llega con una receta, en la que se le ha prescrito un medicamento determinado.
c) Una persona pide que se le recomiende un medicamento que sirva para una situación o un trastorno que describa. En este caso, el profesional, si lo considera necesario, le recomendará un medicamento y le dará las indicaciones necesarias para su uso. Los medicamentos que se dispensan por esta vía, igual que en el primer caso, no están sujetos a prescripción médica.

Atendiendo a las situaciones descritas, se puede distinguir entre la dispensación y la venta. Las diferencias entre un concepto y otro son las siguientes:

- *Dispensación*. Es el acto profesional por el cual el farmacéutico y los demás empleados de la farmacia ponen a disposición del paciente y cliente un producto determinado. Puede empezar cuando la persona presente una receta médica –*dispensación por prescripción facultativa*–, o cuando solicite al personal de la oficina de farmacia consejo sobre un medicamento que le pueda ser útil para una situación que describa –*dispensación por indicación farmacéutica*.

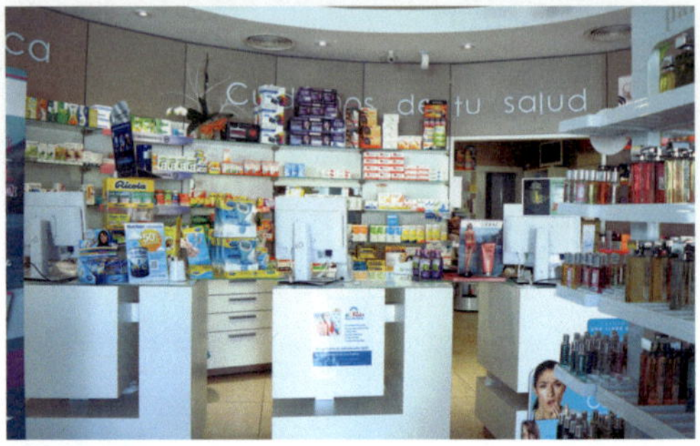

Figura 2.1
Oficina de farmacia.

- *Venta*. Es el procedimiento por el cual la persona usuaria solicita directamente un medicamento en concreto, sin pedir consejo ni presentar receta médica. En este caso, la intervención del profesional sanitario es mínima.

2.2.1. Funciones del personal de farmacia en la dispensación y la venta

La función primordial del personal de la farmacia es la dispensación, que, como hemos comentado, es el acto profesional por el que se pone a disposición del paciente y cliente la medicación prescrita o indicada por el empleado de la farmacia. No es una mera venta, porque durante el acto de la dispensación, además de proporcionar el producto, el farmacéutico realiza la función de información. Lo hace de dos maneras. Por un lado, dando respuesta a las consultas de los pacientes. Por otro, proporcionando, por propia iniciativa, consejos sobre el uso correcto de los medicamentos. La orientación del farmacéutico deberá permitir a los pacientes conocer lo más ampliamente posible las indicaciones, la posología, el modo de empleo, las precauciones, las contraindicaciones, las interacciones y las condiciones de conservación de su medicación.

Igualmente, el farmacéutico ha de advertir al paciente sobre el mantenimiento de la cadena de frío en los medicamentos que así lo requieran y sobre las condiciones adecuadas de conservación en los demás medicamentos.

Conforme al *Real Decreto 1689/2007, de 14 de diciembre, por el que se establece el título de Técnico en Farmacia y Parafarmacia y se fijan sus enseñanzas mínimas,* así como su actualización de 2023 (Real Decreto 287/2023, de 18 de abril), la función del técnico en Farmacia y Parafarmacia en relación con la dispensación es la siguiente: "Asistir en la dispensación de productos farmacéuticos informando de sus características y de su uso racional".

La dispensación se realizará garantizando la continuidad del suministro de medicamentos al público y de acuerdo con los criterios de uso racional del medicamento.

Se ha de indicar que queda prohibida la dispensación de:

- Medicamentos o productos sanitarios no legalmente reconocidos ni autorizados por la Agencia Española del Medicamento.
- Remedios secretos.
- Muestras gratuitas.
- Medicamentos en forma fraccionada, salvo en el caso de los medicamentos prefabricados.
- Medicamentos de uso hospitalario (H) o que vienen en envases clínicos (EC), salvo cuando se dispensen a clínicas u hospitales.
- Medicamentos en fase de investigación clínica.

CASO PRÁCTICO

Hay tres situaciones en las que se puede a encontrar el profesional:

1. Un paciente acude a la farmacia y pide un medicamento concreto (sin receta médica) → *venta de medicamentos.*
2. Un paciente acude a la farmacia y pide consejo sobre su patología:
   - Patología menor: se recomienda un tratamiento con un medicamento sin receta → *dispensación por indicación farmacéutica.*
   - Patología no menor: se recomienda que acuda a la consulta médica.
3. Un paciente acude a la farmacia con un medicamento prescrito en una receta médica → *dispensación por prescripción facultativa.*

En cualquiera de las tres situaciones, la intervención del profesional de la farmacia es imprescindible en cuanto a la información y la promoción del uso racional de los medicamentos.

2.3. Dispensación y venta de medicamentos sin receta médica

La Organización Mundial de la Salud (OMS) reconoce la importancia de que las personas puedan adquirir medicamentos libremente para tratar procesos leves, y especifica que el personal farmacéutico debe tener un papel importante en este proceso, facilitando la información necesaria para garantizar el uso eficaz y seguro de los medicamentos.

El *Real Decreto Legislativo 1/2015, de 24 de julio, por el que se aprueba el texto refundido de la Ley de garantías y uso racional de los medicamentos y productos sanitarios* va en la misma línea, y reconoce la importancia del autocuidado de la salud y del papel del personal farmacéutico en este autocuidado. En esta ley, se detalla que los medicamentos que no requieren prescripción médica pueden ser adquiridos directamente en las oficinas de farmacia, en las que el personal deberá informar, aconsejar e instruir sobre su correcta utilización. Por tanto, la ley asigna al personal farmacéutico unas funciones muy concretas en relación con la venta de medicamentos, para garantizar su uso racional.

En todos los medicamentos que puedan dispensarse o venderse sin receta médica, aparecerá una leyenda ("sin receta médica") en el embalaje externo y el prospecto. En estos medicamentos, de venta libre, las indicaciones principales suelen figurar en el embalaje externo.

Algunos de estos medicamentos están financiados por la Seguridad Social y, por lo tanto, tienen un cupón-precinto con las siglas A.S.S.S. (figura 2.2), lo cual quiere decir que el paciente puede adquirirlos sin necesidad de receta médica, pero que, si acude con una receta pública, se beneficiará de la financiación.

De algunos de los medicamentos no sujetos a prescripción médica, y siempre que no estén financiados (figura 2.3), se podrá hacer publicidad al público en general. Se trata de los medicamentos que antes eran conocidos como especialidades farmacéuticas publicitarias y que llevaban las siglas EFP en el embalaje externo.

A pesar de que los medicamentos sin receta médica son considerados muy seguros, ya se adquieran mediante la venta, ya mediante la dispensación por indicación farmacéutica, siempre se deben realizar las verificaciones necesarias para asegurar que:

- La persona conoce el objetivo del tratamiento.
- La persona conoce la forma correcta de administración.
- El medicamento es adecuado para esa persona. En este caso, hay que conocer los siguientes datos:
  - Edad del paciente.
  - Cuando sea una mujer, si está embarazada o en periodo de lactancia.
  - Si tiene alergia o intolerancia a alguno de los componentes del medicamento.
  - Si sufre alguna patología en la que el medicamento pueda estar contraindicado.
  - Si está tomando otros medicamentos, con o sin receta, ya que podrían interaccionar con el nuevo medicamento.

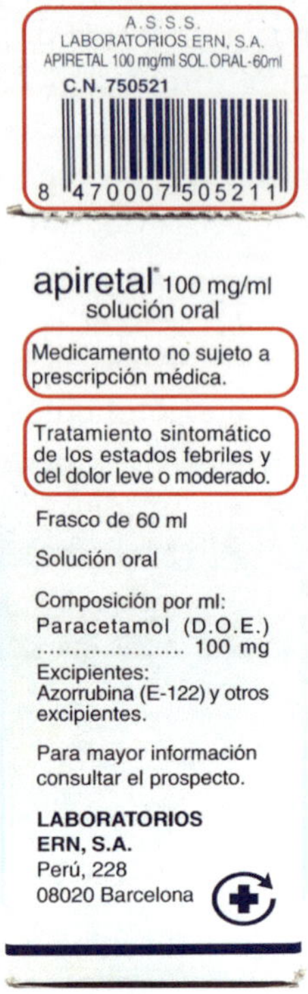

Figura 2.2
Medicamento sin receta médica y financiado.

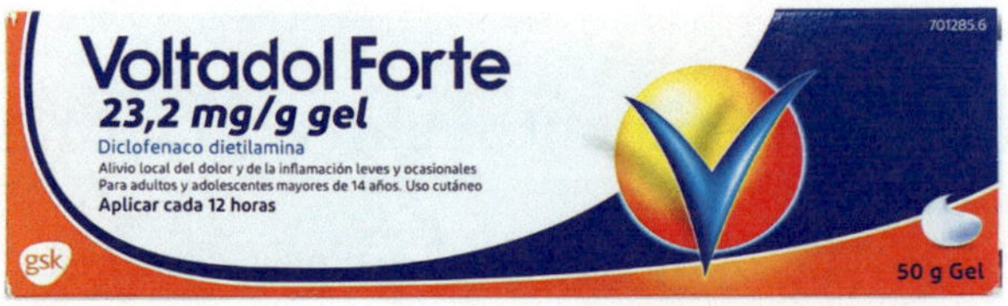

Figura 2.3
Medicamento sin receta y no financiado.

IMPORTANTE

Si el profesional de la farmacia considera que el medicamento es adecuado para la persona, procederá a dispensárselo. Si se trata de la primera vez que la persona toma el medicamento, deberá ser asesorada en cuanto a la posología, la forma de administración y cualquier otra información relevante. Si el problema que plantea el paciente no es considerado una patología menor, se le debe recomendar que consulte a un profesional médico, dado que la solución podría pasar por un tratamiento que requiera prescripción médica.

2.4. La receta médica y la orden de dispensación

La dispensación de medicamentos por prescripción facultativa es otra de las situaciones que se pueden dar en la oficina de farmacia, y quizá sea la más habitual. Se trata de aquella en la que el paciente acude con un medicamento prescrito por un facultativo en una receta médica. En estos casos, se dispensará el medicamento según el procedimiento adecuado para cada caso, que se detallará más adelante. El producto prescrito en la receta puede estar financiado o no.

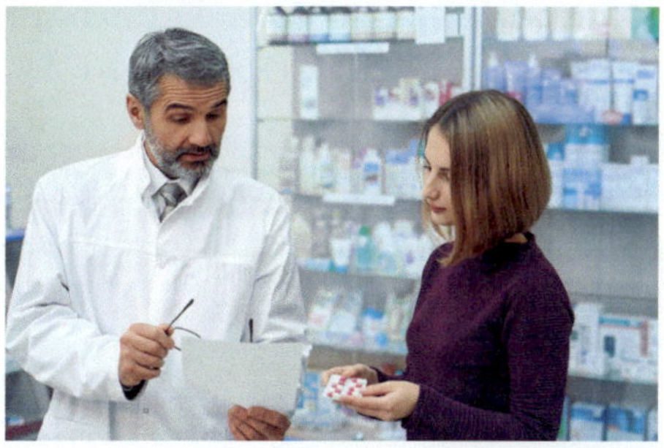

Figura 2.4.
Indicaciones del farmacéutico.

No hay que olvidar que el profesional de la farmacia no se limita a "despachar" y que deberá proporcionar información al paciente, si este lo requiere, así como indicarle cómo conservar los medicamentos, si estos requieren condiciones especiales de conservación (figura 2.4).

Vamos a estudiar primero la receta médica: tipos, formato y datos que consignar. A continuación, veremos los diferentes procedimientos de dispensación de medicamentos.

Las definiciones de receta médica y orden de dispensación están especificadas en el *Real Decreto 1718/2010, de 17 de diciembre, sobre receta médica y órdenes de dispensación.*

- *Receta médica:* "El documento de carácter sanitario, normalizado y obligatorio mediante el cual los médicos, odontólogos o podólogos, legalmente facultados para ello, y en el ámbito de sus competencias respectivas, prescriben a los pacientes los medicamentos o productos sanitarios sujetos a prescripción médica, para su dispensación por un farmacéutico o bajo su supervisión, en las oficinas de farmacia y botiquines dependientes de las mismas o, conforme a lo previsto en la legislación vigente, en otros establecimientos sanitarios, unidades asistenciales o servicios farmacéuticos de estructuras de atención primaria, debidamente autorizados para la dispensación de medicamentos".
- *Orden de dispensación:* "El documento de carácter sanitario, normalizado y obligatorio mediante el cual los profesionales enfermeros, en el ámbito de sus competencias, y una vez hayan sido facultados individualmente mediante la correspondiente acreditación, contemplada en la disposición adicional duodécima de la referida ley, indican o autorizan, en las condiciones y con los requisitos que reglamentariamente se establezcan, la dispensación de medicamentos y productos sanitarios por un farmacéutico o bajo su supervisión, en las oficinas de farmacia y botiquines dependientes de las mismas o, conforme a lo previsto en la legislación vigente, en otros establecimientos sanitarios, unidades asistenciales o servicios farmacéuticos de estructuras de atención primaria, debidamente autorizados para la dispensación de medicamentos" (figura 2.5).

El *Real Decreto Legislativo 1/2015, de 24 de julio, por el que se aprueba el texto refundido de la Ley de garantías y uso racional de los medicamentos y productos sanitarios,* en su artículo 79.1, dispone que los médicos, los odontólogos y los podólogos, en el ámbito de sus competencias, son los únicos profesionales prescriptores, es decir, con facultad para recetar medicamentos sujetos a prescripción médica; no así los profesionales de enfermería. Además, para poder hacerlo deben estar legalmente capacitados para ello, esto es, colegiados en el colegio profesional correspondiente. Con objeto de regular esta situación, se publicó, en diciembre del 2015, un texto legal no exento de polémica, el *Real Decreto 954/2015, de 23 de octubre, por el que se regula la indica-*

ción, uso y autorización de dispensación de medicamentos y productos sanitarios de uso humano por parte de los enfermeros, en el que se indica que los profesionales de enfermería podrán indicar, usar y autorizar la dispensación de medicamentos sujetos a prescripción médica, mediante la correspondiente orden de dispensación.

ADMINISTRACIÓN U ORGANISMO COMPETENTE | CONTINGENCIA | SISTEMA NACIONAL DE SALUD

ORDEN DE DISPENSACIÓN – RÉGIMEN DE USO

INDICACIÓN (Consignar el medicamento –forma farmacéutica, vía de administración, dosis por unidad y unidades por envase)
Núm. envases/unidades

Duración del tratamiento
Posología
unidades | pauta
Nº orden dispensación
Fecha prevista dispensación ____/____/____
Información al farmacéutico y visado, en su caso

Paciente (Nombre y apellidos, año de nacimiento y número de identificación)
Enfermero/a (datos de identificación y firma)
Fecha de la indicación ____/____/____

CUPÓN PRECINTO O ASIMILADO
CUPÓN PRECINTO O ASIMILADO
CUPÓN PRECINTO O ASIMILADO
CUPÓN PRECINTO O ASIMILADO

Motivo de la sustitución
Urgencia
Desabastecimiento
Precio de referencia
Firma del Farmacéutico

Farmacia (NIF/CIF, datos de identificación, fecha de dispensación)

La validez de esta orden expira a los 10 días naturales de la fecha prevista para dispensación o en su defecto de la fecha de indicación. La medicación prescrita no superará los tres meses de tratamiento. La orden es válida para una única dispensación en la farmacia.

CÓDIGO DE ORDEN

En cumplimiento del art. 5 de La Ley Orgánica 15/99, se informa de que estos datos serán incorporados al fichero "..." para la gestión y control de la prestación farmacéutica, cuyo órgano responsable es "..." Puede ejercer sus derechos de acceso, rectificación, cancelación y oposición ante "..." o en el telf....

ADMINISTRACIÓN U ORGANISMO COMPETENTE | CONTINGENCIA | SISTEMA NACIONAL DE SALUD

INFORMACIÓN AL PACIENTE – RÉGIMEN DE USO

INDICACIÓN (Consignar el medicamento – forma farmacéutica, vía de administración, dosis por unidad y unidades por envases)
Núm. envases/unidades

Duración del tratamiento
Posología
unidades | pauta
Nº orden dispensación
Fecha prevista dispensación ____/____/____

Paciente (Nombre y apellidos, año de nacimiento y número de identificación)
Enfermero/a (datos de identificación y firma)

Diagnóstico/s (si procede)

Fecha de la indicación ____/____/____

Instrucciones al paciente (si procede)

El paciente conservará este documento de información durante el periodo de validez del tratamiento.

CÓDIGO DE ORDEN

En cumplimiento del art. 5 de la Ley Orgánica 15/99, se informa de que estos datos serán incorporados al fichero "..." para la gestión y control de la prestación farmacéutica, cuyo órgano responsable es "..." Puede ejercer sus derechos de acceso, rectificación, cancelación y oposición ante "..." o en el telf. ...

Figura 2.5
Modelo de orden de dispensación.
Fuente: Real Decreto 1718/2010, de 17 de diciembre.

RECUERDA

- ✓ *Receta médica:* documento sanitario normalizado en el que los médicos, odontólogos y podólogos legalmente capacitados (colegiados) prescriben la medicación a sus pacientes para que les sea dispensada en las oficinas de farmacia.
- ✓ *Orden de dispensación:* documento sanitario normalizado en el que los profesionales de enfermería, acreditados individualmente, indican usar y autorizan la dispensación de medicamentos sujetos a prescripción médica.

Además de lo anterior, se define la orden de dispensación hospitalaria para pacientes no ingresados como el documento de carácter sanitario, normalizado y obligatorio para la prescripción, por parte de los médicos, odontólogos y podólogos de los servicios hospitalarios, de los medicamentos que exijan una vigilancia, una supervisión y un control particulares, y que deban ser dispensados por los servicios de farmacia hospitalaria a dichos pacientes. No la estudiaremos en este capítulo, puesto que es el documento usado para la dispensación de medicamentos a los pacientes externos en el servicio de farmacia hospitalaria, que veremos con detalle en el capítulo 9.

PARA SABER MÁS

Base legal relacionada con la dispensación de medicamentos con receta:

- *Real Decreto Legislativo 1/2015, de 24 de julio, por el que se aprueba el texto refundido de la Ley de garantías y uso racional de los medicamentos y productos sanitarios* (BOE 177, de 25 de julio de 2015).
- *Real Decreto 1718/2010, de 17 de diciembre, sobre receta médica y orden de dispensación* (BOE 17, de 20 de enero de 2011).
- *Real Decreto 954/2015, de 23 de octubre, por el que se regula la indicación, uso y autorización de dispensación de medicamentos y productos sanitarios de uso humano por parte de los enfermeros* (BOE 306, de 23 de diciembre de 2015).
- *Real Decreto 1675/2012, de 14 de diciembre, por el que se regulan las recetas oficiales y los requisitos especiales de prescripción y dispensación de estupefacientes para uso humano y veterinario* (BOE 313, de 28 de diciembre de 2012).
- *Orden PRE/2436/2013, de 26 de diciembre, por la que se modifican los anexos I, II, III y IV del Real Decreto 1675/2012, de 14 de diciembre, por el que se regulan las recetas oficiales y los requisitos especiales de prescripción y dispensación de estupefacientes para uso humano y veterinario.*
- *Real Decreto Ley 16/2012, de 20 de abril, de medidas urgentes para garantizar la sostenibilidad del Sistema Nacional de Salud y mejorar la calidad y seguridad de sus prestaciones* (*BOE* 98, de 24 de abril de 2012).

2.4.1. Tipos de recetas médicas

Existen muchos tipos de recetas, y estas se pueden clasificar atendiendo a diferentes criterios (cuadro 2.1); por ejemplo, en función de la entidad emisora o del soporte. Así, si hacemos una clasificación en función del emisor de las recetas, estas pueden ser privadas o públicas. Si la clasificación se realiza según el soporte de las recetas, estas son en papel o en formato electrónico. Atendiendo a estos criterios, diferenciamos:

- Recetas del Sistema Nacional de Salud (públicas) en papel.
- Recetas electrónicas del Sistema Nacional de Salud (públicas).
- Recetas privadas en papel.
- Recetas electrónicas privadas.

CUADRO 2.1
Tipos de recetas

	Públicas SNS		Privadas	
Formato	Papel	Electrónico	Papel	Electrónico
¿Qué se puede prescribir?	– Medicamentos (financiados y no financiados) – Productos sanitarios – Productos dietéticos		– Medicamentos – Productos sanitarios – Productos dietéticos	
¿Cuánto pagará el paciente?	Productos no financiados	Se paga el total del PVP	100 % PVP	
	Financiado + receta de la Seguridad Social	% PVP variable, dependiendo del grupo de cotización		
	Financiado + receta mutualidad (MUFACE, ISFAS, MUGEJU, etc.).	30 % PVP		

Además de esta clasificación, las recetas se pueden separar según el tipo de medicamento que prescriban. Así existen la receta ordinaria, en la que se prescriben todo tipo de medicamentos, y la receta oficial de estupefacientes (ROE), en la que se prescriben los medicamentos que contengan sustancias estupefacientes. A esta última, por ser un tipo de receta particular, le dedicaremos un apartado exclusivo.

A) Receta del Sistema Nacional de Salud en papel

Es la receta utilizada para la prestación sanitaria del Sistema Nacional de Salud –esto es, la prestación pública– emitida en soporte papel, de cumplimentación manual o informatizada. Deberá ser complementada con una hoja de información para el paciente, de entrega obligada al mismo, en la que se recogerá la información del tratamiento necesaria para facilitar el uso adecuado de los medicamentos o productos sanitarios prescritos.

Existen diferentes entidades gestoras públicas, y cada una tiene sus recetas. Destacamos las siguientes:

- Recetas de la Seguridad Social.
- Recetas de la Mutualidad General de Funcionarios del Estado (MUFACE)
- Recetas del Instituto Social de las Fuerzas Armadas (ISFAS)
- Otras, como las de la Mutualidad General Judicial (MUGEJU).

Sea de la entidad que sea, el formato de la receta médica está normalizado y deberá cumplir unas especificaciones determinadas (figura 2.6). Así, las recetas del SNS en formato papel tienen unas dimensiones aproximadas de 22 *x* 12 cm. En todas ellas figurará, en el ángulo superior izquierdo, la identidad de la administración o el organismo competente que emita la receta (Seguridad Social, MUFACE [figura 2.7], ISFAS, etc.), y en el ángulo superior derecho, la leyenda “Sistema Nacional de Salud” (SNS).

RECUERDA

- ✓ En España, existe una prestación farmacéutica financiada. Para disfrutar de ella, el medicamento debe ser susceptible de financiación (cupón-precinto y siglas A.S.S.S.) y el paciente debe acudir con receta del SNS a la oficina de farmacia.

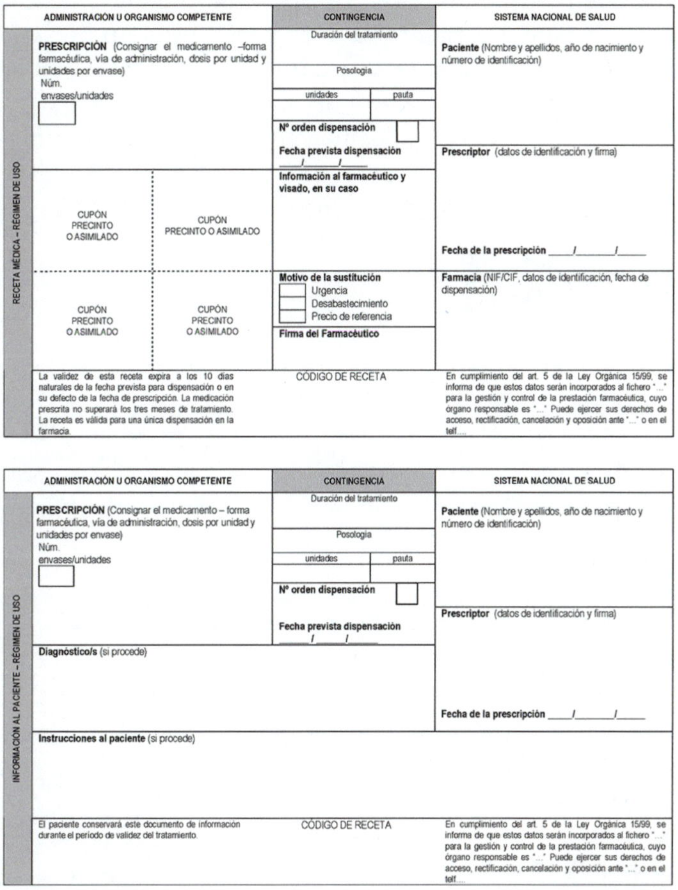
ADMINISTRACIÓN U ORGANISMO COMPETENTE
CONTINGENCIA
SISTEMA NACIONAL DE SALUD
RECETA MÉDICA – RÉGIMEN DE USO
PRESCRIPCIÓN (Consignar el medicamento –forma farmacéutica, vía de administración, dosis por unidad y unidades por envase)
Núm. envases/unidades
Duración del tratamiento
Posología
unidades | pauta
Nº orden dispensación
Fecha prevista dispensación ____/____/____
Paciente (Nombre y apellidos, año de nacimiento y número de identificación)
Prescriptor (datos de identificación y firma)
CUPÓN PRECINTO O ASIMILADO
CUPÓN PRECINTO O ASIMILADO
Información al farmacéutico y visado, en su caso
Fecha de la prescripción ____/____/____
CUPÓN PRECINTO O ASIMILADO
CUPÓN PRECINTO O ASIMILADO
Motivo de la sustitución
Urgencia
Desabastecimiento
Precio de referencia
Firma del Farmacéutico
Farmacia (NIF/CIF, datos de identificación, fecha de dispensación)
La validez de esta receta expira a los 10 días naturales de la fecha prevista para dispensación o en su defecto de la fecha de prescripción. La medicación prescrita no superará los tres meses de tratamiento. La receta es válida para una única dispensación en la farmacia.
CÓDIGO DE RECETA
En cumplimiento del art. 5 de la Ley Orgánica 15/99, se informa de que estos datos serán incorporados al fichero "..." para la gestión y control de la prestación farmacéutica, cuyo órgano responsable es "..." Puede ejercer sus derechos de acceso, rectificación, cancelación y oposición ante "..." o en el telf....

ADMINISTRACIÓN U ORGANISMO COMPETENTE
CONTINGENCIA
SISTEMA NACIONAL DE SALUD
INFORMACIÓN AL PACIENTE – RÉGIMEN DE USO
PRESCRIPCIÓN (Consignar el medicamento – forma farmacéutica, vía de administración, dosis por unidad y unidades por envase)
Núm. envases/unidades
Duración del tratamiento
Posología
unidades | pauta
Nº orden dispensación
Fecha prevista dispensación ____/____/____
Paciente (Nombre y apellidos, año de nacimiento y número de identificación)
Prescriptor (datos de identificación y firma)
Diagnóstico/s (si procede)
Fecha de la prescripción ____/____/____
Instrucciones al paciente (si procede)
El paciente conservará este documento de información durante el período de validez del tratamiento.
CÓDIGO DE RECETA
En cumplimiento del art. 5 de la Ley Orgánica 15/99, se informa de que estos datos serán incorporados al fichero "..." para la gestión y control de la prestación farmacéutica, cuyo órgano responsable es "..." Puede ejercer sus derechos de acceso, rectificación, cancelación y oposición ante "..." o en el telf....

Figura 2.6
Modelo de receta del SNS en papel.
Fuente: Real Decreto 1718/2010, de 17 de diciembre.

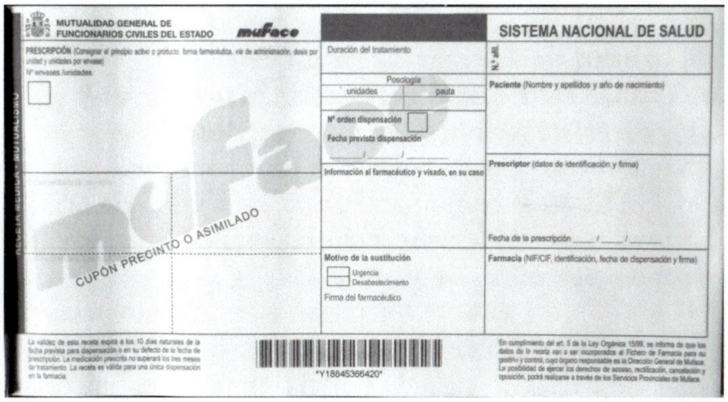

Figura 2.7
Modelo de receta del SNS de MUFACE en formato papel.

Cada paciente, según sus datos administrativos, pagará (aportará) un porcentaje determinado del precio del medicamento en función de su grupo de cotización. Este grupo de cotización debe aparecer en la parte superior de la receta *médica*, mediante los siguientes códigos:

- Código TSI 001 para los usuarios exentos de aportación.
- Código TSI 002 para los usuarios con aportación reducida: de un 10 %.
- Código TSI 003 para los usuarios con aportación de un 40 %.
- Código TSI 004 para los usuarios con aportación de un 50 %.
- Código TSI 005 para los usuarios con aportación de un 60 %
- Código TSI 006 para los usuarios de MUFACE e ISFAS, con aportación de un 30%.
- ATEP para las recetas de accidentes de trabajo o enfermedad profesional.
- NOFIN para las recetas de medicamentos y productos sanitarios no financiados.
- DAST para las recetas de medicamentos y productos sanitarios prescritos a los pacientes transfronterizos. En este caso, los usuarios deben abonar el importe íntegro.

Actividad propuesta 2.1

Imprime el modelo de receta del SNS del *Real Decreto 1718/2010, de 17 de diciembre, sobre receta médica y órdenes de dispensación* (BOE 17, de 20 de enero de 2011), y cumplimenta todos los datos de la receta médica y del volante de instrucciones del paciente. Puedes encontrar el archivo escaneando el siguiente código QR:

B) Receta electrónica del Sistema Nacional de Salud

Es la receta médica en soporte informático. No hay papeles. La prescripción va codificada en la tarjeta sanitaria (figura 2.8). Los tratamientos prescritos al paciente en la receta médica electrónica podrán ser dispensados en cualquier oficina de farmacia del territorio nacional, o en botiquines dependientes de las mismas, así como en los servicios de farmacia de los centros de salud y de las estructuras de atención primaria. El sistema de receta médica electrónica garantizará la seguridad en el acceso y la transmisión de la información, así como la protección de la confidencialidad de los datos, de conformidad con lo dispuesto en la *Ley Orgánica 3/2018, de 5 de diciembre, de protección de datos personales y garantía de los derechos digitales.*

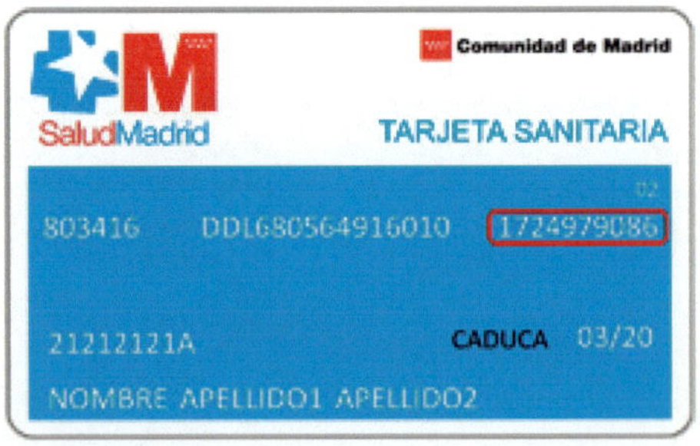

Figura 2.8
Tarjeta sanitaria de la Comunidad de Madrid.

Existe una receta electrónica tanto para la asistencia sanitaria pública –Seguridad Social, MUFACE, ISFAS, etc.– como para la asistencia sanitaria privada.

En la receta electrónica aparecerán, además de los datos que hemos indicado al hablar de la receta en soporte papel, los siguientes:

1. Código o número de identificación de la prescripción de cada medicamento o producto sanitario, que será asignado por el sistema electrónico, con carácter único e irrepetible.

2. Información de la relación activa de medicamentos correspondiente a los tratamientos en curso.

En la receta médica electrónica oficial del Sistema Nacional de Salud podrán prescribirse uno o varios medicamentos o productos sanitarios.

Al efectuar la prescripción, se puede generar la hoja de medicación activa (figura 2.9) e información al paciente para el sistema de receta electrónica. En este caso, las dimensiones suelen ser de DIN A4.

Sistema de Receta Electrónica del Sistema Nacional de Salud

HOJA DE MEDICACION ACTIVA E INFORMACIÓN AL PACIENTE

ADMINISTRACIÓN U ORGANISMO COMPETENTE	Nombre y apellidos del prescriptor/ enfermero Dirección ______ Población ______	PACIENTE (Nombre y apellidos) y número de identificación	Año nacimiento
		Fecha de emisión ____/____/____	
Régimen de uso	Nº Colegiado o Nº de Identificación ______ Especialidad ______	Firma del prescriptor/ enfermero	

Código o Número de prescripción	Prescripción/Indicación (Consignar el medicamento – forma farmacéutica, vía de administración, dosis por unidad y número de unidades por envase)	Posología		Duración del tratamiento
		Unidades	Pauta	

Diagnóstico/s (si procede)

Instrucciones para el paciente:

El paciente autoriza el acceso por el farmacéutico a los tratamientos incluidos en esta relación.
El paciente conservará este documento de información durante el período de validez del tratamiento.
En cumplimiento del art. 5 de la Ley Orgánica 15/99, se informa de que estos datos serán incorporados al fichero "..." para la gestión y control de la prestación farmacéutica, cuyo órgano responsable es "..." Puede ejercer sus derechos de acceso, rectificación, cancelación y oposición ante "..." o en el telf. ...

Figura 2.9
Hoja de medicación activa del Servicio de Salud de la Junta de Extremadura.

C) Receta privada en papel

La receta médica privada podrá emitirse en soporte papel, para cumplimentarla de manera manual o informatizada. Por razones de seguridad, y para evitar la falsificación de las recetas privadas, desde el año 2013 solo son válidas las recetas médicas privadas oficiales que se ajustan a un determinado formato (figura 2.10). En ellas, deberá constar la leyenda: "Receta médica para asistencia sanitaria privada". En el ángulo superior izquierdo, podrán incluirse elementos de numeración y códigos de identificación de las recetas. Y, en el ángulo superior derecho, podrá constar la denominación de la institución, si procede. La mayoría de los colegios de médicos provinciales emiten sus propios talonarios de recetas privadas. El prescriptor de este tipo de recetas será un médico, un podólogo o un odontólogo de la asistencia sanitaria privada.

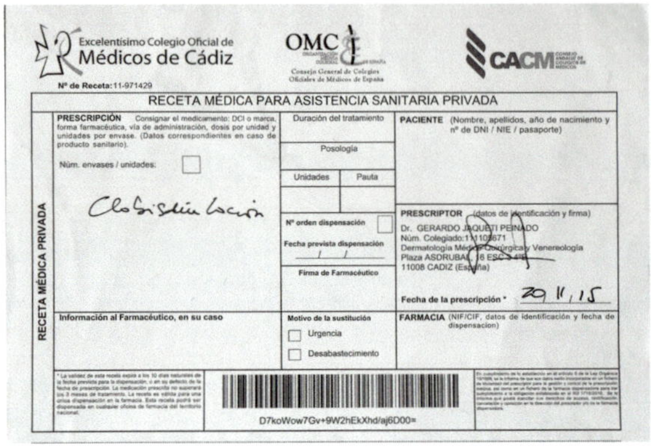
Excelentísimo Colegio Oficial de Médicos de Cádiz
OMC Consejo General de Colegios Oficiales de Médicos de España
CACM
Nº de Receta: 11-971429
RECETA MÉDICA PARA ASISTENCIA SANITARIA PRIVADA
RECETA MÉDICA PRIVADA
PRESCRIPCIÓN Consignar el medicamento: DCI o marca, forma farmacéutica, vía de administración, dosis por unidad y unidades por envase. (Datos correspondientes en caso de producto sanitario).
Núm. envases / unidades:
Duración del tratamiento
Posología
Unidades | Pauta
Nº orden dispensación
Fecha prevista dispensación / /
Firma de Farmacéutico
PACIENTE (Nombre, apellidos, año de nacimiento y nº de DNI / NIE / pasaporte)
PRESCRIPTOR (datos de identificación y firma)
Dr. GERARDO JAQUETI PEINADO
Dermatología Médico Quirúrgica y Venereología
11008 CADIZ (España)
Fecha de la prescripción * 20 11, 15
Información al Farmacéutico, en su caso
Motivo de la sustitución
Urgencia
Desabastecimiento
FARMACIA (NIF/CIF, datos de identificación y fecha de dispensacion)
D7koWow7Gv+9W2hEkXhd/aj6D00=

Figura 2.10
Receta privada oficial.

Con este tipo de recetas no se obtiene el beneficio de la financiación; es decir, el usuario deberá pagar el importe íntegro del medicamento (el 100 % del PVP), aunque esté financiado por la Seguridad Social (lleva el cupón-precinto con las siglas A.S.S.S.).

D) Receta electrónica privada

La receta médica privada podrá emitirse en soporte electrónico. El acceso al sistema de receta médica privada electrónica se efectuará a través del certificado del DNI electrónico del paciente o, en su defecto, con el DNI. Además, será necesario el certificado electrónico del prescriptor.

Hay diferentes plataformas para hacerlo. Los consejos generales de médicos, dentistas, podólogos y farmacéuticos han impulsado un proyecto denominado Sistema Español de Receta Electrónica Privada (e-Receta Privada).

Igual que en el caso de la receta en formato papel, dado que se trata de una receta privada, no está sujeta a financiación, y el paciente deberá pagar el importe íntegro del precio del medicamento.

WWW

Recurso web

En este recurso web se muestra el diseño y el funcionamiento de un *software* que hace posible el uso de recetas electrónicas privadas por las tres partes implicadas: médicos, pacientes y farmacéuticos. Puedes verlo escaneando el siguiente código QR:

Igual que en el caso de la receta electrónica del SNS, se puede generar la hoja de medicación activa e información al paciente para el sistema de receta electrónica. En este caso, las dimensiones suelen ser de DIN A-4.

E) Receta oficial de estupefacientes (ROE)

Además de la clasificación en función de la entidad gestora y del soporte, hemos comentado anteriormente que existe otra en función del medicamento que se prescriba. Así, las recetas ordinarias son válidas para la dispensación de medicamentos no sujetos a condiciones particulares. Pero algunos medicamentos son especiales en cuanto a su prescripción y su dispensación, como los que contienen sustancias estupefacientes incluidas en la lista I de la Convención Única de 1961 sobre Estupefacientes; sustancias identificadas mediante un lunar negro en el cuadrante superior derecho de ambas caras del envase y que, para su dispensación, necesitan la presentación de la receta oficial de estupefacientes (ROE), que la legislación vigente define como "el documento, de carácter sanitario, normalizado y obligatorio, mediante el cual los médicos, odontólogos y veterinarios, legalmente facultados para ello, y en el ámbito de sus competencias respectivas, prescriben medicamentos para uso humano y veterinario que contienen sustancias estupefacientes incluidas en la lista I de la Convención Única de 1961 sobre Estupefacientes".

Todas las recetas oficiales de estupefacientes deberán incluir la denominación "receta oficial de estupefacientes", con la excepción de aquellas que se emitan en formato electrónico.

PARA SABER MÁS

Base legal sobre estupefacientes:

- *Real Decreto 1675/2012, de 14 de diciembre, por el que se regulan las recetas oficiales y los requisitos especiales de prescripción y dispensación de estupefacientes para uso humano y veterinario* (BOE 313, de 29 de diciembre de 2012).
- *Orden PRE/2436/2013, de 26 de diciembre, por la que se modifican los anexos I, II, III y IV del Real Decreto 1675/2012, de 14 de diciembre, por el que se regulan las recetas oficiales y los requisitos especiales de prescripción y dispensación de estupefacientes para uso humano y veterinario* (BOE 311, de 28 de diciembre de 2013).

Las recetas oficiales de estupefacientes (figura 2.11) en soporte papel y para cumplimentación manual deberán contar con los siguientes requisitos:

- Una identificación numérica exclusiva de cada receta, para evitar falsificaciones, que deberá constar en las dos partes de la misma: el cuerpo y el volante de instrucciones para el paciente. El sistema de numeración es único en todo el territorio nacional.
- Nombre, dos apellidos, fecha de nacimiento y DNI del paciente. El DNI es obligatorio, y se le dedicada un espacio propio; una característica que diferencia a esta receta del resto.
- Nombre, dos apellidos y número de colegiado del médico prescriptor. Además, número de teléfono del médico prescriptor en el que poder localizarlo en caso de ser necesario.
- Fecha y firma del médico prescriptor.

- Sello u otro sistema de identificación inequívoco de la institución a través de la cual se haya distribuido el talonario, ya sea la administración sanitaria o el colegio oficial correspondiente.
- El número de envases que se prescriban debe consignarse obligatoriamente en letra y opcionalmente en número.
- Posología y duración del tratamiento.
- Nombre del medicamento, dosis por unidad, forma farmacéutica y vía de administración.

Receta oficial de estupefacientes para uso humano

RECETA OFICIAL DE ESTUPEFACIENTES

PRESCRIPCIÓN
(Consignar el medicamento – Forma farmacéutica, vía de administración, dosis por unidad y unidades por envase).

Número envases / unidades

Duración del tratamiento

Posología

Unidades	Pauta

PACIENTE
(Nombre y apellidos, año de nacimiento, DNI/NIE o número de identificación).

PRESCRIPTOR
(Datos de identificación, teléfono y firma)

Fecha de la prescripción / /

ESPACIO DESTINADO PARA CONTROL Y PROCESAMIENTO

La validez de esta receta expira a los 10 días naturales de la fecha de prescripción.

ADMINISTRACIÓN COMPETENTE

SELLO DE VALIDACIÓN ENTIDAD DISTRIBUIDORA

FARMACIA
(NIF/CIF, datos de identificación, fecha de la dispensación y firma)

Figura 2.11
Receta oficial de estupefacientes en formato papel.

Además, estas recetas deberán presentarse en talonarios numerados, con 50 recetas igualmente numeradas, cada una de las cuales irá acompañada de una hoja de información para el paciente (figura 2.12), en la que se recogerán los datos sobre el tratamiento que sean necesarios para facilitar el uso adecuado del medicamento estupefaciente; en ambos documentos, figurará la misma numeración. Cada talonario deberá incluir, además, un justificante de recepción. Los talonarios de recetas oficiales de estupefacientes en formato papel se distribuirán gratuitamente a los colegios oficiales de médicos y odontólogos en las cantidades que sean precisas, a efectos de su entrega a los facultativos colegiados, con las garantías suficientes de seguridad y sin cargo alguno.

La hoja de información al paciente deberá estar diferenciada de la receta propiamente dicha, y puede ser separable de la misma mediante copia o trepado.

El uso terapéutico de los medicamentos estupefacientes tiene una gran importancia para el alivio del dolor de los pacientes. En los últimos años, se han desarrollado nuevos fármacos y se ha incrementado el número de medicamentos estupefacientes, lo que ha supuesto mejoras en el tratamiento farmacológico del dolor, pero también un aumento de la dispensación de estos productos.

SABÍAS QUE...

Los talonarios de ROE para los prescriptores tienen 50 unidades, lo que, en muchas ocasiones, supone una incomodidad, porque no son suficientes para un periodo largo y se deben ir a recoger con cierta frecuencia. Por otro lado, el riesgo de uso indebido y desvío al tráfico ilícito de los medicamentos estupefacientes hace necesario establecer unos requisitos específicos para su prescripción y su dispensación.

Hoja de información al paciente

HOJA DE INFORMACIÓN AL PACIENTE RECETA OFICIAL ESTUPEFACIENTES	Duración del tratamiento		PACIENTE (Nombre y apellidos, año de nacimiento, DNI/NIE o número de identificación).
PRESCRIPCIÓN (Consignar el medicamento – Forma farmacéutica, vía de administración, dosis por unidad y unidades por envase) **Núm. Envases/unidades**			**PRESCRIPTOR** (Datos de identificación y firma)
Diagnóstico (si procede)	Posología		Fecha de la prescripción / /
	Unidades	Pauta	
Instrucciones para el paciente			

NO VÁLIDO PARA DISPENSACIÓN

Figura 2.12
Hoja de información al paciente.

La solución que, en el ámbito del SNS, se ha dado para garantizar la disponibilidad y la accesibilidad de los pacientes a estos medicamentos, y prevenir el abuso y la desviación de este tipo de sustancias hacia el mercado ilegal, es la creación de la conocida como *receta oficial de estupefacientes del Sistema Nacional de Salud*.

Así pues, existen dos modelos: la ROE (tradicional, como la de la figura 2.11) y la ROE del SNS.

La ROE del SNS es una receta ordinaria de los distintos servicios de salud, en formato papel, de cumplimentación manual o informatizada, en la que se incluye la leyenda "receta oficial de estupefacientes", en diagonal, con letras negras y mayúsculas. También será posible convertir una receta ordinaria en una ROE del SNS cuando el facultativo prescriptor incorpore un sello con la leyenda "receta oficial de estupefacientes" y su número de teléfono.

En cuanto a la receta electrónica ordinaria del SNS, se puede convertir en ROE del SNS si el prescriptor añade la palabra "estupefacientes" en rojo en el módulo correspondiente del programa. Este procedimiento electrónico conlleva una serie de comprobaciones para evitar la falsificación.

2.4.2. Formatos y datos comunes en las recetas médicas

Las recetas médicas, públicas o privadas, pueden emitirse tanto en soporte papel, para cumplimentación manual o informatizada, como en soporte electrónico, y deberán ser complementadas con una hoja de información al paciente, de entrega obligada, en la que se recogerán los datos del tratamiento que sean necesarios para facilitar el uso adecuado de los medicamentos o productos sanitarios prescritos.

Es el prescriptor (médico, odontólogo o podólogo) quien deberá consignar en la receta y la hoja de información para el paciente los datos básicos obligatorios, imprescindibles para que la misma tenga validez, que se indican a continuación:

- *Datos del paciente.* Son los siguientes:

  - Nombre, dos apellidos y año de nacimiento.
  - En las recetas médicas del Sistema Nacional de Salud, el código de identificación personal del paciente, recogido en su tarjeta sanitaria individual, asignado por su servicio de salud o por las administraciones competentes de los regímenes especiales de asistencia sanitaria. En el caso de los ciudadanos extranjeros que no dispongan de la mencionada tarjeta, se consignará el código asignado en su tarjeta sanitaria europea o su certificado provisional sustitutorio (CPS), o el número de pasaporte (para los extranjeros de países no comunitarios). En todo caso, se deberá consignar, asimismo, el régimen de pertenencia del paciente.
  - En las recetas médicas de asistencia sanitaria privada, el número de DNI o NIE del paciente. Si el paciente no dispone de esa documentación, se consignará, en el caso de los menores de edad, el DNI o el NIE de alguno de sus padres, o del tutor, y para los ciudadanos extranjeros, el número de pasaporte.

- *Datos del medicamento.* Los datos del medicamento que aparecen en la receta son los siguientes:

  - Denominación del principio activo o del medicamento.
  - Dosificación y forma farmacéutica y, cuando proceda, mención de los destinatarios (lactantes, niños o adultos).
  - Vía o forma de administración, en caso necesario.
  - Formato: número de unidades por envase, o contenido del mismo en peso o volumen.
  - Número de envases o unidades concretas del medicamento.
  - Posología: número de unidades de administración por toma, frecuencia de las tomas (por día, semana o mes) y duración total del tratamiento.

  Los datos referidos en los puntos cuarto y quinto solo serán de obligada consignación en las recetas médicas emitidas en soporte papel. En las electrónicas, únicamente serán de cumplimentación obligada por el prescriptor cuando el sistema electrónico no los genere de forma automática.

- *Datos del prescriptor.* Se trata de los siguientes:

  - Nombre y dos apellidos.
  - Población y dirección en la que ejerza. La referencia a establecimientos, instituciones u organismos públicos solamente podrá figurar en las recetas médicas oficiales de los mismos.
  - Número de colegiado o, en el caso de las recetas médicas del SNS, código de identificación asignado por las administraciones competentes y, en su caso, la especialidad oficialmente acreditada que ejerza.
  - En las recetas médicas de la Red Sanitaria Militar de las Fuerzas Armadas, en lugar del número de colegiado podrá consignarse el número de tarjeta militar de identidad del facultativo. Asimismo, se hará constar, en su caso, la especialidad oficialmente acreditada que ejerza.
  - La firma será estampada personalmente una vez cumplimentados los datos de consignación obligatoria y la prescripción objeto de la receta. En las recetas electrónicas se requerirá la firma electrónica.

- *Otros datos.* En la receta aparecen, además de los datos descritos anteriormente, los siguientes:

  - Fecha de prescripción (día, mes y año): fecha del día en el que se cumplimenta la receta.
  - Fecha prevista de dispensación (día, mes, año): fecha a partir de la cual corresponde dispensar la receta, en el caso de las dispensaciones sucesivas para tratamientos crónicos o medicamentos de dispensación renovable (TLD).
  - Número de orden: número que indica el orden de dispensación de la receta, en el caso de las dispensaciones sucesivas de tratamientos crónicos o medicamentos de dispensación renovable (TLD).
  - Los datos de los puntos primero y tercero solo serán de obligada consignación en las recetas médicas en soporte papel.

Además de los datos anteriores, deberá ser consignado, en su caso, el "visado de inspección" por parte de las administraciones sanitarias. Se estudiará más adelante.

Toda la información y las instrucciones consignadas en la receta médica deberán ser claramente legibles, sin perjuicio de su posible codificación adicional con caracteres ópticos.

Las recetas médicas no presentarán enmiendas ni tachaduras en los datos de consignación obligatoria, a no ser que hayan sido salvadas por una nueva firma del prescriptor. No se deberá dispensar ningún medicamento, ni producto sanitario, cuando existan dudas racionales sobre la validez de la receta médica presentada, salvo que se pueda comprobar que responde a una prescripción legítima.

RECUERDA

✓ La hoja de información para el paciente estará diferenciada de la receta, y podrá ser separable de la misma o constituir un impreso independiente. En ella el prescriptor podrá relacionar todos los medicamentos y productos sanitarios prescritos para facilitar al paciente la información del tratamiento completo y el diagnóstico, si procede, a juicio del prescriptor.

En el caso de la *receta médica electrónica,* el prescriptor accederá al sistema a través de un equipo integrado de receta electrónica, que deberá estar autentificado. El prescriptor ha de acreditar su identidad, y firmará electrónicamente la prescripción. Para prescribir la medicación del paciente, solicitará la tarjeta sanitaria individual, con el fin de introducir en el sistema el código de identificación personal.

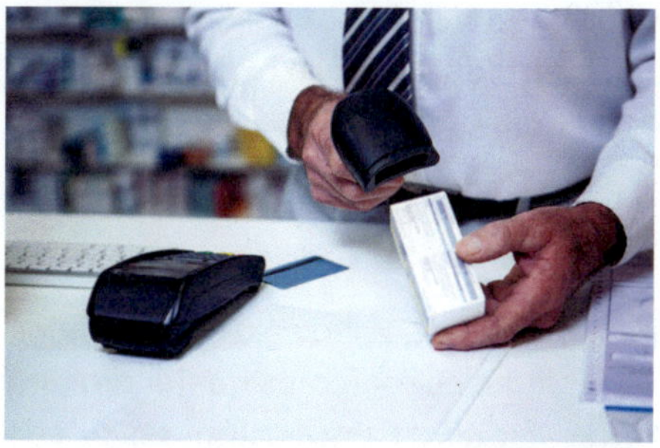

Figura 2.13.
Dispensación de un medicamento.

El sistema de receta médica electrónica generará la relación de medicamentos y productos sanitarios prescritos al paciente (figura 2.13), y deberá incluir, además de los datos de consignación obligatoria que se han especificado anteriormente para la receta en soporte papel, los siguientes:

1. Código o número de identificación de la prescripción de cada medicamento o producto sanitario, que será asignado por el sistema electrónico con carácter único e irrepetible.
2. Información de la relación activa de medicamentos correspondiente a los tratamientos en curso.

En la *receta médica electrónica oficial del SNS* podrán prescribirse uno o varios medicamentos y productos sanitarios. Estos serán prescritos según el plan terapéutico establecido, en función de intervalos de tratamiento definidos que no podrán ser superiores a un año (excepto los estupefacientes, cuyo tratamiento máximo es de tres meses).

No obstante, cada dispensación no podrá superar los tres meses de duración máxima de tratamiento, salvo que el formato del medicamento o el producto sanitario que deba ser dispensado conforme a la prescripción corresponda a un periodo de tratamiento superior, según su ficha técnica. El visado de inspección, en caso de ser necesario, se realizará por procedimientos electrónicos.

El sistema posibilitará al prescriptor hacer un seguimiento de la hoja de medicación activa e información al paciente, así como de las dispensaciones del tratamiento prescrito, y le permitirá, en el transcurso del tratamiento –e informando al paciente–, modificarlo o anularlo, atendiendo a cualquier evento o circunstancia sobrevenida en la situación clínica, además de a criterios de cumplimiento terapéutico. Al efectuar la prescripción mediante el sistema de receta electrónica, esta se imprimirá, y deberá ser entregado al paciente un documento de información del tratamiento prescrito.

2.4.3. Plazo de validez de las recetas médicas

En cada receta médica oficial en soporte papel se consignará obligatoriamente la fecha de prescripción. En el caso de las recetas en soporte papel, y para dispensaciones sucesivas de tratamientos crónicos o medicamentos de dispensación renovable, será obligatoria la consignación de la fecha prevista para su dispensación cuando se extiendan varias recetas con la misma fecha de prescripción. Además, en las prescripciones correspondientes a este último supuesto, deberá constar el número de orden de dispensación de cada receta médica.

El plazo de validez es el tiempo que transcurre entre la prescripción y la dispensación. De manera general, es de 10 días naturales a partir de la fecha de prescripción consignada. Una vez transcurrido este plazo, no podrán dispensarse medicamentos ni productos sanitarios contra su presentación.

IMPORTANTE

El plazo de validez de las recetas en soporte papel y de la primera dispensación de una receta electrónica es de 10 días naturales a partir de la fecha de prescripción, o de la fecha de visado de inspección, en su caso. Para las vacunas individualizadas antialérgicas y bacterianas, es de 90 días desde la fecha de prescripción.

El plazo de validez de la receta electrónica en la segunda y las sucesivas dispensaciones se inicia diez días antes del fin del tratamiento previsto tras la primera dispensación, y abarca hasta el fin del tratamiento prescrito.

En el supuesto de los medicamentos o productos sanitarios sujetos a *visado de inspección*, el plazo de validez de la receta se contará a partir de la fecha del visado, independientemente de la fecha de prescripción.

Actividad resuelta 2.1

A un paciente le prescriben, el 1 de octubre, en receta electrónica, seis meses de tratamiento con un medicamento X, con una posología de 1 cp/día. El envase trae 30 comprimidos. Escribe los plazos de validez de cada dispensación (suponemos meses de 30 días).

SOLUCIÓN

1.ª dispensación: 1 octubre-10 octubre.
2.ª dispensación: 20 octubre (fecha prevista para el fin del envase en la 1.ª disp.)-30 marzo (fin del tratamiento).
3.ª dispensación: 20 noviembre (fecha prevista para el fin del envase en la 2.ª disp.)-30 marzo (fin del tratamiento).
4.ª dispensación: 20 diciembre (fecha prevista para el fin del envase en la 3.ª disp.)-30 marzo (fin del tratamiento).
5.ª dispensación: 20 enero (fecha prevista para el fin envase 4.ª disp.)-30 marzo (fin del tratamiento).
6.ª dispensación: 20 febrero (fecha prevista para el fin del envase en la 5.ª disp.)-30 marzo (fin del tratamiento).

2.4.4. Número de envases por receta

Hay que diferenciar entre los productos prescritos en una receta y el número de envases de esos productos. En una receta médica en soporte papel, ya sea del SNS o privada, se podrá prescribir, salvo en las excepciones que a continuación detallaremos, un solo medicamento y un único envase del mismo. Las fórmulas magistrales y los preparados oficinales no podrán prescribirse en una misma receta médica conjuntamente con otros medicamentos, y en cada receta solo se podrá prescribir una fórmula magistral o un preparado oficinal.

En el caso de los productos sanitarios financiados por el Sistema Nacional de Salud, se podrá prescribir un producto sanitario. Estos no podrán ser prescritos conjuntamente con medicamentos.

En la receta médica electrónica oficial del Sistema Nacional de Salud podrán prescribirse uno o varios medicamentos y productos sanitarios.

El número de productos, o envases de cada producto, será de uno por receta, salvo en las excepciones que a continuación se señalarán. Independientemente del número de envases prescritos, nunca se puede superar la cantidad correspondiente a un tratamiento de tres meses de duración, en receta en soporte papel, y hasta un máximo de un año, en formato electrónico.

De manera general, solo se puede dispensar un envase por receta, con las siguientes excepciones:

- *Antibióticos sistémicos del grupo J01, excepto de los grupos J01E, J01M y J01R.* Se podrán prescribir de uno a cuatro envases por vía parenteral (inyectado) y hasta dos envases del resto de las presentaciones (por vía oral).
- *Insulinas* y análogos del grupo A10A *en viales multidosis.* Se podrán prescribir de uno a cuatro envases de viales. No se incluyen los cartuchos multidosis (bolis de insulina), de los cuales solo se puede dispensar un envase por receta (normalmente, cada envase trae varios bolis).
- *Medicamentos de diagnóstico hospitalario (DH).* Se podrán prescribir de uno a cuatro envases en una misma receta médica.
- *Estupefacientes.* Se podrán prescribir de uno a cuatro envases en una misma receta, sin superar en ningún caso la medicación prescrita para más de tres meses de tratamiento.

Actividades propuestas

2.2. Responde a las siguientes preguntas:

a) ¿Hasta cuándo se puede dispensar en la farmacia una receta con fecha de prescripción del 15 de octubre de 2021?

b) En una receta de MUFACE, la fecha de prescripción es el 19 de octubre, y el visado es del 23 del mismo mes. ¿Cuál es el último día para recoger la medicación prescrita?

2.3. ¿Es posible dispensar dos envases de Augmentine® 500/125 mg (amoxicilina) 12 cp en una misma receta? ¿Y cuatro envases de Novopen® cartuchos multidosis en una misma receta?

2.4.5. Duración del tratamiento prescrito

Como hemos indicado anteriormente, independientemente del número de envases prescritos, la duración máxima de tratamiento será de tres meses de duración en las recetas en soporte papel y de un año en las recetas en formato electrónico.

Cuando así lo determinen las administraciones sanitarias competentes, el plazo de duración del tratamiento se podrá ampliar hasta los seis meses, como máximo, para los pacientes con tratamientos crónicos de medicamentos sujetos a prescripción médica de dispensación renovable, y en aquellos tratamientos que dichas administraciones consideren necesarios para la realización de programas sanitarios específicos y en centros expresamente autorizados. En estos casos, se cumplimentarán simultáneamente, es decir, con la misma fecha de prescripción, las recetas que sean necesarias, con un límite de seis meses de duración del tratamiento. Constará la fecha prevista de dispensación que corresponda a cada una de ellas.

RECUERDA

✓ La ampliación a seis meses no se puede aplicar cuando el medicamento prescrito sea un estupefaciente, ya que la duración del tratamiento con una misma receta en este caso está limitada a tres meses.

En el caso de la receta electrónica, los medicamentos y productos sanitarios serán prescritos según el plan terapéutico establecido, a partir de intervalos de tratamiento definidos, que no podrán ser superiores a un año, con las limitaciones fijadas reglamentariamente para la prescripción de medicamentos estupefacientes incluidos en la lista I de la Convención Única de 1961 sobre Estupefacientes. No obstante, cada dispensación no podrá superar los tres meses de duración máxima de tratamiento, salvo que el formato del medicamento o del producto sanitario corresponda a un periodo de tratamiento superior, según su ficha técnica.

El sistema posibilitará al prescriptor el seguimiento de las dispensaciones del tratamiento prescrito y permitirá, en el transcurso del tratamiento –e informando al paciente–, su modificación o anulación, atendiendo a cualquier evento o circunstancia sobrevenida en la situación clínica del paciente, así como a criterios de cumplimiento terapéutico.

Actividad propuesta 2.4

Un médico prescribe en una ROE del SNS el estupefaciente Durogesic® 50 mg TTS 8 parches, con una posología de un parche cada tres días. El número de envases prescritos es de cuatro. ¿Es posible dispensar los cuatro envases? Haz los cálculos precisos y justifica la respuesta.

2.4.6. Aportaciones de los distintos grupos de cotización del SNS

Los pacientes con recetas del SNS pagarán una cantidad u otra por sus medicamentos financiados, en función del grupo de cotización al que pertenezcan. Las aportaciones de los diferentes grupos quedan detalladas en el cuadro 2.2.

CUADRO 2.2
Aportaciones de los pacientes de los distintos grupos de cotización

Grupo	Situación	% de aportación	Tope de aportación	Código
Exentos	– Personas con discapacidad, en los supuestos contemplados en su normativa específica – Personas menores de edad con un grado de discapacidad reconocido igual o superior al 33 % – Personas con rentas de integración social – Personas con pensiones no contributivas – Personas beneficiarias del ingreso mínimo vital – Personas perceptoras de la prestación económica de la Seguridad Social por hijo o menor a cargo en régimen de acogimiento familiar permanente o guarda con fines de adopción – Personas en paro y sin derecho a subsidio	Exentas	--	TSI 001

[.../...]

CUADRO 2.2 (CONT.)

Grupo	Situación	% de aportación	Tope de aportación	Código
Síndrome tóxico	Personas afectadas por el síndrome tóxico	Exentas	--	SDTX
Accidente de trabajo	Tratamientos derivados de accidente de trabajo o enfermedad profesional	Exentos	--	ATEP
Pensionistas	Pensionistas con renta inferior a 5 635 euros	Exentos	--	TSI 001
	Pensionistas no obligados a presentar declaración y con renta anual inferior a 11 200 euros	Exentos	--	TSI 001
	Pensionistas con renta inferior a 18 000 euros y sus beneficiarios	10 % del PVP	8,23 €/mes	TSI 002
	Pensionistas con renta entre 18 000 y 100 000 euros y sus beneficiarios	10 % del PVP	18,52 €/mes	TSI 002
	Pensionistas con renta igual o superior a 100 000 euros y sus beneficiarios	60 % del PVP	61,75 €/mes	TSI 005
Activos	Activos con renta inferior a 18 000 euros y sus beneficiarios	40 % del PVP	Sin tope	TSI 003
	Activos con renta entre 18 000 y 100 000 euros y sus beneficiarios	50 % del PVP	Sin tope	TSI 004
	Activos con renta igual o superior a 100 000 euros y sus beneficiarios	60 % del PVP	Sin tope	TSI 005
Mutualistas	Pacientes mutualistas y clases pasivas (MUFACE, MUGEJU, ISFAS, etc.)	30 % por envase	Sin tope	TSI 006
	Para los productos no financiados	100 %	Sin tope	NOFIN
	Pacientes en la asistencia sanitaria transfronteriza	100 %	Sin tope	DAST

A) Aportaciones de los pensionistas de la Seguridad Social

Los pensionistas y sus beneficiarios, en el momento de la dispensación, tendrán que abonar las siguientes cantidades, conforme a su nivel de renta y su patrimonio informado por la Agencia Tributaria:

1. *Pensionistas con rentas inferiores a 100 000 euros anuales.* Aportarán un 10 % del PVP del medicamento o producto sanitario, con los topes mensuales de aportación o límites máximos siguientes:

   - Exentos (figura 2.14):

- Pensionistas con renta inferior a 5 635 euros.
- Pensionistas no obligados a presentar declaración y con renta anual inferior a 11 200 euros.

- 8,23 euros para los pensionistas con renta inferior a 18 000 euros.
- 18,52 euros para los pensionistas con renta igual o superior a 18 000 euros e inferior a 100 000 euros.

2. *Pensionistas con rentas superiores a 100 000 euros anuales.* Aportarán un 60 % del PVP del medicamento o producto sanitario, con el tope mensual de aportación o límite máximo de 61,75 euros.

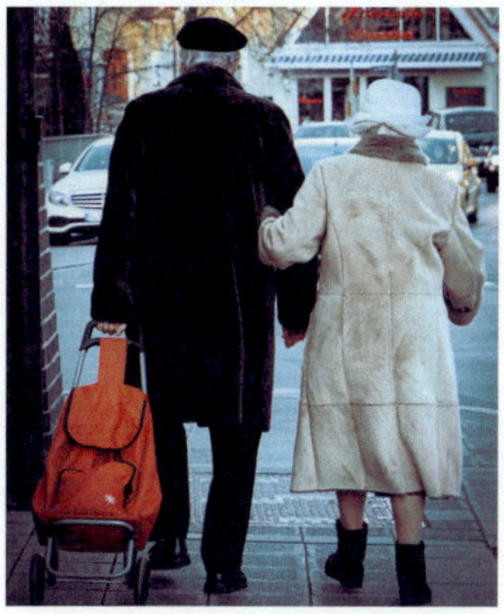

Figura 2.14
Muchos pensionistas están exentos del pago de sus recetas del SNS.

El límite máximo de aportación mensual se publica anualmente por el Ministerio de Sanidad. Desde el 1 de enero de 2016 no se ha modificado.

B) Aportaciones de los activos de la Seguridad Social

De acuerdo con la renta y el patrimonio informados por la Agencia Tributaria, la aportación de los activos y sus beneficiarios es la siguiente:

- *Con renta inferior a 18 000 euros.* Pagarán el 40 % del PVP de cada envase, sin límite mensual de gasto.
- *Con renta entre 18 000 y 100 000 euros.* Pagarán el 50 % del PVP de cada envase, sin límite mensual de gasto.
- *Con renta igual o superior a 100 000 euros.* Pagarán el 60 % del PVP de cada envase, sin límite mensual de gasto.

C) Aportaciones de los mutualistas

Los mutualistas de MUFACE, ISFAS, MUGEJU, etc., y sus beneficiarios pagarán siempre el 30 % del PVP de cada envase, sin límite mensual de gasto. Cuando decimos siempre, significa que, a diferencia de lo que sucede en la Seguridad Social, aquí no se distingue entre activo y pensionista.

D) Situación especial: medicamentos de aportación reducida

Cualquier medicamento con el cícero –lunar negro a la izquierda de las siglas A.S.S.S. en el cupón-precinto (figura 2.15)–, independientemente del grupo de cotización del paciente, si este tiene que pagar y no está exento de aportación, se pagará a un 10 % de su PVP, con un máximo de 4,24 euros por envase.

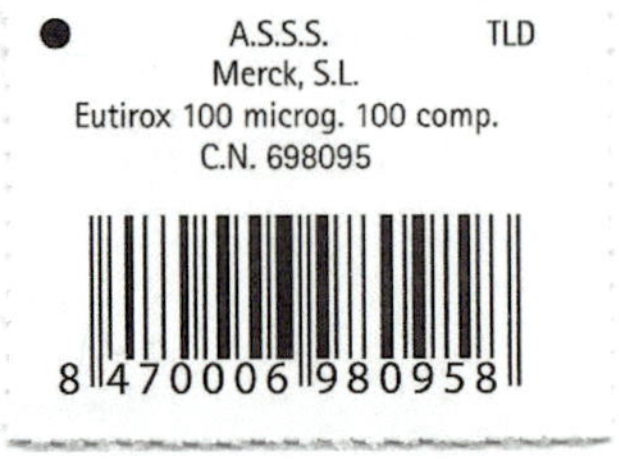

Figura 2.15
Cupón-precinto con cícero de aportación reducida.

Caso práctico

Por un medicamento que vale 12 euros y es de aportación reducida, un paciente con receta pública pagará 1,20 euros, excepto en caso de que esté exento de pago, que no pagará nada.

Por un medicamento que vale 55,23 euros y es de aportación reducida, el paciente debería pagar el 10 %, esto es, 5,52 euros. Esta cantidad supera el máximo fijado actualmente para los medicamentos de aportación reducida, así que el paciente pagará 4,24 euros, que es el máximo establecido.

2.5. Procedimiento de dispensación de medicamentos con receta médica

Los medicamentos de dispensación con receta médica llevan el símbolo ○ en el cuadrante superior derecho del envase (figura 2.16). Se pueden clasificar, según su dispensación, en los siguientes tipos:

- Dispensables con receta ordinaria.
- Sujetos a condiciones especiales de prescripción o dispensación. En este caso, se habla de las variedades que siguen:
  - Psicótropos.
  - Estupefacientes.
  - TLD.
  - DH.
  - Aquellos que estén en alguno de estos grupos y que, además, necesiten visado de inspección.

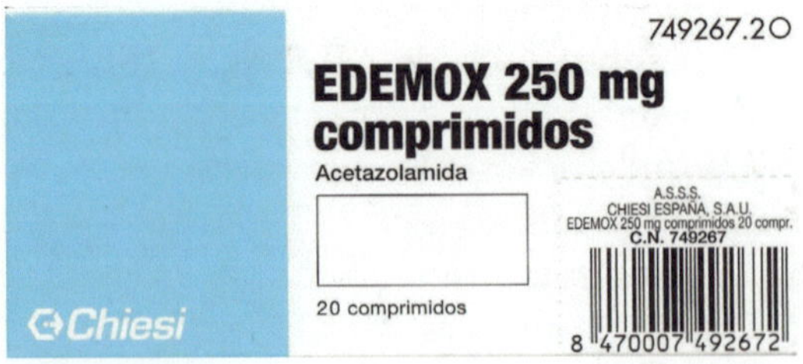

Figura 2.16
Medicamento sujeto a prescripción médica.

En el cuadro 2.3 se muestra un resumen del tipo de medicamento, su identificación en el envase y su clase de prescripción o dispensación (ordinaria o especial).

CUADRO 2.3
Prescripción y dispensación de los distintos tipos de medicamentos

Tipo de medicamento	Símbolo, siglas	Prescripción especial	Dispensación especial
Ordinario	○	No	No
Psicótropo	◑ y ⦶	No	Sí
Estupefaciente	●	Sí	Sí
Diagnóstico hospitalario	DH	Sí	No

2.5.1. Procedimiento ordinario de dispensación

Los medicamentos identificados con el símbolo ○ requieren la presentación de la correspondiente receta médica para llevar a cabo su dispensación.

Los medicamentos prescritos pueden estar financiados por el SNS o no estarlo. Si lo están, su cupón-precinto tendrá las siglas A.S.S.S. y, en la mayoría de los casos, estará troquelado, para quitarlo con facilidad y adherirlo a la correspondiente receta u hoja de cupones-precinto (HCP). Si no están financiados, no aparecerán las siglas A.S.S.S., sino que simplemente tendrán el código de barras y el código nacional (CN).

Las recetas para la dispensación de estos medicamentos y productos sanitarios serán ordinarias (en formato papel o electrónico), y pueden ser privadas o de cualquier entidad gestora del Sistema Nacional de Salud (Seguridad Social, MUFACE, ISFAS, etc.).

Para efectuar la dispensación de cualquier medicamento con receta, el farmacéutico y los demás profesionales de la farmacia deberán seguir las siguientes pautas (figura 2.17):

1. Solicitar la receta médica o la tarjeta sanitaria (receta electrónica) y comprobar que todos los datos estén consignados (en la receta en papel). Si la receta es electrónica, revisar qué medicamentos están activos y si se pueden dispensar (en la mayoría de los programas de gestión de receta electrónica, aparecerán identificados en color verde). El farmacéutico, cuando surjan dudas razonables sobre la autenticidad o la validez de la receta médica presentada, no dispensará los medicamentos solicitados por los pacientes o usuarios, salvo que pueda comprobar la legitimidad de la prescripción.
2. Autenticar el envase que se va a dispensar; esto es, verificar mediante el escaneo del código DataMatrix que el envase es único y no ha sido manipulado (comprobando que el precinto de seguridad esté intacto) y que es dispensable (no robado, no dispensado antes, etc.). Además, se debe desactivar el envase, informando al repositorio nacional de la dispensación.
3. El farmacéutico dispensará el medicamento prescrito. En caso de tener que proceder a su sustitución, tendrá en cuenta los criterios legales vigentes, e informará al paciente sobre la sustitución efectuada. En los casos de sustitución, el farmacéutico responsable de la dispensación consignará en la receta el medicamento que dispense, la fecha, su firma y el motivo de la sustitución.
4. En caso de que la receta sea de gestión pública y el medicamento esté financiado, se cortará el cupón precinto y se adherirá a la receta en formato papel, en la zona habilitada para ello, o a la hoja de cupones precinto si la receta es electrónica. En este caso, la receta será el aval que justifique ante las entidades gestoras que el medicamento ha sido dispensado.

5. Se gestiona el cobro. En este punto existen diferentes opciones:

   a) Si la receta es de ámbito privado, el paciente deberá pagar el 100 % del PVP.

   b) Si la receta es de alguna entidad gestora del Sistema Nacional de Salud (y el medicamento está financiado), el paciente pagará una parte del precio del medicamento, dependiendo del grupo de cotización (10 %, 30 %, 40 %, etc.).

6. Realizada la dispensación, el farmacéutico consignará en la receta la identificación de la oficina de farmacia, la fecha de dispensación y la firma. Asimismo, podrá entregar por escrito al paciente información adicional, para el mejor seguimiento fármaco-terapéutico de la medicación dispensada, y describir en el espacio destinado al efecto del embalaje del medicamento la posología, la duración del tratamiento y la frecuencia de las tomas.
7. El farmacéutico entregará al paciente un recibo en el que consten la identificación de la oficina de farmacia y la fecha de la dispensación, el nombre del medicamento dispensado y, en su caso, las unidades concretas del mismo, el precio de venta al público y la aportación del paciente, si la hay.
8. Se custodia la receta. En el caso de las recetas del SNS, se realizará el procedimiento conocido como "facturación de recetas", y estas se enviarán a la autoridad correspondiente para gestionar el cobro de la parte que haya sido financiada. En caso de que la receta sea de ámbito privado, será custodiada por la oficina de farmacia, con carácter general, por un periodo de tres meses.

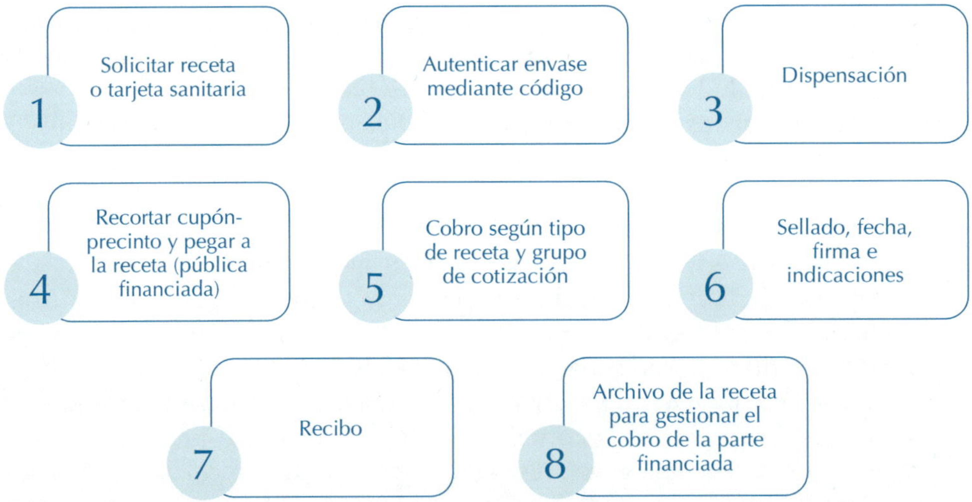

Figura 2.17
Procedimiento ordinario de dispensación de recetas.

PARA SABER MÁS

Desde febrero de 2019, se debe autenticar el medicamento en el momento de la dispensación. Esto significa que se debe verificar y desactivar, mediante el escaneo del identificador único (código DataMatrix), y que, además, se debe comprobar que el dispositivo de seguridad contra manipulaciones (DCM) esté intacto.

Desde febrero de 2019, se debe autenticar el medicamento en el momento de la dispensación. Esto significa que se debe verificar y desactivar, mediante el escaneo del identificador único (código DataMatrix), y que, además, se debe comprobar que el dispositivo de seguridad contra manipulaciones (DCM) esté intacto.

Verificar significa comprobar, mediante una consulta al repositorio nacional, que el identificador de un envase es único, auténtico, y no ha sido robado, retirado o ya dispensado, lo cual impediría su dispensación.

Desactivar significa informar al repositorio nacional de que el envase del medicamento previamente verificado, siendo apto para la dispensación, ha sido dispensado, lo que impide que el envase pueda ser dispensado de nuevo.

2.5.2. Procedimiento de dispensación con receta electrónica

La dispensación mediante receta electrónica será realizada por las oficinas de farmacia conectadas al sistema de receta médica electrónica, en las que las autoridades sanitarias competentes determinarán sus condiciones específicas. Será necesario contar con el certificado electrónico del titular de la oficina de farmacia o, en su caso, el del farmacéutico regente, adjunto o sustituto, expedido por la entidad competente.

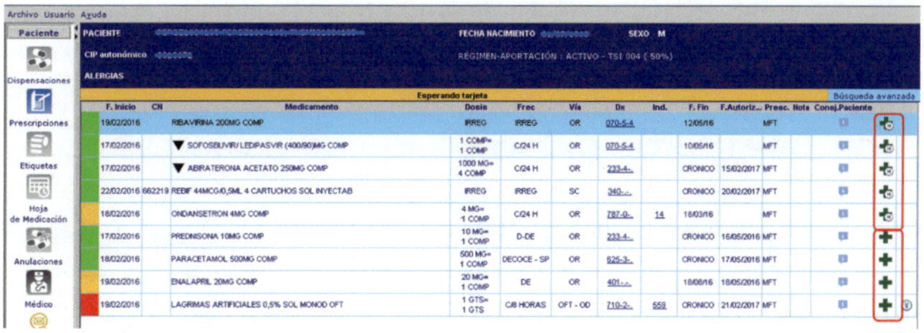

Figura 2.18
Medicamentos del tratamiento del paciente, con código de colores.

Tras la identificación inequívoca del paciente o, en su caso, de la persona en quien delegue, el farmacéutico solo podrá acceder desde los equipos instalados en la oficina de farmacia a los datos necesarios para una correcta dispensación informada y para el seguimiento del tratamiento. En el sistema aparecerán en color verde los medicamentos o productos sanitarios que puedan ser dispensados; en amarillo, aquellos que estén prescritos y vigentes, pero que temporalmente no sean dispensables, y en rojo, aquellos que no se puedan dispensar (figura 2.18). Se dispensarán exclusivamente, entre las prescripciones pendientes de dispensar (color verde), las que el paciente solicite.

Solo se permitirá el acceso de los farmacéuticos al sistema electrónico mediante la tarjeta sanitaria del paciente, debidamente reconocida por el sistema de receta electrónica; tarjeta que deberá ser devuelta de forma inmediata a su titular, sin que pueda ser retenida en la oficina de farmacia. El acceso del farmacéutico siempre quedará registrado en el mencionado sistema.

En el momento de la dispensación, los sistemas de receta electrónica deberán incorporar y remitir a las administraciones sanitarias correspondientes los datos de identificación del producto –codificados conforme al nomenclátor oficial de productos farmacéuticos del SNS–, el número de envases y la identificación unitaria. Igualmente, se deben autenticar la dispensación, la oficina de farmacia dispensadora –utilizando para ello el NIF o CIF de su titular–, el número de identificación de la oficina otorgado por la administración sanitaria competente y la fecha de dispensación, en el formato que el nodo nacional de intercambio tenga establecido al efecto. Esta información será la única que quedará, a efectos de facturación, en la organización farmacéutica colegial, en tanto intervenga como responsable de la misma, y estará a disposición de las administraciones sanitarias competentes, de conformidad con su normativa de aplicación.

El sistema electrónico controlará que el número de envases dispensados corresponda a la pauta señalada por el prescriptor. Cuando el farmacéutico sustituya un medicamento prescrito, de conformidad con los criterios legales vigentes, introducirá en el sistema la causa de dicha sustitución, y quedará registrado el código del medicamento dispensado. Esta sustitución quedará registrada en el sistema electrónico para posibilitar su consulta por el prescriptor. De la misma forma se actuará en los supuestos de sustitución de productos sanitarios.

El sistema electrónico permitirá que el farmacéutico bloquee cautelarmente la dispensación de un medicamento prescrito cuando aprecie la existencia de error manifiesto en la prescripción, inadecuación de esta a la medicación concomitante, alerta de seguridad reciente o cualquier otro motivo que pueda suponer un riesgo grave y evidente para la salud del paciente. Esta circunstancia se comunicará de forma telemática al prescriptor. El farmacéutico informará sobre dicho bloqueo al paciente. El prescriptor deberá revisar la prescripción bloqueada cautelarmente y proceder a su anulación o su reactivación, según considere.

2.5.3. Procedimiento de dispensación de psicótropos

Se consideran psicótropos los medicamentos que contienen sustancias del anexo I (◑) y del anexo II (⦶) del Real Decreto 2829/1977, de 6 de octubre (figura 2.19).

Para la dispensación de los medicamentos psicótropos, será necesaria la presentación de la correspondiente receta médica ordinaria; no hay recetas especiales para la prescripción de los psicótropos. Para realizar la dispensación de cualquier psicótropo, el farmacéutico y los demás profesionales deberán seguir los mismos pasos que en el procedimiento ordinario; esto es, comprobar que la receta esté bien cumplimentada, verificar y autenticar el medicamento, etc. Pero, además, con carácter especial deberán:

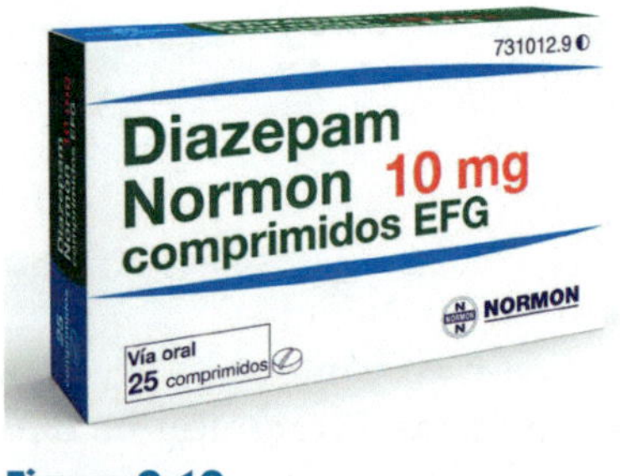

Figura 2.19
Psicótropo del anexo I.

- Anotar en la receta el DNI de la persona que recoja el medicamento en la oficina de farmacia.
- Registrar la dispensación en el libro recetario (que se estudiará más adelante). Una vez registrada, se deberá anotar en la receta el número de asiento del libro recetario que le haya sido asignado.

FUNDAMENTAL

Dispensación de medicamentos psicótropos

La prescripción es normal, con receta ordinaria privada o pública. Pero la dispensación es especial:

- Anotar en la receta el DNI de la persona que recoja el medicamento.
- Registrar la dispensación en el libro recetario.

2.5.4. Procedimiento de prescripción y dispensación de estupefacientes

El uso terapéutico de los medicamentos estupefacientes tiene una gran importancia para el alivio del dolor, y su uso se ha visto incrementado en los últimos años. Por otra parte, el riesgo de utilización indebida y de desvío al tráfico ilícito de los medicamentos estupefacientes hace necesario establecer, para su prescripción y su dispensación, unos requisitos específicos, con el fin de prevenir el abuso y la desviación hacia el mercado ilegal y, al mismo tiempo, garantizar la disponibilidad y la accesibilidad de los pacientes.

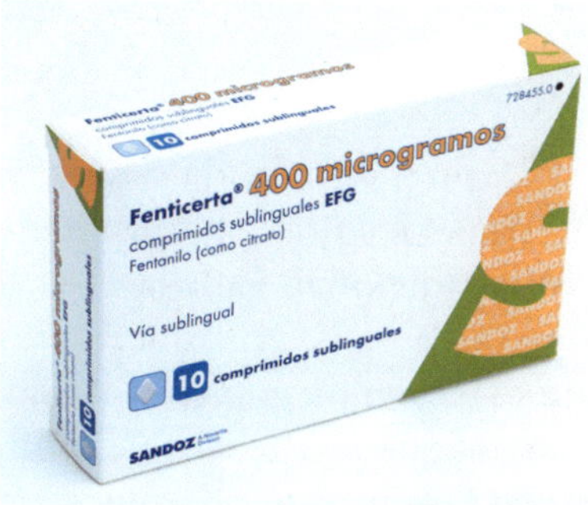

Figura 2.20
Medicamento estupefaciente.

Por todo lo anterior, se hace necesario simplificar los procedimientos. Para ello, se aprobó el *Real Decreto 1675/2012, de 14 de diciembre, por el que se regulan las recetas oficiales y los requisitos especiales de prescripción y dispensación de estupefacientes para uso humano y veterinario,* y las modificaciones de los anexos, llevadas a cabo en la Orden PRE/2436/2013, de 26 de diciembre. Con esta norma, se simplifican la prescripción y la dispensación de los medicamentos estupefacientes, y se facilita la accesibilidad de los pacientes a los tratamientos, sin disminuir los necesarios controles, gracias a las nuevas tecnologías.

Son estupefacientes aquellas sustancias incluidas en los anexos de las listas I, II, III y IV de la Convención Única de 1961 sobre Estupefacientes. No podrán ser utilizadas en terapéutica las incluidas en la lista IV.

Los medicamentos que contengan sustancias de la lista I están identificados, tanto en el acondicionamiento primario como en el embalaje, con un círculo negro, grande, en el cuadrante superior derecho del envase (figura 2.20), el cual no se debe confundir con el cícero de aportación reducida, que es pequeño y aparece solo en el cupón-precinto, a la izquierda de las siglas A.S.S.S.

Todo lo referente a este tipo de medicamentos es considerado especial, desde su adquisición por parte de la oficina de farmacia hasta su prescripción y su dispensación.

A) Adquisición de estupefacientes

La adquisición por parte de la farmacia de sustancias estupefacientes, bien como medicamentos industriales, bien como materias primas para formulación magistral, se realiza a través de la distribución farmacéutica, mediante la entrega de unos *vales oficiales de estupefacientes.* Cada vale sirve para una sustancia o un medicamento, debiéndose rellenar en los mismos términos la matriz y el vale, y firmarse los dos. El modelo del vale está en un anexo de la Orden PRE/2436/2013, de 26 de diciembre.

Cada adquisición de estupefacientes deberá ser anotada en el libro de contabilidad de estupefacientes.

Actividad propuesta 2.5

Haciendo los cálculos oportunos, averigua cuántos envases se podrían dispensar de un estupefaciente que viene en una caja de 30 comprimidos y para el cual la posología prescrita por el médico es de un comprimido cada 24 horas.

B) Prescripción de estupefacientes

La prescripción de estupefacientes debe hacerse en una receta especial, en la receta oficial de estupefacientes. Es importante recordar que hay dos modalidades de estas recetas. Una es la ROE tradicional. La otra es la que se denomina ROE del SNS –es decir, una receta del SNS convertida en ROE–, que, en formato papel, es una receta ordinaria del SNS con un sello en el que se lee, en diagonal, en negro y en mayúsculas, la leyenda "receta oficial de estupefacientes". Si se trata de una receta electrónica del SNS, el módulo de prescripción permitirá al facultativo, tras las comprobaciones necesarias, añadir la palabra "estupefacientes" en rojo.

1. *Procedimiento de prescripción de estupefacientes en la sanidad privada.* En el ámbito privado, la prescripción deberá hacerse obligatoriamente en la ROE tradicional, y, opcionalmente, se acompañará de la receta ordinaria privada.
2. *Procedimiento de prescripción de estupefacientes en la sanidad pública.* En este caso, será necesario diferenciar si la entidad gestora es la Seguridad Social, a través de sus diferentes entidades autonómicas –Servicio Madrileño de Salud (SERMAS), Servicio Andaluz de Salud (SAS), etc.– o de las distintas mutualidades, como MUFACE, ISFAS, etc.

   - *Seguridad Social.* Como ya hemos comentado, existe la posibilidad de que el prescriptor convierta una receta ordinaria del SNS en una ROE (ROE del SNS). Si la prescripción es electrónica, el médico deberá prescribir el medicamento como estupefaciente; es decir, debe aparecer la palabra "estupefaciente" en color rojo en el apartado "tipo" del módulo de prescripción. Cuando el medicamento esté prescrito como estupefaciente, será suficiente con la presentación de la tarjeta sanitaria y el acceso a la receta electrónica, y no hará falta presentar más recetas.

     Si la receta está en soporte papel, tendrá la consideración de ROE del SNS cuando lleve estampillada la leyenda "receta oficial de estupefacientes" en diagonal y con letras negras y mayúsculas. En este caso, igual que en el anterior, será suficiente para dispensar el estupefaciente con la presentación de esta receta.

     Es muy importante decir que bajo ningún concepto se puede admitir la receta en papel sin el sello estampillado, ni la prescripción sin la leyenda en rojo con la palabra "estupefaciente". Si esto ocurriera, la receta no se consideraría de estupefacientes, y, por ello, en estos casos, es un requisito imprescindible acompañar la receta ordinaria de la Seguridad Social con la ROE tradicional. En estos casos, la ROE del SNS sirve tanto para permitir la dispensación como para avalarla en caso de que el medicamento esté financiado, y será en esta receta en la que se adhieran los cupones-precinto. Además, será la receta que se facturará.

- *Mutualidades (MUFACE, ISFAS ó MUGEJU).* Dentro de este grupo, se pueden dar dos situaciones, ya que es la mutualidad la que garantiza la prestación farmacéutica, y los pacientes disponen de su talonario de mutualistas; pero la prestación sanitaria puede ser proporcionada a través de:

  a) *Sanidad pública (Seguridad Social).* Los pacientes acuden con su talonario de recetas a los centros públicos de asistencia sanitaria. La prescripción, en estos casos, se debe hacer con la receta de la mutualidad, que avala la dispensación para luego facturarla. En ella se adhieren los cupones. Para permitir la dispensación es necesaria una ROE, que puede ser ROE tradicional o ROE del SNS.

  b) *Sanidad privada.* Los pacientes también acuden con su talonario de recetas; pero, en este caso, la asistencia sanitaria es proporcionada por compañías privadas (Adeslas, Asisa, DKV, etc.). La prescripción de estupefacientes para este tipo de pacientes se hará en la receta de la mutualidad, que avala la dispensación para después facturar la receta. También es necesaria una ROE; en este caso, una ROE tradicional (cuadro 2.4).

CUADRO 2.4
Recetas necesarias para la dispensación de un estupefaciente

Gestora de las recetas			Recetas de dispensación de estupefacientes
Privada			ROE tradicional
Pública	Seguridad Social		ROE SNS
			ROE tradicional + Receta ordinaria del SNS
	Mutualidad (MUFACE, ISFAS, MUGEJU)	Adscritos a la Seguridad Social	ROE SNS + Receta ordinaria de la mutualidad
		No adscritos a la Seguridad Social	ROE tradicional + Receta ordinaria de la mutualidad

C) *Procedimiento de dispensación de estupefacientes en la oficina de farmacia*

La dispensación de estupefacientes es considerada especial. En el procedimiento ordinario, además de lo especificado atrás, se deberá hacer lo siguiente:

- Comprobar minuciosamente las recetas y verificar que estén consignadas perfectamente, sin enmiendas ni tachaduras. Comprobar, además, que el número de envases prescrito pueda ser dispensado.
- Anotar (si no se ha hecho antes) en todas las recetas, ya sean ordinarias o ROE, el DNI de la persona que recoja el medicamento. Recordemos que el DNI del paciente debe estar anotado en el lugar reservado para ello en la ROE.
- Registrar cada dispensación en los libros oficiales: obligatoriamente, en el libro de contabilidad de estupefacientes y, opcionalmente, en el libro recetario.
- Las recetas serán custodiadas. La ROE se custodiará en la oficina de farmacia; la ROE del SNS y la ordinaria de MUFACE y de ISFAS (que llevan adheridos los cupones-precinto) se facturarán para su abono posterior.

PARA SABER MÁS

Las farmacias y almacenes deben disponer siempre de la cantidad adecuada de estupefacientes para atender las necesidades que se demanden y evitar que se produzcan demoras en la atención a enfermos con dolor. El establecimiento de unos límites legales jamás justifica que las existencias estén por debajo de las necesidades. Según la legislación, la cantidad mínima de estupefacientes en las oficinas de farmacia, establecida en la *Circular 17/2001, de 29 de octubre, de la Agencia Española del Medicamento, relativa a existencias mínimas en farmacias de medicamentos conteniendo estupefacientes de Lista I de la Convención Única de 1961,* es la siguiente: tres envases de una ampolla de cloruro mórfico de 0,01 gramos.

Además, cada año, durante el mes de enero, se debe enviar una relación de los movimientos de estupefacientes del año anterior. Es importante destacar que el documento se debe remitir aunque no haya habido ningún movimiento (compras o dispensaciones) en el año anterior. El modelo de la declaración está en un anexo de la Orden PRE/2436/2013, de 26 de diciembre.

RECUERDA

Medicamentos estupefacientes de la lista I de la Convención Única de 1961 sobre Estupefacientes (●):

Prescripción especial. Se necesitan recetas especiales:

- Privada: ROE tradicional.
- Seguridad Social: ROE del SNS.
- Mutualidad: MUFACE, ISFAS, MUGEJU:
  - ROE tradicional + ordinaria de la mutualidad.
  - ROE del SNS + ordinaria de la mutualidad.

Dispensación especial:

- Anotar en la receta el DNI de la persona que recoja el medicamento.
- Registrar su dispensación en el libro de contabilidad de estupefacientes y, opcionalmente, en el libro recetario.
- Enviar la declaración anual de movimientos.

2.5.5. Procedimiento de dispensación de medicamentos de diagnóstico hospitalario

Se denominan medicamentos de diagnóstico hospitalario aquellos destinados al tratamiento de enfermedades que deban ser diagnosticadas en el medio hospitalario y prescritas por un médico que pertenezca al ámbito hospitalario, aunque su dispensación y su seguimiento puedan realizarse fuera del hospital o la institución. Estos medicamentos se identifican en el embalaje con las siglas DH y con un triángulo (▲) en la parte derecha del cupón-precinto (figura 2.21).

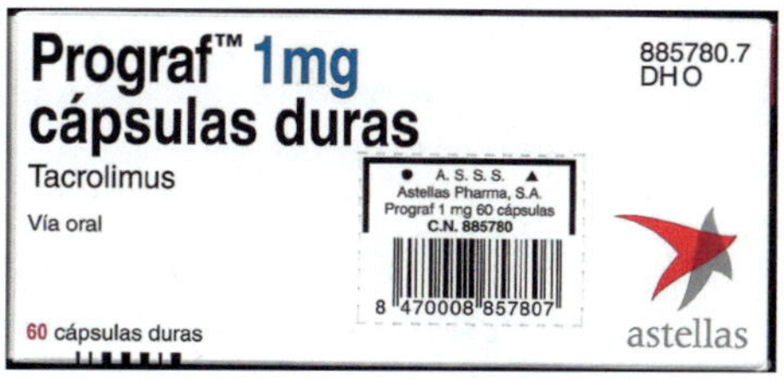

Figura 2.21
Medicamento de DH (DH en el cuadrante superior derecho y ▲ en el cupón-precinto).

La prescripción de este tipo de medicamentos se hace en recetas ordinarias; pero, en cuanto a su dispensación, podemos decir que son especiales, porque las distintas entidades del SNS requieren que la receta tenga el llamado visado de inspección. De ahí que el cupón precinto lleve una "portería" y se denomine cupón-precinto diferenciado (CPD). La dispensación de este tipo de especialidades se hará de forma normal, como si de una receta ordinaria se tratara. Simplemente, se comprobará que la receta tiene el correspondiente sello del visado de inspección. Hay que recordar que de estas especialidades se pueden prescribir y dispensar de uno a cuatro envases por receta, siempre y cuando el tratamiento prescrito no supere, de manera general, los tres meses.

Actividad propuesta 2.6

Con ayuda de internet, busca información acerca de los medicamentos conocidos como "especial control médico". Anota en tu cuaderno la información que encuentres, y ponla en común con tus compañeros de clase.

2.6. El visado de inspección

Existen determinados medicamentos y productos sanitarios que, para ser financiados por la Seguridad Social, ISFAS, MUFACE, etc., requieren, además de todas las formalidades de la receta ordinaria, un visado especial, conocido como visado de inspección. Es un sello que el inspector médico pone en la receta, ya sea en formato papel o electrónico, para que el medicamento se pueda dispensar en la farmacia (figura 2.22).

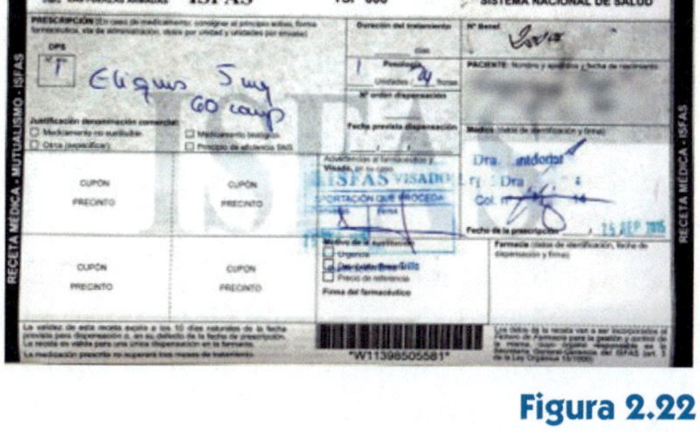

Figura 2.22
Receta con visado de la inspección de ISFAS.

Necesitarán visado de inspección, entre otros, los siguientes productos:

- Medicamentos de diagnóstico hospitalario (DH).
- Cupón-precinto diferenciado con la letra E.
- Cupón-precinto diferenciado con la letra I.
- Vacunas.
- Absorbentes de incontinencia urinaria.
- Productos dietéticos.

Esta lista es general, ya que se podrán incluir los que la autoridad sanitaria considere oportunos. El procedimiento para obtenerlos es el siguiente:

1. El médico, al prescribir uno de estos productos (si la receta es de alguna entidad gestora), es conocedor de que el paciente necesitará un visado de inspección para que le sea dispensado. Así pues, será necesario que haga un informe sobre el paciente y la prescripción. El paciente (o un representante) acudirá a los servicios de inspección médica acompañado del informe del médico especialista. El inspector médico introducirá en su ordenador los datos del paciente y la posología indicada por el médico prescriptor. Comprobará la correcta cumplimentación de la receta, así como la pauta posológica señalada por el especialista.
2. El inspector sellará con el visado de inspección la receta y escribirá *con letras* el número de envases que se deberán dispensar, siempre dentro de la normativa vigente en cuanto a la cantidad de envases por receta. Este visado constará también de sello de inspección de los servicios sanitarios, fecha y firma.
3. La fecha del visado no podrá ser anterior a la de prescripción, ni posterior a la de dispensación. Además, suplirá la ausencia de la fecha del médico prescriptor.
4. Después, cuando necesite otro envase, el paciente acudirá a su médico para que le haga la prescripción y, de nuevo, tendrá que ir al servicio de inspección médica, en el que se comprobará si la pauta posológica es adecuada. Si es así, se sellará con el visado. Hay que recordar que el plazo de validez de la receta, en caso de que lleve visado, es de diez días naturales desde la fecha del visado de inspección.

2.7. Sustitución de medicamentos por parte del farmacéutico

El artículo 86 del Real Decreto Legislativo 1/2015, de 24 de julio, está dedicado a la sustitución de medicamentos por el farmacéutico. Lo primero que se indica es que el farmacéutico dispensará el medicamento prescrito por el médico. Con carácter excepcional, cuando por causa de desabastecimiento no se disponga en la oficina de farmacia del medicamento prescrito, o concurran razones de urgente necesidad en su dispensación, el farmacéutico podrá sustituirlo por el de menor precio. En todo caso, deberá tener iguales composición, forma farmacéutica, vía de administración y dosificación. El farmacéutico informará, en todo caso, al paciente sobre la sustitución, y se asegurará de que conozca el tratamiento prescrito por el médico. En estos casos, el farmacéutico anotará, en el lugar correspondiente de la receta, el medicamento dispensado en su sustitución, la fecha, su firma y su rúbrica.

En el sistema de receta electrónica, cuando el farmacéutico sustituya un medicamento prescrito, de conformidad con los criterios legales vigentes, introducirá en el sistema la causa de dicha sustitución, y quedará registrado el código del medicamento dispensado. Esta sustitución se registrará, pues, en el sistema electrónico para posibilitar su consulta por el prescriptor. De la misma forma se actuará en los supuestos de sustitución de productos sanitarios.

Hay medicamentos que, por sus características y su estrecho margen de seguridad, no podrán ser sustituidos. Son considerados *medicamentos no sustituibles*. Entre otros, se pueden mencionar los siguientes:

- Medicamentos biológicos: insulinas, hemoderivados o vacunas.
- Medicamentos que contengan principios activos con estrecho margen terapéutico; por ejemplo, la digoxina.
- Medicamentos para el aparato respiratorio que se administren por vía inhalatoria.

TOMA NOTA

La base legal de esta información se encuentra en la *Orden SCO/2874/2007, de 28 de septiembre, por la que se establecen los medicamentos que constituyen excepción a la posible sustitución por el farmacéutico con arreglo al artículo 86.4 de la Ley 29/2006, de 26 de julio, de garantías y uso racional de los medicamentos y productos sanitarios.*

Nota: la Ley 29/2006 ha sido reemplazada por el *Real Decreto Legislativo 1/2015, de 24 de julio, por el que se aprueba el texto refundido de la Ley de garantías y uso racional de los medicamentos y productos sanitarios.*

2.8. Registro de medicamentos dispensados

Lo habitual es que las farmacias estén informatizadas. Por eso, al dispensar los medicamentos y demás productos, quedan registrados en el ordenador. En este apartado se habla del registro de determinados medicamentos en libros oficiales: libro recetario y libro de contabilidad de estupefacientes. Existe la obligación de registrar en ellos una serie de medicamentos cuando sean dispensados.

2.8.1. Libro recetario

Es un libro oficial, obligatorio en todas las oficinas de farmacia, en el que el farmacéutico deberá anotar todas y cada una las dispensaciones que haga de los siguientes productos:

- Fórmulas magistrales y preparados oficinales con receta.
- Medicamentos que incluyan las sustancias psicotrópicas señaladas en el convenio sobre sustancias psicotrópicas (Viena, 1971) (media luna blanca y media luna negra).

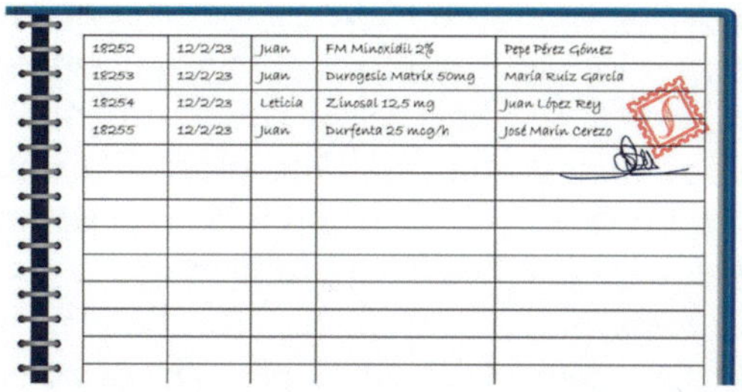

Figura 2.23
Libro recetario

- Medicamentos que incluyan sustancias estupefacientes de la lista I (no es obligatorio).
- Medicamentos de uso humano con fines veterinarios.

En este libro, el farmacéutico irá anotando a diario las dispensaciones efectuadas de las sustancias anteriormente indicadas. Firmará el libro al final del día (figura 2.23).

Cada línea del libro lleva un número de asiento, y las anotaciones se ordenan por fecha de dispensación. Deben anotarse el nombre completo del medicamento, la dosis por unidad y el tamaño del envase, además de los datos del paciente (nombre y dos apellidos) y el nombre del médico prescriptor. A cada dispensación le corresponderá un número ordinal (el número de asiento), el cual se debe escribir en la receta ya dispensada (se pone el número del libro recetario). Así quedarán casadas las recetas con sus inscripciones en el libro. No se permite ningún tipo de enmiendas o tachaduras en el libro recetario.

Además, actualmente lo más habitual es que el libro recetario se haga en formato electrónico, en el ordenador. Para ello, es necesario disponer de 200 folios paginados, que serán validados por la ordenación farmacéutica. En el momento de la dispensación de los productos que requieran registro en el libro recetario, el programa de gestión advertirá de la necesidad de hacer el registro, y después se imprimirán las hojas validadas con las dispensaciones. Estas hojas, ya impresas, tienen que ser firmadas por el titular de la farmacia.

WWW

Recurso web

En este vídeo, puedes observar cómo se utiliza un programa de libro recetario electrónico, así como el cambio a este formato desde el libro tradicional. Para ello, se utiliza uno de los programas más habituales: Farmatic, de Farmasoft. Puedes ver el vídeo escaneando el siguiente código QR:

2.8.2. Libro de contabilidad de estupefacientes

Existe un libro oficial, denominado libro de contabilidad de estupefacientes, en el que debe registrarse todo lo referente a los estupefacientes (figura 2.24). A diferencia del libro recetario, en el que los datos se recogen según el orden en el que se haya efectuado la dispensación, en este se dedica una hoja a cada medicamento (por ejemplo, una hoja para Durogesic® TTS 25 mg 14 parches y otra para Durogesic® TTS 50 mg 14 parches).

En este libro se deben registrar las compras, las entradas (en las que se anota el número de unidades que llegan), a qué proveedor se adquieren y en qué fecha. Hay que registrar también las dispensaciones o salidas, y anotar el número de unidades que se dispensan, la fecha, el paciente y los datos del médico prescriptor. Al final de cada línea, hay una columna dedicada al *stock*, resultado de la diferencia entre las entradas y las salidas. Es importante señalar que es habitual que los estupefacientes se registren en el libro recetario, aunque no sea obligatorio, y que el número que se les asigne en el libro recetario se anotará en las recetas y, además, en el libro de contabilidad de estupefacientes, de manera que todo quede unido.

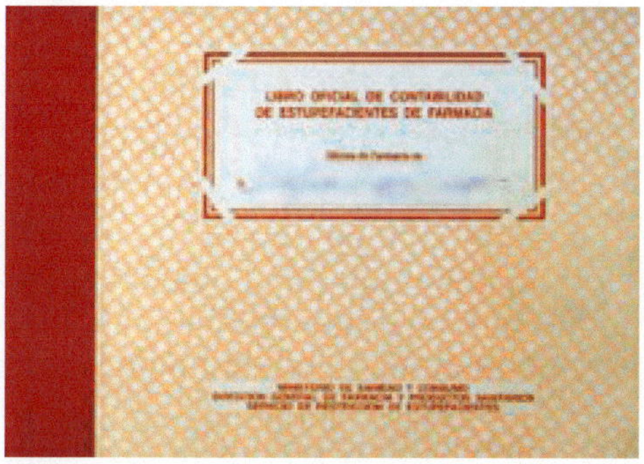

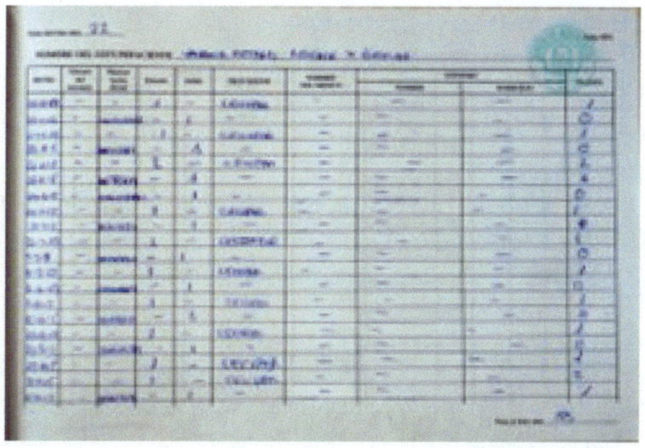

Figura 2.24
Libro de contabilidad de estupefacientes.

Como se observa en la figura 2.24, se deberán registrar todos los movimientos que se hagan de un determinado medicamento. Este libro será inspeccionado por Sanidad cada vez que el inspector lo pida, o cuando la legislación establezca que se lleve a la Consejería de Sanidad.

RECUERDA

Registro de medicamentos

Se registran en el libro recetario las dispensaciones de los siguientes productos, por fecha de dispensación:

- Psicótropos.
- Estupefacientes (no obligatorio).
- Fórmulas magistrales.
- Preparados oficinales con receta.
- Medicamentos humanos de uso veterinario.

Se registra en el libro de contabilidad de estupefacientes, dedicando cada hoja a un solo medicamento, lo siguiente:

- Compras y dispensaciones de estupefacientes.

Ideas clave

- La dispensación es el acto por el que el personal de la farmacia pone a disposición del paciente medicamentos u otros productos, bien por prescripción médica (prescripción facultativa), bien por indicación farmacéutica. En este segundo caso, solo es posible la dispensación de medicamentos sin receta.
- La legislación que regula la receta médica y la orden de dispensación es el Real Decreto 1718/2010, de 17 de diciembre.
- La receta médica es el documento sanitario normalizado en el que los médicos, odontólogos y podólogos prescriben la medicación a sus pacientes para que les sea dispensada en las oficinas de farmacia u otros centros autorizados.

- Hay distintos tipos de recetas. Atendiendo a la entidad que las emita, pueden ser privadas o públicas del SNS (Seguridad Social, MUFACE, ISFAS, MUGEJU, etc.). Según el formato, pueden ser en papel o electrónicas. Además, en función de lo que se prescriba, serán recetas ordinarias o ROE.
- El plazo de validez de las recetas es de diez días naturales desde la fecha de prescripción o desde el visado de inspección, si lo tuvieran. En las vacunas individualizadas, el plazo es de 90 días naturales.
- El número de envases que se pueden prescribir por receta es de uno, con excepciones.
- La dispensación de fórmulas magistrales, preparados oficinales con receta, psicótropos y medicamentos humanos de uso veterinario se registra en el libro recetario.
- Todo lo relacionado con los estupefacientes es, de alguna manera, especial (su compra, las recetas para su prescripción, su dispensación, etc.) y requiere, además, ser registrado en el libro de contabilidad de estupefacientes.
- De manera ordinaria, la duración máxima del tratamiento prescrito en una misma receta es de tres meses, ampliable hasta seis cuando las autoridades lo consideren oportuno.
- Los medicamentos, con excepciones, pueden ser objeto de sustitución por parte del farmacéutico.

Aplica lo aprendido

1. Usa un calendario para completar del siguiente cuadro, referente al plazo de validez de las recetas médicas:

Tipo de medicamento	Fecha de prescripción	Fecha del visado de inspección	Validez hasta
DH	01-05-2023	06-05-2023	
Psicótropo	10-06-2023		
Estupefaciente			20-02-2023
Vacuna individualizada antibacteriana	01-03-2023	10-03-2023	
Publicitario	01-09-2023		

EN EL CUADERNO

2. Con ayuda de las distintas bases de datos, o de internet, busca el nombre comercial de cada uno de los medicamentos que suponen una excepción en cuanto a prescribir más de un envase en la misma receta, e indica el máximo de envases que se pueden dispensar.
3. Un médico prescribe un estupefaciente: Durogesic® 50 mg TTS 8 parches, con una posología de un parche cada tres días. El número de envases prescrito es de cuatro. ¿Se pueden dispensar los cuatro envases?

4. Viendo las siguientes imágenes, que se corresponden al anverso y el reverso de un medicamento, contesta a las preguntas:

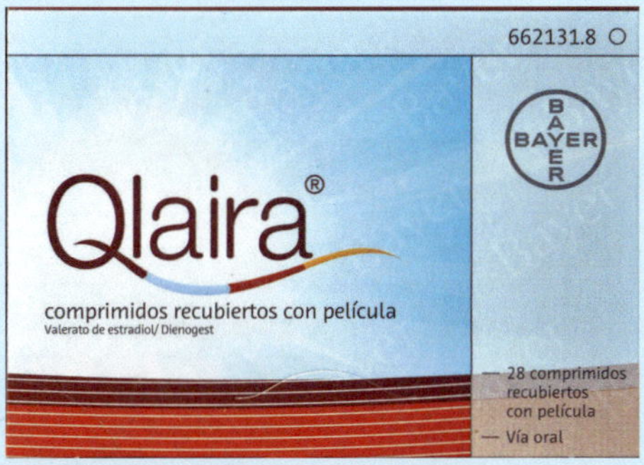

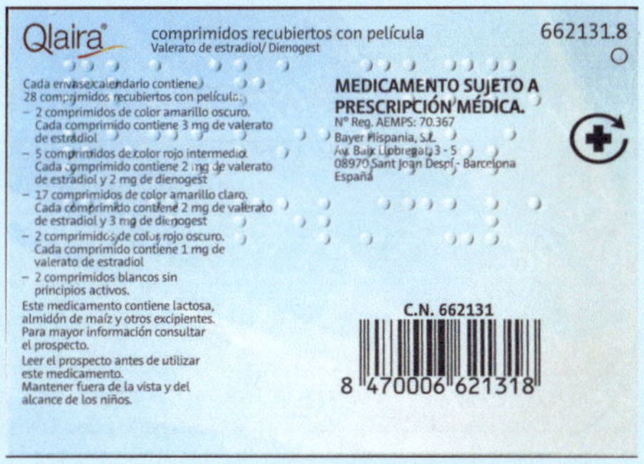

a) ¿Es necesaria una receta médica para la dispensación de este medicamento?
b) ¿Está financiado?
c) ¿Cuánto deberá pagar el paciente?

5. Completa el siguiente cuadro, referente a las compras de un paciente que pertenece al grupo TSI 002 y cuyos ingresos son de 21 000 euros al año. En total, ¿cuánto ha gastado el paciente en la farmacia durante el mes de diciembre?

Fecha	Medicamento	Cupón-precinto	PVP	Pago
01/12/2023	Dentispray®	---	5,40	
	Enalapril 5 mg 30 cp EFG	• A.S.S.S. TLD	17,80	
	Simvastatina 10 mg 30 cp EFG	A.S.S.S. TLD	16,60	
	Omeprazol 20 mg 14 cps EFG	A.S.S.S.	7,90	
	Frenadol sobres		8,75	
Pago total 01/12/2023:				
16/12/2023	Fave de Fuca	---	6,50	
	Insulina Novolent	• A.S.S.S. TLD	74,50	
	Omeprazol 20 mg 14 cps EFG	A.S.S.S.	7,90	
	Corega Tabs	---	11,20	
	Frenadol sobres	---	8,75	
Pago total 01/12/2023:				
Pago total en medicamentos financiados en diciembre de 2023:				

EN EL CUADERNO

6. Relaciona las siguientes frases relativas a la prescripción o la dispensación con los símbolos o siglas que identifiquen el medicamento del que se trate:

1. Requiere (en su caso) de visado de inspección	*a)* ●
2. Registro de dispensación en el libro recetario	*b)* H
3. Se pueden prescribir de uno a cuatro envases	*c)* • A.S.S.S.
4. No puede llevar las siglas A.S.S.S.	*d)* A.S.S.S. E
5. Dispensación con orden de dispensación hospitalaria	*e)* EFG
6. Medicamento de aportación reducida	*f)* Publicitario
7. Bioequivalente con respecto al de referencia	*g)* ◑
8. Registro en el libro de contabilidad de estupefacientes	*h)* DH

EN EL CUADERNO

7. Indica si las siguientes afirmaciones son verdaderas o falsas, y, cuando sean falsas, escribe la frase verdadera:

a) Los podólogos pueden prescribir medicamentos en una receta médica.
b) Al dispensar un psicótropo, hay que anotar el DNI del paciente en la receta.
c) En las recetas privadas se puede prescribir más de un medicamento.
d) La aportación de las recetas de ISFAS es del 30 %.
e) El plazo de validez de las recetas es de una semana desde la fecha de prescripción.
f) La dispensación de psicótropos requiere la presentación de una ROE.
g) Se pueden dispensar hasta cuatro envases de medicamentos de DH.
h) La dispensación de un estupefaciente requiere su registro en el libro recetario.
i) Se pueden dispensar hasta dos envases de un antibiótico de administración por vía oral.
j) La máxima aportación para un medicamento de aportación reducida es de 6,22 euros.

8. Completa el siguiente cuadro con el importe que deberá pagar un paciente:

Grupo de cotización	PVP medicamento (A.S.S.S.)	Aportación reducida	Deberá abonar
TSI 001	12,26	No	
TSI 005	35,40	Sí	
ISFAS	26,65	No	
MUFACE	68,91	Sí	
TSI 002	5,43	Sí	
ATEP	54,69	Sí	
DAST	47,12	No	

EN EL CUADERNO

9. ¿Cuántas recetas deberá presentar un paciente de la Seguridad Social para la dispensación de un estupefaciente? Indica todas las opciones posibles.

10. Enumera los registros que se deben hacer en libro recetario, e indica cómo se llevan a cabo esas anotaciones.

Práctica profesional

Un paciente acude a la oficina de farmacia con la receta que aparece en la imagen, en la que se le ha prescrito Lorazepam, considerado un psicótropo. Responde a las siguientes preguntas:

a) ¿Dispensarías el medicamento prescrito? Explica la respuesta.

b) Si la respuesta es afirmativa, detalla los procesos relacionados con la dispensación y el registro del medicamento.

c) ¿Cuánto pagará un paciente del grupo de cotización TSI 004? El precio del medicamento es de 2,33 euros, y tiene cupón-precinto.

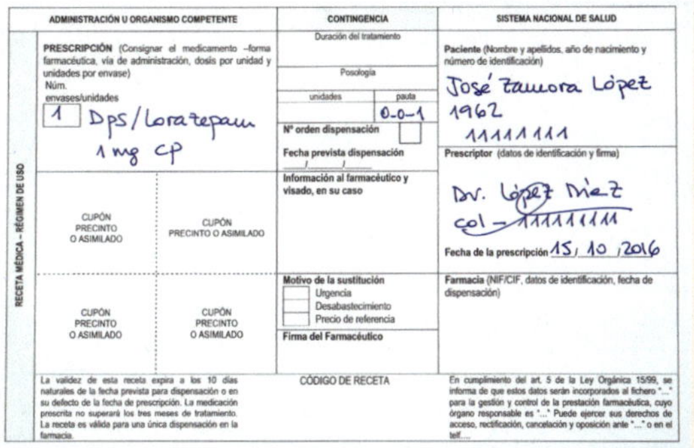

RECETA MÉDICA – RÉGIMEN DE USO

ADMINISTRACIÓN U ORGANISMO COMPETENTE		CONTINGENCIA	SISTEMA NACIONAL DE SALUD
PRESCRIPCIÓN (Consignar el medicamento –forma farmacéutica, vía de administración, dosis por unidad y unidades por envase) Núm. envases/unidades: 1 Dps/Lorazepam 1 mg cp		Duración del tratamiento / Posología: unidades — pauta 0-0-1 / **Nº orden dispensación** / **Fecha prevista dispensación** __/__/__	**Paciente** (Nombre y apellidos, año de nacimiento y número de identificación): José Zamora López 1962 11111111
CUPÓN PRECINTO O ASIMILADO	CUPÓN PRECINTO O ASIMILADO	**Información al farmacéutico y visado, en su caso**	**Prescriptor** (datos de identificación y firma): Dr. López Díez col – 111111111. **Fecha de la prescripción** 15/10/2016
CUPÓN PRECINTO O ASIMILADO	CUPÓN PRECINTO O ASIMILADO	**Motivo de la sustitución**: Urgencia; Desabastecimiento; Precio de referencia. **Firma del Farmacéutico**	**Farmacia** (NIF/CIF, datos de identificación, fecha de dispensación)
La validez de esta receta expira a los 10 días naturales de la fecha prevista para dispensación o en su defecto de la fecha de prescripción. La medicación prescrita no superará los tres meses de tratamiento. La receta es válida para una única dispensación en la farmacia.		CÓDIGO DE RECETA	En cumplimiento del art. 5 de la Ley Orgánica 15/99, se informa de que estos datos serán incorporados al fichero "..." para la gestión y control de la prestación farmacéutica, cuyo órgano responsable es "..." Puede ejercer sus derechos de acceso, rectificación, cancelación y oposición ante "..." o en el telf....

Actividad grupal

Te proponemos la lectura del siguiente artículo del diario *20minutos,* titulado "Sanidad anuncia un cambio en las recetas electrónicas de los medicamentos". A continuación, te adelantamos un fragmento:

> "A partir de ahora, los ciudadanos españoles podrán disponer de sus datos e historial clínico, al igual que su receta electrónica, desde el extranjero. Esto será posible gracias a la red de asistencia sanitaria transfronteriza de la Unión Europea, llamada E-Health Network, a la cual se han incorporado ya todas las comunidades autónomas, según anunció el Ministerio de Sanidad en nota de prensa. Esto permitirá a los españoles, independientemente de su región, tener acceso a sus datos clínicos y

Temas para debatir:

- ¿Qué opinión tienes de la receta electrónica? ¿Es útil?
- ¿Cuál es tu experiencia personal con la receta electrónica en diferentes comunidades autónomas?

[.../...]

recetas desde otros países miembros de la Unión Europea adscritos a este sistema, en caso de necesidad".

Antes de comentarlo en clase con tus compañeros, puedes leer la noticia completa escaneando el siguiente código QR:

Temas para debatir:

- ¿Crees que es útil implantar el sistema de receta electrónica en otros países de la UE? ¿Tienes alguna experiencia al respecto?

PONTE A PRUEBA

1. La legislación referente a la receta médica vigente en la actualidad es:
   - ☐ *a)* La Ley 14/1986, de 14 de diciembre.
   - ☐ *b)* La Ley 29/2006, de 26 de julio.
   - ☐ *c)* El Real Decreto 1718/2010, de 17 de diciembre.
   - ☐ *d)* El Real Decreto 1675/2012, de 14 de diciembre.

2. ¿Cuál de los siguientes tipos de receta no existe?:
   - ☐ *a)* Receta oficial de estupefacientes.
   - ☐ *b)* Receta oficial de psicótropos.
   - ☐ *c)* Receta electrónica.
   - ☐ *d)* Todas las anteriores existen.

3. La aportación máxima para un medicamento de aportación reducida con receta de la Seguridad Social es:
   - ☐ *a)* 4,24 euros.
   - ☐ *b)* El 0 %.
   - ☐ *c)* El 10 %.
   - ☐ *d)* El 40 %.

4. ¿De cuál de los siguientes tipos de medicamentos no se pueden dispensar cuatro envases?:
   - ☐ *a)* Antibióticos del grupo J01 por vía oral.
   - ☐ *b)* Insulinas en viales multidosis.
   - ☐ *c)* Estupefacientes.
   - ☐ *d)* Especialidades de DH.

5. Para dispensar un estupefaciente con una receta ordinaria de MUFACE, se necesita:
   - ☐ *a)* Una ROE del SNS.
   - ☐ *b)* Una ROE.
   - ☐ *c)* Una receta electrónica.
   - ☐ *d)* Las opciones *a)* y *b)* correctas

6. ¿Cuál es la duración máxima del tratamiento con una receta de estupefacientes?:
   - ☐ *a)* 10 días.
   - ☐ *b)* 30 días.
   - ☐ *c)* Tres meses.
   - ☐ *d)* No hay duración máxima; lo que prescriba el médico.

7. No hay que anotar en el libro recetario:
   - ☐ *a)* Los medicamentos de uso humano con finalidad veterinaria.
   - ☐ *b)* Las fórmulas magistrales.
   - ☐ *c)* Los psicótropos.
   - ☐ *d)* Los DH.

8. Señala la información incorrecta acerca del libro de estupefacientes:
   - ☐ *a)* Cada hoja está dedicada a un medicamento concreto.
   - ☐ *b)* Hay que anotar solo las dispensaciones.
   - ☐ *c)* Hay una columna dedicada al nombre del proveedor.
   - ☐ *d)* Todas las opciones anteriores son correctas (no hay ninguna incorrecta)

9. No necesitan visado de inspección:
   - ☐ *a)* Las especialidades de DH.
   - ☐ *b)* Algunos productos dietéticos.
   - ☐ *c)* Los productos de incontinencia urinaria.
   - ☐ *d)* Los estupefacientes.

10. Para dispensar un psicótropo se necesita:
    - ☐ *a)* Una receta ordinaria.
    - ☐ *b)* Una receta oficial de psicótropos.
    - ☐ *c)* Una receta ordinaria y una receta de psicótropos.
    - ☐ *d)* Una receta de la Seguridad Social.

SOLUCIONES:

1. c	**5.** d	
2. b	**6.** c	**9.** d
3. a	**7.** d	**10.** a
4. a	**8.** b	

3

Vías de administración y formas farmacéuticas

Objetivos

- ✓ Explicar las semejanzas y las diferencias entre las distintas vías de administración.
- ✓ Conocer las formas farmacéuticas más utilizadas en terapéutica, y relacionar cada una con la vía para su administración.
- ✓ Identificar las características físicas de las distintas formas farmacéuticas.

Mapa conceptual

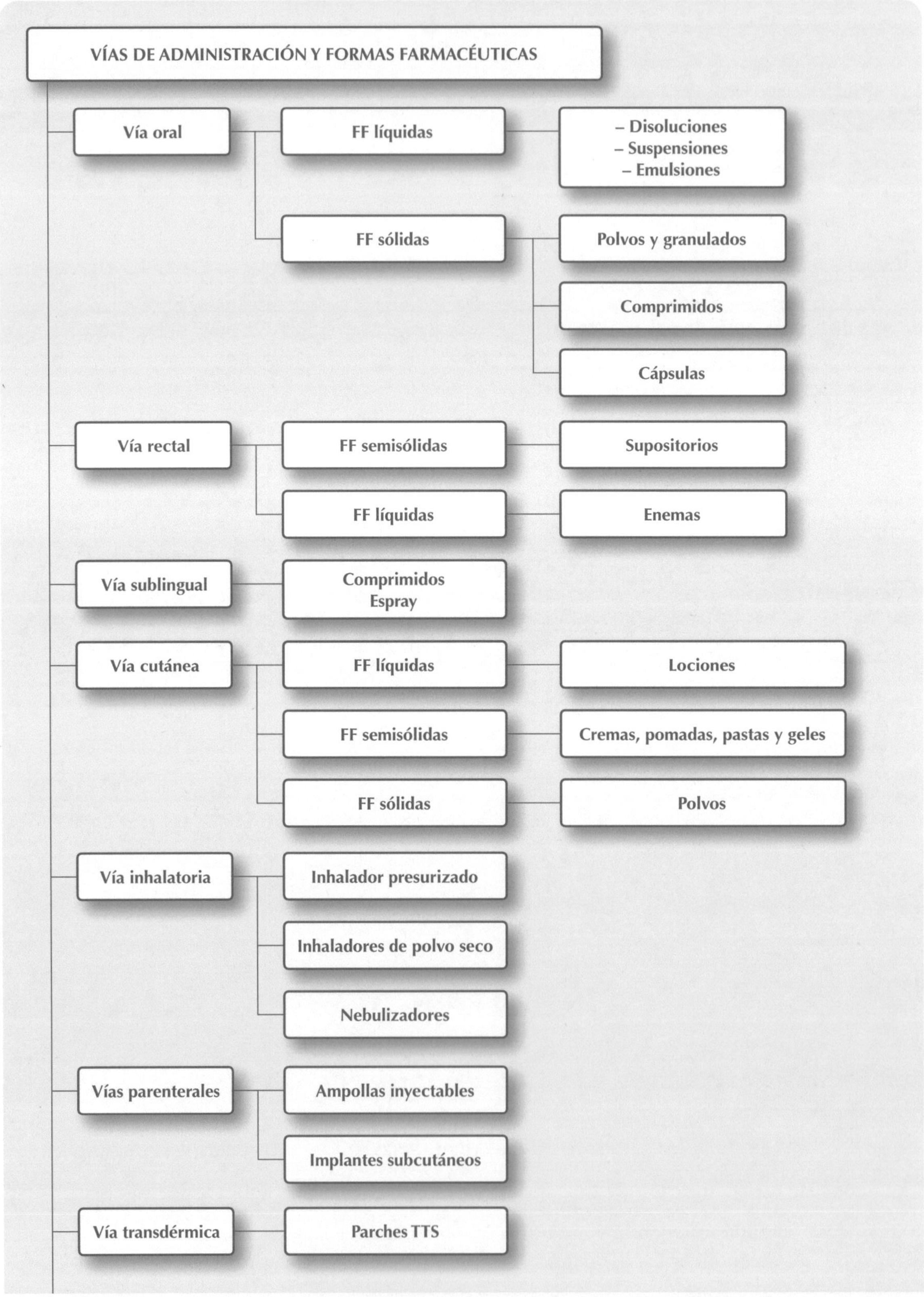

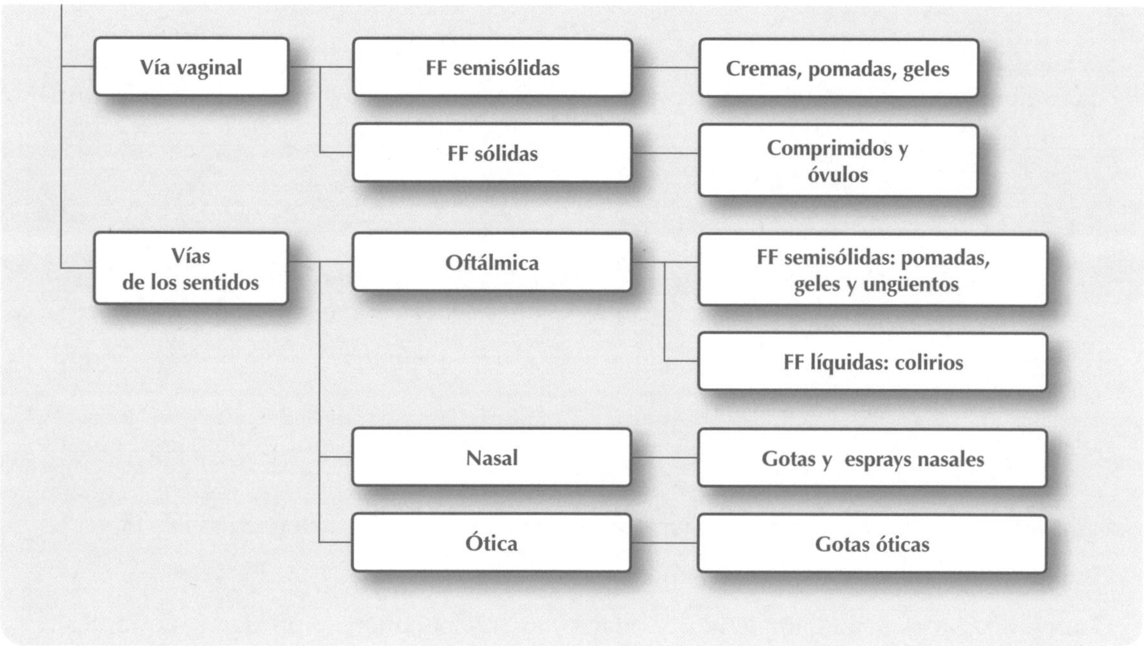

Glosario

Aerosol. Sistema disperso formado por una fase externa gaseosa y una interna. Esta última puede ser sólida (aerosol tipo humo) o líquida (aerosol tipo niebla).

Aglutinantes. Excipientes que permiten la unión entre partículas.

Apirógeno. Que está libre de pirógenos y no produce fiebre.

Aromatizantes. Excipientes que proporcionan buenas características organolépticas.

Biodisponibilidad. Fracción de la dosis del fármaco que alcanza su diana de acción.

C.S.P. Acrónimo de "cantidad suficiente para".

Conservantes. Excipientes que se añaden, con la función de conservar; por ejemplo, antioxidantes.

Diluyentes. Excipientes que se añaden, con la finalidad de incrementar el volumen final. Pueden ser sólidos o líquidos.

Disgregantes. Excipientes que facilitan la disgregación, esto es, la separación de las partículas.

Disolución. Mezcla homogénea que se obtiene de la mezcla de un soluto (sólido o líquido) en un disolvente líquido. Puede ser acuosa u oleosa.

Emulsión. Sistema disperso formado por la mezcla de dos fases líquidas inmiscibles entre sí, una acuosa y otra oleosa.

Esterilidad. Ausencia de toda forma de vida, incluyendo las formas de resistencia.

Forma galénica o farmacéutica. Disposición a la que se adaptan los principios activos y excipientes para constituir un medicamento. Se define por la combinación de la forma en la que el producto farmacéutico es presentado por el fabricante y la forma en la que es administrado.

Granulación. Método basado en promover la unión entre las partículas mediante una sustancia aglutinante que incremente su tamaño. La sustancia aglutinante se añade disuelta o dispersa en una fase líquida, que puede ser acuosa u oleosa (anhidra), dependiendo de los requerimientos, y que más tarde se tendrá que eliminar por desecación.

Hidrófila. Sustancia que tiene afinidad por las moléculas de tipo acuoso. Es un sinónimo de acuoso y polar.

Hidrófoba. Sustancia que tiene fobia a las moléculas de tipo acuoso, y afinidad por las de tipo oleoso. Es un sinónimo de lipófilo y apolar.

Isotónico. Aquella disolución que tiene la misma osmolaridad que el plasma.

Límpido. Limpio, transparente y claro.

Osmolaridad. Concentración total de solutos en una disolución, expresada en osmoles/L.

Suspensión. Sistema disperso formado por una fase externa líquida y una interna sólida.

Tamponantes. Excipientes con función reguladora del pH.

3.1. Introducción

Gracias a los capítulos anteriores, ya sabemos qué es un fármaco: la molécula del medicamento que tiene actividad farmacológica. Pero, casi en la totalidad de las ocasiones, para poder administrarlo por las diferentes vías de entrada, o vías de administración, es necesario dotarlo de una forma adecuada, esto es, una forma galénica o farmacéutica.

Cada vía de administración tiene unas u otras formas galénicas adecuadas. Así, por ejemplo, por la vía oral se pueden administrar comprimidos, cápsulas, jarabes y suspensiones, entre muchísimas otras formas.

TOMA NOTA

La disposición de los principios activos y los excipientes en una u otra forma galénica dependerá de muchos factores; principalmente, de la vía de administración, pero también del principio activo, ya que no todos los fármacos se pueden formular para cualquier forma. Dependerá también de las indicaciones del medicamento, así como del colectivo al que vaya destinado: no sería lógico formular un analgésico infantil en comprimidos o un antigripal en ampollas inyectables. En la mayoría de las ocasiones, un mismo principio activo se desarrolla en distintas formas para tener varias opciones a la hora de administrarlo y elegir, en cada caso, la más conveniente.

Se desarrollarán en este capítulo las distintas formas galénicas, según las vías de administración. Además, dentro de cada vía las clasificaremos en formas sólidas, líquidas, semisólidas o gaseosas.

Existen diferentes maneras de agrupar las vías de administración. Una de ellas establece tres grupos. Uno para las vías enterales, en las que interviene el aparato digestivo, como la oral, la sublingual y la rectal. Otro para las vías tópicas, que son las de la piel y las mucosas: cutánea o dérmica, transdérmica, inhalatoria, vaginal, etc. Y el tercero para las vías parenterales, aquellas que requieren métodos invasivos: intravenosa, intramuscular y subcutánea, entre otras.

Otros autores, sin embargo, las clasifican en vía oral, vías tópicas y vías parenterales. Es en el grupo de las vías tópicas en el que hay diferencias, ya que, además de la dérmica, la transdérmica, la inhalatoria y las de los sentidos, se incluyen las vías sublingual y rectal, porque el medicamento se administra sobre las mucosas sublingual y rectal. Es importante, además, distinguir entre:

- *Efecto local.* El fármaco solo actúa en el lugar en el que se aplica.
- *Efecto sistémico.* El fármaco pasa a la sangre y es transportado por esta hacia su lugar de acción. Actúa sobre todo el organismo.

Con algunas formas galénicas y vías de administración, se busca un efecto local; por ejemplo, un colirio o una pomada. En otras ocasiones, se busca un efecto sistémico, caso de un comprimido administrado por vía oral o un parche transdérmico.

Actividad propuesta 3.1

Pon un ejemplo de un grupo de fármacos con los que se busque un efecto local, y otro ejemplo de un grupo que cause efecto sistémico.

3.2. Administración por vía oral

La vía de administración oral es la entrada al organismo por la boca, ya sea tragando, bebiendo (figura 3.1) o masticando. En el ámbito doméstico, casi el 80 % de los medicamentos se administran por esta vía, ya que es la forma natural de entrada de las sustancias en el cuerpo, por lo que no suele producir nerviosismo a la hora de consumir el medicamento. Como inconvenientes, podemos mencionar que esta vía requiere de la voluntariedad del paciente y que este debe tener capacidad de deglución. Además, no todos los fármacos son aptos para tomarlos por esta vía, ya que algunos producen irritación de estómago, y otros, por ejemplo, se degradan por la acción de los ácidos; otros simplemente no se absorben bien. A pesar de estos inconvenientes, es la vía más cómoda. Por ello, siempre que sea posible, será la vía de administración elegida.

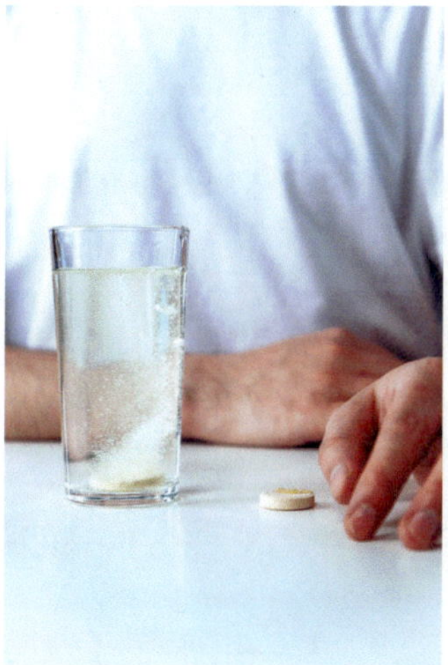

Figura 3.1
Comprimido efervescente.

Es importante tener en cuenta que la vía oral es distinta de la vía sublingual, ya que en esta última la administración se lleva a cabo en la boca, pero colocando el medicamento debajo de la lengua. No se traga, y los principios activos pasan directamente a la sangre, sin atravesar el aparato digestivo.

Con la administración por la vía oral se pueden buscar los siguientes efectos:

- *Efecto local*. Se busca un efecto en el lugar en el que se administra, esto es, en alguna parte del aparato digestivo. En este caso, la absorción –es decir, el paso a la sangre del fármaco para que sea distribuido por todo el organismo– es un efecto indeseado. Como ejemplo, podemos mencionar los antiácidos, que se desea que actúen en el estómago.
- *Efecto sistémico*. En este caso, no se busca un efecto en el aparato digestivo, sino en cualquier otra parte del organismo, siendo, por lo tanto, necesario que el fármaco se absorba para ser distribuido por el cuerpo mediante la sangre; por ejemplo, un antiinflamatorio, un antihipertensivo, un analgésico, etc.

A continuación, vamos a organizar las distintas formas galénicas en función de si son líquidas o sólidas (figura 3.2).

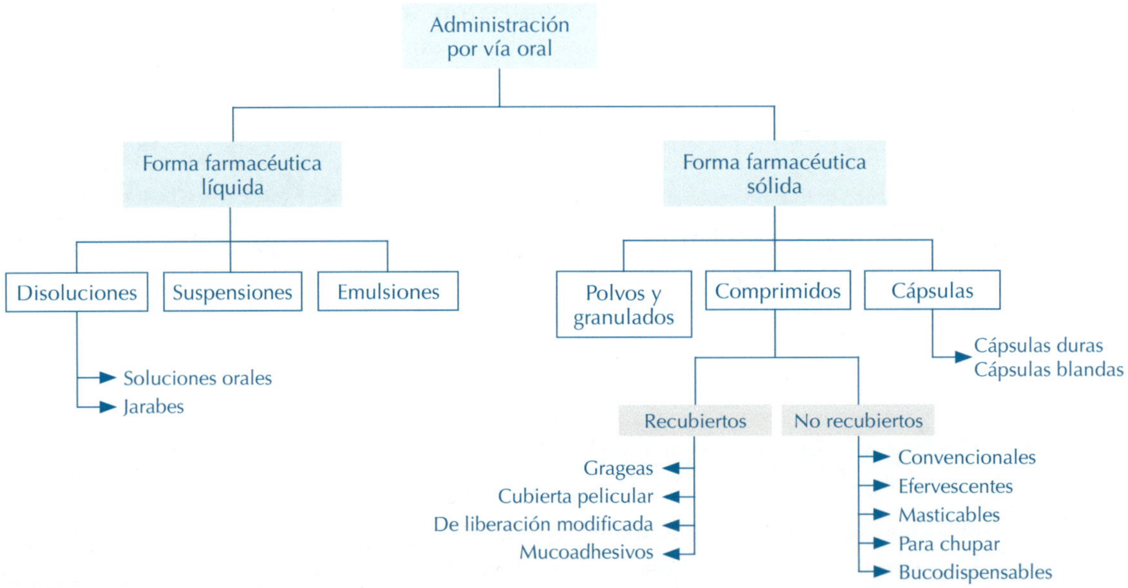

Figura 3.2
Medicamentos de administración por vía oral.

3.2.1. Formas farmacéuticas líquidas de administración oral

Las formas galénicas líquidas tienen muchas ventajas. Entre otras, cabe citar las siguientes:

- Mayor biodisponibilidad, ya que la absorción ocurre de manera más rápida y el efecto aparece antes.
- Dosificación por volumen: fácil y cómoda.
- Menos irritación para el estómago.
- Para los niños y los ancianos la ingestión es más sencilla.

PARA REFLEXIONAR

✓ Uno de los inconvenientes de las formas líquidas es que se pueden contaminar con mayor facilidad que las sólidas. Por ello, se añaden excipientes para conservarlas, de manera obligada. Su composición contendrá entonces uno o más principios activos, un vehículo (que suele ser el agua) y excipientes (humectantes, solubilizantes, conservantes, tamponantes, aromatizantes, edulcorantes y colorantes, entre otros).

Las formas líquidas de administración oral se pueden acondicionar en envases multidosis, en frascos de vidrio o de plástico, y suelen incorporar algún tipo de dispositivo para dosificarlas y administrarlas: cucharas, vasitos, jeringas, etc. En ocasiones, el medicamento en forma líquida es administrado en pequeños volúmenes –en gotas, por ejemplo– por medio de un dispositivo adecuado. Un mililitro equivale a 20 gotas. También es posible el acondicionamiento en recipientes unidosis, como en el caso de las ampollas bebibles, o en sobres monodosis. Como inconveniente, este tipo de presentaciones tienen mayor coste.

Las formas líquidas de administración oral, químicamente, pueden ser un sistema homogéneo. Se habla entonces de soluciones (figura 3.3) o disoluciones, o algo heterogéneo, un sistema disperso, en cuyo caso se trata de emulsiones y suspensiones.

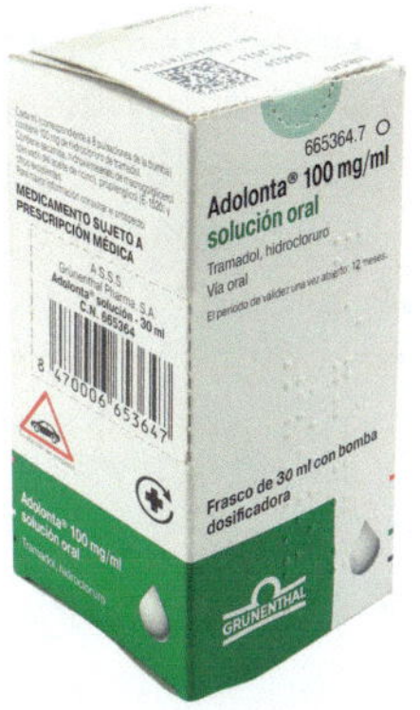

Figura 3.3
Solución oral.

A) Disoluciones

En estas formas, el principio o los principios activos van disueltos en los disolventes apropiados; en este caso, acuosos. Se encuentran diferentes presentaciones, como las siguientes:

1. *Solución oral.* Los principios activos, junto con los excipientes adecuados –humectantes, conservantes, edulcorantes, etc.–, se encuentran en una disolución acuosa (figura 3.3).
2. *Jarabes.* Se definen como soluciones líquidas, límpidas (sin partículas en suspensión), acuosas, edulcoradas a saturación –no necesariamente con sacarosa– y de gran viscosidad.

   El jarabe simple es una disolución de sacarosa próxima a la saturación: aproximadamente 2/3 de sacarosa (64 g) + 1/3 de agua (36 g). Esta alta concentración de azúcar le confiere una alta presión osmótica, lo que dificulta bastante el crecimiento de microorganismos. Actualmente, se suelen adicionar al jarabe simple diferentes alcoholes o polioles, tales como la glicerina, el sorbitol, etc., que retrasan la cristalización de la sacarosa y aumentan la solubilidad de los fármacos. Si se producen cristalizaciones y precipitaciones del azúcar, la concentración de esta disminuiría, lo cual podría permitir un desarrollo fúngico o bacteriano.

   Existen otros tipos de jarabes, obtenidos con otros edulcorantes que no son la sacarosa: con glucosa, por ejemplo, o los jarabes sin azúcar, como el de sorbitol (que sería apto para el consumo de los enfermos diabéticos). Una característica imprescindible de los jarabes es que, al ser disoluciones, deben ser límpidos y transparentes.

Generalmente, se usan, como acondicionamiento primario, frascos pequeños, llenos y bien tapados. Se deben conservar a temperatura ambiente, para que la sacarosa no cristalice, y en frasco de topacio, alejados de la luz, ya que esta cataliza la hidrólisis de la sacarosa.

SABÍAS QUE...

Es un error bastante frecuente conservar los jarabes en la nevera. Los jarabes deberán conservarse a temperatura ambiente, preservados de la luz y de las temperaturas bajas.

La solubilidad de las sustancias generalmente disminuye al bajar la temperatura. Los jarabes son soluciones con una concentración de azúcar próxima a la saturación (cuya solubilidad adecuada se alcanza a los 25 °C); si se mantienen a una temperatura que ronde los 8 °C, el coeficiente de solubilidad de la sacarosa disminuirá, lo cual hará que la solución ya no se halle en el punto de saturación, sino sobresaturada, y que, por tanto, el exceso de azúcar se precipite en el fondo, lo que llevará a que la concentración de sacarosa en el jarabe disminuya, algo que implicará diferentes consecuencias; entre otras, la mayor facilidad para contaminarse por crecimiento bacteriano.

No se debe confundir esto con las suspensiones extemporáneas, que, una vez reconstituidas, sí deben mantenerse refrigeradas en la nevera.

B) Suspensiones orales

Son formas farmacéuticas líquidas de administración oral en las que los fármacos se encuentran suspendidos, ya que no pueden ser disueltos. Existen suspensiones de base acuosa y de base oleosa. A diferencia de las soluciones, no son transparentes; por ejemplo, Trilombrin® suspensión oral (figura 3.4).

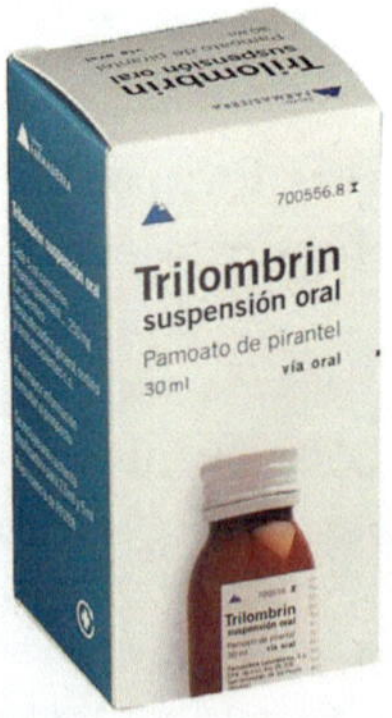

Figura 3.4
Suspensión oral.

Entre sus ventajas, podemos decir que permiten la administración de fármacos inestables en solución o la formulación de principios activos poco solubles en agua.

Suelen incorporar, además, excipientes, como humectantes (que mejoran el contacto sólido-líquido), agentes suspensores, edulcorantes, conservantes (como los parabenos), aromatizantes y colorantes.

En ocasiones, el sistema no es estable, y las suspensiones se deben terminar de fabricar antes de su uso: son las llamadas suspensiones extemporáneas. Para reconstituirlas, se deberá añadir una determinada cantidad de agua (indicada en el envase) al sólido, que suele encontrarse en forma de polvo (figura 3.5). Estas formas galénicas deberán ser agitadas antes de su administración, para lograr una suspensión de distribución homogénea.

Los recipientes deben contar con bastante espacio vacío: primero, para añadir la cantidad de agua necesaria, y después, para agitarlos.

El periodo de validez de la suspensión reconstituida suele ser de siete días, y se debe conservar en nevera (entre 2 °C y 8 °C).

C) Emulsiones orales

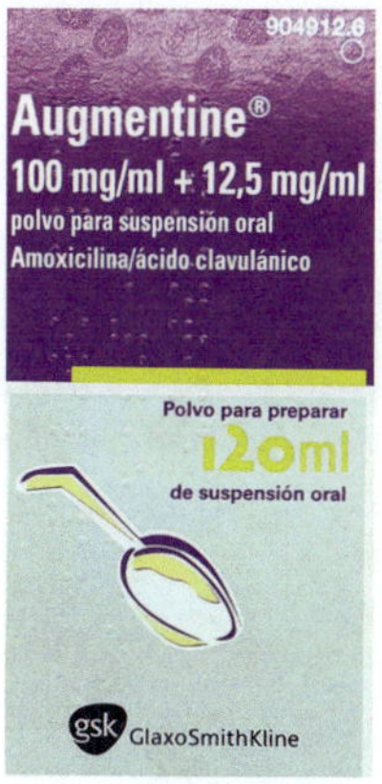

Figura 3.5
Polvo para suspensión oral.

Las emulsiones son sistemas dispersos formados por dos fases líquidas inmiscibles entre sí, una acuosa y otra oleosa. La que está en mayor cantidad se encuentra en la fase externa y es la que determina el signo de la emulsión. Así, hay emulsiones A/O (acuo-oleosas), cuya fase externa es un líquido oleoso y la interna un líquido acuoso, y emulsiones O/A (oleo-acuosas), cuya fase externa es un líquido acuoso y la interna un líquido oleoso.

Este tipo de formas farmacéuticas permiten la administración de líquidos oleosos y fármacos lipófilos, como las vitaminas liposolubles o las siliconas usadas como laxantes. Los sistemas de fase externa acuosa son más adecuados, ya que enmascaran mejor los sabores.

Actividad propuesta 3.2

De un medicamento de administración por vía oral que tengas en el aula-taller, o uno de la página web del CIMA de la AEMPS, lee el prospecto y describe cómo se lleva a cabo la dosificación.

3.2.2. Formas farmacéuticas sólidas de administración oral

Son muchas las formas galénicas de administración por vía oral; por ejemplo, granulados, comprimidos, cápsulas, etc. Hablaremos de las más importantes.

A) Polvos y granulados

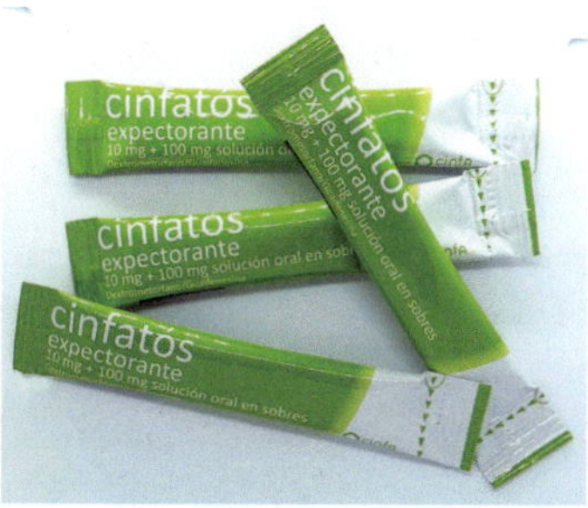

Figura 3.6
Granulado en sobres para solución oral.

El polvo, como su propio nombre indica, es una mezcla pulverulenta de los principios activos y los excipientes. Para su administración, se debe añadir agua y beber la solución oral que se obtenga.

El granulado es un agregado de partículas de polvo que incluyen los principios activos y los excipientes, como, por ejemplo, diluyentes y disgregantes. De manera casi obligada, incorporará aglutinantes. Se obtiene tras el proceso de granulación, por vía húmeda o seca. El granulado puede ser en sí una forma galénica y dosificarse en sobres (figura 3.6), o puede servir como intermediario para la obtención de comprimidos o relleno para cápsulas duras.

La biodisponibilidad de estas formas galénicas es muy alta, ya que se toman disueltas, bien en un vaso con agua (polvos y granulados), bien sin necesidad de añadir agua, puesto que se disuelven directamente en la boca, en contacto con la saliva (el denominado *granulado bucodispersable*). Dada su cómoda administración, en la actualidad se utilizan mucho.

B) Comprimidos

Son formas galénicas sólidas de formas variadas –aunque generalmente son cilíndricos– que se obtienen, bien por compresión o compactación de un granulado, bien comprimiendo directamente la mezcla de principios activos y excipientes. Su vía de administración puede no solo ser la oral, sino también la sublingual, la vaginal e incluso la implantación subcutánea. Quizá sea la forma farmacéutica más usada. Entre sus ventajas podemos citar las siguientes:

- Exactitud en la dosificación.
- Posibilidad de enmascarar las propiedades organolépticas desagradables, bien añadiendo excipientes, bien mediante recubrimiento.
- Mayor estabilidad química, debido a la ausencia de agua.

Como inconvenientes, ya hemos mencionado que requieren la voluntariedad del paciente, así como la necesidad de deglutirlos, algo que en ocasiones resulta dificultoso, sobre todo para los niños y los ancianos. Existen muchísimas variantes; hablaremos solo de algunas. Para estudiarlas, las dividiremos en formas no recubiertas y formas recubiertas.

1. Formas no recubiertas

a) *Comprimidos convencionales.* Además de los comprimidos convencionales, que suelen ser de color blanco y, en muchas ocasiones, tener una ranura en el centro (figura 3.7), existen otros tipos de comprimidos, los denominados especiales; por ejemplo, los masticables, efervescentes, etc.

b) *Comprimidos efervescentes.* Son aquellos en cuya composición hay sustancias de reacción ácida, como los carbonatos o bicarbonatos, capaces de reaccionar rápidamente en presencia de agua, liberando CO_2. Deben disolverse en agua antes de su administración. Esta forma farmacéutica tiene mayor biodisponibilidad que los comprimidos normales, puesto que se toma ya disuelta. Así, por ejemplo, la dosis habitual de ácido acetilsalicílico en un comprimido de Aspirina® es de 500 mg, mientras que la dosis en los comprimidos efervescentes es de 400 mg.

c) *Comprimidos masticables.* Están pensados para ser masticados, y se disgregan rápidamente en la boca. Deben ser convenientemente aromatizados y edulcorados, y contienen, como excipiente mayoritario, sacarosa.

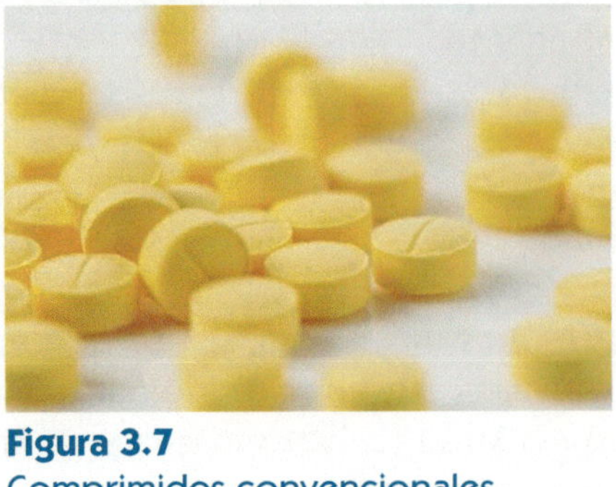

Figura 3.7
Comprimidos convencionales.

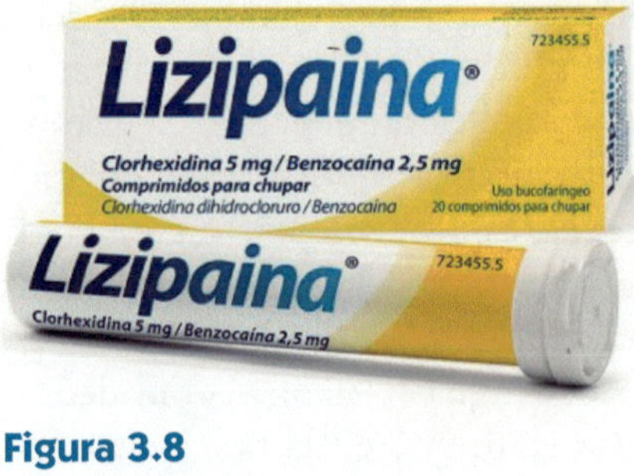

Figura 3.8
Comprimidos para chupar.

d) *Comprimidos para chupar.* Son preparaciones sólidas presentadas en dosis únicas, destinadas a ser chupadas, con las que se obtiene un efecto generalmente local. Se preparan por compresión y, con frecuencia, tienen forma romboidal. Para su administración, se deben dejar disolver lentamente en la boca. No se tragan. Realizan su acción en la cavidad bucal o en la garganta; por ejemplo, Oralsone®, Bucometasana® y Lizipaina® (figura 3.8).

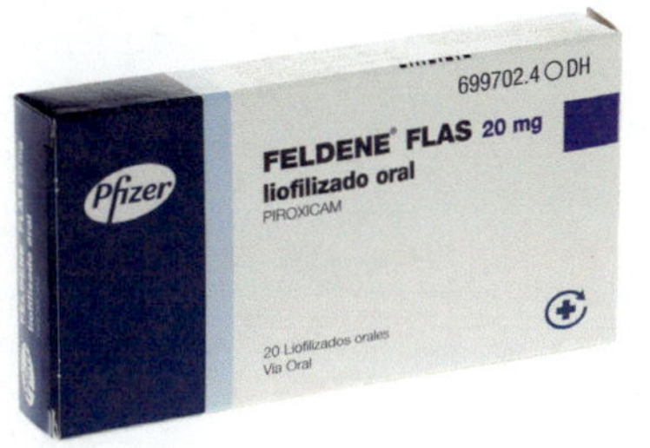

Figura 3.9
Forma Flas®.

e) *Comprimidos bucodispersables.* Son comprimidos no recubiertos que, al colocarse en la boca –sobre la lengua–, se deshacen rápidamente en contacto con la saliva y pueden tragarse sin necesidad de agua. Son sistemas de liberación acelerada. Se trata de formas orales liofilizadas: las formas Flas® (figura 3.9) o las formas Velotab®, entre otras. En su formulación se deben incorporar excipientes con alta actividad higroscópica, esto es, capaces de absorber la humedad del ambiente para facilitar la disgregación en contacto con la saliva. Es importante que el acondicionamiento sea hermético frente a la humedad, y que el paciente no abra el blíster hasta que vaya a tomar el medicamento. Además, no se debe presionar el comprimido a través del aluminio del blíster, como se hace en otras ocasiones, ya que esto podría estropearlo. Otra posibilidad es disolver el comprimido en agua y beber la suspensión resultante.

2. Formas recubiertas

En ocasiones, los comprimidos se recubren, con diferentes objetivos: a veces simplemente para modificar las propiedades organolépticas y enmascarar malos olores y sabores, o para facilitar su deglución; otras veces el objetivo es modificar la liberación del principio activo. Estos comprimidos, al igual que los no recubiertos, se deben tragar enteros, con ayuda de medio vaso de agua. Existen diferentes tipos de recubrimiento; por ejemplo, sacarosa o una película delgada.

a) *Grageas.* Son comprimidos protegidos por una gruesa envoltura de azúcar (sacarosa). Suelen tener un aspecto redondeado y brillante, y a menudo sirven para enmascarar malos olores o sabores. Dado que la cantidad de azúcar es significativa y el peso del comprimido se ve incrementado –aparte de los inconvenientes para los diabéticos–, cada vez son menos los medicamentos que se formulan como grageas (figura 3.10).

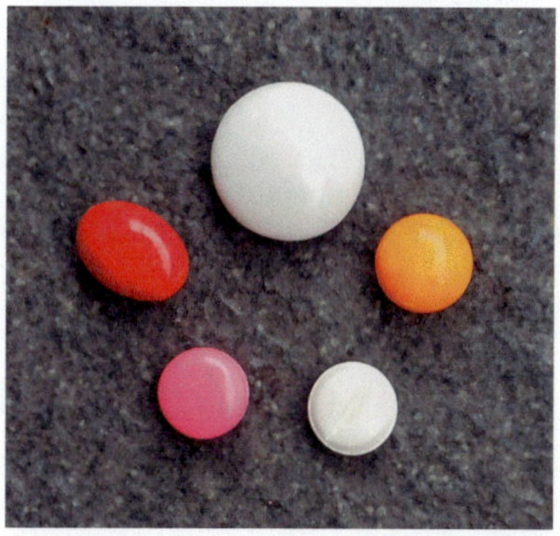

Figura 3.10
Grageas.

b) *Cubierta pelicular.* En este caso, el recubrimiento se hace con una cobertura pelicular *(film coating)*; esto es, depositando sobre el comprimido una membrana uniforme y muy final de polímero. Este tipo de recubrimiento tiene una serie de ventajas frente al grajeado clásico, ya que la cantidad de cobertura es muy pequeña; por lo tanto, no se verán prácticamente incrementados ni el peso ni el volumen del comprimido, a diferencia de lo que ocurre con las grageas.

Con los comprimidos recubiertos (figura 3.11), el objetivo buscado suele ser enmascarar sabores y olores, y facilitar el tragado, debido a que deslizan mejor.

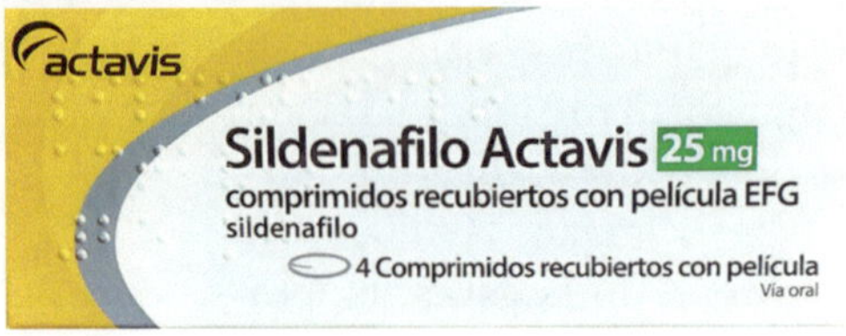

Figura 3.11
Comprimidos recubiertos.

Además de estas, tenemos otras formas recubiertas en las que la película tiene la función de modificar la liberación. En este caso, se denominan formas farmacéuticas de liberación modificada.

c) *Formas de liberación modificada (FFLM o FLM).* Son aquellas diseñadas de tal manera que se modifican la velocidad, el momento y el lugar de liberación del principio activo con respecto a las formas farmacéuticas de liberación inmediata, gracias a una cubierta pelicular. Su fabricación resulta más cara; por lo tanto, su uso debe estar justificado. Las FLM se clasifican en:

- *Formas de liberación retardada.* El principio activo es liberado en un momento distinto al de la administración, pero no se prolonga el efecto terapéutico (no hay cambios en ningún otro parámetro terapéutico). Son formas con cubierta entérica, en las que el principio activo atraviesa el estómago y es liberado en una zona concreta del intestino delgado. Se las conoce como formas *retard,* gastrorresistentes o entéricas (figura 3.12).

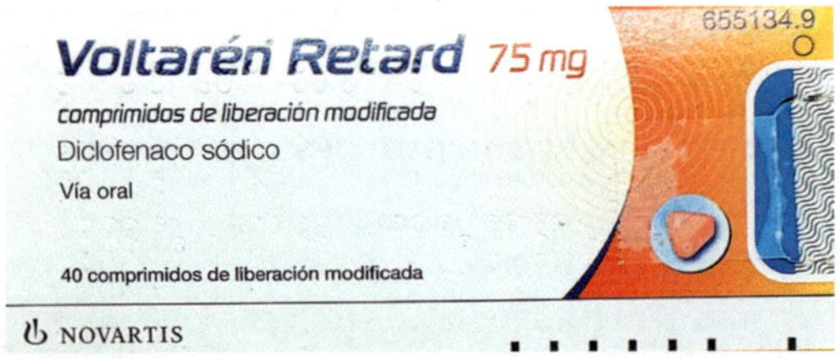

Figura 3.12
Comprimidos de liberación modificada (entéricos).

- *Formas de liberación controlada.* El principio activo se libera escalonadamente en el tiempo (la velocidad de liberación es limitante en el proceso de absorción), lo que alarga el efecto terapéutico. Estas formas se clasifican, a su vez, en:

  - *Formas de acción sostenida.* El principio activo se libera a una velocidad constante, con el objetivo de conseguir una velocidad de absorción también constante y así disminuir las fluctuaciones de los niveles plasmáticos.
  - *Formas de acción prolongada.* El principio activo se libera, inicialmente, en proporción suficiente para producir su efecto y, después, de manera lenta, a una velocidad no necesariamente constante, manteniendo la concentración eficaz durante más tiempo que con las formas de liberación inmediata.

Las ventajas que presenta administrar una FLM son, entre otras, las que siguen:

- Reducción de la frecuencia de administración para mejorar el cumplimiento terapéutico: las FLM permiten que los medicamentos con una duración de acción corta puedan ser administrados con menor frecuencia.
- Control del sitio de liberación del fármaco en el tracto gastrointestinal: este es el caso de las formas con cubierta entérica, que, como hemos dicho, liberan el fármaco directamente en el intestino delgado, lo que permite proteger el principio activo de la degradación causada por el ácido del estómago, así como proteger el estómago, teóricamente, de una posible acción gastrolesiva del medicamento.

d) *Comprimidos mucoadhesivos*. Llevan un recubrimiento que, en contacto con el agua, se plastifica y permite la adhesión a la mucosa diana. Este tipo de formulaciones son ampliamente utilizadas en las mucosas bucal, gastrointestinal y vaginal. Nos centraremos, en este caso, en la mucosa bucal, que permite la liberación prolongada del fármaco para producir tanto la absorción del fármaco y la acción sistémica como un efecto local. La mucosa sublingual es idónea para una formulación de liberación rápida; por lo tanto, no sería adecuada como diana en formulaciones mucoadhesivas. Estos comprimidos suelen incluir el principio activo en una matriz polimérica de tipo adhesivo, la cual se fija a la mucosa objetivo y libera el fármaco por fenómenos de erosión. Estos polímeros adhesivos permiten, además de modular la liberación del principio activo, mejorar la absorción y, por lo tanto, la biodisponibilidad del fármaco, gracias al íntimo contacto entre el comprimido y la superficie de la mucosa. Suelen presentar un lado redondo y otro plano, y, para su administración, se deben colocar en la mucosa (sobre el paladar, por ejemplo) presionando por el lado plano durante unos segundos.

C) Cápsulas

Son formas farmacéuticas sólidas, de administración oral, en las que los principios activos se encuentran dentro de una cubierta protectora que, o bien se disolverá rápidamente, liberando el contenido, o bien, en el caso de las denominadas entéricas o gastrorresistentes, se disolverá en una zona concreta del intestino delgado, igual que en los comprimidos de liberación modificada. Existen dos tipos principales.

1. Cápsulas duras

Son lo que coloquialmente conocemos como cápsulas. Están constituidas por dos valvas cilíndricas, terminadas en semiesfera, que encajan perfectamente una en el interior de la otra. La de menor diámetro actúa *como receptáculo,* el lugar donde se dosificará el principio medicamentoso, y la de menor longitud y mayor diámetro, como *tapadera*. La composición mayoritaria de la cápsula es de gelatina.

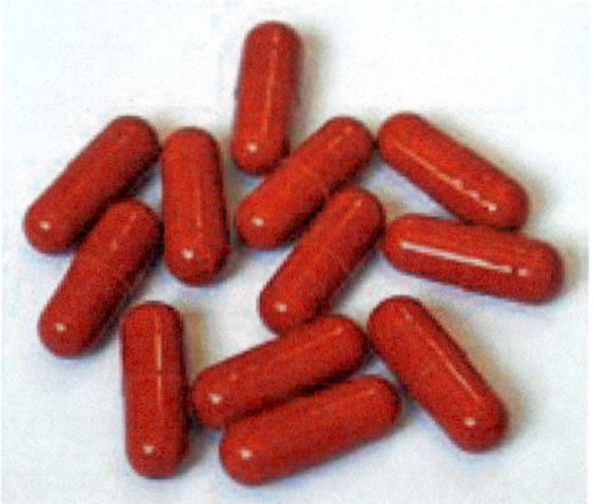

Figura 3.13
Cápsulas duras.

Las cápsulas de gelatina dura (figura 3.13) tienen varias ventajas con respecto a otras formas sólidas. Por citar algunas, requieren poco o nulo excipiente para su formulación (no suelen necesitar diluyentes, ni aromatizantes, por ejemplo). Son muy versátiles, ya que en su interior se puede disponer el principio activo en forma de polvo, granulado, *pellets,* etc. Además, en las cápsulas el fármaco está protegido en el interior de la forma galénica, por lo que los caracteres organolépticos (malos olores y sabores) quedan totalmente enmascarados, y, al poder usar diferentes colores, son de fácil identificación. Como inconvenientes, tienen un mayor coste de producción y son más sensibles a los cambios de temperatura y de humedad, entre otras cosas.

2. Cápsulas blandas

Las cápsulas blandas (figura 3.14) son coloquialmente conocidas como perlas. Son receptáculos de una sola pieza, de forma esférica u ovoide, de paredes rígidas cuando están confeccionadas únicamente con gelatina, o flexibles y elásticas cuando a esta se le añade glicerina. Están destinadas a contener, generalmente, líquidos oleosos, que van a poder ser ingeridos sin que se perciba su olor. Estos líquidos no deben, en ningún caso, disolver las paredes.

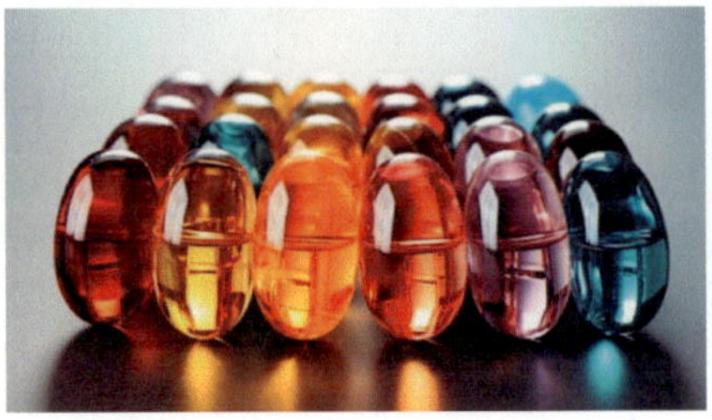

Figura 3.14
Cápsulas blandas o perlas.

Actividad propuesta 3.3

Realiza en tu cuaderno un esquema de las diferentes formas farmacéuticas sólidas de administración por vía oral.

3.3. Administración por vía sublingual

La vía sublingual se puede considerar una vía tópica, ya que el medicamento se administra sobre la mucosa lingual. Se coloca debajo de la lengua, sin masticarse ni tragarse. En este caso, a diferencia de lo que sucede en la vía oral, el fármaco evita su paso por el tracto digestivo. Debido a que la mucosa sublingual está muy vascularizada, el fármaco pasa directamente al torrente sanguíneo, con una velocidad de absorción y biodisponibilidad superior a la de la vía oral, gracias a lo cual se puede obtener un efecto rápido. Por ello, es especialmente útil en situaciones de urgencia. Por citar algún inconveniente, esta mucosa es exclusivamente permeable al paso de las sustancias muy liposolubles, y, dada la superficie de la mucosa, solo podemos administrar medicamentos con pocos miligramos de fármaco.

Por esta vía, se pueden administrar fármacos como, por ejemplo, la nitroglicerina (tratamiento de urgencia de la angina de pecho) o la buprenorfina (analgésico opiáceo), la nicotina, e incluso algunas benzodiazepinas, como el alprazolam o el lorazepam, que se usan, por ejemplo, en las crisis de pánico.

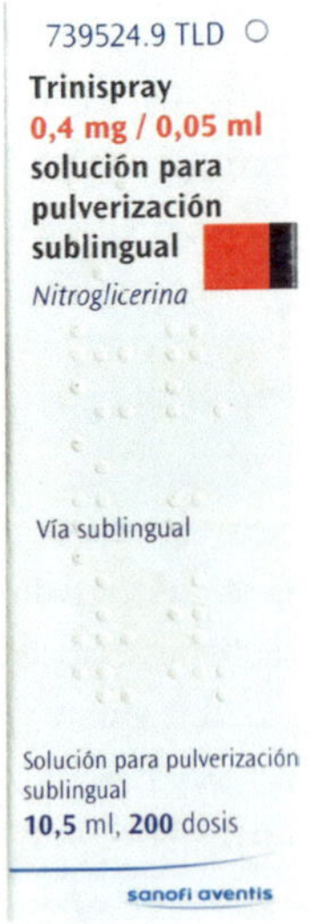

Figura 3.15
Espray administración sublingual.

Las formas farmacéuticas de administración sublingual son los comprimidos y los aerosoles sublinguales (figura 3.15), los cuales deben administrarse debajo de la lengua. Tras hacerlo, hay que procurar no ingerir nada, para que la absorción sea máxima. En el caso de los comprimidos, se intenta que su tamaño sea lo más pequeño posible, para así minimizar la secreción de saliva y evitar tragarlos.

Actividad propuesta 3.4

Investiga y busca el nombre de tres fármacos que se administren por vía sublingual. Después, pon en común con la clase los nombres que hayas encontrado, y anota aquellos que digan tus compañeros y que sean diferentes de los tuyos.

3.4. Administración por vía rectal

En la vía rectal, el medicamento se introduce en el recto a través del ano. Es una vía con ventajas similares a la oral, pero con la diferencia de que no se requiere, de manera imprescindible, la voluntariedad del paciente. La absorción del fármaco –esto es, su paso a la circulación sistémica– mediante esta vía de administración es bastante alta, mayor que por la vía oral.

TOMA NOTA

Esta vía resulta muy útil en caso de que la administración no sea posible –por ejemplo, cuando el fármaco resulte irritante para el estómago, como con los antiinflamatorios no esteroideos (AINE)–, o cuando el fármaco sea destruido por el pH ácido del estómago.

Los efectos buscados mediante esta vía son los siguientes:

- *Mecánico.* Efecto laxante; por ejemplo, supositorios de glicerina.
- *Local.* Efecto en el nivel de la mucosa rectal y de los esfínteres. El fármaco se debe liberar lentamente y no ser absorbido. Podemos citar, por ejemplo, el tratamiento de las hemorroides, en el que se suelen administrar vasoconstrictores, antisépticos, antiinflamatorios, anestésicos locales y antiparasitarios (antihelmínticos).
- *Sistémico.* Efecto en el nivel general. Es necesario que el fármaco se absorba y pase a la sangre; por ejemplo, los antiinflamatorios no esteroideos, el diclofenaco o el aceclofenaco, o los supositorios de paracetamol para la fiebre en los lactantes o los niños.
- *Diagnóstico.* Por ejemplo, enemas con fines diagnósticos, como el enema opaco (figura 3.16).

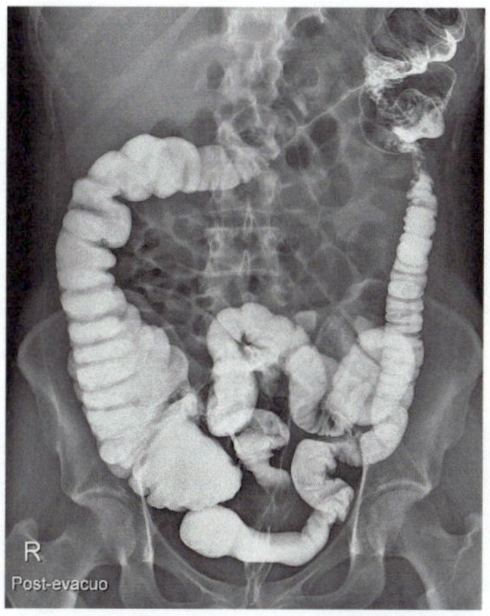

Figura 3.16
Radiografía tras la utilización de un enema opaco. ©Jmarchn

Entre las formas galénicas de administración rectal encontramos las siguientes: supositorios, enemas, preparaciones rectales semisólidas y espumas rectales, entre otras. Nos centraremos en las más usadas, que son los supositorios y los enemas; aunque existen otras formas semisólidas, como las cremas, pomadas, espumas, etc., cuyo efecto es local y en las que se profundizará en el apartado de las vías tópicas.

3.4.1. Supositorios

Son preparaciones medicamentosas unidosis de consistencia sólida, con forma cónica u oval y alargada, con un peso aproximado de entre uno y tres gramos, que contienen uno o más principios activos, dispersos o disueltos en una base adecuada (excipiente). Deben disolverse o fundirse a la temperatura corporal en la mucosa rectal (37-38 °C).

Los excipientes que se usan en la formulación de supositorios son de dos tipos: hidrófilos y lipófilos. Los primeros suelen irritar la mucosa rectal, y su absorción es menor. Son excipientes que se usan en supositorios con acción laxante. La glicerina, la gelatina y sus mezclas, o los polietilenglicoles (PEG), son excipientes hidrófilos. Dentro del grupo de los excipientes lipófilos o grasos, se encuentran los que siguen:

- Triglicéridos naturales, como la manteca de cacao; antiguamente, muy usada, pero que en la actualidad está prácticamente en desuso, ya que se funde a unos 37 °C y, por lo tanto, no es apta para comercializarla en los países cálidos. También incluimos los aceites vegetales hidrogenados, como el de coco o el de cacahuete.
- Liposolubles sintéticos, como la estearina.
- Alcoholes grasos endurecidos.

Este tipo de forma galénica suele venir en blíster, de manera individual, y, tras su administración, debemos dejar que se funda para conseguir el efecto buscado.

3.4.2. Enemas

Son preparaciones líquidas para administración rectal utilizadas con fines locales, generales o de diagnóstico. Químicamente, pueden ser soluciones, suspensiones o emulsiones. Tenemos las siguientes:

- *Enemas de efecto local:*
  - *Evacuación del intestino.* Su formulación lleva agua, glicerol, jabones blandos y laurilsulfato sódico, que ayudan a reblandecer las heces (figura 3.17).
  - *Enemas terapéuticos.* En este caso, se busca un efecto local en el colon. Llevan principios activos; por ejemplo, los antiinflamatorios tópicos para el tratamiento de la colitis ulcerosa.
- *Enemas de efecto sistémico.* El principio activo debe ser absorbido para ejercer su efecto; entre otros, encontramos los enemas con antiinflamatorios o antipiréticos.

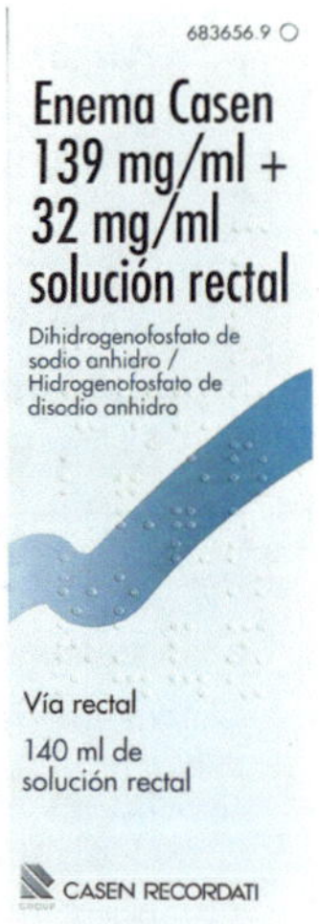

Figura 3.17
Enema Casen.

– *Enemas de diagnóstico.* Con medios de contraste (radiopacos), como, por ejemplo, el enema de sulfato de bario.

Actividad propuesta 3.5

Busca información acerca de la correcta administración de los enemas. ¿Cuáles son las diferencias entre la administración de los enemas y la de los supositorios?

3.5. Administración por vía cutánea

Hemos comentado en la introducción que las vías tópicas corresponden a la administración sobre la piel y las mucosas. Generalmente, aunque con excepciones, se busca el efecto local.

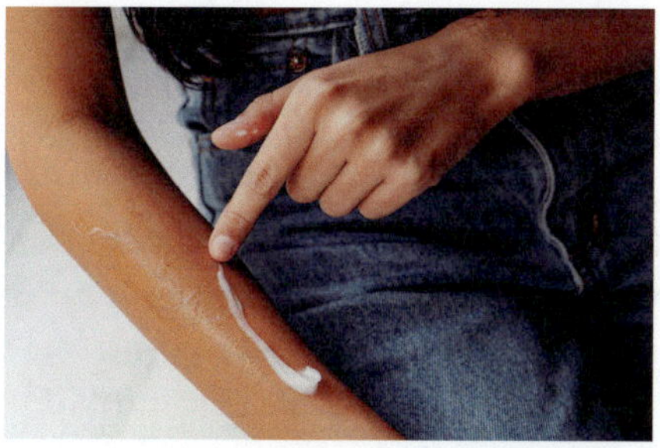

Figura 3.18
Aplicación de antiinflamatorio por vía cutánea.

En este apartado nos vamos a referir a la vía sobre la piel, que también es conocida como cutánea o dérmica. En la mayoría de las ocasiones, como hemos dicho, se busca el efecto local, bien sobre la piel, bien dentro de la piel (figura 3.18). Por ello, debe evitarse o reducirse al máximo la absorción transcutánea de los fármacos que puedan provocar efectos secundarios no deseados. Los factores que influyen en la absorción del fármaco a través de la piel están relacionados con distintos elementos. Así, tenemos factores relativos a la piel; por ejemplo, si piel está sana o no, ya que una piel intacta es una barrera impermeable para muchas sustancias, pero una piel con heridas o alterada verá modificada esta función de barrera y, por lo tanto, incrementará la absorción de determinadas sustancias.

La parte del organismo en la que se administre el medicamento es un factor importante, pues la piel de cada zona tiene unas características particulares (estrato córneo más o menos fino, más o menos grasa), lo que influirán en que absorción sea mayor o menor. Además, la extensión de piel que esté en contacto con el medicamento influye en el grado de absorción, ya que, a mayor superficie, mayor probabilidad de absorción.

No todos los factores que determinan la absorción están relacionados con la piel; también son importantes los factores vinculados con el medicamento y el fármaco en cuestión. Así, si el fármaco es lipófilo, atravesará las capas de la piel con más facilidad, por lo que habrá mayor absorción. El tamaño de la molécula es otro factor influyente: las moléculas más pequeñas atraviesan mejor las barreras, por lo que su absorción será más fácil.

Las formas farmacéuticas que se administran por esta vía pertenecen a grupos muy variados –líquidas, sólidas y semisólidas–, pero todas ellas cumplen las siguientes características generales:

- Tienen un pH compatible con la piel, esto es, neutro o ligeramente ácido.
- No deben irritar ni producir sensibilizaciones.
- Deben tener unas adecuadas extensibilidad y adaptabilidad.
- Deben poder ser eliminadas de la zona mediante lavado.
- En lo posible, no deben manchar la ropa ni la piel.

3.5.1. Formas farmacéuticas líquidas de administración cutánea

Las preparaciones líquidas de administración cutánea se denominan lociones. Se definen como sistemas acuosos de una o más sustancias en el seno de un disolvente o un sistema de solventes.

Las lociones acuosas de aplicación cutánea pueden corresponder a los siguientes tipos:

- *Disoluciones*. Conocidas como lociones-solución, son soluciones acuosas o hidroalcohólicas con los principios activos disueltos.
- *Suspensiones*. Son dispersiones líquidas con sólidos finamente divididos y mantenidos en suspensión. Son conocidas como lociones-suspensión. Después de ser aplicadas (con o sin fricción, según los casos), el disolvente se evapora y deja recubierta la zona tratada con una fina capa de las sustancias medicamentosas.

3.5.2. Formas farmacéuticas sólidas de administración cutánea

Dentro de las formas farmacéuticas sólidas de administración por vía dérmica, encontramos los polvos (figura 3.19), que definimos como partículas sólidas y secas de distintos grosores, que pueden contener una o más sustancias activas, con o sin excipientes, y que se pueden presentar como polvos unidosis o multidosis, acondicionados en envases espolvoreadores o con dispositivo pulverizador mecánico, o en contendores presurizados. Estas formulaciones no son muy usadas; por ejemplo, Talquistina® en polvo.

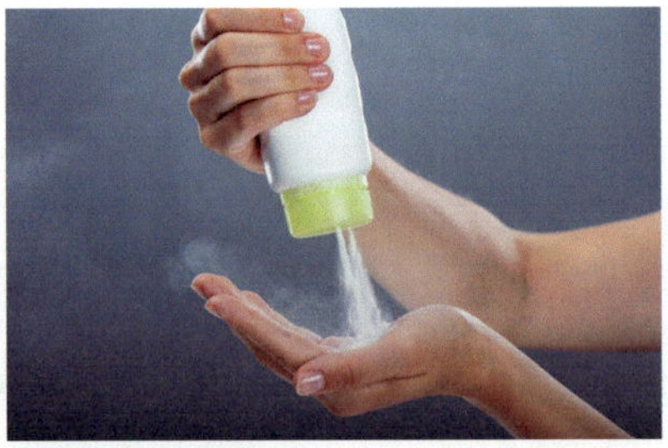

Figura 3.19
Administración en polvo por vía cutánea.

3.5.3. Formas farmacéuticas semisólidas de administración cutánea

Están formadas por una base, que puede ser simple o compuesta, en la que suelen estar –disueltos o dispersos– los principios activos. Según la Farmacopea Europea, estas preparaciones están destinadas a ser aplicadas sobre la piel o sobre ciertas mucosas, con el fin de ejercer una acción local o dar lugar a la penetración percutánea de principios activos, o por su propia acción emoliente o protectora. Tienen un aspecto homogéneo. Además, satisfacen una exigencia de las preparaciones de aplicación tópica, ya que, en general, poseen buena adherencia, lo que hace que permanezcan sobre la superficie de aplicación por un tiempo razonable hasta que se eliminan mediante el lavado. Entre otras clases, hay pomadas, cremas, pastas y geles.

A) Pomadas

Las pomadas (figura 3.20.*a*) consisten en una base monofásica de consistencia semisólida. En función de si la base es hidrófila o hidrófoba, hay diferentes tipos:

- *Pomadas lipófilas.* Su composición consiste, básicamente, en la mezcla de hidrocarburos fluidos e hidrocarburos sólidos de alto punto de fusión. La mayoría de ellas llevan aceites minerales y vaselina.
- *Pomadas hidrófilas.* Se fabrican con excipientes acuosos, como, por ejemplo, los polietilenglicoles.
- *Bases absorbentes de agua.* Los excipientes son los mismos que en las pomadas hidrófobas o lipófilas, pero se les añaden alcoholes grasos, lanolina, etc. Pueden absorber grandes cantidades de agua.

IMPORTANTE

> Se exigirá que las pomadas para la aplicación oftálmica o para las heridas abiertas sean estériles.

B) Cremas o emulsiones

Son sistemas dispersos, formados por dos fases líquidas inmiscibles entre sí, una fase oleosa y otra acuosa, y estabilizados con emulgente (3.20.*b*). Hay dos tipos de emulsiones:

- *Emulsiones O/A.* En este tipo de emulsiones, la fase externa o dispersante es acuosa, y la dispersa o interna es oleosa. El resultado es una emulsión O/A, de signo acuoso, que será una emulsión fluida. Son preparados lavables, y tienden a desvanecerse una vez aplicados, debido a la evaporación de su contenido acuoso. No dejan sensación pringosa.
- *Emulsiones A/O.* Si la fase interna es la acuosa y la externa es la oleosa, el resultado es una emulsión A/O, de signo oleoso. Son cremas más densas, provocan una sensación untuosa al aplicarlas, y dejan la piel grasa y brillante.

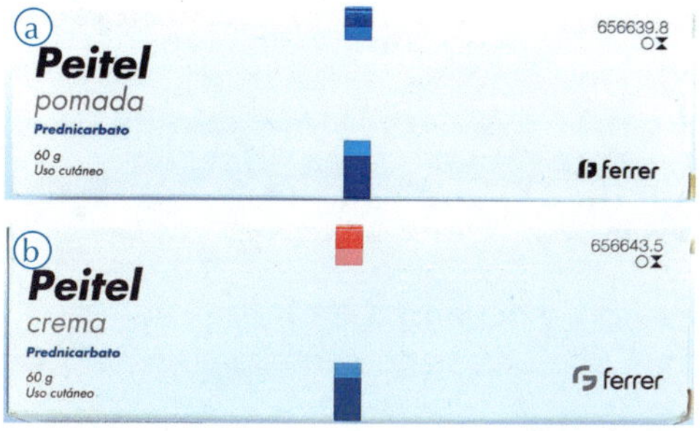

Figura 3.20
a) Pomada; *b)* crema.

Denominamos emulsiones a las que tienen una textura más fluida, y cremas, a las que tienen mayor consistencia.

C) Pastas

Son preparaciones semisólidas, de naturaleza polifásica, con un alto porcentaje de sólidos (40-50 %) dispersos en una base. Si esta es lipófila, se denominan pastas grasas; si es hidrófila, pastas acuosas.

Toma nota

Composición de las pastas

Pasta grasa: pasta de Lassar

25 g de óxido de zinc
25 g de almidón de maíz
Excipientes: lanolina y vaselina c.s.p. 100 g

Pasta acuosa: pasta al agua

25 g de talco
25 g de óxido de zinc
25 g de glicerina
25 g de agua destilada

D) Geles

Se trata de líquidos gelificados por medio de agentes gelificantes adecuados. Tenemos distintos tipos:

- *Geles lipófilos (oleogeles).* Preparaciones cuyas bases son generalmente de parafina líquida con polietileno, o aceites grasos gelificados con sílice coloidal o jabones de Al o Zn.
- *Geles hidrófilos (hidrogeles).* Preparaciones cuyas bases consisten en agua, glicerol o propilenglicol gelificados con agentes gelificantes adecuados, como almidón, derivados celulósicos, carbómeros o silicatos de Mg-Al.

Además de estas preparaciones semisólidas, existen otras, como los ungüentos, los emulgeles, etc.

Actividad propuesta 3.6

Enumera las diferentes formas farmacéuticas semisólidas de administración por vía cutánea, y explica qué diferencias hay en cuanto a su administración.

3.6. Administración por vía inhalatoria

La vía inhalatoria es la de administración a través de la nariz o la boca para alcanzar las vías del aparato respiratorio (figura 3.21). Si se administra por la nariz, normalmente su efecto se produce en las vías altas. Si el medicamento es inhalado y vehiculizado por el aire que se inspira por la boca, alcanza los pulmones.

La administración de fármacos por vía inhalatoria ha contribuido notablemente a la mejoría de los pacientes con enfermedades de las vías respiratorias, como el asma o el EPOC. El fármaco, en este caso, se dirige de manera específica al lugar de acción, lo cual evita, en cierta medida, la aparición de efectos secundarios. Además, la acción farmacológica aparece de manera rápida y eficaz.

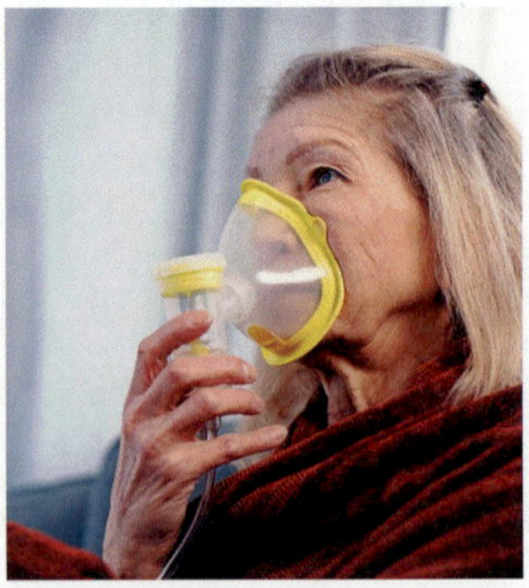

Figura 3.21
Mujer utilizando un inhalador.

PARA SABER MÁS

Las posibilidades de los fármacos por vía inhalatoria clásicamente estaban centradas en los broncodilatadores y antiinflamatorios, usados ambos para el tratamiento del asma, pero actualmente se está ampliando su uso, con el fin de vehiculizar distintos fármacos cuyo órgano diana es el aparato respiratorio.

Las formas galénicas para la administración por vía inhalatoria o respiratoria son los inhaladores y nebulizadores. Son formas de tipo gaseoso. Químicamente, son aerosoles, esto es, sistemas dispersos formados por una fase externa gaseosa y una fase interna, que pueden ser de los siguientes tipos:

- *Líquida*. Entonces se denominan aerosoles tipo niebla.
- *Sólida*. Son denominados aerosoles tipo humo.

El depósito del fármaco en la vía aérea está condicionado por diversos factores. El primero de ellos tiene que ver con el generador del aerosol; el segundo, con las características de ventilación de los pacientes.

Los generadores de aerosol producen partículas de diferentes tamaños. Cada partícula de fármaco tiene ser de entre una y diez micras. Si el tamaño es inferior a una micra, entra y sale con el aire, sin depositarse en el lugar en el que se busca que ejerza su acción. Por encima de diez micras, fácilmente se depositará en las vías respiratorias altas y no entrará hasta los bronquiolos.

3.6.1. Inhaladores presurizados

Este tipo de dispositivos contienen soluciones o suspensiones de un principio activo envasadas en un sistema a presión, de manera que, al accionar la válvula, se produce la liberación gracias a un agente propelente (figura 3.22).

Los inhaladores presurizados están formados por tres elementos:

1. *Cartucho.* Es un dispositivo cilíndrico y metálico, multidosis, cuyo volumen es variable, según el fabricante (alrededor de los 10 mL), dentro del cual se encuentra el principio activo en solución o suspensión, en un gas propelente y a presión. El gas propelente empleado es un freón.
2. *Válvula dosificadora.* Permite liberar en cada pulsación una dosis controlada y reproducible del fármaco micronizado.
3. *Envase externo de plástico.* En él se encaja el cartucho. La presión ejercida sobre el cartucho acciona una válvula que permite la salida del aerosol a través de un orificio.

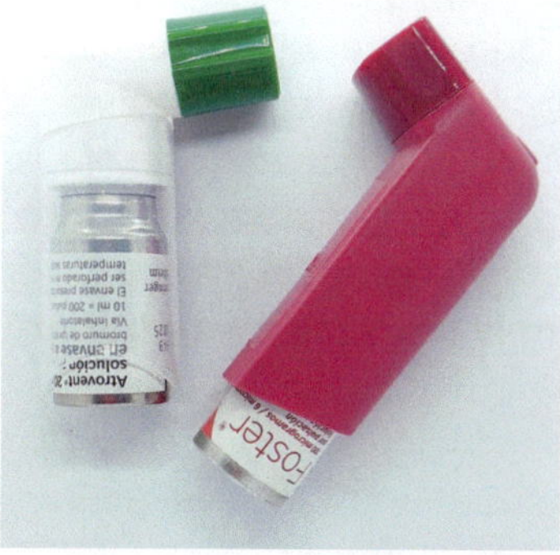

Figura 3.22
Inhaladores presurizados.

El medicamento sale por el dispositivo en forma de aerosol tipo niebla, con un tamaño de partícula variable entre dos y cuatro micras.

Entre sus ventajas, cabe citar que el medicamento está protegido por el envase. Así, la contaminación del mismo es bastante improbable, como también lo es el contacto con el oxígeno y la humedad ambiental.

Uno de los mayores inconvenientes de estas formas farmacéuticas es que el paciente debe coordinar la inspiración y la pulsación (accionar la válvula) para administrar el medicamento. Por ello, en algunos grupos de población –ancianos y niños, por ejemplo– se recomienda el uso de las denominadas *cámaras de inhalación,* productos sanitarios que se colocan, por un lado, en la boca del paciente y que, por el otro, se acoplan a la boquilla del inhalador. Al accionar la válvula, el aerosol queda en esta cámara de inhalación, y el paciente puede respirar normalmente, sin necesidad de coordinar la pulsación con la inspiración.

SABÍAS QUE...

El uso de inhaladores puede afectar a nuestra salud bucodental, dado que un porcentaje importante del medicamento no es inhalado y permanece en la zona orofaríngea. Debido a su alto contenido en azúcares, puede favorecer la aparición de caries, además del crecimiento de hongos (candidiasis oral), por lo que es importante recomendar a los pacientes que, tras el uso de los mismos, se aclaren la boca con agua o se laven los dientes.

3.6.2. Inhaladores de polvo seco

El hecho de que algunos pacientes manejen de forma incorrecta los cartuchos presurizados, así como las implicaciones derivadas del uso de freones como gas propelente, ha llevado a que se favorezca el desarrollo de nuevos dispositivos inhaladores; en este caso, en forma de polvo seco. En la actualidad, se dispone de fármacos broncodilatadores y antiinflamatorios.

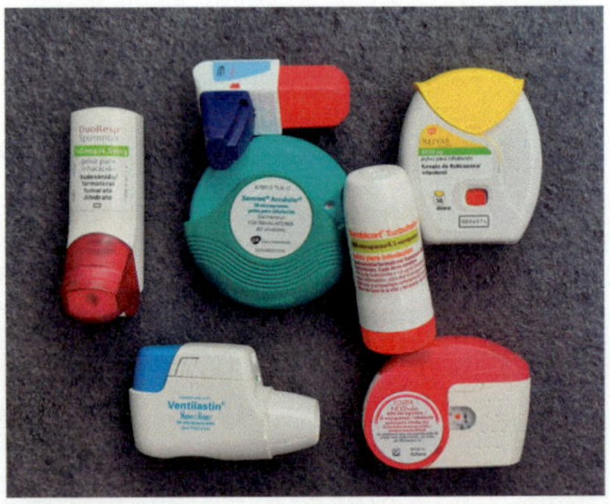

Figura 3.23
Inhaladores de polvo seco.

Los inhaladores de polvo seco generan aerosoles de tipo humo, de fase externa gaseosa e interna sólida, y el tamaño de las partículas oscila entre una y dos micras. El fármaco en polvo, en algunos casos, es mezclado con aditivos, como la lactosa o la glucosa, para facilitar su inhalación. Estos aditivos son de gran tamaño, por lo que no alcanzan las vías aéreas inferiores.

Comparándolos con los sistemas de aerosoles presurizados, se puede decir que su eficacia es igual o incluso mayor. Además, son más fáciles de usar, ya que no requieren ninguna técnica especial, de manera que desaparece el problema de la coordinación pulsación-inspiración. Otra diferencia con respecto a los anteriores es que no usan gases propelentes contaminantes.

Los inhaladores de polvo seco (figura 3.23) pueden ser de los siguientes tipos:

- *Sistemas monodosis.* En este caso, el principio activo es un polvo incorporado en una cápsula, que se debe introducir dentro del dispositivo. Esta será perforada y, con la inspiración el medicamento, liberada. Por ejemplo, Aerolizer®, Spihaler® y Rotahaler®, entre otros.

- *Sistemas multidosis.* En este caso, todas las dosis están incorporadas en el inhalador; el paciente no deberá introducir nada. Existen muchas modalidades. Algunas, como el Turbuhaler®, constan de una rueda dosificadora, que se gira para cargar la dosis. Otros, como en el Accuhaler®, tienen una palanca que se desliza para cargar la dosis. Todos ellos disponen de un contador de dosis, e indican las tomas que quedan en el dispositivo.

Sea el inhalador del tipo que sea, debemos recomendar al paciente que, al administrar la dosis, esté en posición vertical (de pie o sentado), que espire profundamente todo el aire que tenga en los pulmones, y que, a continuación, inspire lenta y profundamente, y aguante la respiración todo el tiempo que sea posible, siendo recomendables, como mínimo, diez segundos. Después, espirará lentamente. Por último, deberá aclararse la boca con agua.

3.6.3. Nebulizadores

Igual que con los inhaladores de polvo seco, con este sistema evitamos la coordinación pulsación-inhalación; tampoco se precisan gases presurizados. Los nebulizadores se usan, sobre todo, en las clínicas y hospitales, en los casos de urgencia y en la población infantil. Para la administración, se requiere un equipo denominado nebulizador. La forma galénica en la que se presenta el medicamento es un líquido (solución o suspensión muy fina) para el nebulizador, que se colocará, según las instrucciones y en las dosis prescritas, en el nebulizador, y este será el que nebulice el medicamento; esto es, convertirá el líquido medicamentoso en un aerosol de tipo niebla que será inhalado a través de una mascarilla.

Actividad propuesta 3.7

¿Son lo mismo los inhaladores presurizados que los nebulizadores? Indica en qué se diferencian, y pon un ejemplo de cada uno de ellos.

3.7. Administración por vía transdérmica

Entre las vías tópicas se encuentra la vía transdérmica, también conocida como percutánea. Es una vía de administración *a través* de la piel, a diferencia de la vía cutánea, que es *sobre* la piel. Su efecto no es local, como ocurre con la vía dérmica, sino sistémico o generalizado. Algunos medicamentos administrados por esta vía son, por ejemplo, los analgésicos opiáceos, los antihipertensivos, los antianginosos, la terapia de sustitución hormonal o la nicotina para deshabituación tabáquica.

Sabías que...

Hasta no hace muchos años se pensaba en la piel como en un órgano para administrar fármacos con objetivo local. Fue tras determinadas intoxicaciones producidas por contacto –por ejemplo, con insecticidas organofosforados– cuando se vio que la piel tiene una gran capacidad de absorción, sobre todo de sustancias lipófilas, y que, por tanto, a través de ella se podían administrar medicamentos con finalidad sistémica.

La absorción percutánea, o absorción de fármacos a través de la piel, presenta las tres etapas siguientes:

- Liberación del principio activo y difusión dentro del sistema de administración hasta la superficie de la piel.
- Penetración en la capa cutánea.
- Incorporación a la microcirculación dérmica.

Las formas farmacéuticas de administración transdérmica son los parches transdérmicos.

3.7.1. Parches transdérmicos

La forma farmacéutica para la administración percutánea son los denominados sistemas terapéuticos transdérmicos (SST), más conocidos como parches TTS (del inglés *transdermic therapeutic system*) (figura 3.24).

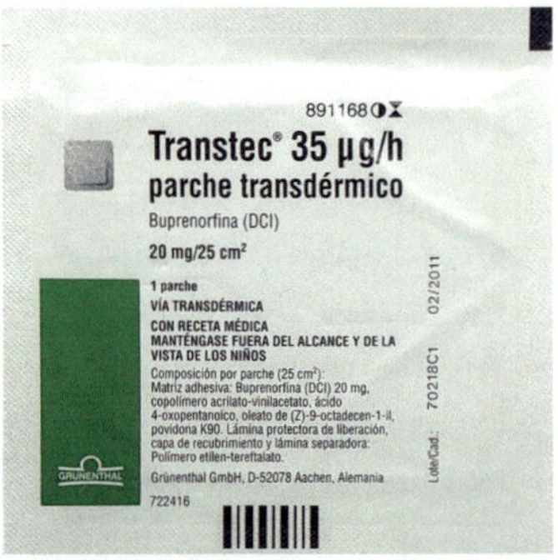

Figura 3.24
Parches transdérmicos.

El sistema transdérmico ideal debe liberar una cantidad de principio activo por unidad de superficie inferior a la que deja pasar la región menos permeable de la piel.

Entre las ventajas de esta forma galénica, se pueden mencionar que la liberación del fármaco ocurre de manera controlada, los niveles plasmáticos obtenidos son constantes y sostenidos, y es posible vehiculizar principios activos de vida media muy corta, además de la comodidad de la administración y de la posibilidad de su eliminación de forma instantánea.

Como inconvenientes, es muy reducido el número de principios activos que se pueden vehiculizar mediante esta forma farmacéutica, ya que deben ser fármacos muy lipófilos y de bajo peso molecular. Además, hay posibilidad de aparición de reacciones alérgicas en la zona de administración.

Los componentes de los parches o sistemas transdérmicos, desde fuera hacia dentro, son los siguientes:

- Membrana impermeable.
- Principio activo y excipientes.
- Módulos de liberación.
- Sistema afianzador sobre la piel, resistente al agua y al roce, pero que se puede retirar con facilidad.

Hay dos tipos de parches: los de *depósito* o *reservorio* –contienen el principio activo en un depósito y disponen de una membrana que controla la liberación del fármaco– y los *sistemas matriciales,* que carecen de esta membrana para controlar la liberación.

3.8. Administración por vía vaginal

La vía de administración vaginal consiste en la introducción de un sólido o semisólido en la vagina, la cual está muy vascularizada, lo que la convierte en una vía perfecta de administración de medicamentos, con efecto tanto localizado como sistémico. Al llevarse a cabo la administración sobre la mucosa vaginal, es considerada una vía tópica. Los medicamentos de este tipo suelen contener principios activos con efecto antifúngico, anestésicos locales, lubricantes, anticonceptivos y antibióticos.

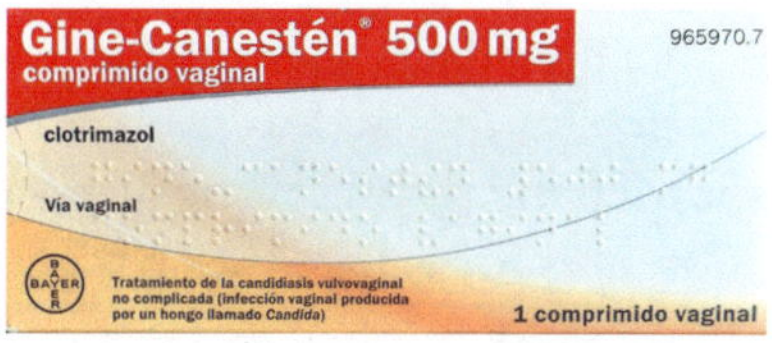

Figura 3.25
Comprimidos vaginales.

Las formas galénicas de administración vaginal se pueden clasificar en las siguientes categorías, entre otras: formas líquidas (soluciones o suspensiones que se administran como irrigaciones), formas sólidas (comprimidos vaginales, óvulos y cápsulas) y formas semisólidas (cremas, espumas y geles). Detallaremos los óvulos y comprimidos vaginales:

- *Comprimidos vaginales.* Son formas galénicas sólidas obtenidas por compresión, con diferentes formas (ovoide, elíptica o esférica), para ser administradas en la vagina. Generalmente, se busca un efecto local (figura 3.25).
- *Óvulos.* Son formas farmacéuticas sólidas, de mayor tamaño que los comprimidos vaginales, que pueden vehiculizar uno o varios principios activos dispersos o disueltos en una base apropiada, la cual puede ser soluble o dispersable en agua, o puede fundirse a la temperatura corporal. Es recomendable administrarlos antes de acostarse.

3.9. Administración por vía oftálmica

La vía oftálmica es la de administración en los ojos. Por lo común, se busca un efecto local. Se suelen administrar por esta vía fármacos antiinflamatorios, antihistamínicos, antiinfecciosos y para el tratamiento del glaucoma, entre otros.

Los preparados oftálmicos son productos estériles líquidos, semisólidos o sólidos, destinados a su administración en el ojo o en la conjuntiva, o para inserción en el saco conjuntival.

Encontramos formas galénicas como las siguientes:

- Colirios.
- Geles y pomadas oftálmicas.
- Baños oculares.
- Preparados oftálmicos semisólidos.
- Insertos oftálmicos.

Los ojos son muy sensibles a las infecciones. Por ello, un requisito indispensable que deben cumplir las formas de aplicación oftálmica consiste en ser estériles. Es recomendable deshacerse de los preparados oftálmicos que lleven un tiempo abiertos.

A continuación, hablaremos de algunas de las formas galénicas más usadas.

3.9.1. Colirios

Formas galénicas líquidas, de administración oftálmica, estériles y que químicamente pueden ser disoluciones o suspensiones, acuosas u oleosas, que contienen uno o varios fármacos. Están destinadas a la instilación ocular (a veces, también ótica) (figura 3.26).

La absorción y el paso a la vía sistémica es un efecto indeseado de los colirios, ya que se busca un efecto local. Además, es deseable que no desencadenen lagrimeo, que arrastraría de forma inmediata los fármacos. Hay diferentes formulaciones para los colirios:

- *Disoluciones acuosas.* El fármaco va disuelto en agua purificada y esterilizada. Como excipientes, se suelen incluir isotonizantes, reguladores del pH y coadyuvantes, tales como solubilizantes, viscosizantes o conservantes, entre otros.
- *Disoluciones oleosas.* El fármaco va disuelto en disolventes grasos. Son muy poco usadas en la actualidad.
- *Suspensiones oftálmicas acuosas.* En los casos en los que el principio activo no pueda disolverse en agua –como sucede, por ejemplo, con los corticosteroides, que son de naturaleza lipófila– se formulan, en vez de como disoluciones, como suspensiones (sistema disperso de fase externa líquida y fase interna sólida).

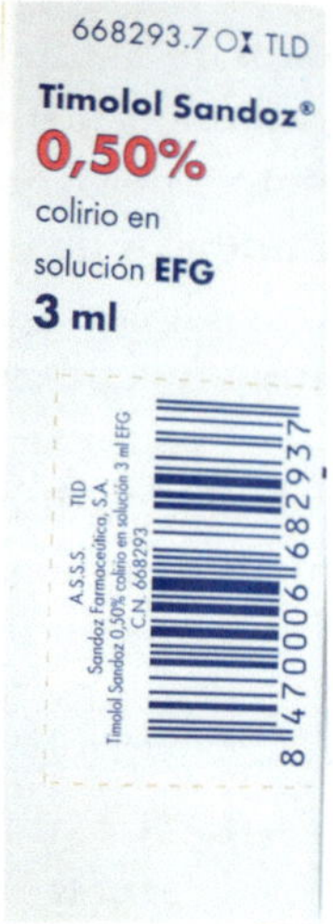

Figura 3.26
Colirio.

Las finalidades de los colirios son las que siguen:

- *Terapéutica o de diagnóstico.* Se incluyen, por ejemplo, los fármacos antiinfecciosos (figura 3.27), antiinflamatorios, anestésicos locales, ciclopléjicos, etc.
- *Lágrimas artificiales.* Son gotas para lubricar los ojos secos; ayudan a mantener la humedad en la superficie externa de los ojos.

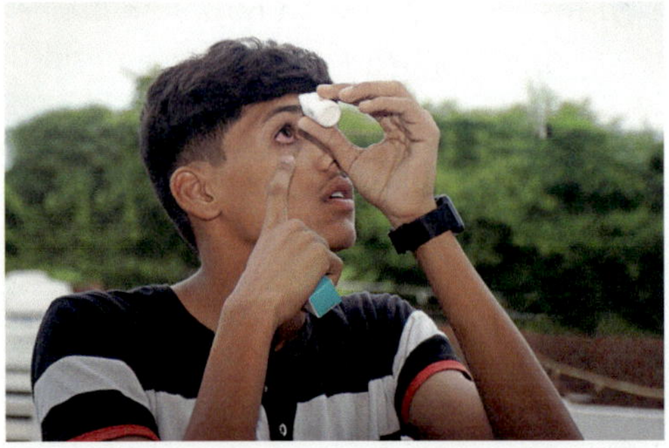

Figura 3.27
Tratamiento de la conjuntivitis con colirio.

Estos son los requisitos que deben cumplir los colirios:

- *pH apropiado.* Las lágrimas tienen un pH de 7,4-7,7. Además, tienen capacidad amortiguadora. En la preparación de colirios, debe tenerse en cuenta el pH óptimo (6,5-8,5).
- *Isotónicos.* Las lágrimas son isotónicas (0,9 % NaCl). El ojo sano puede tolerar hasta 1,4 % NaCl.
- *Esterilidad.* Como norma general, se deben desechar los colirios tras cuatro semanas desde su apertura. Se debe indicar en el cartonaje el periodo de validez después de abrirlos.
- *Limpidez.* Ausencia de partículas.
- *Viscosidad adecuada.* Al aumentar la viscosidad, hay un mayor tiempo de contacto con el ojo y, por ello, una mejor respuesta terapéutica.

Los colirios se pueden acondicionar en envases unidosis o multidosis de capacidad variable.

3.9.2. Formas semisólidas

Se definen como preparaciones semisólidas, estériles, destinadas a ser aplicadas sobre la conjuntiva. Están formadas por uno o varios principios activos, disueltos o dispersos en un excipiente apropiado. Como en el caso de los colirios, se exige que sean estériles. Esta forma es la de elección cuando se desea mantener durante un tiempo mayor el principio activo en contacto con el fondo del saco conjuntival. Encontramos las siguientes:

- Pomadas: para conseguir un efecto sostenido.
- Emulsiones O/A: efecto rápido.
- Emulsiones A/O: efecto sostenido y absorción lenta.
- Cremas solubles o hidrogeles.

Actividades propuestas

3.8. Viene una paciente a la farmacia y solicita unos óvulos de administración vaginal. Indica la información que le proporcionarías. ¿Cuál es la forma de administración más adecuada?

3.9. Busca al menos cuatro situaciones o patologías que requieran la administración de un medicamento en forma de colirio. Pon algún ejemplo de cada una.

3.10. Administración por vía ótica

La vía ótica es una de las vías tópicas. La administración se realiza en el conducto auditivo. Siempre se busca el efecto localizado, por lo que la absorción es un efecto indeseado. La forma farmacéutica son las gotas óticas, preparados líquidos acuosos u oleosos que suelen vehiculizar fármacos tales como los antibióticos, los anestésicos locales y los antiinflamatorios, o preparados para la limpieza del conducto auditivo (lavados óticos). Se recomienda atemperar las gotas antes de su administración.

3.11. Administración por vía nasal

La administración por vía nasal se lleva a cabo sobre la mucosa nasal. Se administran preparados líquidos, semisólidos o sólidos, con uno o más principios, en la cavidad nasal, para ejercer un efecto local o sistémico.

Cuando se busca un efecto local, se suelen vehiculizar descongestivos, vasodilatadores, corticoides tópicos o antihistamínicos. Pero la mucosa nasal está muy vascularizada, y en ella se produce una buena absorción, por lo que en ocasiones se usan para ejercer un efecto sistémico; por ejemplo, se pueden administrar hormonas (como la oxitocina o la calcitonina) y fármacos para la migraña (Imigran®, solución para pulverización nasal) o para el cáncer de próstata, entre otros.

El formato más habitual son las gotas y los espráis nasales líquidos. Son soluciones de base acuosa u oleosa que contienen el principio activo. Además, se suelen añadir correctores del pH (que debe estar comprendido entre 6,5 y 8,3), isotonizantes (para estar en equilibrio con la tonicidad de la mucosa nasal) y viscosizantes (que favorecerán la retención en la mucosa), entre otros excipientes.

Hay dos variedades: las que vienen en frasco multidosis, con cuentagotas, que son las denominadas gotas nasales, y los espráis nasales, en los que el líquido se administra pulverizado, lo que se puede conseguir, bien apretando las paredes flexibles del envase de plástico al administrar en cada fosa nasal (figura 3.28), bien mediante un pulverizador.

También existen soluciones líquidas acuosas, generalmente isotónicas, para el lavado de la cavidad nasal, y barritas sólidas destinadas a la aplicación local.

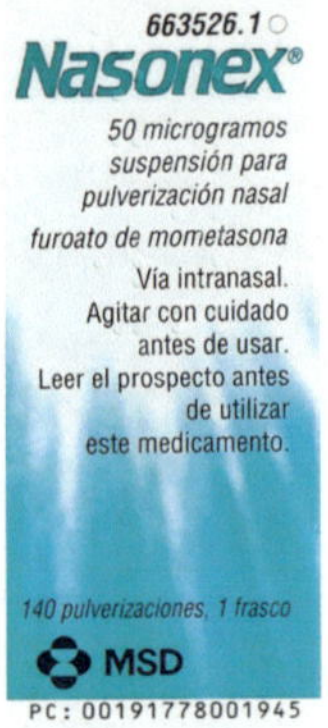

Figura 3.28
Espray nasal.

3.12. Administración por vía parenteral

Las vías parenterales son aquellas que requieren procedimientos invasivos –inyección– para introducir el medicamento en el organismo. Dado que estas vías implican la ruptura de la piel y las diferentes membranas, no son consideradas vías de entrada fisiológicas normales. Además, para su administración, en la mayoría de las ocasiones, se requiere la intervención de un profesional sanitario, por lo que su uso no está muy extendido fuera del medio hospitalario.

Son muy usadas, por ejemplo, cuando necesitamos un efecto terapéutico rápido, es decir, en casos de urgencia. Por ejemplo: una inyección de adrenalina en una situación de alergia para prevenir un *shock* anafiláctico; cuando los fármacos que no se absorban por la vía oral, o se destruyan o inactiven en su paso por el aparato digestivo (como las insulinas); o por circunstancias del propio paciente (que no tenga la capacidad de tragar o esté inconsciente).

3.12.1. Vías de administración

Hay varias vías parenterales. En este capítulo, se van a tratar únicamente la vía intravenosa (i.v.), y las vías extravasales intramuscular (i.m.) y subcutánea (s.c.).

A) Vía intravenosa

Esa una vía de administración intravascular; esto es, el medicamento se administra directamente en la vena. No requiere absorción, no hay paso del fármaco a la sangre, porque el fármaco es administrado directamente en la sangre. Así pues, su biodisponibilidad es del 100 %. Es la vía de administración con la que se consigue la acción más rápida (aproximadamente en un minuto, el fármaco se distribuye por todo el organismo). Por ello, una de sus principales ventajas es la rapidez de acción y la posibilidad de conseguir concentraciones sanguíneas especialmente altas, si las circunstancias lo requieren. Además, por esta vía se evita el paso por el aparato digestivo, así como la acción irritante de la vía oral.

Esta vía es muy rápida. Se pueden alcanzar concentraciones plasmáticas elevadas, si se desea, y de ahí pueden derivar sus principales inconvenientes, ya que pueden aparecer reacciones adversas de manera inmediata, y, si cabe, más graves, como, por ejemplo, cuando exista una reacción anafiláctica. Además, hay riesgo de embolia e infección por microrganismos.

RECUERDA

✓ La intravenosa es la única vía en la que no hay absorción, porque el fármaco se administra directamente en la sangre.

B) Vía intramuscular

Como su propio nombre indica, consiste en la administración del medicamento en el músculo estriado; por ejemplo, el deltoides o los glúteos. La velocidad de absorción depende del riego sanguíneo en el lugar de la inyección y de las características fisicoquímicas del medicamento: muy rápida en las preparaciones acuosas y más lenta en las oleosas. Pero, por lo general, el tejido muscular está muy vascularizado, lo cual proporciona, aun en reposo, un buen flujo sanguíneo, y esto permite una absorción del fármaco bastante rápida, más incluso que en la administración oral.

Como inconvenientes, podemos citar, entre otros, la posibilidad de que con la inyección se dañen las terminaciones nerviosas responsables del movimiento del músculo. Además, es posible que se produzca irritación en la zona de la inyección, que en el caso de fármacos o disolventes muy irritantes puede llegar a producir necrosis, con intenso dolor.

La administración constante en el mismo sitio por esta vía puede provocar fibrosis local, con reducción progresiva de la absorción, por lo que es necesario variar el punto de inyección.

Como último inconveniente, podemos mencionar la limitación del volumen de inyección, ya que, como máximo se pueden administrar 5 ml.

C) Vía subcutánea

Mediante esta vía, se inyecta el medicamento en el tejido subcutáneo, o hipodermis. El flujo sanguíneo en este tejido es muchísimo menor que en el músculo; por ello, la absorción es más lenta que a través de la vía intramuscular.

La velocidad de entrada puede reducirse por vasoconstricción del territorio (aplicación de frío, vasoconstrictores, etc.), o acelerarse por vasodilatación, lo cual se puede conseguir aplicando enzimas que aumenten la superficie de absorción (hialuronidasa).

Algunos ejemplos de fármacos administrados por esta vía son las insulinas o las heparinas de bajo peso molecular.

D) Vía intradérmica

La inyección se efectúa entre la última capa de la epidermis y la dermis. Es una vía que admite muy poca cantidad de volumen; como máximo, 0,1 ml. Es una vía usada en las pruebas de alergias y la administración de vacunas o de anestésicos locales.

3.12.2. Formas farmacéuticas

A continuación, se detallan las distintas formas galénicas de administración por vía parenteral. Se indicará cuáles son adecuadas para cada una de las vías parenterales.

A) Inyectables

Una de estas formas galénicas son los inyectables, contenidos en ampollas (figura 3.29) o viales. Las ampollas están diseñadas para usarse una sola vez. Los viales, sin embargo, están diseñados con un tapón de goma para pinchar y obtener la dosis deseada.

A todos se les exige que sean:

- *Estériles.* No deben contener ningún microorganismo.
- *Apirógenos.* No deben provocar reacciones febriles.
- *Neutros.* Para el caso de las disoluciones, el pH adecuado debe ser como el pH sanguíneo, esto es, entre 7,2 y 7,4.
- *Isotónicos.* Para la administración por vía intramuscular, esto no es indispensable, aunque se intentará que lo sean.
- *Límpidos.* Esto es, transparentes, sin partículas en suspensión.

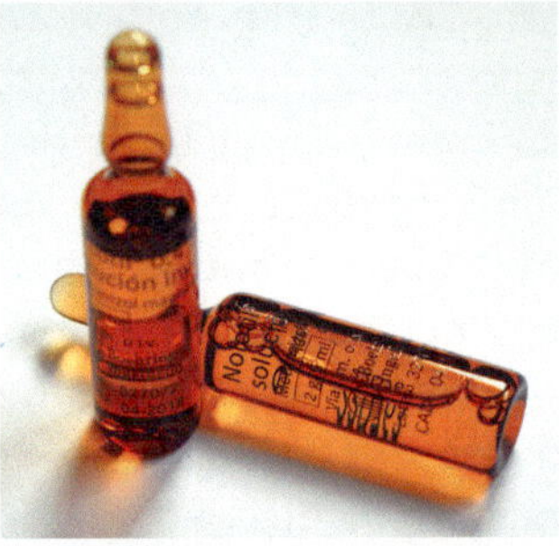

Figura 3.29
Ampollas inyectables.

El contenido del inyectable se puede presentar en las siguientes formas:

a) Forma líquida:

- *Disolución.* La formulación incluye el fármaco y uno o varios disolventes, entre los que encontramos el agua para las preparaciones inyectables –la cual debe cumplir unas características, descritas en la Real Farmacopea Española– y otros disolventes acuosos, como pueden ser el etanol, el glicerol, etc., aunque también existen los disolventes no acuosos (oleosos).
- *Suspensión.* Cuando el principio activo no es soluble en el disolvente, como, por ejemplo, el corticoide acetato de metilprednisolona.
- *Emulsión.* Recordemos que es una mezcla de dos líquidos inmiscibles entre sí. Puede ser de naturaleza A/O, como se presentan los alergenos para administración s.c. o las formas *depot,* o puede ser O/A, como en el caso de la nutrición parenteral.

b) Forma sólida. En este caso, viene una ampolla con el polvo, el cual debe ser mezclado con el disolvente, que se halla en la otra ampolla (figura 3.30). Al terminar de reconstituir el medicamento, será, o bien una solución, o bien una suspensión.

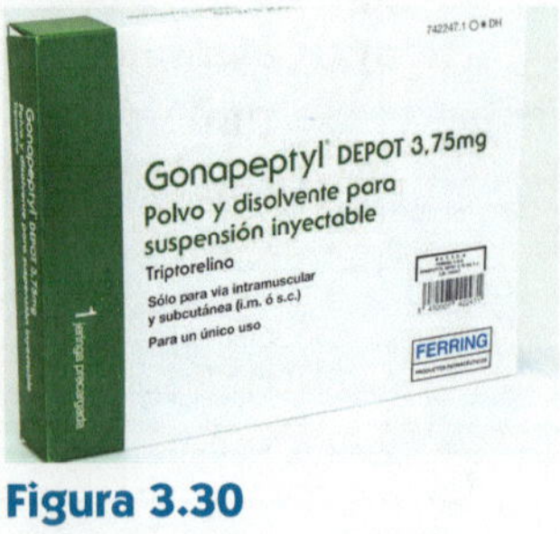

Figura 3.30
Polvo y disolvente para suspensión inyectable.

Es importante destacar que no todas las presentaciones son apropiadas para todas las vías de administración. En el cuadro 3.1, vemos qué tipo de preparaciones son aptas para qué vías de administración.

CUADRO 3.1
Formulaciones aptas para las vías parenterales

	Vía intravenosa	Vía intramuscular	Vía subcutánea
Disoluciones	Apta	Apta	Apta
Emulsiones	Apta	Apta	Apta
Emulsiones *depot*	No apta	Apta	Apta
Suspensiones	No apta	Apta	Apta

PARA SABER MÁS

La nutrición parenteral consiste en la alimentación a través de una sonda intravenosa, que se coloca cuando el paciente no puede ingerir alimentos por vía oral. Químicamente, es una mezcla de componentes, que se pueden presentar, bien en disolución (por ejemplo, si hay solo un componente, denominada parcial), bien en emulsión (cuando es total y, por lo tanto, incorpora una mezcla de nutrientes: proteínas, carbohidratos, grasas, vitaminas y minerales).

La nutrición parenteral es elaborada en el servicio de farmacia hospitalaria, de manera personalizada e individualizada para cada paciente, en las denominadas salas blancas del hospital.

B) Implantes subcutáneos

También conocidos como implantes subdérmicos, los podemos definir como formas farmacéuticas sólidas y estériles de material biocompatible (por ejemplo, acero, titanio y materiales orgánicos), atóxico y no carcinogénico, que, tras ser insertados debajo de la piel, mediante un pequeño procedimiento quirúrgico, liberan el principio activo a velocidad constante. Estos medicamentos deben ser implantados y eliminados o sustituidos por un profesional sanitario. Encontramos, entre otros, algunos anticonceptivos hormonales, o fármacos para el tratamiento del cáncer de próstata andrógeno dependiente.

Tenemos, además de los anteriores, los implantes parenterales no biodegradables recargables, conocidos como bombas; por ejemplo, las bombas de insulina. La bomba consta de dos partes: una, que sería el compartimento interno rígido de titanio, y otra, que sería el compartimiento externo para las pilas y el módulo electrónico. El interno contiene el reservorio con la insulina, que se libera mediante un catéter, bien a la vía intravenosa, bien a la intraperitoneal.

Actividad propuesta 3.10

Existen diferentes vías de administración parenteral y diferentes formulaciones. Relaciona unas y otras en las dos columnas que encontrarás a continuación:

EN EL CUADERNO

1. Alimentación parenteral	*a)* Vía subcutánea
2. Insulina	*b)* Vía intravenosa
3. Infiltraciones corticoides	*c)* Vía intradérmica
4. Vacunas	*d)* Vía intraarticular

Ideas clave

- La vía de entrada de los medicamentos se denomina vía de administración.
- La forma en la que se acondiciona la mezcla de principios activos y excipientes para poder administrarla se llama forma galénica o forma farmacéutica.
- Las vías de administración se pueden agrupar en oral, tópica y parenteral.
- La vía oral es la de entrada por la boca, tragando. Es la más habitual, ya que es la vía de entrada natural. Existen muchas formas farmacéuticas para esta vía. Unas son líquidas, como los jarabes y suspensiones, y otras sólidas, como los granulados, comprimidos y cápsulas.
- Las vías tópicas son las vías sobre la piel o las mucosas. Incluyen las siguientes: dérmica o cutánea, transdérmica, rectal, inhalatoria, vaginal, sublingual, ótica, oftálmica y nasal. Las formas farmacéuticas suelen ser líquidas, como las lociones cutáneas, o semisólidas, como las cremas, emulsiones, pomadas, pastas, geles, o, menos habitualmente, sólidas, denominadas polvos. Generalmente, el efecto buscado es local.
- La vía rectal es la entrada de medicamentos a través del recto. Es una vía alternativa a la oral, en los casos en que esta no sea posible. Las formas empleadas son los supositorios y enemas.
- Los inhaladores, en aerosol presurizado o en polvo seco, son las formas galénicas usadas para la administración inhalatoria. El medicamento entra por la boca hasta los pulmones.
- En la vía sublingual el medicamento se coloca debajo de la lengua, donde se absorbe directamente, y en la transdérmica el parche se coloca sobre la piel: se va liberando y absorbiendo el principio activo, por lo que el efecto es de nivel sistémico. En la vía vaginal, con efecto local, se administran comprimidos, óvulos, cremas, pomadas o geles.
- Otras vías tópicas son la ótica, la nasal y la oftálmica. Las formas galénicas son los colirios y las formas semisólidas, en el caso de la vía oftálmica, que siempre deben ser estériles, y las gotas nasales, los espráis y las barritas nasales, en el caso de la vía nasal.
- Las vías parenterales son las vías de inyección, directamente en la vena, en el músculo o en el tejido subcutáneo. Hay varias formas galénicas: las denominadas inyectables, los "bolis" o "plumas", e incluso los implantes subcutáneos. Es imprescindible que sean estériles.

Aplica lo aprendido

1. Haz un esquema de las formas galénicas estudiadas, agrupadas según su forma de presentación; esto es, líquidas, sólidas, semisólidas y gaseosas. Indica el nombre y la vía de administración de cada una.
2. Completa los huecos en blanco de la siguiente tabla, en la que aparecen las vías de administración y sus formas farmacéuticas:

Vía de administración	Forma farmacéutica
Inhalatoria	
	Cápsulas blandas
	Pasta
Transdérmica	
	Colirio
Rectal	
Intramuscular	
	Suspensión oral

3. Indica, en los cuadros de la izquierda, si las siguientes afirmaciones son verdaderas (V) o falsas (F).

- ☐ La absorción es un proceso obligatorio cuando administramos un fármaco por vía oral.
- ☐ De manera general, la administración de un medicamento por vía oftálmica busca un efecto local.
- ☐ Las cápsulas blandas están destinadas a contener fármacos liposolubles.
- ☐ *Retard* es sinónimo de gastrorresistente.
- ☐ Un comprimido masticable se administra por la vía sublingual.
- ☐ Las formas farmacéuticas que se toman disueltas tienen mayor biodisponibilidad que las no disueltas.
- ☐ La vía inhalatoria es alternativa a la oral.
- ☐ Los fármacos que se administran por vía intravenosa no presentan absorción.
- ☐ Las pastas son formas semisólidas con polvos en suspensión.
- ☐ Los implantes subcutáneos pueden ser colocados por el propio usuario.

4. En el siguiente cuadro, a cada letra le corresponde un número. Escribe en la columna de la izquierda el número correspondiente a la letra.

Número		
	a) Comprimidos efervescentes	1. Vía sublingual
	b) Forma farmacéutica apirógena	2. TTS
	c) Administración en boca, evitando el paso por el aparato digestivo	3. Aerosol presurizado
	d) Inhalador de polvo seco	4. Formas Flas®
	e) Formas recubiertas de sacarosa	5. Grageas
	f) Comprimidos bucodispersables	6. Aerosol tipo humo
	g) Vía transdérmica	7. Carbonatos y bicarbonatos
	h) Contiene un propelente	8. Inyectable

5. Completa cada hueco con una palabra:

a) Las pomadas son formas farmacéuticas en estado [ ] de administración por vía
b) Los jarabes son disoluciones a saturación de agua [ ]
c) Los inhaladores son las formas galénicas de administración por vía [ ], y casi siempre se busca un efecto de nivel [ ]
d) En caso de urgencia, la vía de elección es la vía [ ]
e) Una de las formas galénicas para vehiculizar un antifúngico vaginal puede ser [ ]

EN EL CUADERNO

6. Explica si es verdadera o falsa la siguiente afirmación: "Todas las formas farmacéuticas llevan excipientes".
7. Enumera las ventajas y los inconvenientes de las formas líquidas de administración por vía oral frente a las sólidas.
8. Enumera las características que deben cumplir los inyectables.
9. Completa la tabla:

	Aerosol	Inhalador polvo seco
Gas propelente (sí/no)		
Tipo de aerosol		
Coordinación pulsación-inhalación (sí/no)		

EN EL CUADERNO

10. ¿A qué términos se refieren las siguientes descripciones?

a) Edulcorante que se añade en un jarabe apto para diabéticos:
b) Nombre de los medicamentos que se terminan de reconstituir por el paciente:
c) Nombre común de las cápsulas de gelatina blanda:
d) Para hacer un comprimido, es necesario previamente (en el 99 % de los casos) realizar un:
e) Sinónimo de una forma farmacéutica *retard:*
f) Excipiente mayoritario de los supositorios en la actualidad:
g) Nombre de las formas galénicas líquidas consistentes en una dispersión de un sólido en un líquido de aplicación por vía tópica:
h) Forma farmacéutica líquida de administración rectal:

Práctica profesional

En cada uno de los siguientes casos, propón las formas galénicas que creas más apropiadas para vehiculizar el fármaco:

- Niño de dos años con fiebre al que le prescriben antipiréticos.
- Hombre de 50 años con una úlcera gastroduodenal que necesita antiinflamatorios debido a un pie roto.
- Mujer de 30 años con una infección vaginal por *Candida albicans.*
- Paciente de 20 años que padece de asma.

Actividad grupal

Te proponemos la lectura del artículo "Nuevas formas de medicamentos: si se puede imaginar, ¿se puede hacer?", de Alberto Cornejo para *Gaceta Médica,* publicado en 2021.

Te adelantamos un fragmento:

> "Este articulo comienza con un ejercicio de preparación al mismo. Imaginen los siguientes supuestos. Un paciente que necesita dosis escrupulosas de tratamiento; sin margen de error. Imaginen, además, que por sus circunstancias particulares no tolera las presentaciones comerciales existentes y necesita otras formas y/o tamaños. Añadan más factores: la necesidad de que haga efecto solo a su llegada a un organismo concreto o actúe en él de forma prolongada durante horas/días. Incluso, piensen que sería óptimo administrarle en un único comprimido todos sus medicamentos. O, si debe administrar con un dispositivo, que este pueda emitir una señal al médico para confirmar la toma –o mediante un sensor en la propia pastilla".

Puedes leer el artículo completo en la web de la revista. Accede escaneando el siguiente código QR:

Temas para debatir:

- ¿Cuáles son los beneficios de este sistema frente al tradicional? ¿Y los inconvenientes?
- ¿Crees que se implantará en el sistema de sanidad?
- ¿Cómo crees que afectaría a los negocios del sector farmacéutico su proliferación?

PONTE A PRUEBA

1. Forma galénica semisólida en la que hay sólidos dispersos:

- ☐ *a)* Pomada.
- ☐ *b)* Emulsión.
- ☐ *c)* Gel.
- ☐ *d)* Pasta.

2. La vía sublingual esta agrupada dentro de las vías:

- ☐ *a)* Orales.
- ☐ *b)* Enterales.
- ☐ *c)* Tópicas.
- ☐ *d)* Parenterales.

3. La vía que no está recomendada en el caso de un medicamento que irrite la mucosa gástrica es:

- ☐ *a)* Vía rectal.
- ☐ *b)* Vía oral.
- ☐ *c)* Vía sublingual.
- ☐ *d)* Las respuesta *b)* y *c)* son correctas.

4. La vía de administración en caso de urgencia es la vía:

- ☐ *a)* Oral.
- ☐ *b)* Rectal.
- ☐ *c)* Intravenosa.
- ☐ *d)* Tópica.

5. Nombre de la forma farmacéutica líquida de administración por vía cutánea:

- ☐ *a)* Emulsión.
- ☐ *b)* Crema.
- ☐ *c)* Loción.
- ☐ *d)* Dispersión.

6. Forma farmacéutica líquida de administración por vía oral edulcorada a saturación:

- ☐ *a)* Jarabe.
- ☐ *b)* Solución oral.
- ☐ *c)* Suspensión extemporánea.
- ☐ *d)* Todas las anteriores.

7. Forma farmacéutica sólida de administración oral en la que se suelen vehiculizar fármacos grasos en forma líquida:

- ☐ *a)* Perlas.
- ☐ *b)* Cápsulas blandas.
- ☐ *c)* Cápsulas duras.
- ☐ *d)* Las opciones *a)* y *b)* son correctas.

8. ¿Con qué vía de administración es habitual buscar un efecto local?:
   - ☐ *a)* Tópica.
   - ☐ *b)* Transdérmica.
   - ☐ *c)* Parenteral.
   - ☐ *d)* Oral.

9. ¿Qué se exige a las ampollas inyectables (para vía i.v.) que no se exige a los colirios?:
   - ☐ *a)* Esterilidad.
   - ☐ *b)* Apirogenia.
   - ☐ *c)* Isotonicidad.
   - ☐ *d)* pH adecuado.

10. Forma farmacéutica líquida de administración por vía rectal:
   - ☐ *a)* Supositorios.
   - ☐ *b)* Óvulos.
   - ☐ *c)* Enemas.
   - ☐ *d)* Lociones.

SOLUCIONES:

	a	b	c	d
1.	a	b	c	**■ d**
2.	a	b	**■ c**	d
3.	a	**■ b**	c	d
4.	a	b	**■ c**	d
5.	a	b	**■ c**	d
6.	**■ a**	b	c	d
7.	a	b	c	**■ d**
8.	**■ a**	b	c	d
9.	a	**■ b**	c	d
10.	a	b	**■ c**	d

4

Farmacocinética: serie LADME

Objetivos

- ✓ Saber qué estudia la farmacocinética.
- ✓ Explicar en qué consiste cada paso de la serie LADME.
- ✓ Conocer los factores que intervienen en los distintos procesos de la serie LADME.

Mapa conceptual

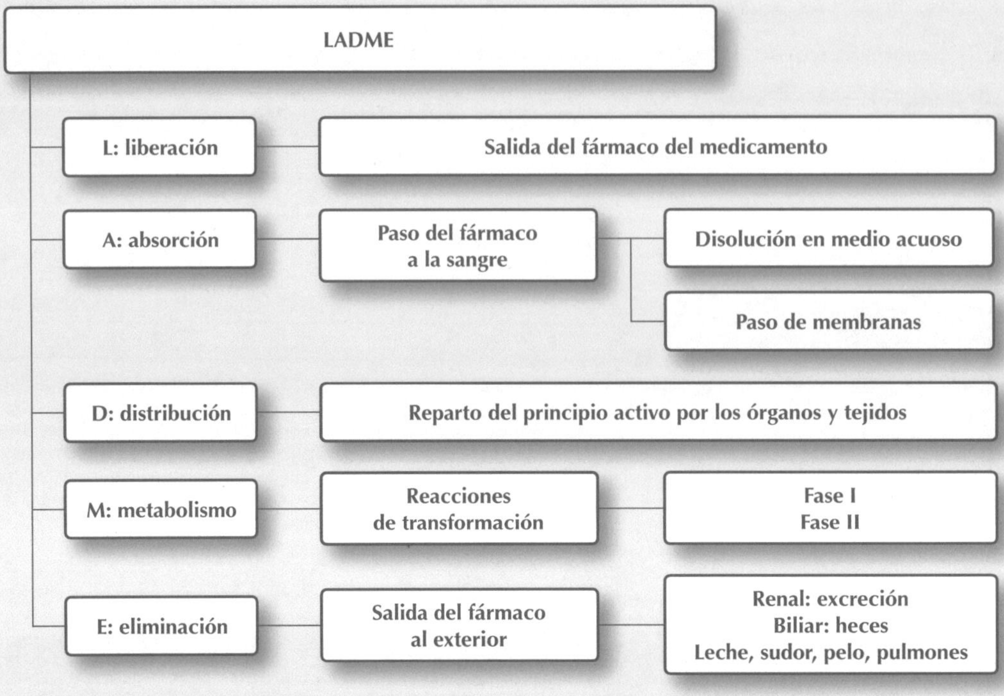

Glosario

Absorción. Paso del fármaco a la sangre o medio interno.

Distribución. Reparto del principio activo por el organismo.

Efecto sistémico. Efecto biológico de carácter generalizado. Es decir: el efecto farmacológico tiene lugar en una zona diferente de aquella en que se administró.

Extravasal. Cualquier lugar fuera del vaso sanguíneo. En el caso de las vías de administración, todas ellas, a excepción de la vía parenteral intravenosa.

Farmacología. Ciencia que estudia las características de los fármacos y su mecanismo de acción, así como los efectos que producen en el organismo.

Gradiente de concentración. Diferencia de concentración entre dos soluciones o medios.

Liberación. Salida del fármaco del medicamento.

Lipófilo. De carácter graso, oleoso. Sinónimo de apolar e hidrófobo.

Polar. De naturaleza acuosa, hidrófilo.

Vida media del fármaco. Tiempo en el cual la concentración del fármaco se reduce a la mitad de la máxima que alcanzó.

4.1. Introducción

La farmacología es la ciencia que estudia todo lo relacionado con los fármacos. Dentro de esta ciencia, destacan dos ramas: la *farmacocinética* y la *farmacodinamia*.

Es habitual hablar de los efectos biológicos en nuestro organismo de tomar un medicamento u otro. Así, por ejemplo, si hablamos de un antipirético, su efecto biológico consiste en bajar la fiebre. El de un analgésico es aliviar el dolor. El de un antiácido, reducir la acidez de estómago. Del estudio de las consecuencias sobre nuestro organismo de administrar un medicamento se ocupa la *farmacodinamia,* que estudiaremos en el capítulo 5. No obstante, ¿hemos pensado alguna vez en lo que le sucede al medicamento cuando es administrado? Para averiguarlo, contamos con la farmacocinética, que es la rama de la farmacología que se ocupa del seguimiento del medicamento en el organismo cuando este es administrado mediante cualquiera de las vías de administración existentes.

4.2. Concepto de farmacocinética. Serie LADME

La farmacocinética es la rama de la farmacología que se ocupa del seguimiento del fármaco en el organismo, en sus aspectos tanto cuantitativo como cinético. Es decir, estudia el curso temporal de las concentraciones del fármaco y de sus metabolitos en los líquidos biológicos, así como la relación de esta concentración con la respuesta farmacológica, e intenta construir modelos matemáticos adecuados para interpretar estos datos, con el fin de predecir y calcular las concentraciones de los fármacos en los distintos órganos, lo que hace posible instaurar un régimen terapéutico óptimo. De hecho, uno de sus objetivos es conocer las dosis y los intervalos entre las dosis más adecuados, en función del medicamento del que se trate.

Para que un fármaco pueda tener efecto terapéutico, debe alcanzar una concentración adecuada en el lugar en el que vaya a ejercer su acción. El conjunto de los procesos que caracterizan la evolución temporal de un medicamento, tras ser administrado a un organismo en determinadas condiciones y mediante una vía de administración específica, se denomina LADME, acrónimo de las cinco palabras que se muestran en el cuadro 4.1.

CUADRO 4.1
Concepto de LADME

L	→	Liberación	El fármaco se libera de su forma farmacéutica
A	→	Absorción	El fármaco pasa a la sangre
D	→	Distribución	El fármaco se reparte por los diferentes tejidos y órganos
M	→	Metabolismo	El fármaco sufre procesos de degradación enzimática
E	→	Eliminación	El fármaco sale del organismo por las diferentes vías

PARA SABER MÁS

Algunos autores hacen referencia al proceso como LADMER, nombre en el que la R significa "respuesta"; esto es, el efecto biológico del fármaco.

La mayoría de los fármacos llegan al lugar en el que ejercen su acción a través del flujo sanguíneo. El tiempo necesario para el inicio del efecto de un medicamento, así como la duración de su acción, dependen, en la mayor parte de las ocasiones, y entre otras cosas, de lo siguiente:

1. Velocidad a la que el fármaco llega a la sangre.
2. Cantidad de fármaco que entra en la sangre.
3. Velocidad a la que el fármaco sale de la sangre.
4. Eficacia del hígado en su descomposición (metabolismo).
5. Rapidez de la eliminación del fármaco del organismo.

En los apartados que siguen, vamos a ir estudiando, uno a uno, los distintos procesos de la serie LADME (figura 4.1).

4.3. Liberación

La liberación es el primer proceso que ocurre tras la administración de un medicamento. Esta fase implica varios fenómenos:

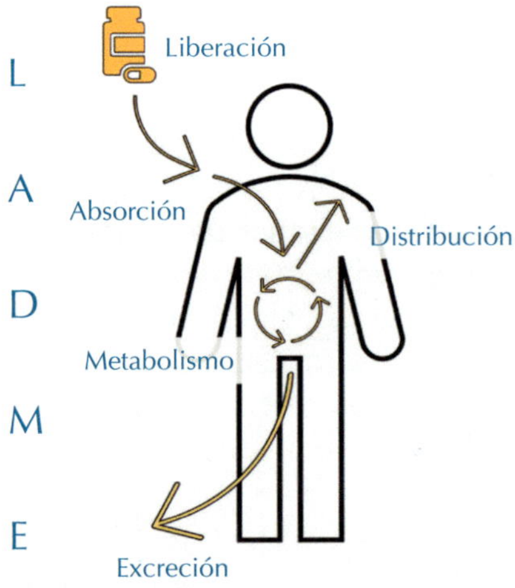

Figura 4.1
Resumen gráfico del proceso LADME.

a) *Separación del fármaco de los excipientes.* Dicho de otra manera, tiene lugar la "salida" del fármaco del medicamento; es decir, se separa de su forma farmacéutica. Por ejemplo, si se administra un comprimido por vía oral, este se disgrega, y sale el principio activo. Por lo tanto, ya se deja de hablar de medicamento y se empieza a hablar de fármaco, puesto que la farmacocinética hace el seguimiento del fármaco, y no del resto de los componentes del medicamento.

b) *Disolución.* Además de la salida del fármaco, este se debe disolver en los fluidos orgánicos. Por ejemplo: el contenido gastrointestinal, en contacto con la mucosa digestiva; el líquido anal, en el caso de la administración rectal; o el líquido intersticial, en contacto con los capilares para la absorción parenteral.

c) *Difusión del principio activo hacia las membranas celulares.* En ellas ocurrirá el siguiente paso.

Estas fases no siempre se dan. Así, hay formas galénicas –como, por ejemplo, un jarabe, un granulado o un comprimido efervescente– en las que el principio activo se toma ya disuelto, y se no precisan, por ello, ni la disgregación ni la disolución.

4.3.1. Factores que influyen en el proceso de liberación

En la velocidad de liberación influyen muchos factores; entre otros, los siguientes:

- Tamaño de la partícula del fármaco: cuanto menor sea la partícula, el proceso de liberación será más sencillo y rápido.
- Solubilidad del fármaco en el medio acuoso.
- Formulación del medicamento: el tipo de excipientes que se incluyan desempeñarán un importante papel, ya que pueden favorecer o dificultar el contacto entre el fármaco y los líquidos corporales, y modificar la velocidad de disolución.
- Técnica de elaboración de la forma galénica, que puede influir en la velocidad de liberación.

Actividad propuesta 4.1

Enumera tres formas farmacéuticas que requieran liberación del principio activo y tres en las que la liberación no sea un proceso necesario.

4.4. Absorción

Tras el proceso de liberación, ya no existe el medicamento, y el fármaco se encuentra como una molécula aislada.

Si el objetivo terapéutico requiere un efecto sistémico –por ejemplo, un analgésico tomado por vía oral–, el fármaco deberá llegar a la sangre para, a partir de ahí, distribuirse y alcanzar su lugar de acción. Se define el proceso de absorción como el paso del fármaco desde el medio externo (mucosa intestinal, piel, estómago, pulmones, etc.) a la sangre o medio interno, por lo que, para llegar a su lugar de acción, el fármaco tendrá que atravesar diferentes membranas o barreras, que dependerán de la vía de administración.

Si la administración es por vía intravenosa (figura 4.2), aun habiendo un efecto sistémico, no se produce el proceso de absorción, porque el fármaco se administra directamente en la sangre. En el resto de las vías extravasales, si el efecto buscado es sistémico, se requiere el proceso de absorción.

Si, por el contrario, el objetivo buscado es un efecto farmacológico en el nivel local –por ejemplo, un antiácido administrado por vía oral, que debe actuar en el estómago–, la absorción, o paso del principio activo a la sangre, es un proceso indeseable.

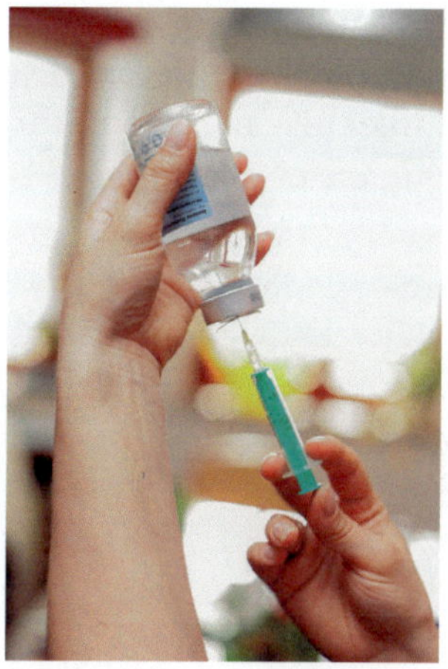

Figura 4.2
Los medicamentos por vía intravenosa no tienen absorción.

Fundamental

La absorción implica el paso de las moléculas del fármaco a través de una o más membranas biológicas antes de llegar a la circulación sistémica. Para que esto ocurra, es necesario que el fármaco esté disuelto en los fluidos orgánicos y que atraviese las membranas biológicas, que serán unas u otras, dependiendo de la vía de administración.

La velocidad del paso del fármaco a la sangre depende, en parte, de la velocidad de la fase de la liberación. Así, la velocidad de absorción está en función de la concentración del fármaco en los fluidos biológicos y de la velocidad con la que se este se disuelva. Como hemos comentado en el apartado anterior, en la liberación influyen factores como la forma galénica, los excipientes y la solubilidad del fármaco en la fase acuosa. Aquí se ve la importancia de estos factores en el efecto producido, ya que pueden influir directamente en la velocidad de llegada a la sangre del fármaco.

Pero, además, el fármaco debe atravesar las membranas biológicas. El lugar en el que un fármaco se absorba dependerá de la vía de administración. Por ejemplo, en la administración oral la absorción se puede producir en el nivel del estómago o del intestino, y en la sublingual, en los capilares debajo de la lengua.

El mecanismo de transporte habitual para el paso de los fármacos a través de las membranas biológicas es la *difusión pasiva,* que ocurre a favor del gradiente de concentración y sin gasto de energía (ATP).

El flujo del fármaco a través de la membrana se logra gracias a la existencia de un gradiente de concentración, es decir, la diferencia de las concentraciones a uno y otro lado de la membrana. En la difusión pasiva, dado que ocurre a favor del gradiente de concentración, las moléculas irán en el sentido de mayor a menor concentración. Si observamos la figura 4.3, en la imagen de la izquierda el transporte ocurre a favor del gradiente de concentración, ya que hay más concentración en el medio externo que en el interno y, por ello, se produce el paso de las moléculas en el sentido favorable. En la imagen de la derecha, no se da el paso de las moléculas mediante difusión pasiva, puesto que hay más concentración en el medio interno que en el externo.

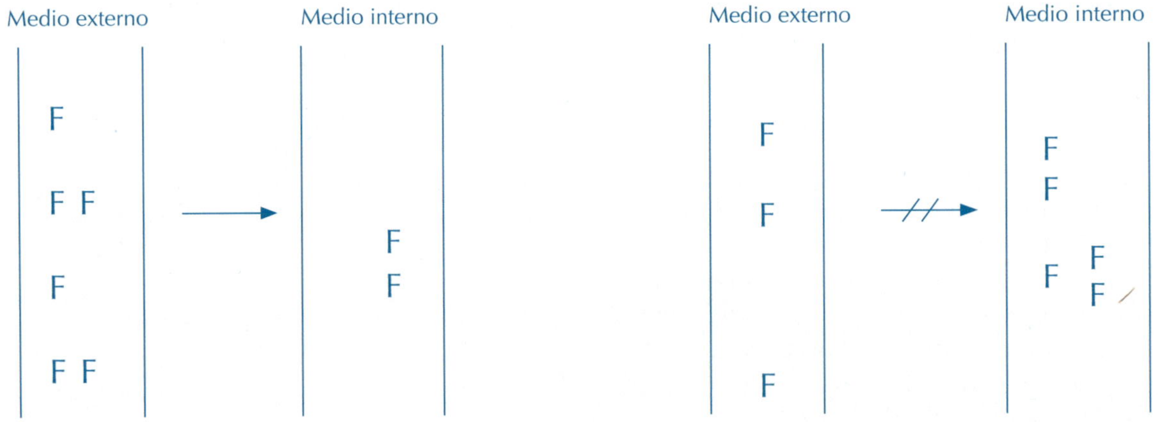

Figura 4.3
Difusión pasiva a favor del gradiente de concentración.

La estructura de las membranas plasmáticas celulares es de doble capa de fosfolípidos; es decir, son membranas lipófilas. Por lo tanto, para que el fármaco atraviese las membranas plasmáticas con facilidad se le exige un cierto carácter graso o lipófilo. Ahí se ve la complicación en el diseño de los fármacos: las moléculas del principio activo deben ser en parte acuosas, para disolverse bien en los medios biológicos (que son todos de carácter acuoso), y en parte lipófilas, para atravesar sin problema la doble capa lipídica.

PARA SABER MÁS

Una manera sencilla de clasificar las modalidades de transporte de moléculas a través de las membranas es según el consumo de energía metabólica. Así, el mecanismo de transporte que no utiliza energía se denomina *transporte pasivo,* y el que sí la consume, *transporte activo*. En el caso del transporte pasivo, el soluto se mueve siempre a favor del gradiente, que se convierte en la fuerza de conducción para el movimiento.

Además del criterio anterior (consumo de energía), existe la posibilidad de dividir los sistemas de transporte en otros dos grupos, según necesiten la presencia de una molécula transportadora o no. Así, tenemos, por un lado, el *transporte libre,* en el que el soluto atraviesa la membrana por diversos lugares, sin la mediación de transportador alguno, y, por otro lado, el *transporte mediado* o *facilitado,* en el que se requiere la presencia de una proteína de membrana específica para transportar el soluto.

4.4.1. Factores que influyen en el proceso de absorción

Recordemos que la absorción es el paso del principio activo a la sangre o medio interno. Es el proceso limitante de la serie LADME, y son muchos los factores que influyen en él; entre otros, los que siguen:

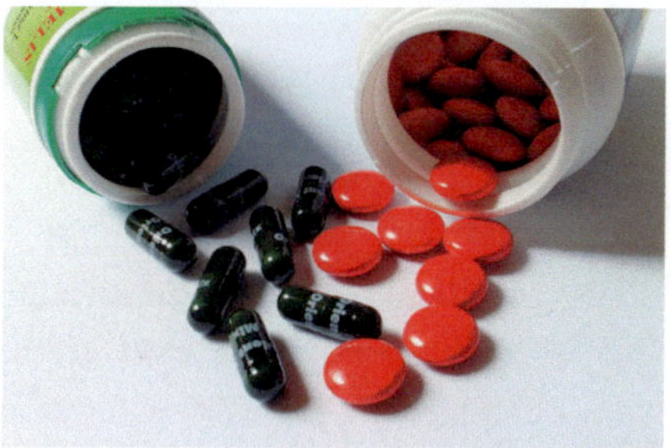

Figura 4.4
Aunque se utilice la misma vía de administración, la forma galénica influye en la absorción de los medicamentos.

- *Características fisicoquímicas del fármaco.* Dentro de este apartado incluimos el peso molecular del principio activo, la liposolubilidad y el hecho de si la molécula se encuentra en forma ionizada o no, ya que solo la fracción de fármaco que se halle en la forma no ionizada podrá atravesar las membranas. Los fármacos suelen ser moléculas con carácter ácido o básico débil. Los ácidos débiles en pH ácidos, como el pH del estómago, se encuentran mayoritariamente en la forma no ionizada, por lo que tienen mayor probabilidad de cruzar las membranas y llegar a la circulación sistémica. Sin embargo, las bases débiles, en esos valores de pH –como los estomacales–, se hallan mayoritariamente en la forma ionizada, por lo que la probabilidad de absorción es menor. En el caso del duodeno, ocurre justo al revés: los fármacos ácidos débiles estarán mayoritariamente ionizados en el duodeno (porque hay un pH alcalino), y los fármacos que sean bases débiles estarán en mayor proporción como formas no ionizadas en los pH duodenales. Por ello, la absorción de los fármacos considerados bases débiles se producirá en mayor medida en el duodeno.
- *Características de la forma farmacéutica del medicamento.* La forma galénica (figura 4.4) condiciona la velocidad a la que el fármaco se disgrega y la velocidad a la que se disuelve en los fluidos. Por lo tanto, influye en su velocidad de absorción.
- *Características del lugar de absorción.* El lugar de absorción depende de la vía de administración. Pero, de manera general, se puede decir que la absorción será más rápida cuanto

mayor y más prolongado resulte el contacto entre el principio activo y la superficie de absorción. En esto influyen los siguientes factores:

- La superficie disponible para el paso de las moléculas y el espesor de la membrana.
- El flujo sanguíneo responsable del gradiente de concentración.
- El tiempo de contacto.
- En la administración oral, el pH del medio. Así, los fármacos con carácter ácido débil se absorberán mayoritariamente en el estómago, y los que tengan carácter básico débil lo harán mayoritariamente en el duodeno. Además, influye la motilidad gastrointestinal, ya que determina el tiempo de permanencia en el estómago o el duodeno.

Podemos concluir diciendo que la velocidad de absorción de un fármaco será tanto mayor cuanto:

- Mayor sea el gradiente de concentración; es decir, cuanta mayor sea la diferencia entre la concentración del fármaco a uno y otro lado de la membrana.
- Menor sea el tamaño de la molécula, ya que las moléculas pequeñas se disuelven mejor y más rápidamente.
- Mayor sea la liposolubilidad del fármaco, puesto que atravesará más deprisa las membranas plasmáticas de carácter lipófilo.
- Mayor se la fracción que se encuentre en la forma no ionizada.

4.4.2. Factores que pueden modificar el proceso de absorción

Los factores que pueden alterar el proceso de absorción son los que exponen a continuación:

- *Factores fisiológicos*. Se pueden producir alteraciones en el proceso de absorción, tanto por vía oral –debido a variaciones en los valores de pH y en la motilidad intestinal– como por vía intramuscular o subcutánea –debido, principalmente, a modificaciones en el flujo sanguíneo en situaciones fisiológicas especiales, como el embarazo y la lactancia, así como en las etapas extremas de edad, esto es: recién nacidos y ancianos.
- *Factores patológicos del paciente.* La absorción oral se ve alterada cuando hay vómitos, tránsitos digestivos rápidos, como ocurre en la diarrea, o síndromes de malabsorción. En el caso de las vías subcutánea e intramuscular, esta se ve alterada cuando hay estados de insuficiencia circulatoria.
- *Presencia de determinados alimentos o medicamentos.* Estos pueden alterar la absorción, bien reduciendo, bien aumentando la velocidad de absorción y la cantidad de fármaco absorbida.

WWW

Recurso web

Para repasar los contenidos estudiados hasta hora en el capítulo, te recomendamos que veas este vídeo de SalusPlay sobre el proceso de absorción de los fármacos, al que puedes acceder escaneando el siguiente código QR:

4.4.3. Eficacia de la absorción: biodisponibilidad

Ya hemos comentado que, en caso de que el efecto farmacológico buscado sea sistémico, el principio activo se debe absorber; pero no toda la cantidad del *fármaco que se* administre llegará a la circulación sistémica, ya que puede ocurrir que parte de la dosis que se absorba en el tracto gastrointestinal se dirija al hígado y allí sea metabolizado antes de ejercer su efecto, un fenómeno que se conoce como eliminación presistémica o *efecto primer paso*. La parte que llega a la circulación sistémica sin alterar es la que se conoce como fracción biodisponible.

RECUERDA

✓ La absorción es el paso del fármaco a la sangre. Para que esto ocurra, es preciso que se disuelva en los medios acuosos y atraviese las membranas plasmáticas de las células.

La biodisponibilidad es una medida de la eficacia del proceso de absorción, aplicable, por lo tanto, a todas las vías de administración extravasales, que conllevan una fase de absorción. Incluye la fracción (en porcentaje) del fármaco administrado que alcanza de manera inalterada el torrente circulatorio y la velocidad a la que ocurre dicho proceso. De esta definición se desprenden dos formas de estudiar la biodisponibilidad: una es la biodisponibilidad en cuanto a la magnitud, y la otra en cuanto a la velocidad a la que ocurre el proceso de absorción.

En cuanto a la magnitud, hablamos de la fracción o el porcentaje de fármaco administrado que accede inalterado al torrente circulatorio. Se representa por la letra F. Por ejemplo, si administramos una dosis de 1 000 mg y llegan al torrente sanguíneo 965 mg, la biodiponibilidad es del 96,5 %.

$$\text{Cantidad absorbida} = \text{dosis} \times F$$

Para calcular la biodisponibilidad (F), si tenemos en cuenta el *efecto primer paso,* la fórmula es la siguiente:

$$F = \text{fracción absorbida} \times \text{fracción no metabolizada}$$

Actividad resuelta 4.1

Se administran 200 mg por vía oral de un fármaco cuya fracción absorbida es 0,90 y cuya fracción metabolizada por efecto primer paso es 0,10. ¿Cuál es la cantidad absorbida?

SOLUCIÓN

F = fracción absorbida × fracción no metabolizada
La fracción no metabolizada = 1 – la fracción metabolizada = 1 – 0,10 = 0,90
F = 0,90 × 0,90 = 0,81 = 81 %
Cantidad absorbida = F × dosis
Cantidad absorbida = 0,81 × 200 = 162 mg

Actividad propuesta 4.2

Tomando como guión las fórmulas estudiadas en este apartado, calcula la biodisponibilidad absoluta tras la administración por vía oral de un comprimido de 500 mg de ácido acetilsalicílico del que llegan a la circulación sistémica 475 mg.

4.5. Distribución

La distribución es el proceso por el cual el fármaco ya absorbido –es decir, presente en el torrente circulatorio– es repartido por todo el organismo. Entre otros lugares, el fármaco puede llegar a su lugar de acción, o a órganos tan importantes como el hígado o el riñón, como después veremos.

Lo ideal sería que el fármaco se distribuyera de manera selectiva; esto es, que se dirigiese exclusivamente a su lugar de acción, lo cual evitaría, por ejemplo, la aparición de efectos secundarios derivados de la distribución a otras zonas del organismo. Pero esto normalmente no ocurre, sino que se reparte por todo el organismo.

El fármaco puede distribuirse de manera libre, disuelto en el plasma sanguíneo (figura 4.5) –lo que se conoce como fracción libre–, o unido a proteínas plasmáticas, fundamentalmente la albúmina.

4.5.1. Factores que influyen en el proceso de distribución

Los factores que directamente influyen en la distribución de los fármacos son los siguientes:

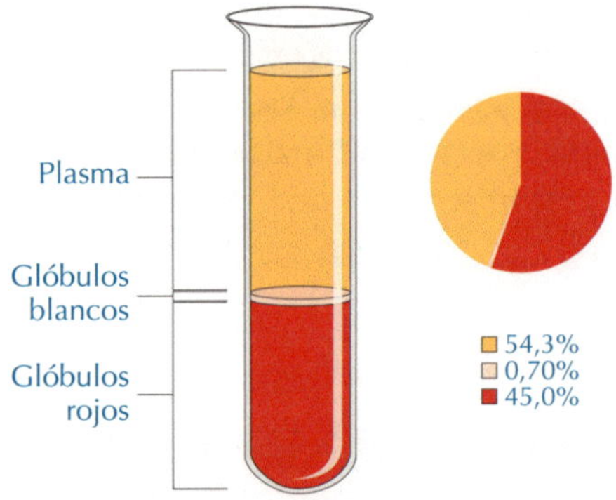

Figura 4.5
El fármaco se distribuye en el plasma sanguíneo.

- *Irrigación sanguínea de los diferentes órganos y tejidos.* Una vez que el fármaco está en el plasma, el reparto por todo el organismo es casi instantáneo. Para hacernos una idea, el corazón bombea unos 70 ml de sangre por pulsación. Si tenemos en cuenta unas 70 pulsaciones por minuto, el corazón bombea 4900 mL de sangre cada minuto, es decir, casi todo el volumen sanguíneo. Pero el fármaco no llega a todas las zonas por igual; se distribuye en primer lugar en aquellos órganos y tejidos que están muy irrigados –los órganos vitales–, como el corazón, los pulmones, los riñones o el cerebro. En este primer momento llega muy poca cantidad a las zonas menos importantes para el funcionamiento vital, como, por ejemplo, el tejido adiposo.
- *Unión a proteínas plasmáticas.* El fármaco en el plasma puede unirse a las proteínas plasmáticas; generalmente, a las albúminas. La molécula de fármaco que esté unida a la proteína ni se metaboliza, ni se elimina, ni tiene actividad farmacológica; solo se distribuye por el organismo. Es como un depósito de fármaco. Debe existir un equilibrio entre la fracción de fármaco unido a la proteína y el fármaco libre. Por ello, según el fármaco se va distribuyendo por los tejidos, se va liberando el que esté unido a la proteína, para mantener este equilibrio. Es necesario saber qué fracción de la dosis administrada del fármaco se

une a proteínas. Esta es variable, según la naturaleza del fármaco, puesto que puede darse una interacción por desplazamiento de la unión con proteínas entre dos fármacos.

- *Afinidad del fármaco por unos determinados tejidos u órganos.* Hay fármacos que tienen mucha afinidad por determinados tejidos, como en el caso de los anestésicos generales y el tejido adiposo. El fármaco se distribuirá primero, como hemos dicho, por los órganos más irrigados, pero a continuación se dirigirá a aquellos con los que tenga mayor afinidad y, normalmente, generará allí un depósito de fármaco, que se irá liberando lentamente a la sangre para volver a distribuirse, un fenómeno que se conoce como redistribución de fármacos.

Caso práctico

El tiopental es un anestésico general de administración intravenosa. Tras inyectarlo, el fármaco se dirige al sistema nervioso central, zona con muy alta irrigación sanguínea. El anestésico ejerce ahí su efecto farmacológico; pero, al tener poca afinidad por este tejido, el fármaco sale de nuevo a la sangre, donde es redistribuido, y se dirige al tejido adiposo, que tiene muy poca irrigación sanguínea, si bien, dado que el tiopental es muy lipófilo, tiene una alta afinidad con él. En el tejido subcutáneo o lipófilo se forma un reservorio del fármaco, del que después se irá liberando lentamente a la sangre, para volver a distribuirse. De ahí el fenómeno de la resaca que, en ocasiones, aparece tras la administración de algunos anestésicos generales.

4.6. Metabolismo

Los fármacos pueden salir del organismo, bien directamente, sin sufrir cambios químicos –esto es, sin ser metabolizados–, bien después de ser metabolizados, como sucede la mayoría de las veces.

Se denomina metabolismo o biotransformación a la conversión bioquímica (enzimática) de un fármaco en otra forma química, que recibe el nombre de metabolito. Este proceso se puede producir en diferentes localizaciones, como el hígado, el intestino, los pulmones, el riñón, el cerebro, el plasma o la piel. Su objetivo, en la mayoría de las ocasiones, es facilitar la salida del fármaco del organismo. Además, casi siempre se consigue disminuir o suprimir la actividad farmacológica. Como hemos comentado, el metabolismo no es un proceso que se dé en todos los casos, ya que algunos fármacos se eliminan sin ser biotransformados.

Estas biotransformaciones enzimáticas pueden afectar al fármaco de cuatro posibles maneras (figura 4.6):

1. Fármaco activo farmacológicamente que, al metabolizarse, da como resultado metabolitos inactivos. El metabolismo, por lo tanto, es en este caso un proceso de inactivación.
2. Fármaco con una actividad farmacológica determinada que se transforma en un metabolito con actividad diferente. Por poner un ejemplo, la codeína, un antitusígeno, se metaboliza y da como resultado la morfina, un analgésico central de tipo opiáceo.
3. Fármaco inactivo que, tras sufrir el proceso de biotransformación, da como resultado metabolitos activos farmacológicamente. Se habla entonces del metabolismo como de un proceso de bioactivación. Es lo que ocurre con los profármacos: para tener una actividad farmacológica, es preciso que se bioactiven; por ejemplo, el aciclovir (un antiviral).

4. Fármaco activo que, al metabolizarse, da compuestos tóxicos. Es el caso del paracetamol, que se metaboliza en un compuesto tóxico para el hígado.

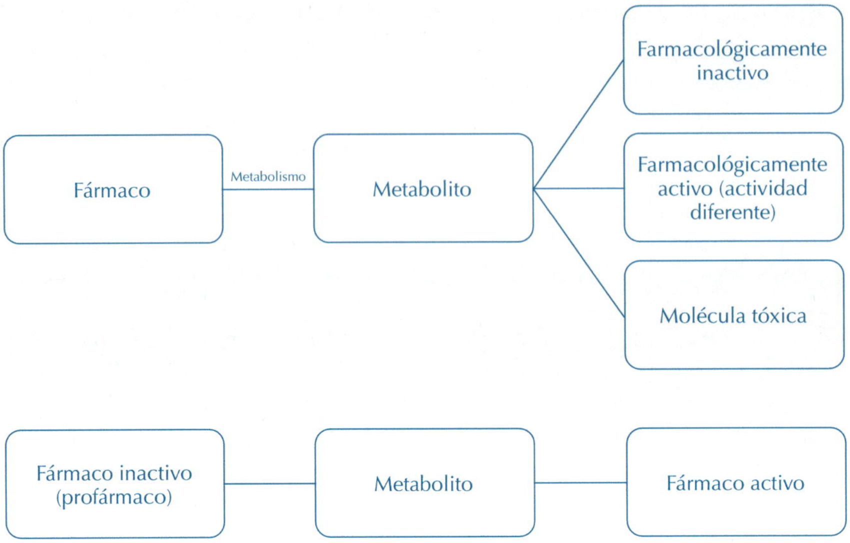

Figura 4.6
Posibles biotransformaciones.

El metabolismo de los fármacos tiene dos fases:

- *Fase I.* El objetivo de esta fase es convertir el fármaco en una molécula más polar, más hidrófila. La fase I comprende reacciones químicas de oxidación, reducción e hidrólisis. Su finalidad es aumentar la polaridad de la molécula para así facilitar su eliminación mediante la orina, ya que es una disolución de tipo acuoso.
- *Fase II.* En esta fase se producen reacciones químicas de conjugación del fármaco resultante de la fase I con moléculas endógenas, como los aminoácidos, el ácido glucurónico, los grupos sulfatos, los acetilos, el glutatión, etc., gracias a lo cual se facilita la salida del fármaco al exterior.

4.6.1. Factores que influyen en el proceso de metabolismo

La actividad de las enzimas responsables de la metabolización de los fármacos puede modificarse por los siguientes factores:

- *Especie animal.* Cada especie posee su dotación enzimática. Así, por ejemplo, puede ser que un gato metabolice un fármaco de manera diferente que un humano.
- *Edad.* El equipo enzimático del que disponemos no está completo hasta casi el año de vida, y a partir de los 30 o 40 años empieza a disminuir, para llegar al mínimo en la tercera edad.
- *Raza.* Existen condicionantes genéticos que pueden hacer que personas de diferentes razas metabolicen los fármacos de maneras diversas.

Sabías que...

Casi el 50 % de los japonenses, chinos y otros grupos asiáticos carecen de la enzima aldehído deshidrogenasa-2, implicada en el metabolismo del etanol. En estas personas, la ingestión de alcohol ocasiona la acumulación de acetaldehído en el plasma, lo que provoca enrojecimiento cutáneo facial, taquicardia y debilidad muscular. Pueden, además, producirse síntomas eufóricos y disfóricos. Aparte de esto, a alrededor del 85 % de los asiáticos la alcoholdeshidrogenasa, otra enzima implicada en el metabolismo del etanol, les funciona aproximadamente cinco veces más rápido de lo normal. Cuando estas personas ingieren alcohol, igual que en el caso anterior, acumulan acetaldehído, lo que provoca los síntomas ya descritos: vasodilatación extensa, enrojecimiento facial y taquicardia compensadora.

- *Sexo.* Los hombres y las mujeres pueden metabolizar de diferentes maneras y a distintas velocidades.
- *Situación fisiológica.* El metabolismo puede cambiar en situaciones especiales, como el embarazo y la lactancia.
- *Inducción enzimática.* Existen sustancias capaces de estimular los sistemas enzimáticos, por lo que pueden acelerar la metabolización de otros fármacos e incluso su propia metabolización. Como ejemplos, mencionaremos el antiepiléptico fenitoína y algunos alimentos, como las coles y el brécol.
- *Inhibición enzimática.* Hay sustancias capaces de inhibir los sistemas enzimáticos, de manera que los procesos metabólicos queden retrasados o incluso anulados. Esto puede tener consecuencias negativas, ya que el fármaco queda acumulado en el organismo. Como ejemplos, en este caso, citaremos un fármaco –el antifúngico fluconazol– y un alimento –la soja.

Actividad propuesta 4.3

Tras ver el siguiente vídeo de SalusPlay sobre el metabolismo de los fármacos, contesta a las preguntas. Puedes encontrarlo escaneando el código QR:

- ¿Cómo se denomina el fármaco que se activa farmacológicamente tras sufrir las reacciones de biotransformación?
- Enumera tres órganos responsables del metabolismo de fármacos.
- ¿Cuál es la reacción más frecuente de la fase I del metabolismo?
- ¿Qué sistema microsomal hepático es el más usado por los fármacos?
- ¿Cómo se denominan las reacciones de la fase II?
- ¿Qué sustancias compiten con los fármacos para metabolizarse?
- ¿Qué fenómeno puede darse cuando los fármacos se comportan como inductores de su propio metabolismo?
- ¿Cómo es considerado el alcohol en el nivel metabólico?

4.7. Eliminación

El último paso de la serie LADME es la E, que viene de "eliminación". Algunos autores dicen que la E es de "excreción", pero en realidad la excreción es solo una de las posibles vías de eliminación.

La eliminación es el proceso por el cual el fármaco abandona el organismo. Puede ser directa, si el fármaco se elimina directamente, sin metabolizarse, o puede eliminarse el metabolito, como ocurre en la mayoría de los casos. Además de la metabolización, la eliminación es el otro proceso en el que la concentración de fármaco en la sangre va disminuyendo; lo contrario de lo que sucede en la liberación y la absorción.

Existen diferentes vías de eliminación de los fármacos; por ejemplo, la vía biliar, la vía pulmonar, la saliva o el sudor. Pero la gran mayoría de los fármacos se eliminan por la vía renal, también denominada excreción.

Es importante conocer la vía y la forma de eliminación de los fármacos, por los siguientes motivos:

- Porque el fármaco puede actuar sobre el órgano de eliminación como lugar de acción.
- Porque pueden producirse fenómenos tóxicos en el órgano por el que se elimina el fármaco, ya que, por lo general, allí se concentra en bastante cantidad.
- Porque se puede aumentar la vida media del fármaco retrasando su eliminación.

Actividad propuesta 4.4

Además de las dos vías de eliminación que se desarrollan a continuación, existen otras también habituales. Investiga acerca de ellas, y elabora en tu cuaderno un pequeño resumen en el que expliques cómo se lleva a cabo la eliminación del fármaco.

4.7.1. Excreción renal

Es la vía más importante de eliminación de los fármacos. Tiene lugar en el riñón, y el fármaco o metabolito es eliminado por la orina. Dado que la orina es acuosa, serán los fármacos o metabolitos más hidrosolubles los que se eliminen con mayor facilidad.

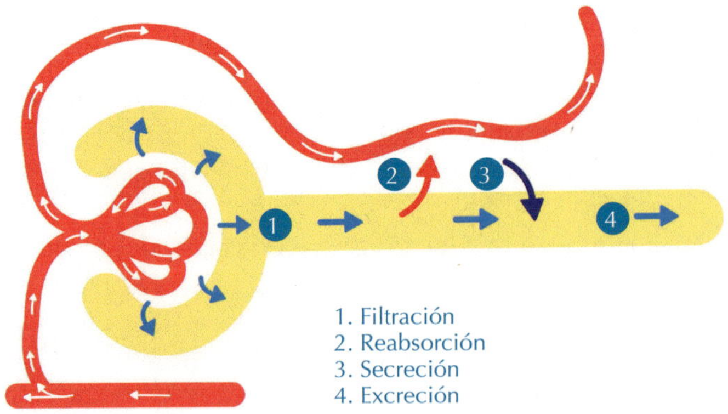

Figura 4.7
Proceso de excreción en la nefrona.

La nefrona es la unidad anatómica funcional del riñón. Durante la excreción, suceden tres procesos (figura 4.7):

1. *Filtración glomerular.* Se realiza en la cápsula de Bowman. La sangre es filtrada y, gracias a ello, se eliminan muchas sustancias a la futura orina. No se filtrarán aquellas de muy alto peso molecular, ni las que vayan unidas a proteínas plasmáticas; tampoco lo harán los gases.
2. *Secreción tubular.* Tiene lugar en el túbulo proximal, gracias a un mecanismo de transporte activo, es decir, en contra del gradiente de concentración y con gasto de energía. Se consigue una excreción adicional a la futura orina para aquellas sustancias que no hayan sido filtradas.
3. *Reabsorción pasiva.* Tiene lugar mayoritariamente en el nivel del túbulo distal. Los fármacos lipófilos se reabsorberán pasivamente y volverán a pasar a la sangre. En este proceso, es muy importante el pH de la futura orina, puesto que, con un pH ácido, los fármacos que sean ácidos débiles no estarán ionizados y podrán, por lo tanto, atravesar las membranas y reabsorberse, y pasar de nuevo a la circulación sistémica.

4.7.2. Eliminación biliar

En la eliminación por vía biliar, el fármaco o metabolito llega a formar parte de la bilis, la cual será eliminada posteriormente mediante las heces. La bilis es segregada por el hígado y tiene como finalidad facilitar la eliminación de determinadas sustancias. Por esta vía se eliminan las sustancias lipófilas de muy alto peso molecular. El mecanismo de eliminación puede ocurrir mediante difusión pasiva o mediante transporte activo.

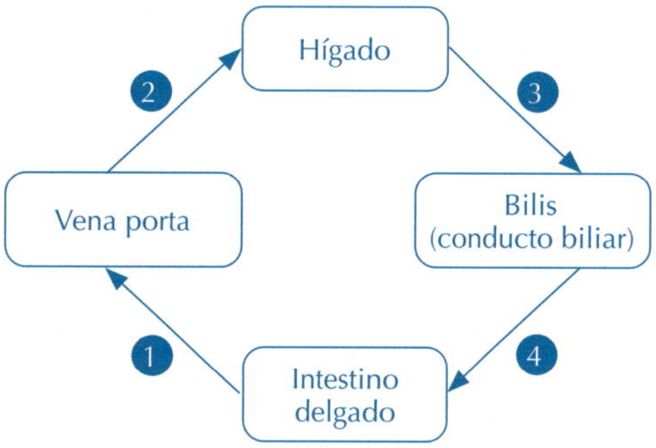

Figura 4.8
Circulación enterohepática.

Además, se debe citar la denominada *circulación enterohepática* (figura 4.8), un proceso cíclico que supone la reabsorción de una sustancia que haya sido transformada o metabolizada en el hígado, su posterior eliminación a través de la bilis hacia el intestino y, finalmente, su paso de nuevo al hígado a través de la sangre.

Existen, además de la biliar y la renal, otras vías de eliminación, como la pulmonar para los gases y las sustancias volátiles, la piel –a través de la sudoración– o la leche materna. En esta última se pueden eliminar pequeñas cantidades de fármacos o metabolitos, lo cual se deberá tener en cuenta durante la etapa de lactancia.

4.8. Estudio cuantitativo de la serie LADME

En este apartado se desarrolla el aspecto cinético de la farmacocinética, es decir, la velocidad a la que ocurren los procesos de la serie LADME.

Para el estudio de la evolución temporal de los fármacos y el conocimiento de cada paso de la serie LADME, es necesario tomar muestras y saber qué cantidad de fármaco hay en las diferentes partes del organismo. Lo ideal sería saber cuánto fármaco llega al lugar de acción, pero esta es una tarea muy complicada, ya que, para ello, en muchas ocasiones sería necesario obtener muestras de tejidos u órganos. En su lugar, lo que se hace es tomar muestras de sangre y orina, y analizar la concentración del fármaco en las muestras. Después, se supone que, cuanta mayor sea la concentración del fármaco en la sangre, mayor será su actividad en el organismo (porque se infiere que llegará más cantidad al lugar de acción). A continuación, se pinta una gráfica de la concentración del fármaco en el líquido biológico (sangre u orina) en función del tiempo.

En el laboratorio, para estudiar los procesos de la serie LADME de manera cuantitativa, desde el punto de vista cinético (de la velocidad), se siguen los pasos que exponemos a continuación:

1.º Se administra un medicamento por cualquier vía de administración.
2.º Se toman muestras de sangre y orina en unos tiempos determinados.
3.º Se analiza la cantidad de fármaco en cada una de las muestras.

Se pintan gráficas concentración (c) vs. tiempo (t). De manera general, hay dos tipos de gráficas: las que se corresponden a las vías de administración extravasales –todas menos la vía intravenosa– y las gráficas de administración intravenosa.

Pongamos un ejemplo: se administra un medicamento por vía extravasal; en este caso, por vía oral. Se considera tiempo cero (t = 0) el momento de la administración. Entonces la concentración plasmática es cero; pero, a medida que pasa el tiempo, el fármaco se va liberando y se va absorbiendo, y, por ello, la concentración en sangre irá aumentado de forma progresiva. En el momento en el que se haya absorbido toda la cantidad posible de fármaco, se obtiene la denominada concentración máxima (c_{max}). El tiempo en el que se alcanza ese máximo de concetración se denomina t_{max}. A partir de ese pico, la concentración en sangre empieza a bajar progresivamente, porque el fármaco comienza su proceso de metabolismo y eliminación (figura 4.9).

En el caso de la administración intravenosa, la gráfica es diferente. En el momento de la inyección (t = 0), la concentración es máxima, puesto que no hay liberación ni absorción, y poco a poco se va produciendo un descenso de la concentración en la sangre (figura 4.10).

A partir del estudio de este tipo de gráficas se puede conocer el comportamiento cinético del fármaco en el organismo, es decir, la cantidad y la velocidad de absorción y de los procesos de eliminación.

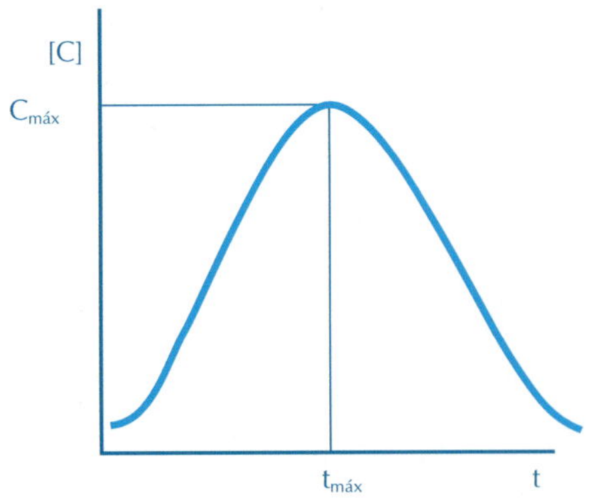

Figura 4.9
Gráfica de concentración vs. tiempo en una administración extravasal.

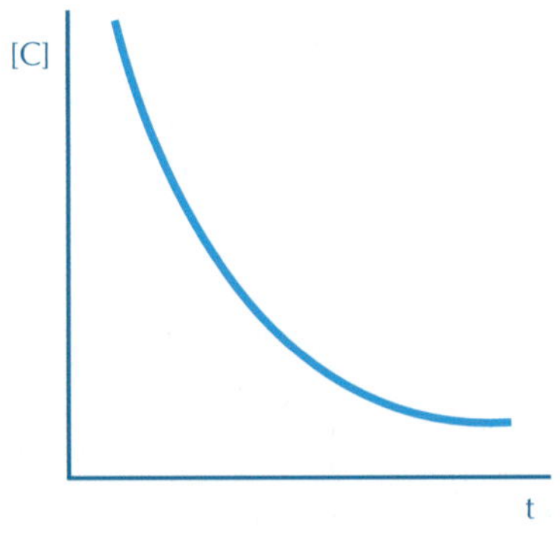

Figura 4.10
Gráfica concentración vs. tiempo en una administración intravenosa.

Actividad propuesta 4.5

Responde a la siguientes preguntas con respecto con la gráfica que se muestra a continuación:

a) Vía de administración del medicamento.
b) ¿Qué concentración hay en el momento de la administración?
c) Tiempo que tarda el fármaco en eliminarse.
d) Concentración en sangre a las cuatro horas desde la administración.

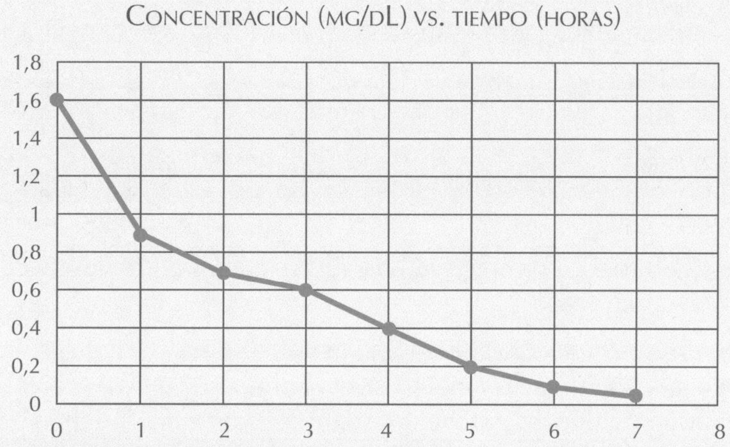

Ideas clave

- La farmacocinética es la rama de la farmacología que estudia la evolución cuantitativa y cinética del fármaco en el organismo tras su administración.
- La farmacocinética estudia la serie LADME: liberación, absorción, distribución, metabolismo y eliminación.
- La liberación es el proceso por el cual el fármaco sale del medicamento, se disgrega y se disuelve en los fluidos biológicos de carácter acuoso. Se liberan más fácilmente las moléculas pequeñas y acuosas.
- El siguiente paso es la absorción, que consiste en el paso a la sangre del fármaco. Para que esto ocurra, es necesario que el fármaco, disuelto en el medio acuoso, atraviese las membranas celulares de carácter lipófilo. Se absorberán con más facilidad las moléculas pequeñas, liposolubles y no ionizadas.
- El fármaco, una vez en el torrente sanguíneo, se distribuirá hasta llegar a los órganos, como el hígado y el riñón, entre otros, y a su lugar de acción.
- Uno de los órganos en los que puede distribuirse es el hígado, en el que el fármaco es susceptible de sufrir las reacciones de biotransformación, tras las que, por lo general, se convertirá en un metabolito más polar, lo cual facilitará el último paso de la serie: la eliminación.
- La eliminación es el proceso por el cual el fármaco sale del organismo. Existen muchas vías de eliminación, siendo la excreción renal la mayoritaria.

Aplica lo aprendido

1. ¿En qué fase de la serie LADME ocurre cada uno de los siguientes procesos?

a) Unión con proteínas plasmáticas.
b) Disolución en el contenido estomacal.
c) Difusión pasiva a través del glomérulo renal.
d) Transformación de la molécula en un fármaco inactivo.
e) Paso de la membrana plasmática del endotelio.

2. ¿Cuál de las siguientes formas farmacéuticas no requiere liberación?

- Supositorios.
- Parches TTS.
- Colirios.
- Comprimidos bucodispersables.
- Cápsulas blandas.

3. Indica en qué casos de los siguientes la absorción es un proceso necesario, y en cuáles es un proceso indeseable:

a) Administración de colirio para una conjuntivitis.
b) Administración de un antiácido por vía oral.
c) Administración de un parche transdérmico con estradiol (hormona).
d) Administración de un supositorio con actividad antiinflamatoria.
e) Administración de un analgésico por vía oral.

4. Señala el lugar en el que se produce la absorción del fármaco si es administrado por las siguientes vías:

a) Vía inhalatoria.
b) Vía rectal.
c) Vía sublingual.
d) Vía transdérmica.
e) Vía oral.

5. Se prescribe un analgésico en comprimidos recubiertos, en dosis de 500 mg. Al paciente le cuesta tragarlos y, por lo tanto, solicita que le receten el medicamento en sobres de granulado. En esta forma, la dosis es de 400 mg. ¿Tendrá menos efecto? ¿Por qué la dosis es menor en sobres?

6. Indica si las siguientes afirmaciones son verdaderas o falsas:

- ☐ Todos los fármacos, al llegar al hígado, se metabolizan.
- ☐ Los fármacos en la sangre se pueden unir con proteínas.
- ☐ Solo se absorbe la fracción de fármaco ionizada.
- ☐ La vía de eliminación mayoritaria es la excreción renal.
- ☐ La biodisponibilidad es una medida de la eficacia de la distribución.
- ☐ La irrigación sanguínea afecta directamente a la distribución de un fármaco en el órgano del que se trate.
- ☐ Antes del proceso de absorción, se requiere una disolución en el medio biológico.

- ☐ La liberación es el proceso de salida y disolución del fármaco en los fluidos biológicos.
- ☐ La absorción de un comprimido efervescente es más rápida que la de un comprimido convencional.
- ☐ El metabolismo de los fármacos consta de dos fases.

7. Se administra un medicamento que contiene una dosis de 1 000 mg de un fármaco determinado. Se absorben 970 mg, y, de ellos, 30 mg sufren el *efecto primer paso.* Calcula la biodisponibilidad en magnitud de ese fármaco, expresada en porcentaje.

8. Explica en qué consiste el fenómeno de la redistribución de fármacos.

9. En las siguientes parejas, señala cuál de los dos fármacos se absorberá mejor:

a) Fármaco ionizado *b)* Fármaco sin ionizar
a) Fármaco liposoluble *b)* Fármaco hidrosoluble
a) Fármaco pequeño *b)* Fármaco de gran tamaño

10. Explicar qué ocurre con la concentración del fármaco en los siguientes casos:

a) Hay insuficiencia renal.
b) El metabolismo es más rápido de lo habitual.
c) La fracción del fármaco unida a proteínas plasmáticas es menor de lo que se esperaba.

Práctica profesional

La siguiente gráfica es la representación de la concentración en sangre vs. tiempo (minutos) obtenida tras la administración de un medicamento determinado.

Responde a las siguientes preguntas:

a) Viendo la gráfica, ¿se puede deducir cuál es la vía administración?
b) ¿En qué momento se alcanza la máxima concentración?
c) ¿Cuántos minutos pasan desde la administración hasta que el efecto es máximo?
d) ¿Qué procesos son mayoritarios en la parte A de la gráfica?
e) ¿Qué procesos son mayoritarios en la parte B de la gráfica?
f) ¿Cuánto tiempo pasa desde la administración hasta que el efecto prácticamente desaparece?

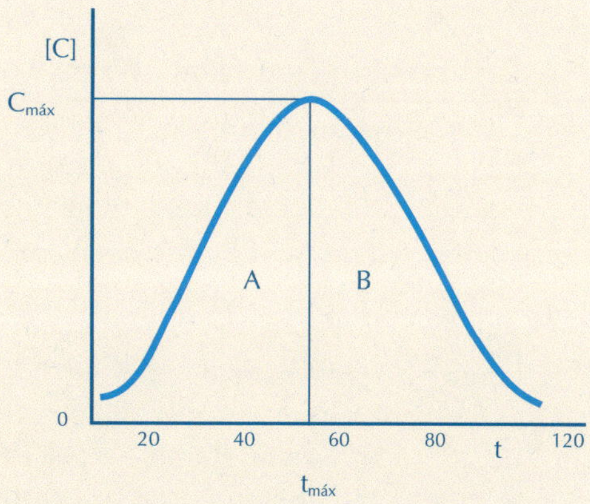

Actividad grupal

Te proponemos la lectura del artículo "Acostarse del lado derecho duplica la velocidad de absorción de los medicamentos orales", de Laura Miyara, publicado en *La Voz de Galicia* el 25 de agosto de 2022. Te adelantamos un fragmento:

"Un estudio de la Universidad Johns Hopkins demostró que las diferentes posturas afectan a la rapidez de disolución y absorción de las pastillas.

¿Te duele la cabeza?, ¿el estómago?, ¿tienes alergias?, ¿intolerancias alimentarias?, ¿problemas para dormir?, ¿ansiedad o quizás depresión? Para cada uno de estos problemas, existe una solución (o varias) en forma de píldora. La vía oral es la más común cuando se trata de administrar un medicamento y esto se debe a que tomar un fármaco de esta forma trae grandes ventajas. Desde el punto de vista de los pacientes, suele ser más conveniente tomarse una píldora que aplicar una crema, inyectarse o introducir supositorios. Al mismo tiempo, la vía oral permite administrar el tratamiento de manera segura, a un bajo coste y con gran eficacia. Por estas razones, las investigaciones para la sintetización y el desarrollo de fármacos para tomar por vía oral están en constante crecimiento".

Temas para debatir:

- ¿Qué opinas de que una postura afecte a la absorción de los medicamentos?
- ¿Qué posturas o movimientos crees que pueden perjudicar la absorción de un medicamento?

Puedes leer el artículo completo escaneando el siguiente código QR:

PONTE A PRUEBA

1. La absorción de un fármaco es:
   - ☐ *a)* Salida del fármaco del organismo.
   - ☐ *b)* Salida del fármaco de su forma farmacéutica al medio biológico.
   - ☐ *c)* Paso del fármaco a la sangre o medio interno.
   - ☐ *d)* Llegada del fármaco al estómago o al intestino.

2. El *efecto primer paso* es:
   - ☐ *a)* Metabolización del fármaco en el hígado antes de ejercer su efecto farmacológico.
   - ☐ *b)* Llegada de los fármacos primero a su lugar de acción.
   - ☐ *c)* Paso de los fármacos por el hígado para eliminarse.
   - ☐ *d)* Fase I del metabolismo.

3. A simple vista, podemos decir que un fármaco llegará primero a:
   - ☐ *a)* Corazón.
   - ☐ *b)* Oído.
   - ☐ *c)* Uña de un dedo del pie.
   - ☐ *d)* A todas partes por igual.

4. Marca la respuesta incorrecta:
   - ☐ *a)* Los fármacos pueden ser eliminados sin metabolizar.
   - ☐ *b)* El metabolismo de los fármacos tiene dos fases.
   - ☐ *c)* En la fase I del metabolismo, el fármaco se convierte en una molécula más lipófila.
   - ☐ *d)* El metabolismo de un fármaco puede transformarlo en una molécula tóxica.

5. Previamente a la absorción del fármaco, es necesario que:
   - ☐ *a)* Se libere de su forma farmacéutica.
   - ☐ *b)* Se libere de su forma farmacéutica y se disuelva en el medio biológico.
   - ☐ *c)* Llegue al hígado.
   - ☐ *d)* Se disuelva en el estómago.

6. Es cierto que:
   - ☐ *a)* La absorción de los comprimidos efervescentes es más lenta que la de los comprimidos convencionales.
   - ☐ *b)* Si aumentamos el tamaño de la partícula del fármaco, se aumenta la absorción.
   - ☐ *c)* Si la motilidad intestinal está disminuida, la probabilidad de absorción del fármaco administrado por vía oral disminuye.
   - ☐ *d)* Si buscamos un efecto local, la absorción es un proceso indeseado.

7. Los fármacos que se activan con el metabolismo se denominan:
   - ☐ *a)* Enzimas.
   - ☐ *b)* Profármacos.
   - ☐ *c)* Metabolitos.
   - *d)* Fármacos inactivos.

8. Si consiguiéramos que la distribución de los fármacos se diera exclusivamente en su lugar de acción, se evitaría:
   - ☐ *a)* La unión de los fármacos con las proteínas plasmáticas.
   - ☐ *b)* La aparición de efectos secundarios.
   - ☐ *c)* La vectorización.
   - ☐ *d)* La metabolización de los fármacos.

9. Un fármaco A es muy lipófilo y se elimina sin sufrir metabolismo. ¿Cuál será su vía de eliminación mayoritaria?:
   - ☐ *a)* Renal.
   - ☐ *b)* Biliar.
   - ☐ *c)* Sudor.
   - ☐ *d)* Pulmonar.

10. ¿Cuál es la biodisponibilidad de un fármaco administrado por vía intravenosa?:
   - ☐ *a)* Depende de la dosis.
   - ☐ *b)* Depende de la vía de administración.
   - ☐ *c)* El 100 %.
   - ☐ *d)* Ninguna opción es correcta.

SOLUCIONES:

1.	a	b	**c**	d
2.	**a**	b	c	d
3.	**a**	b	c	d
4.	a	b	**c**	d
5.	a	**b**	c	d
6.	a	b	c	**d**
7.	a	**b**	c	d
8.	a	**b**	c	d
9.	a	**b**	c	d
10.	a	b	**c**	d

5

Farmacodinamia

Objetivos

- ✓ Definir el efecto farmacológico, la indicación y el mecanismo de acción de los fármacos.
- ✓ Clasificar los distintos tipos de mecanismos de acción y los posibles receptores de los fármacos.
- ✓ Interpretar la relación dosis-respuesta.
- ✓ Conocer los factores que influyen en la dosificación de los fármacos.
- ✓ Comprender el índice terapéutico y el margen de seguridad de un fármaco.
- ✓ Explicar los riesgos asociados a la administración de medicamentos durante el embarazo.
- ✓ Saber qué es la teratogenicidad y conocer sus categorías, según la clasificación de la FDA.
- ✓ Entender el uso compasivo de los medicamentos.
- ✓ Determinar los posibles problemas asociados al consumo de medicamentos, así como qué dosis son dependientes y cuáles no.
- ✓ Averiguar en qué consiste el sistema de farmacovigilancia.

Mapa conceptual

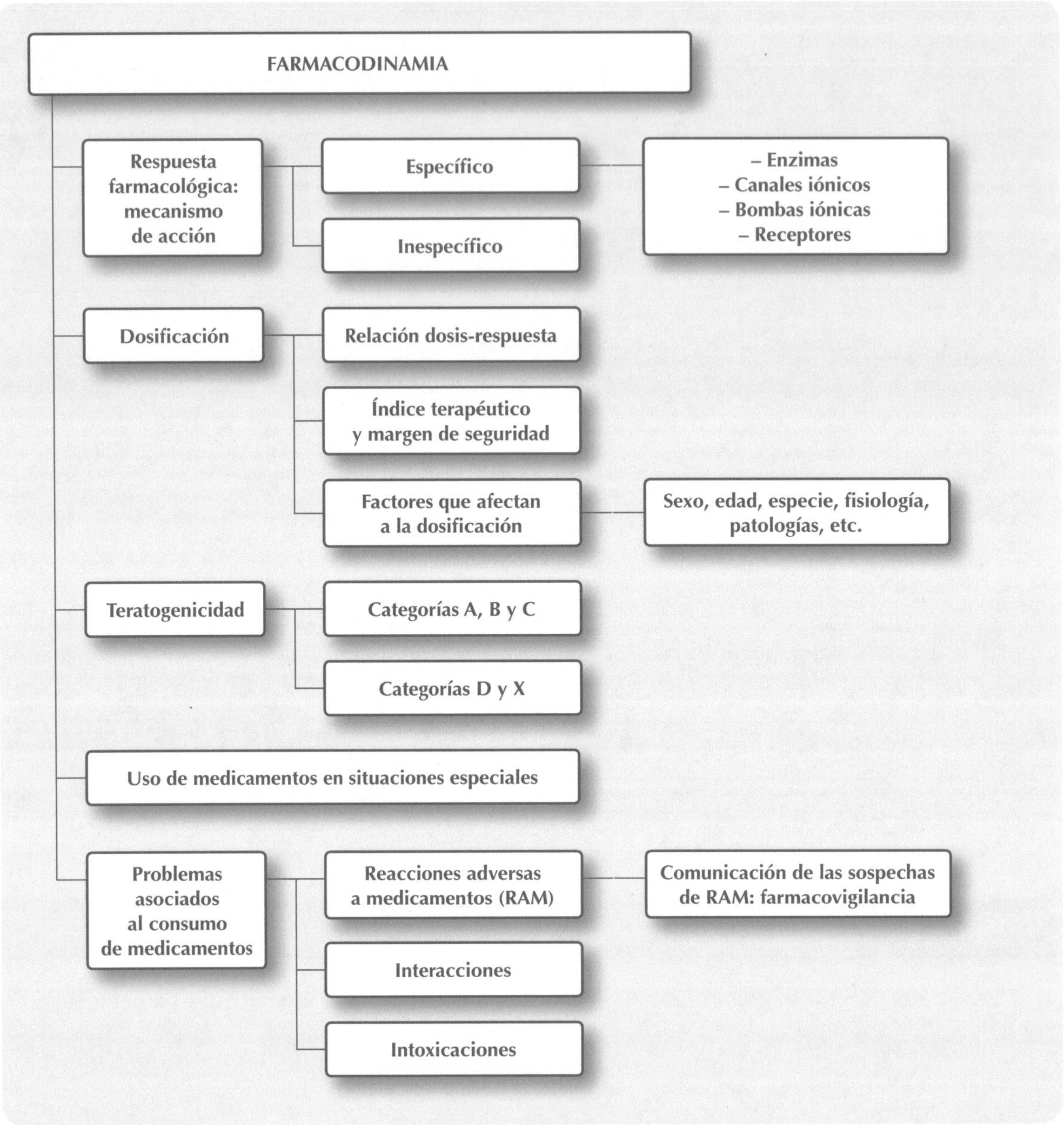

Glosario

Automedicación. Decisión no profesional de iniciar o suspender un tratamiento farmacológico.

Diana farmacológica. Cualquier lugar de acción de un fármaco.

Dosis. Cantidad de fármaco que se administra de una sola vez.

Efecto farmacológico. Respuesta o consecuencias que aparecen debido a la acción del fármaco.

Enzima. Catalizador biológico que permite que las reacciones químicas en el organismo ocurran a una velocidad adecuada.

Indicación. Patología para la que un fármaco está recomendado, por ser de utilidad.

Mecanismo de acción. Manera en la que el fármaco actúa en el nivel molecular.

Medicamento en investigación. Forma farmacéutica de un principio activo o placebo que se investiga o utiliza como referencia en un ensayo clínico.

Mensurable. Medible, cuantificable.

Receptor. Toda molécula con la que un fármaco se una de manera específica y pueda actuar.

Teratogenicidad. Capacidad potencial para producir malformaciones o defectos en la descendencia.

Uso compasivo de medicamentos. Posibilidad de prescripción y aplicación de medicamentos no autorizados a pacientes no incluidos en un ensayo clínico, con el fin de atender necesidades especiales de tratamientos en situaciones clínicas concretas.

5.1. Introducción

La farmacología es la ciencia que estudia todo lo relacionado con los fármacos. Dentro de ella destacan dos ramas: la *farmacocinética,* que estudia la absorción, la distribución, el metabolismo y la eliminación de los fármacos en el organismo, es decir, los procesos y las modificaciones que sufre el fármaco desde que es administrado hasta que es eliminado del cuerpo (que hemos visto en el capítulo 4), y la *farmacodinamia,* que estudia el mecanismo de acción y los efectos bioquímicos y fisiológicos de los fármacos en el organismo, la relación entre la concentración del fármaco y sus efectos, así como las dosis necesarias para alcanzar las respuestas deseadas y los posibles problemas que puedan aparecer tras la administración de un medicamento.

5.2. La respuesta farmacológica

Cuando se administra un medicamento, se produce un cambio en el nivel molecular o celular, y, como consecuencia, aparece una respuesta biológica, un efecto, que llamaremos efecto farmacológico (figura 5.1). Así, por ejemplo, podríamos hablar de efecto analgésico, diurético, antiácido, laxante, antiinflamatorio y un largo etcétera, siendo todos ellos efectos farmacológicos.

Hay muchas variables que harán que la respuesta biológica se produzca en mayor o menor medida. Una de las dificultades que encuentran los farmacólogos a la hora de cuantificar esa respuesta es que no todos los efectos farmacológicos son mensurables. Así, algunos efectos –como la temperatura corporal en el caso de los antipiréticos o la tensión arterial en el de los antihipertensivos– son cuantificables de manera objetiva, pero otros –como el efecto de los antidepresivos– no lo son.

Otro concepto importante es la *indicación de un medicamento o un fármaco,* que hace referencia a la patología para la que el principio activo sea recomendado, por ser de utilidad. Por ejemplo, un antidepresivo está indicado para la depresión, y un antihipertensivo, para la hipertensión arterial.

La manera en la que se consigue el efecto farmacológico –es decir, cómo actúa el fármaco en el nivel bioquímico o molecular– se denomina mecanismo de acción. Así, por ejemplo, el mecanismo de acción del ácido acetilsalicílico consiste en "inhibir la síntesis de prostaglandinas".

Es posible agrupar los mecanismos de acción de los fármacos en dos grandes grupos:

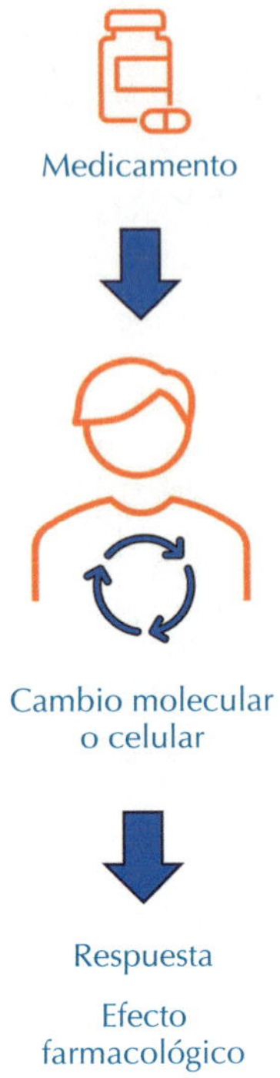

Figura 5.1 Respuesta farmacológica.

- *Mecanismos de acción inespecíficos.* Son aquellas acciones farmacológicas que no se ejercen sobre estructuras moleculares precisas ni concretas. Los mecanismos inespecíficos implican la modificación de determinadas propiedades fisicoquímicas que alteran la función biológica de la célula; por ejemplo, los desinfectantes, que ejercen su acción mediante un efecto tensoactivo sobre las membranas celulares, o los antiácidos estomacales de tipo de bicarbonato, que incrementan el pH del estómago: lo hacen de manera inespecífica, porque también subirían el pH en una disolución, no solo en el estómago.
- *Mecanismos de acción específicos.* Como su propio nombre indica, el fármaco se une de manera específica a una estructura molecular, denominada *receptor,* tras lo cual se producen cambios moleculares que desencadenan el efecto o la respuesta biológica. Las estructuras moleculares que pueden hacer de receptores de fármacos que vamos a considerar son las siguientes:

  - Enzimas.
  - Moléculas transportadoras o bombas iónicas.
  - Canales iónicos.
  - Receptores propiamente dichos.

En relación con la unión de los principios activos con sus receptores, hemos de definir dos conceptos. Uno es la *afinidad,* la capacidad que tiene el fármaco para unirse a su receptor. Así, sustancias con alta afinidad se unen al receptor aunque estén presentes en muy poca cantidad. Cuanta más afinidad tenga el fármaco por el receptor, más fácil será la unión. El segundo concepto es el de *especificidad,* la propiedad por la cual el receptor es capaz de diferenciar una molécula de otra, aunque estructuralmente sean muy similares.

Lo ideal es que los fármacos tengan una alta afinidad por su receptor y que el receptor sea muy específico. Los receptores son estructuras con una función en el organismo. Es decir, su existencia no es debida a que llegue una molécula exógena, como un fármaco, y se una a ellos, sino que tienen lo que se conoce como un agonista natural. Esto es, hay una molécula endógena que, cuando se une a un receptor, hace que se produzca un efecto o una respuesta, que en este caso no sería farmacológica. Los fármacos son moléculas que se diseñan imitando en parte la estructura de esas moléculas endógenas. En líneas generales, existen dos tipos:

- *Agonistas.* Moléculas que se unen al receptor y lo activan. Imitan el efecto de la molécula que, de manera habitual, se uniría al receptor.
- *Antagonistas.* Se unen al receptor y lo bloquean, impidiendo que la molécula endógena se adhiera. Por lo tanto, el efecto farmacológico es el antagónico al que produciría un agonista natural.

Caso práctico

La acetilcolina (Ach) es una molécula endógena, y su receptor se denomina receptor de la acetilcolina (R Ach). Cuando la Ach se une a su receptor en el nivel cardiaco, se produce bradicardia. Este es el efecto agonista. Sin embargo, cuando al receptor se le une un antagonista de la acetilcolina, se produce una taquicardia, que es el efecto antagónico.

Las moléculas que pueden actuar como receptoras de fármacos en el organismo son las siguientes:

A) Enzimas

Son moléculas endógenas, concretamente proteínas, que se ocupan de catalizar las reacciones químicas en el organismo. El fármaco se puede unir a la enzima y provocar un efecto de activación o de inhibición de la misma.

Caso práctico

Fármacos cuyo receptor es una enzima

El colesterol es un lípido imprescindible para nuestras membranas celulares. El 75 % del colesterol es sintetizado en nuestro organismo, y el 25 % restante es ingerido en la dieta.

En las reacciones de síntesis o fabricación del colesterol, hay un paso catalizado por una enzima denominada HMGCoA reductasa (HidroxiMetilGlutarilCoenzimaA reductasa), que cataliza el paso de ácido hidroximetil glutaril CoA a ácido mevalónico (como se ve en la figura).

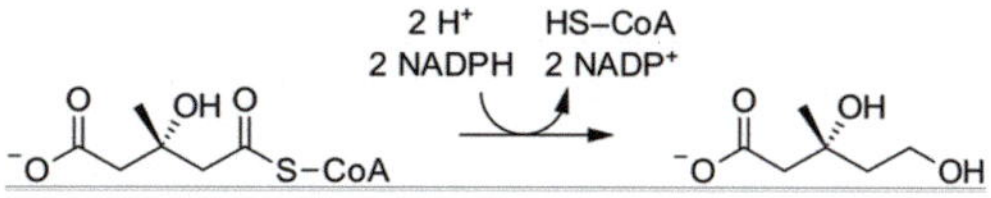

Los fármacos denominados coloquialmente "estatinas", como la simvastatina o la lovastatina, se unen específicamente a esta enzima y la bloquean (son antagonistas), por lo que el resultado es que no se produce la síntesis endógena de colesterol. Este grupo de fármacos tienen actividad o efecto hipolipemiante (hipo → bajan, lipemia → lípidos en sangre) y están indicados para las hiperlipemias. Su mecanismo de acción es específico: la inhibición de la síntesis de colesterol por bloqueo de la enzima HMGCoA reductasa.

B) Moléculas transportadoras o bombas iónicas

Muchas moléculas fisiológicas utilizan transportadores para atravesar las membranas biológicas. Algunos fármacos realizan su acción farmacológica uniéndose a esos transportadores y evitando así que las moléculas fisiológicas puedan hacerlo. De esta forma, bloquean la acción de las moléculas fisiológicas.

Caso práctico

Fármacos cuyo receptor es una bomba iónica

El valor aproximado del pH en el estómago es 1,5. Existe una bomba iónica, denominada ATPasa H^+/K^+, que introduce iones de hidrógeno (H^+) o protones, necesarios para la fabricación del HCl, para mantener ese pH ácido y sacar iones potasio (K^+). Fármacos como el omeprazol, que es un antiácido, y otros antiulcerosos actúan bloqueando esta bomba iónica. Son antagonistas. Como consecuencia, no se puede fabricar ácido clorhídrico (HCl), responsable de la acidez en el estómago. A este grupo de fármacos se los conoce como IBP (inhibidores de la bomba de protones).

C) Canales iónicos

De la misma forma que los fármacos pueden modificar la acción de algunas moléculas uniéndose a los transportadores que estas necesitan, también pueden hacerlo uniéndose a los canales iónicos en el caso de las moléculas (iones) que utilicen este mecanismo para atravesar las membranas. El fármaco puede producir la apertura o el cierre de un canal, lo cual permite o impide el paso de alguna sustancia (generalmente, iones) para modular su acción.

Caso práctico

Fármacos cuyo receptor es un canal iónico

El corazón necesita de la presencia del ion calcio (Ca^{2+}) para llevar a cabo la contracción. El ion entra a través de un canal iónico. Fármacos como la nifedipina, que tiene un efecto antiarrítmico, antianginoso y antihipertensivo, actúan de esta manera. El fármaco es un antagonista de los canales de calcio, e impide la entrada del ion calcio al corazón. Como consecuencia, el corazón disminuirá su ritmo de contracción.

D) Receptores propiamente dichos

Existen unas estructuras que son conocidas como receptores. A diferencia de las anteriores (enzimas, bombas y canales), que tenían una misión, en este caso la tarea en el organismo consiste en comportarse como receptores de moléculas endógenas. Los receptores son estructuras biológicas –macromoléculas proteicas– altamente especializadas que se encuentran en la membrana, el citoplasma o el núcleo de las células. A estos receptores se les unen de manera *específica* sustancias endógenas, mediadores celulares u hormonas, y esta unión provoca una serie de respuestas celulares.

Caso práctico

La histamina es una molécula endógena responsable de distintos efectos en el organismo. Tiene tres receptores, denominados H_1, H_2 y H_3. El receptor H_1 se encuentra distribuido por distintas partes del cuerpo; por ejemplo, en los bronquios. Cuando la molécula endógena específica –es decir, la histamina– se une a este receptor H_1, se desencadena, entre otras cosas, la contracción de los bronquios (broncoconstricción). Hay fármacos, como los antialérgicos, cuyo mecanismo de acción consiste en bloquear el receptor H_1 de la histamina. Por ello, se les denomina antihistamínicos H_1. El receptor H_2 se encuentra en la mucosa gástrica. Cuando la histamina se une a este receptor, se produce un aumento de la secreción ácida. Por ello, hay determinados antiácidos –como, por ejemplo, la ranitidina y la famotidina– que son antihistamínicos H_2. Es decir, el fármaco bloquea el receptor H_2. Así, la histamina no puede unirse y desencadenar un efecto de aumento de secreción ácida en el estómago.

En ambos casos, son antagonistas del receptor de la histamina.

Actividad propuesta 5.1

Busca los nombres de tres fármacos que actúen a través de un receptor propiamente dicho y describe su mecanismo de acción.

5.3. Dosificación

La *dosis* se define como la cantidad de fármaco administrada de una sola vez. Por ejemplo, de una Aspirina® 500 mg, si tomamos un comprimido, la dosis es de 500 mg de ácido acetilsalicílico.

La *posología* es la rama de la farmacología que se encarga del estudio de la dosificación de los fármacos. En lo relativo a los medicamentos, la posología es la dosis y la frecuencia entre las dosis. Por ejemplo, una posología de 1 cp/12 h significa que se debe administrar un comprimido cada doce horas, esto es, dos veces al día. El concepto de *dosificación* se refiere a la estimación o el cálculo de la dosis para un fin determinado y un paciente concreto.

5.3.1. Relación dosis-respuesta

Es lógico pensar que, cuanto mayor sea la dosis administrada, mayor será el efecto farmacológico, y esto es cierto, pero solo en parte.

Para medir el efecto farmacológico de un determinado fármaco, se emplea la relación entre la magnitud de la respuesta y la dosis administrada, que se expresa mediante las curvas de dosis-respuesta (figura 5.2).

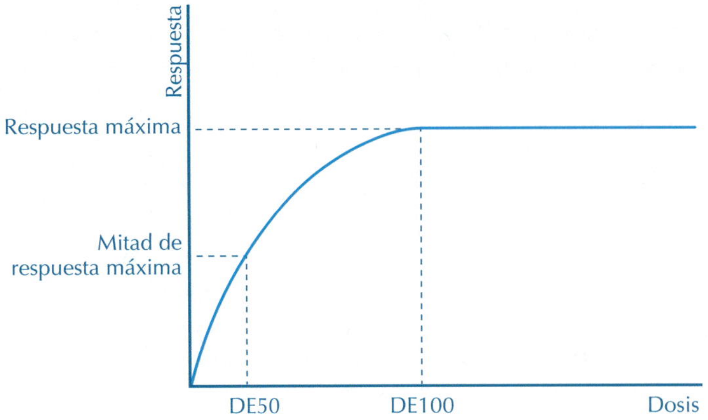

Figura 5.2
Curvas de dosis vs. respuesta farmacológica.

En figura 5.2, se muestra una curva de dosis vs. respuesta. En el eje de las abscisas se representa la dosis de fármaco administrada, y en el de las ordenadas, la respuesta biológica. Como se ve en la figura 5.2, la respuesta es prácticamente nula hasta que se supera una determinada dosis, que se denomina *dosis umbral*. Una vez sobrepasado este umbral, a medida que se aumenta la dosis administrada la respuesta también se incrementará hasta alcanzar una *respuesta máxima*. A partir de este punto, aunque se siga subiendo la dosis, la respuesta seguirá siendo la misma.

Mediante el estudio de la gráfica dosis vs. respuesta de un determinado fármaco se puede conocer lo siguiente:

- *Eficacia del fármaco*. Se define como el máximo efecto que puede tener un fármaco, es decir, la respuesta máxima. La dosis más baja a la cual se obtiene esta respuesta se denomina $DE_{máx}$ o DE_{100}.
- *Potencia*. Cantidad de fármaco necesaria para alcanzar un nivel de respuesta determinado. Para calcularla, es habitual determinar la dosis necesaria para conseguir el 50 % de la respuesta máxima, denominada *dosis efectiva* DE_{50}, que se toma como base de comparación. Por ejemplo, si comparamos dos fármacos con la misma actividad farmacológica, será más potente aquel que tenga la DE_{50} más baja. La explicación es que se necesita menos dosis para alcanzar ese nivel de respuesta.

Además de la DE_{50} y la DE_{100}, se definen otras dosis, en función de la respuesta que desencanen:

- *Dosis letal 50 (DL_{50})*. Dosis a la cual fallecen el 50 % de los animales expuestos que formen parte del estudio.
- *Dosis tóxica*. Dosis mínima a la cual se produce una intoxicación.

Actividad propuesta 5.2

A partir de los siguientes datos de un fármaco:

Dosis:	100 mg	Respuesta:	20 %
	150 mg		35 %
	250 mg		50 %
	400 mg		75 %
	600 mg		100 %

Contesta a las siguientes preguntas:

a) ¿Cuál es la DE50?
b) ¿Cuál es la dosis máxima?

5.3.2. Índice terapéutico y margen de seguridad

Se define el *indice terapéutico* (IT) como la relación entre la dosis letal 50 (DL_{50}) y la dosis efectiva 50 (DE_{50}).

$$IT = \frac{DL_{50}}{DE_{50}}$$

El valor del índice terapéutico IT da una idea de la seguridad del fármaco. Así, si el fármaco tiene un índice terapéutico alto –la relación numérica entre la dosis letal y la dosis efectiva es alta– tiene, por lo tanto, un amplio margen de seguridad, porque la dosis necesaria para matar al 50 % de los animales con los que se haya experimentado es muy superior a la dosis necesaria para producir el efecto terapéutico. Sin embargo, si el índice terapéutico es pequeño, la dosis letal estará más próxima a la efectiva, y entonces se deberá manejar el fármaco con más cuidado. Estos últimos son fármacos con un margen de seguridad más estrecho, como, por ejemplo, la digoxina, un tónico cardiaco con un estrecho margen de seguridad.

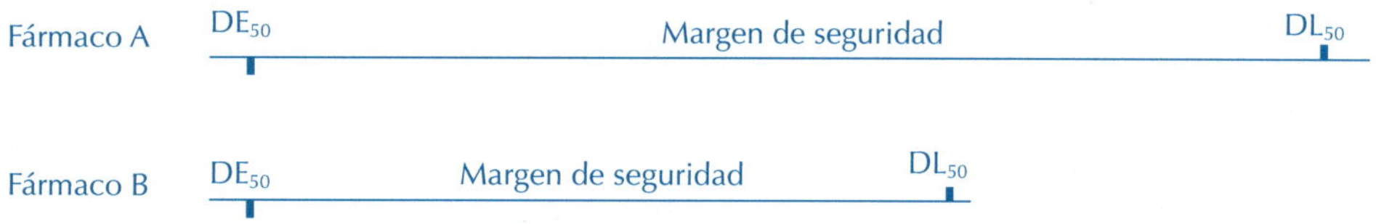

Figura 5.3
Margen de seguridad.

Como se ve en la figura 5.3, el margen de seguridad del fármaco A es más amplio que el del fármaco B. Por ello, el A es más seguro que el B.

PARA SABER MÁS

Fármacos con estrecho margen terapéutico

- Acenocumarol
- Ácido valproico
- Carbamazepina
- Carbonato de litio
- Ciclosporina
- Digoxina
- Fenitoína
- Levotiroxina
- Quinina
- Teofilina
- Warfarina

Actividad propuesta 5.3

Indica cuál de los dos fármacos es más seguro, según los datos aportados a continuación:

Fármaco 1: $DE_{50} = 2$ mg $DL_{50} = 200$ mg
Fármaco 2: $DE_{50} = 0{,}1$ mg $DL_{50} = 5$ mg

5.3.3. Tipos de dosis

Existe una relación directa entre la respuesta biológica de un fármaco y la concentración que este alcance en el organismo. El efecto farmacológico puede ser el deseado o un efecto tóxico, o incluso, en algunos casos, un efecto no relacionado con la eficacia ni con la toxicidad (figura 5.4).

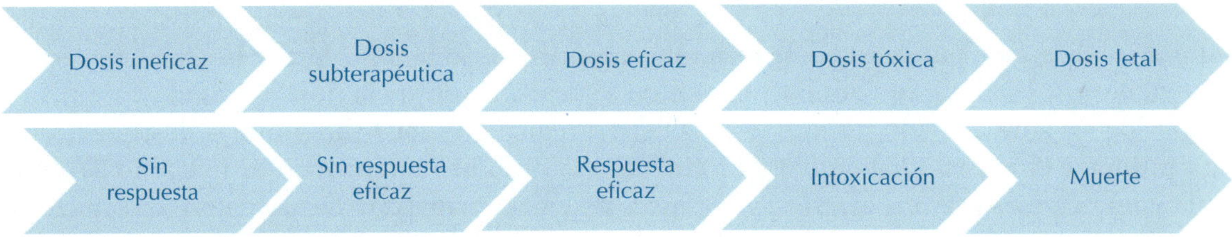

Figura 5.4
Relación de la dosis y la respuesta.

Como vemos en la figura 5.4, cada paso implica un aumento de la cantidad de fármaco administrada:

- *Sin efecto.* La cantidad de fármaco administrada no es suficiente para provocar una respuesta. Es una dosis por debajo del umbral.
- *Efecto subterapéutico.* En este caso, hay efecto, porque la cantidad administrada es mayor, aunque insuficiente para alcanzar el efecto terapéutico. Es una dosis subterapéutica.
- *Efecto terapéutico.* Es el efecto deseado, y se ha conseguido con la denominada dosis terapéutica.
- *Efecto tóxico.* Es la dosis mínima a la que se da una respuesta de intoxicación. Se denomina dosis tóxica.
- *Efecto letal.* Se trata de la dosis mínima que provoca la muerte del individuo. Es la dosis letal.

Además de las anteriores, se puede hablar de la denominada *dosis de choque,* que es una dosis inicial mayor que las que se administran a continuación, denominadas *dosis de mantenimiento.*

5.3.4. Factores que influyen en la dosificación

Los factores que implicarán la variación de las dosis son los siguientes:

A) Edad

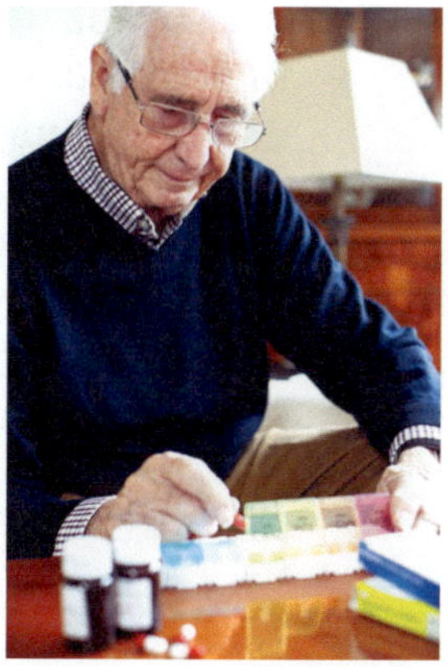

Figura 5.5
Control de las dosis.

La edad del paciente influye en la dosificación, sobre todo en los grupos de población extremos, como el infantil y el anciano, en los que las dosis deberán ser, en la mayoría de las ocasiones, menores que las de los adultos.

En los niños, las razones son varias: primero, porque el peso corporal es mucho menor, y segundo, por carecer del equipo enzimático completo, por lo que hay muchos fármacos que, al no poder ser metabolizados, tampoco se podrán administrar a los niños.

En los ancianos la disminución de la dosis se debe, bien al empobrecimiento del equipo enzimático –por lo que el metabolismo se verá disminuido–, bien a la reducción de la funcionalidad de los órganos responsables de la eliminación, como los riñones o el hígado (figura 5.5).

B) Masa corporal

Los efectos farmacológicos son proporcionales a la concentración del fármaco alcanzada en el organismo, que depende de la cantidad administrada y del volumen corporal. Por ello, algunas dosificaciones se deben calcular en función del peso. En estos caso, la posología se expresaría en mg/kg. Para saber qué dosis se debe administrar, hay que multiplicar los miligramos prescritos por el peso corporal del paciente.

C) Sexo

El sexo también influye. Así, las mujeres, por lo general, requieren una dosis menor que los hombres. Esto se debe, por un lado, a que el peso suele ser menor y, por otro lado, a que la proporción de tejido adiposo –de menor capacidad metabólica– es mayor.

D) Efectos de la absorción y la eliminación

Cuanto más rápido sea el proceso de absorción y más lenta resulte la eliminación del fármaco, menor deberá ser la dosis, pues la concentración en el organismo será mayor. La velocidad de absorción depende de la vía de administración. La dosis, entonces, deberá ajustarse a ella. Por ejemplo, por vía intravenosa será necesario administrar menos dosis que por vía oral para conseguir la misma concentración, puesto que, aunque la velocidad de eliminación se mantiene con respecto a la vía oral, la incorporación del fármaco a la sangre ocurre de manera inmediata.

E) Influencia de determinados estados patológicos

Existen determinados estados patológicos de especial riesgo, como las funciones renal y hepática alteradas:

- *Insuficiencia renal.* Al ser los riñones los órganos en los que principalmente se produce la eliminación de los fármacos, la insuficiencia renal podría producir una disminución de la velocidad de este proceso, lo que podría llevar a una concentración mayor de la debida en el organismo. En un paciente con insuficiencia renal, generalmente será necesario ajustar las dosis. Se puede, o bien disminuir las dosis, manteniendo la frecuencia entre ellas, o bien conservar la cantidad que se administre y reducir la frecuencia. En algunos casos, será necesario modificar ambos parámetros, es decir, la dosis y los intervalos, y, en otros casos, no deberán ni siquiera administrarse los fármacos.
- *Insuficiencia hepática.* Los pacientes que presentan insuficiencia hepática, en la mayoría de los casos, precisarán ajustes en la dosificación, porque la mayor parte de los procesos metabólicos tienen lugar en el hígado, aunque no todas las vías metabólicas se ven igualmente afectadas en caso de insuficiencia hepática. Será necesario, además, evitar los fármacos que afecten especialmente a este órgano (paracetamol, estatinas, etc.) y ajustar cuidadosamente las dosis.

F) Influencia de otros fármacos

Hay ocasiones en que dos fármacos administrados conjuntamente pueden interaccionar, incrementando o disminuyendo el efecto farmacológico, y es necesario conocer los datos de interacción para ajustar las dosis.

G) Factores individuales

Además de la variación individual, existen otros factores que determinan las dosis oportunas, como los siguientes:

- *Tolerancia.* Se define como la resistencia exagerada del individuo. No responde a las dosis ordinarias, por lo que será necesario aumentarlas.
- *Hipersensibilidad.* Respuesta exagerada del individuo a la dosis ordinaria de un determinado medicamento. Será necesario disminuir la dosis.

Actividad resuelta 5.1

¿Qué dosis de jarabe con una concentración de 25 mg/ml se debe administrar al día a un paciente de 15 kg de peso si la prescripción es de 10 mg/kg/día, repartidos en dos dosis?

SOLUCIÓN

$$\text{Dosis diaria} = 15 \text{ kg} \times 10 \text{ mg/kg} = 150 \text{ mg/día}$$
$$\text{Dosis} = 150 \text{ mg/día} \div 2 \text{ dosis/día} = 75 \text{ mg por dosis}$$

El jarabe tiene una concentración de 25 mg/ml, por lo que se deberán administrar 75 mg ÷ 25 mg/ml = 3 ml de jarabe.

5.4. Administración de medicamentos durante el embarazo. Teratogenicidad

Cuando sea necesario administrar medicamentos a una mujer embarazada, se deberá tener en cuenta lo siguiente:

- La existencia de dos pacientes –madre y feto– de forma simultánea en un mismo organismo.
- La posibilidad de que aparezcan efectos teratógenos en el feto al administrar un medicamento a la madre.
- Durante el embarazo, ocurren muchos cambios, para adaptarse a la nueva situación fisiológica. Tales cambios pueden alterar el comportamiento farmacocinético y farmacodinámico de muchos fármacos. Por ejemplo:

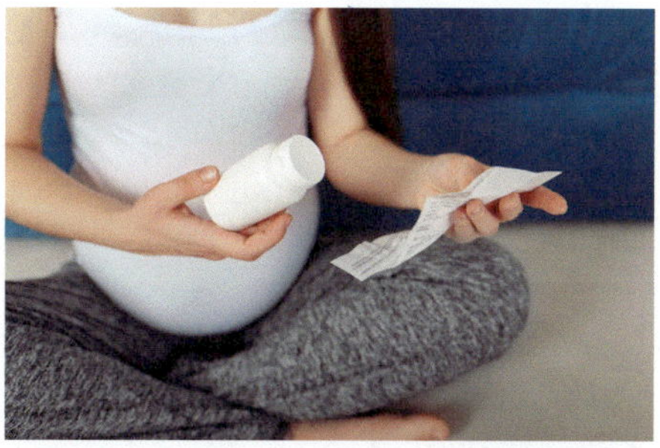

Figura 5.6
Administración de medicamentos a mujeres embarazadas.

1. Se puede ver afectada la absorción oral: la disminución de la motilidad gastrointestinal favorecerá que el contacto entre el fármaco y la mucosa gastrointestinal dure más tiempo y haya una mayor tasa de absorción del fármaco.
2. Aumento del volumen plasmático circulante: al haber una mayor cantidad de plasma, habrá también una menor concentración de fármaco por unidad de volumen tras la administración de una dosis fija de medicamento.
3. En cuanto a la excreción, el aumento de volumen por minuto conducirá a un notable incremento del flujo sanguíneo renal, lo que elevará, por consiguiente, el ritmo de filtración glomerular. La consecuencia lógica es el incremento de la cantidad de medicamento excretado.

Es imprescindible llevar a cabo una evaluación de los efectos positivos que se esperen al administrar un medicamento a una mujer embarazada, frente a los efectos adversos que se puedan producir, tanto en la madre como en el feto, y valorar el riesgo-beneficio (figura 5.6).

Un *teratógeno* es una sustancia capaz de causar un defecto congénito en el feto.

Sabías que...

Cada dos minutos una mujer muere en el mundo por causas relacionadas con el embarazo y el parto. Aunque la mortalidad materna se ha reducido un 44 % desde 1990, acabar con este problema sigue siendo imperativo para la defensa de los derechos humanos. Por esa razón, la ONU, en los Objetivos de Desarrollo Sostenible para 2030, sitúa como una prioridad en materia de salud y bienestar conseguir que la maternidad entrañe menos riesgos. Para ello, propone fortalecer los sistemas de salud, mejorar la disponibilidad de los medicamentos esenciales y promover la educación y la información en cuanto a la salud reproductiva.

La repercusión de la administración de un medicamento a una mujer embarazada y al feto estará sujeta a un gran número de variables; entre otras, las que siguen:

- *Naturaleza del fármaco administrado.* Potencial intrínseco de un medicamento para ser o no perjudicial para la madre y el feto, según las categorías de teratogenicidad de la Food and Drugs Administration de Estados Unidos (FDA).
- *Frecuencia de administración.* Con un mismo medicamento, los efectos esperables no son idénticos si se administra de forma esporádica, periódica o continua.
- *Momento de la administración.* Según si esta se realiza en el primero, el segundo o el tercer trimestre, las consecuencias pueden ser cualitativa y cuantitativamente diferentes.

Aunque la máxima de no utilizar medicamentos durante el embarazo sigue estando vigente, también se debe saber que hay patologías que, si no se tratan, pueden tener consecuencias peores sobre la madre o el feto que tomar un medicamento. Por ello, siempre se debe valorar el riesgo-beneficio.

PARA SABER MÁS

El Instituto de Salud Carlos III dispone de dos servicios de información telefónica sobre teratógenos:

1. Servicio de Información Telefónica sobre Teratógenos Español (SITTE), dirigido a médicos y profesionales sanitarios en general.
2. Servicio de Información Telefónica para la Embarazada (SITE), dirigido a la población general.

Ambos están atendidos por médicos específicamente formados en la evaluación de los riesgos reproductivos. Transmiten información actualizada, personalizada y no dirigida, de manera confidencial.

A través de ambos servicios, se atienden alrededor de 5 000 consultas al año sobre mujeres embarazadas expuestas a potenciales factores de riesgo para el desarrollo embrionario o fetal.

El teléfono del Servicio de Información Telefónica para la Embarazada (SITE) es el siguiente: 91 822 24 36

Para determinar la teratogenicidad o su ausencia en un medicamento, nos basamos en la clasificación de la Food and Drugs Administration (FDA). La FDA clasifica los medicamentos dentro de cinco categorías, según su potencial teratógeno: A, B, C, D y X.

- *Categoría A.* Los estudios realizados no han logrado demostrar riesgo para el feto en el primer trimestre de embarazo (y no existe evidencia de riesgo en trimestres posteriores). Por lo tanto, se pueden administrar durante el embarazo.
- *Categoría B.* Indica una de las siguientes posibilidades:

  a) En estudios sobre animales no ha existido manifestación teratógena, pero este resultado no ha sido confirmado en mujeres.

  b) En estudios sobre animales se ha detectado un cierto potencial teratógeno, aunque esto no ha podido ser confirmado en la mujer.

- *Categoría C.* Indica una de las siguientes posibilidades:

  a) En estudios sobre animales se ha detectado efecto teratógeno, pero aún no se ha ensayado en la mujer.
  b) Todavía no se han efectuado estudios (ni en animales ni en mujeres).

- *Categoría D.* Se han efectuado estudios que demuestran efectos teratógenos sobre el feto humano; pero, en ocasiones, el beneficio que se obtiene con el empleo de estos medicamentos puede superar al riesgo (uso en situaciones límite, de posible muerte materna).
- *Categoría X.* Medicamentos que han mostrado, indudablemente, tener efectos teratógenos manifiestos y cuyos riesgos superan con creces el posible beneficio.

Ejemplo

He aquí algunos fármacos clasificados según su teratogenicidad:

Grupo A. Vitamina C a las dosis recomendadas.

Grupo B. Ibuprofeno en los trimestres primero y segundo de gestación. Paracetamol. Omeprazol.

Grupo C. Aspirina. Bisacodilo.

Grupo D. Ibuprofeno en el tercer trimestre de gestación. Aspirina en el tercer trimestre de gestación.

Grupo X. Isotretinoína.

Se consideran, por lo tanto, teratógenos los que se encuentran en las categorías D y X. En ningún caso se debe contemplar la administración de los clasificados como X. En cuanto a los de la categoría D, se deberá valorar si el beneficio es superior al riesgo.

Durante la lactancia, no se debe olvidar que la leche materna es una vía de eliminación de los fármacos, por lo que estos van directamente al bebé que esté siendo amamantado.

Recurso web www

Escaneando el siguiente código QR, puedes acceder a una guía publicada por el Ministerio de Sanidad sobre el manejo de los fármacos durante el embarazo:

5.5. Uso de medicamentos en situaciones especiales

El *Real Decreto 1015/2009, de 19 de junio, por el que se regula la disponibilidad de medicamentos en situaciones especiales* (BOE 174, de 20 de julio de 2009) regula el uso compasivo de los medicamentos en investigación, el uso de los medicamentos en condiciones diferentes de las autorizadas, así como el acceso a medicamentos no autorizados en España. Es decir, regula el acceso a determinados medicamentos en ciertas situaciones especiales.

El *uso compasivo de medicamentos en investigación* posibilita la prescripción y la aplicación de medicamentos no autorizados a pacientes no incluidos en un ensayo clínico, con el fin de atender necesidades especiales de tratamiento en situaciones clínicas de personas concretas. Es decir, se permite la utilización de un medicamento antes de su autorización en España por parte de pacientes que padecen una enfermedad crónica o gravemente debilitante, o que se considera que pone en peligro su vida, y que no pueden ser tratados satisfactoriamente con un medicamento autorizado. El medicamento del que se trate deberá estar sujeto a una solicitud de autorización de comercialización, o estar siendo sometido a ensayos clínicos. Así pues, la Agencia Española de Medicamentos y Productos Sanitarios (AEMPS) podrá autorizar el uso de medicamentos en investigación antes de su comercialización en España para pacientes concretos sin una alternativa terapéutica disponible satisfactoria, que no formen parte de un ensayo clínico y que estén en una situación clínica que no permita esperar a que finalice la investigación y los nuevos tratamientos se autoricen.

Con esta norma, el acceso a estos medicamentos podrá hacerse de forma individualizada para un paciente o acogiéndose a una autorización temporal de uso por parte de la AEMPS para un grupo de pacientes.

La norma también incluye el uso de medicamentos aprobados cuando exista la necesidad de utilizarlos en condiciones diferentes a las autorizadas. Estas situaciones se están dando especialmente en pediatría y oncología.

Se elimina la necesidad de una autorización previa individual para cada caso por parte de la AEMPS, y se refuerza la responsabilidad de los centros sanitarios, la información a los pacientes y la vigilancia del uso. También se contempla la utilización de medicamentos que no estén autorizados en España, que sean comercializados en otros países y cuya administración resulte imprescindible.

En definitiva, este real decreto de acceso a medicamentos en situaciones especiales aporta unas ventajas que pueden resumirse así: refuerza las garantías de seguridad en los usos especiales de medicamentos y garantiza la equidad en el acceso a medicamentos en la investigación.

Caso práctico

Uso compasivo de un medicamento en fase de investigación

El sacerdote Miguel Pajares, contagiado del virus del ébola en Liberia en 2014, fue tratado con ZMapp, un medicamento que se estaba administrando en Estados Unidos de manera experimental y que, al no haber alternativa, se puso a disposición de los médicos del hospital Carlos III, tras ser autorizado por el Ministerio de Sanidad.

El tratamiento fue importado de manera excepcional desde Ginebra. Hasta ese momento solo lo habían recibido otros dos infectados, ambos norteamericanos.

5.6. Problemas asociados al consumo de medicamentos

Al tomar un medicamento, se busca que produzca una determinada respuesta biológica, pero en ocasiones, además del efecto biológico, puede aparecer algún problema asociado. A grandes rasgos, se distinguen tres tipos de problemas:

1. *Interacciones.* Reacciones o consecuencias negativas producidas por el consumo de dos o más medicamentos, o de medicamentos y alimentos, conjuntamente.
2. *Reacciones adversas a medicamentos (RAM).* Se definen como consecuencias negativas que aparecen tras administrar un medicamento correctamente en cuanto a dosis, frecuencia entre dosis, vía de administración, etc.
3. *Intoxicación.* En este caso, el problema aparece cuando se administran dosis elevadas del fármaco. Es decir, este no se administra en las condiciones recomendadas.

5.6.1. Interacciones farmacológicas

Se conoce como interacción farmacológica la modificación del efecto de un fármaco por la acción de otro, o de un alimento, cuando estos se administran conjuntamente.

La probabilidad de que aparezca una interacción aumenta de manera proporcional al número de medicamentos administrados al mismo tiempo a un paciente. Además, la automedicación incrementa el riesgo de que se dé una posible interacción.

En ocasiones, la interacción ocurre entre un fármaco y un determinado nutriente (interacción medicamento-alimento), o con el alcohol.

Se pueden diferenciar dos grandes grupos de interacciones farmacológicas: las farmacodinámicas y las farmacocinéticas.

A) Interacciones farmacodinámicas

Este tipo de interacciones se producen como consecuencia de la acción de dos fármacos sobre el mismo receptor. El efecto suele ser una modificación de la respuesta.

Debido a este tipo de interacciones, se pueden producir los siguientes fenómenos:

- *Sinergismo.* El efecto de ambos fármacos es mayor que la suma del efecto de estos por separado. Es decir, hay una potenciación de la respuesta.
- *Antagonismo.* Disminución o anulación del efecto de un fármaco por la acción de otro.

Si un paciente que toma dos o más medicamentos ve aumentado el efecto de uno de ellos, puede darse un efecto similar a la sobredosificación. Por otra parte, al contrario, si la actividad de uno de los fármacos disminuye, se puede llegar a una situación de falta de utilidad terapéutica. A pesar de esto, a veces las interacciones de tipo sinérgico pueden buscarse para conseguir un mayor efecto terapéutico. Un ejemplo de esto es la combinación del paracetamol con la cafeína o la codeína, ya que la acción analgésica se ve potenciada.

B) Interacciones farmacocinéticas

Este tipo de interacciones son debidas a que uno de los fármacos modifica alguno de los procesos de la serie LADME. Entonces los cambios se deben a diferencias en la absorción, el transporte, la distribución, la metabolización o la excreción de uno o los dos fármacos con respecto a lo esperado de cada fármaco si se hubiera administrado de manera individual. Son, pues, modificaciones en la concentración de los fármacos.

1. *Interacciones en la absorción*

- *Alteraciones de la motilidad.* Algunos fármacos, como los procinéticos, aumentan la velocidad del tránsito intestinal. Al estar menos tiempo en contacto con la zona de absorción del tubo digestivo, esta se ve disminuida, así como la concentración del fármaco en la sangre. Lo contrario puede ocurrir con los fármacos que disminuyen la motilidad intestinal.
- *pH.* Algunos fármacos necesitan un pH ácido para que se lleve a cabo su absorción. Otros, sin embargo, necesitan un pH alcalino. Cualquier modificación del pH puede alterar esta absorción. Por ejemplo, los antiácidos y los antiulcerosos, al aumentar el pH, pueden dificultar la absorción de otros fármacos.
- *Solubilidad del fármaco.* Algunos fármacos ven disminuida de forma importante su absorción si se administran de forma conjunta con alimentos ricos en grasas, como, por ejemplo, los anticoagulantes orales con aguacate o nata.
- *Formación de complejos no absorbibles.* El fármaco forma un complejo (molécula de gran tamaño) que no se puede absorber, como los antibióticos tipo tetraciclinas con el ion calcio presente en los lácteos.

2. *Interacciones en el transporte y la distribución*

Solo citaremos las interacciones debidas a la unión con proteínas plasmáticas. Si administramos dos fármacos, A y B, y uno de ellos tiene mucha más afinidad con las proteínas plasmáticas que el otro y lo desplaza (supongamos que A desplaza a B de la unión con las proteínas), quedaría una fracción libre del fármaco B mayor de la prevista, disponible para ejercer su actividad. Seguramente, como resultado aparecerá una mayor respuesta del fármaco B.

3. *Interacciones en la metabolización*

En cuanto a la metabolización, se pueden dar dos situaciones distintas: la *inhibición enzimática* y la *inducción enzimática*.

La inhibición enzimática consiste en que un fármaco (u otra sustancia) interacciona bloqueando el metabolismo de otro fármaco, por lo que su concentración plasmática se verá sostenida en el tiempo, pudiendo aparecer como resultado un aumento del efecto del fármaco.

El caso de la inducción es justamente el contrario: el fármaco inductor enzimático estimulará su metabolismo y el del resto de los fármacos, y, como resultado, seguramente se metabolizará antes de lo previsto

Ciertos alimentos tienen la capacidad de actuar como inductores o inhibidores de la actividad enzimática (figura 5.7).

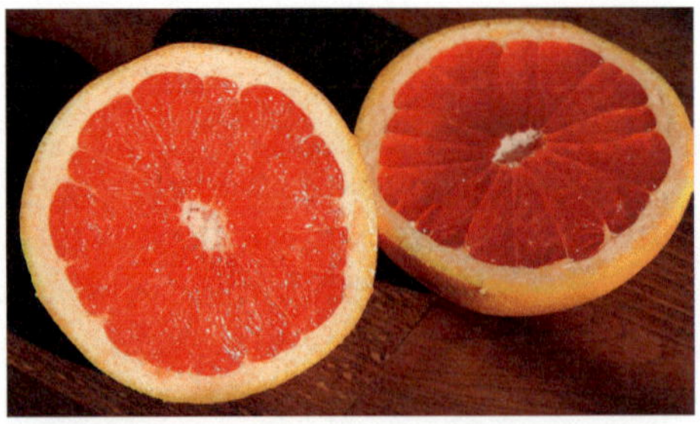

Figura 5.7
El pomelo es uno de los alimentos que más interaccionan con medicamentos.

4. *Interacciones en la eliminación*

Las interacciones en la eliminación tienen lugar fundamentalmente en el riñón, ya que la mayor parte de los fármacos se eliminan por la vía renal.

Puede ocurrir que un fármaco o un nutriente modifique alguno de los procesos que ocurren en la excreción –por ejemplo, la filtración glomerular se puede ver incrementada por la administración de diuréticos–, lo que afectará a la excreción de otros. Asimismo, la secreción tubular activa se puede ver incrementada, por lo que el fármaco se eliminará *más rápidamente o en mayor cantidad*, o esta puede verse bloqueada o disminuida, como en el caso de la penicilina (antibiótico) y el probenecid (antigotoso), lo cual provoca un incremento de la acción.

Actividad propuesta 5.4

Busca la ficha técnica del acenocumarol en la web del CIMA de la AEMPS, e indica las interacciones de este fármaco con otros principios activos y alimentos. Señala de qué tipo son.

5.6.2. Reacciones adversas a medicamentos (RAM)

Según la Organización Mundial de la Salud, una reacción adversa es una "reacción nociva y no deseada que se presenta tras la administración de un fármaco, a dosis utilizadas habitualmente en la especie humana, para prevenir, diagnosticar o tratar una enfermedad, o para modificar cualquier función biológica".

Se deben distinguir, dentro del concepto de RAM, dos ideas muy relacionadas y que, en ocasiones, se usan inadecuadamente: el *efecto colateral* y el *efecto secundario.*

El efecto primario se produce sobre los receptores específicamente buscados al diseñar el fármaco, esto es, aquellos que son sus "objetivos". Por ejemplo, un antihistamínico actúa sobre los receptores de la histamina H_1 y provoca el efecto antialérgico.

Los efectos colaterales son respuestas farmacológicas no deseadas ni relacionadas con el mecanismo de acción del fármaco; por ejemplo, la aparición de diarrea por tomar antibacterianos. Los efectos secundarios, por su parte, son también consecuencias no buscadas, pero relacionadas con el mecanismo de acción del fármaco; por ejemplo, al tomar diuréticos tiazídicos se suele producir una bajada de los niveles de potasio.

Caso práctico

Uso de los antialérgicos como medicamentos para el insomnio

Cuando se administra un antialérgico (antihistamínico H_1), el efecto buscado primario es el antialérgico, pero además se produce somnolencia. Existen medicamentos, como la Dormidina®, que se anuncian como medicamentos para combatir el insomnio y tienen como principio activo un antihistamínico H_1 de antigua generación, que produce mucha somnolencia. Se usa, en este caso, el efecto colateral o secundario como efecto primario. En vez de estar indicados para la alergia, lo están para el insomnio.

En ocasiones, estos efectos se buscan, y así se usan como efecto primario.

En caso de que el efecto que se produzca sea perjudicial, además de no buscado, tendrá lugar lo que conocemos como reacción adversa, que es siempre indeseable.

Existen diferentes maneras de clasificación de las RAM, que desarrollaremos a continuación.

A) Clasificación de las reacciones adversas según el mecanismo de producción

Se diferencian cuatro tipos, en función de cómo se produzca la reacción adversa:

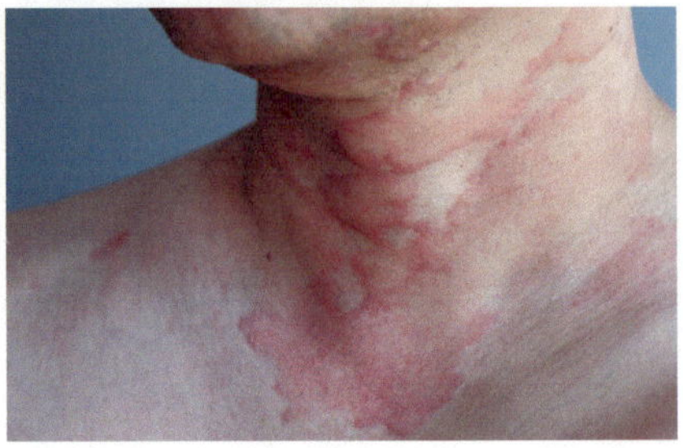

Figura 5.8
Reacción alérgica a un medicamento.

- *Tipo A* (aumented) *o farmacológica*. Son aquellas reacciones cuyos efectos están relacionados con el mecanismo de acción del fármaco y que, por lo tanto, son predecibles. Son el resultado de una respuesta aumentada a la dosis que se administre, debida a alteraciones farmacéuticas, farmacocinéticas o farmacodinámicas. Normalmente, son dosodependientes y suelen desaparecer tras la reducción de la dosis. Producen baja mortalidad y alta morbilidad, y son las reacciones adversas más frecuentes. Como están vinculadas con los mecanismos de acción y son conocidas, suelen venir descritas en los prospectos. Algunos ejemplos de RAM tipo A son las hemorragias producidas por anticoagulantes como la heparina, la presión arterial baja por el uso de antihipertensivos, la somnolencia por los ansiolíticos, o la leucopenia y la disminución de la resistencia a las infecciones por los antineoplásicos e inmunosupresores como el metotrexato. Las reacciones adversas tipo A también incluyen los efectos colaterales (no relacionados con el mecanismo de acción); por ejemplo, diarrea por el uso de antibióticos o boca seca por los antidepresivos.
- *Tipo B* (bizarre). Son aquellas RAM no relacionadas con los efectos farmacológicos del fármaco y que, por lo tanto, son en principio impredecibles. Raramente son dosodependientes, y se dan con menos frecuencia que las de tipo A. Producen baja morbilidad y alta mortalidad, y remiten tras la retirada del medicamento. Este tipo de reacciones suelen ser producidas, o bien por respuestas inmunológicas o alérgicas (figura 5.8), como las alergias a las penicilinas, o bien por las propias variaciones genéticas del paciente, lo que se conoce como reacciones idiosincrásicas; por ejemplo, la hemólisis tras la administración de antipalúdicos en pacientes con déficit de la enzima eritrocitaria glucosa-6-fosfato-deshidrogenasa.
- *Tipo C* (concentrated, chronic *o* continuous), *o efectos a largo plazo.* Son aquellas reacciones adversas que aparecen tras un consumo del medicamento prolongado en el tiempo, ya que se producen, o bien por acumulación de dosis *(concentrated),* o bien por mecanismos adaptativos celulares, como la tolerancia. Algunos ejemplos son la farmacodependencia a benzodiazepinas (lorazepam), la nefrotoxicidad crónica por analgésicos y la discinesia tardía por neurolépticos (sulpirida).
- *Tipo D* (delayed) *o efectos de latencia larga*. Estas reacciones adversas aparecen después de haber suspendido el tratamiento hace meses o incluso años. Se incluyen las siguientes:

- *Trastornos de la fertilidad.* Por ejemplo, algunos antibióticos, como la eritromicina, afectan a la movilidad de los espermatozoides.
- *Teratogenia.* Capacidad de un fármaco para producir malformaciones fetales o alteraciones del desarrollo normal. Por ejemplo, la talidomida es un fármaco que se utilizó como antiemético para los mareos durante el embarazo y que es conocido por las malformaciones que produjo. A raíz de aquellos sucesos, ocurridos en 1962, todos los fármacos deben clasificarse en las categorías anteriormente descritas, en función de su riesgo teratogénico, según la FDA: A, B, C, D y X.
- *Carcinogénesis.* Entre las reacciones de este tipo figuran la carcinogénesis por inmunosupresores (azatioprina) y la teratogénesis por antineoplásicos (talidomida y tetraciclinas).

- *Tipo E* (end of treatment). Aparecen tras la interrupción brusca del tratamiento farmacológico. Por ejemplo, las convulsiones por la retirada brusca de los anticonvulsivantes (fenobarbital) y el insomnio como consecuencia de la suspensión abrupta de las benzodiazepinas (lorazepam).
- *Tipo F* (foreign). Como su propio nombre indica, son reacciones debidas a otros componentes del medicamento, diferentes del principio activo, como los excipientes o algún contaminante que halle presente en el mismo.

B) Clasificación de las reacciones adversas según la incidencia

Según la frecuencia de aparición, una reacción adversa puede ser:

- *Muy frecuente.* Se produce con una frecuencia igual o superior a 1 caso por cada 10 pacientes que entran en contacto con el medicamento.
- *Frecuente.* Hay menos de 1 caso por cada 10 pacientes, pero más de 1 por cada 100.
- *Infrecuente.* Hay menos de 1 caso por cada 100 pacientes, pero más de 1 por cada 1000.
- *Rara.* Menos de 1 caso por cada 1 000 pacientes, pero más de 1 por cada 10 000.
- *Muy rara.* Menos de 1 caso por cada 10 000 personas que han tomado el medicamento.

C) Clasificación de las reacciones adversas según la gravedad

En función de la gravedad de la reacción adversa, se diferencian cuatro grupos:

- *Mortal.* Se considera así cualquier reacción adversa que suponga la muerte de un paciente.
- *Grave.* Reacción adversa que suponga amenaza vital, ingreso hospitalario o prolongación del mismo, discapacidad, invalidez persistente o malformación congénita.
- *Moderada.* Aquella reacción adversa que supone una baja laboral o impide hacer las tareas de la vida cotidiana.
- *Leve.* Aquella que no impide realizar las tareas diarias.

De manera general, a las dos primeras se las denomina graves, y a las dos últimas, leves.

Actividad propuesta 5.5

Cien mil pacientes tomaron un medicamento. A cien de ellos, tras tomarlo, les provocó náuseas y vómitos. ¿Cómo clasificas esta reacción adversa?

5.6.3. Farmacovigilancia

En 2002, la OMS definió la farmacovigilancia como "ciencia que trata de recoger, vigilar, investigar y evaluar la información sobre los efectos de los medicamentos, productos biológicos, plantas medicinales y medicinas tradicionales, con el objetivo de identificar información sobre nuevas reacciones adversas y prevenir los daños en los pacientes".

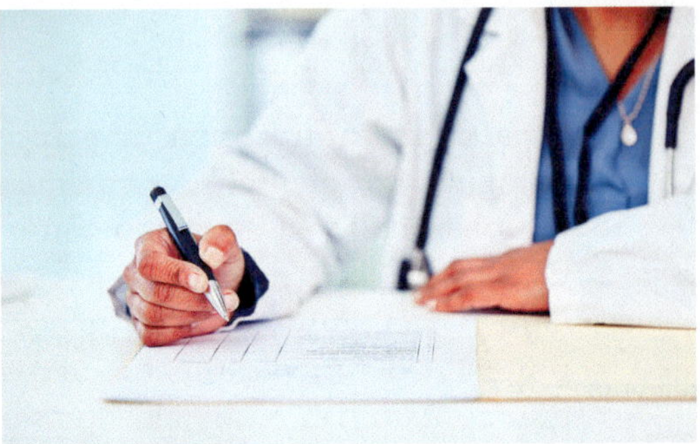

Figura 5.9
Los profesionales sanitarios tienen la obligación de notificar las RAM que observen en los pacientes.

Así pues, la farmacovigilancia consiste en la vigilancia del medicamento comercializado. Se encarga de identificar, evaluar e intentar prevenir los riesgos asociados a los medicamentos.

La entidad encargada de la farmacovigilancia es el Sistema Español de Farmacovigilancia (SEFV), dependiente de la Agencia Española del Medicamento (AEMPS). Existen dos vertientes: la de los medicamentos de uso humano (SEFV-H) y la de los medicamentos de uso veterinario (SEFV-V).

La legislación vigente es el *Real Decreto 577/2013, de 26 de julio, por el que se regula la farmacovigilancia de medicamentos de uso humano.*

Los objetivos del SEFV son recoger, evaluar y registrar las "sospechas" de reacciones adversas de medicamentos y tratar de identificar los riesgos asociados al consumo de medicamentos. Se habla de sospecha porque la confirmación de si una consecuencia es o no una reacción adversa, o si ha sido causada por el medicamento en cuestión o no, se determinará por las autoridades competentes.

Este sistema de vigilancia está basado en los pacientes y en todos los profesionales sanitarios; entre otros, médicos, profesionales de enfermería, veterinarios y farmacéuticos, y existe un centro regional de farmacovigilancia en cada una de la comunidades autónomas.

La notificación de las RAM a su centro de farmacovigilancia autonómico es obligatoria en España para los profesionales sanitarios (médicos, farmacéuticos, profesionales de enfermería y odontólogos) (figura 5.9), los laboratorios farmacéuticos y los almacenes mayoristas, tal y como especifica el Real Decreto 577/2013, de 26 de julio.

Como los demás profesionales sanitarios relacionados con el medicamento, los farmacéuticos, desde la oficina de farmacia, tienen la obligación de colaborar con el sistema español de farmacovigilancia realizando las siguientes labores:

- Comunicar al centro regional de farmacovigilancia las sospechas de reacciones adversas a medicamentos.

- Comunicar al médico prescriptor, si procede, aquellas sospechas de reacciones adversas detectadas por el farmacéutico.
- Impulsar y estimular la notificación voluntaria de sospecha de reacciones adversas por parte de otros profesionales sanitarios.

Existen varias maneras de notificar. Las vías disponibles son las siguientes:

- Notificando *online* a través de la web del Sistema Español de Farmacovigilancia (www.notificaram.es), seleccionando la comunidad autónoma en la pantalla de inicio.
- Notificando *online* a través de la página web del centro de farmacovigilancia de la comunidad autónoma correspondiente.
- Enviando una tarjeta amarilla en formato papel (figura 5.10) a una dirección, que suele ser un apartado de correos. No se necesita sello y no cuesta dinero, ya que el franqueo es en destino (si es veterinaria, la tarjeta es de color verde).
- Llamando por teléfono al centro de farmacovigilancia autonómico.
- A través de la receta electrónica en atención primaria.

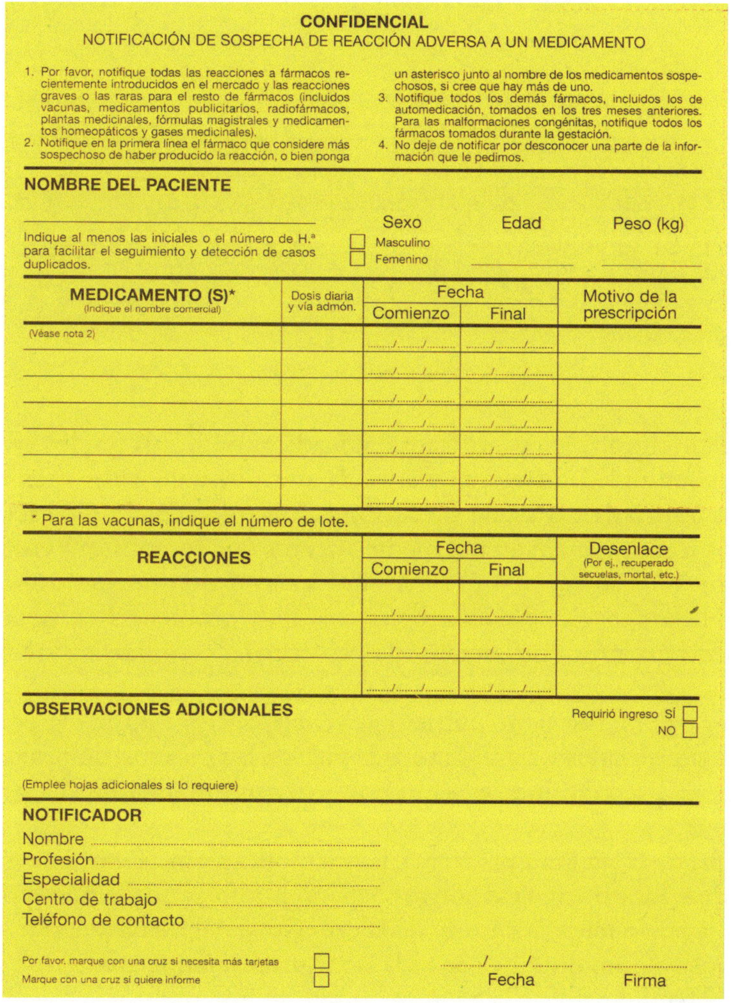

CONFIDENCIAL
NOTIFICACIÓN DE SOSPECHA DE REACCIÓN ADVERSA A UN MEDICAMENTO

1. Por favor, notifique todas las reacciones a fármacos recientemente introducidos en el mercado y las reacciones graves o las raras para el resto de fármacos (incluidos vacunas, medicamentos publicitarios, radiofármacos, plantas medicinales, fórmulas magistrales y medicamentos homeopáticos y gases medicinales).
2. Notifique en la primera línea el fármaco que considere más sospechoso de haber producido la reacción, o bien ponga un asterisco junto al nombre de los medicamentos sospechosos, si cree que hay más de uno.
3. Notifique todos los demás fármacos, incluidos los de automedicación, tomados en los tres meses anteriores. Para las malformaciones congénitas, notifique todos los fármacos tomados durante la gestación.
4. No deje de notificar por desconocer una parte de la información que le pedimos.

NOMBRE DEL PACIENTE

Indique al menos las iniciales o el número de H.ª para facilitar el seguimiento y detección de casos duplicados.

Sexo: ☐ Masculino ☐ Femenino — Edad — Peso (kg)

MEDICAMENTO (S)* (Indique el nombre comercial)	Dosis diaria y vía admón.	Fecha Comienzo	Fecha Final	Motivo de la prescripción
(Véase nota 2)		..../..../....	..../..../....	
		..../..../....	..../..../....	
		..../..../....	..../..../....	
		..../..../....	..../..../....	
		..../..../....	..../..../....	
		..../..../....	..../..../....	
		..../..../....	..../..../....	

* Para las vacunas, indique el número de lote.

REACCIONES	Fecha Comienzo	Fecha Final	Desenlace (Por ej., recuperado secuelas, mortal, etc.)
	..../..../....	..../..../....	
	..../..../....	..../..../....	
	..../..../....	..../..../....	

OBSERVACIONES ADICIONALES

Requirió ingreso SÍ ☐ NO ☐

(Emplee hojas adicionales si lo requiere)

NOTIFICADOR
Nombre ....
Profesión ....
Especialidad ....
Centro de trabajo ....
Teléfono de contacto ....

Por favor, marque con una cruz si necesita más tarjetas ☐
Marque con una cruz si quiere informe ☐

..../..../.... Fecha — .... Firma

Figura 5.10
Tarjeta amarilla de farmacovigilancia. *Fuente:* AEMPS.

El formulario de comunicación mantiene la confidencialidad tanto del paciente como del notificador, y contiene datos como los que siguen:

- *Identificación del paciente:* nombre, edad (es importante para identificar los grupos de riesgo) y peso (útil para detectar casos de sobredosificación).
- *Medicamentos:* se ha de notificar en la primera línea el fármaco que se considera más sospechoso de haber producido la reacción adversa, o poner un asterisco junto al nombre de los medicamentos sospechosos, si se piensa que hay más de uno. Es importante anotar todos los medicamentos que el paciente haya tomado, incluso los no prescritos (automedicación), junto con las marcas comerciales.
- *Patologías de base:* en ocasiones pueden contribuir a la aparición de la reacción adversa.
- *Reacción o reacciones:* fechas de comienzo, final y desenlace. Conviene indicar si el paciente se recuperó, si quedaron secuelas, o si fue motivo de ingreso hospitalario. Son datos que ayudan a valorar la gravedad de la reacción adversa.
- *Observaciones:* cualquier dato que el notificador considere de interés; por ejemplo, datos de laboratorio, alergias, pruebas radiológicas, etc.
- *Datos del profesional o persona que notifica:* médico, farmacéutico, otro profesional sanitario o usuario.

TOMA NOTA

La Agencia Española de Medicamentos y Productos Sanitarios (AEMPS) define como sospecha de RAM grave toda aquella reacción que provoque la muerte, ponga en riesgo la vida del paciente, cause o prolongue la hospitalización del paciente, ocasione una discapacidad o invalidez significativa o persistente, constituya una anomalía congénita o un defecto de nacimiento, y aquellas que den lugar a una enfermedad o un síndrome médicamente significativo.

La información notificada es cuantificada, evaluada y codificada por los centros de farmacovigilancia de cada comunidad autónoma y enviada a una base de datos nacional, FEDRA® 2.0 (Farmacovigilancia Española Datos de Reacciones Adversas) del SEFV-H, en la que quedan registradas todas las reacciones adversas a medicamentos que se notifican en España.

La información contenida en FEDRA® 2.0, es evaluada periódicamente por los técnicos del SEFV-H, con el fin de identificar posibles problemas de seguridad derivados del uso de los medicamentos comercializados en España y tomar las medidas oportunas o pertinentes.

La notificación espontánea tiene numerosas ventajas: abarca a toda la población, todos los medicamentos comercializados y durante toda la vida de los mismos, no interfiere con los hábitos de prescripción de los profesionales sanitarios, y permite la identificación de las RAM raras y de las interacciones.

Sin embargo, presenta un gran problema: la infranotificación. Pero ¿por qué no se notifica? Según varios estudios, los principales motivos para no notificar una RAM son considerarla leve o de poca importancia, no tener la certeza de la causalidad del medicamento y pensar que se va a generar una falsa alarma, no disponer de toda la información que aparece en la tarjeta amarilla, la falta de tiempo y considerar que la notificación no es importante.

Se debe notificar mediante este sistema la sospecha de que cualquier medicamento haya causado una reacción adversa, pero se prestará especial atención en los siguientes casos:

- Medicamentos y vacunas sujetos a seguimiento adicional: este tipo de medicamentos llevan el símbolo de un triángulo negro invertido en el prospecto y en la ficha técnica. Suelen ser medicamentos comercializados recientemente y de los que, por lo tanto, interesa llevar un control exhaustivo de la posible aparición de efectos adversos desconocidos o a largo plazo y que no hayan sido descritos en los ensayos clínicos. Los medicamentos sujetos a seguimiento adicional deberán incluir, en su prospecto y en la información destinada a los profesionales sanitarios (que se conoce como resumen de las características del producto o ficha técnica) un triángulo invertido de color negro acompañado de una frase explicativa:

▼ *Este medicamento está sujeto a seguimiento adicional*

- Aunque la reacción adversa sea bien conocida, se deben notificar las sospechas de reacciones adversas graves identificadas en cualquier medicamento.
- Reacciones adversas en niños.

Recurso web

www

Comunicación de las RAM

Los casos notificados en España se envían a la base de datos europea de información sobre presuntas reacciones adversas, denominada EudraVigilance, y a la base de datos internacional, dependiente de la OMS, denominada VigiBase. Puedes acceder a ambos enlaces escaneando los códigos QR que encontrarás a continuación:

QR1 QR2

En este sentido, es importante resaltar que se deben notificar todas las sospechas de RAM (graves y leves, esperadas e inesperadas), incluso aunque no se tenga la certeza al 100 % de que la RAM está relacionada con el medicamento o ya se dé constancia de ella en la ficha técnica del mismo. Además, en ningún caso se creará una falsa alarma por la notificación de una sospecha de RAM, ya que un comité de expertos se encarga de evaluar las RAM notificadas.

Por otra parte, todas y cada una de las notificaciones son importantes, y siempre se dispone de cinco minutos, el tiempo necesario para rellenar y enviar la notificación o realizar una llamada al centro de farmacovigilancia.

Finalmente, no es necesario disponer absolutamente de toda la información que se puede aportar con la tarjeta amarilla. Es suficiente con la información mínima: paciente (edad, sexo), notificador (nombre, dirección y especialidad), reacción adversa y medicamento sospechoso. Si además se dispone de más información, muchísimo mejor: antecedentes clínicos del paciente, medicación concomitante, fecha de inicio del tratamiento, fecha de inicio de la RAM, antecedentes familiares. Incluso hay un apartado en el que se puede relatar cómo se ha producido la RAM, en caso de que se considere necesario hacer alguna aclaración o especificación relacionada con ella.

Caso práctico

Descubrimiento de una reacción adversa

Los fármacos denominados IECA (inhibidores de la enzima convertidora de la angiotensina), como, por ejemplo, el captopril o el enalapril, están indicados para la hipertensión arterial. Numerosos pacientes, tras utilizar estos medicamentos, comunicaban en las farmacias y a su médico que padecían tos seca. Fueron muchas las tarjetas amarillas recibidas en el Centro Nacional de Farmacovigilancia, por lo que se terminó por confirmar que la tos seca era una reacción adversa no descrita anteriormente. Al no ser grave, tampoco supuso la retirada del medicamento.

Ideas clave

- La farmacología es la ciencia que estudia los fármacos. La farmacodinamia es la rama de la farmacología que estudia el mecanismo de acción, la relación entre la concentración del fármaco y sus efectos sobre los organismos vivos, así como las dosis necesarias y los posibles problemas que puedan aparecer tras la administración.
- Se define dosis como la cantidad de fármaco administrada en una sola vez. La posología es la rama de la farmacología que se encarga del estudio de la dosificación de los fármacos. La relación entre la dosis y el efecto se representa en las curvas dosis-respuesta, que permiten conocer la eficacia y la potencia de los fármacos. El margen de seguridad de los fármacos se conoce mediante el índice terapéutico.
- Los factores que influyen en la dosificación son los siguientes: edad, masa corporal, sexo, efectos de la absorción y la eliminación, influencia de determinados estados patológicos, otros fármacos y factores individuales (como la tolerancia y la hipersensibilidad).
- La teratogenia se refiere a las consecuencias negativas que puede tener un medicamento en el feto. La FDA engloba los medicamentos en cinco categorías: A y B, no teratógenos; C, sin efectos conocidos, y D y X, teratógenos
- El uso compasivo de medicamentos consiste en la autorización de la utilización de medicamentos aún en fase de investigación, es decir, antes de su comercialización, para pacientes sin alternativa terapéutica.
- Existen diferentes problemas asociados al consumo de medicamentos: las interacciones entre medicamentos; las reacciones adversas (RAM), que son consecuencias negativas tras administrar un medicamento de manera correcta, y las intoxicaciones, cuando se administran dosis elevadas (es decir, no se consume de la forma recomendada).
- La farmacovigilancia trata de recoger, vigilar, investigar y evaluar la información sobre los efectos de los medicamentos, con el objetivo de identificar información sobre nuevas reacciones adversas y prevenir daños en los pacientes.
- Los profesionales sanitarios tienen la obligación de comunicar las "sospechas" de RAM, que serán registradas en la base de datos FEDRA® 2.0. Esta información es evaluada periódicamente por los técnicos del SEFV-H, con el fin de identificar posibles problemas de seguridad y tomar en cada caso las medidas pertinentes.

Aplica lo aprendido

1. Con ayuda de la web del Centro de Información del Medicamento (CIMA) de la AEMPS, describe de manera resumida el efecto farmacológico y el mecanismo de acción de los siguientes fármacos:

   a) Pantoprazol.
   b) Diclofenaco.
   c) Salbutamol.
   d) Enalapril.

2. A partir de la siguiente curva dosis-respuesta, indica cuál de los dos fármacos es más potente y cuál más eficaz, y por qué:

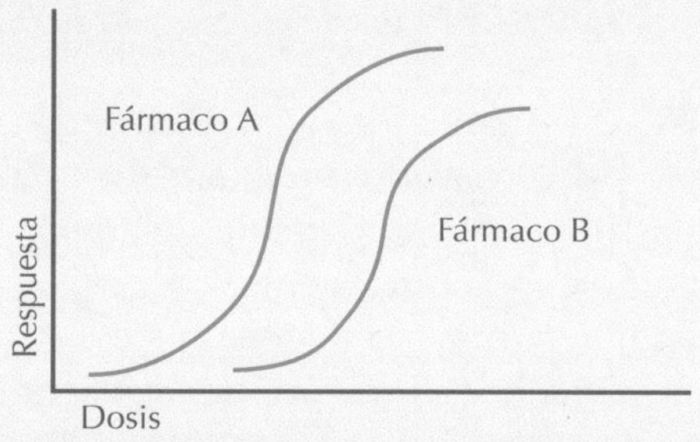

3. Observa los siguientes datos de dos analgésicos, A y B:

Fármaco	DE_{50}	DL_{50}	Respuesta máxima
A	10 mg	500 mg	100 %
B	30 mg	3 000 mg	97 %

   Y responde a las siguientes preguntas:

   a) ¿Cuál de los dos es más efectivo? ¿Por qué?
   b) ¿Cuál de los dos es más potente? ¿Por qué?
   c) ¿Cuál es más seguro? ¿Por qué?

4. A un niño de 2 años y 15 kg de peso corporal el médico le prescribe paracetamol 40 mg/kg peso/día. Posología: 1-1-1. En la farmacia se le dispensa una solución oral de concentración 40 mg/ml. Responde a las siguientes preguntas:

   a) ¿Cuál es la dosis (en miligramos de paracetamol) al día?
   b) ¿Cuál es la dosis por toma?
   c) ¿Qué volumen de jarabe se debe dosificar?

5. A un paciente se le prescribe un tratamiento de 7 días con una penicilina en suspensión de concentración 125 mg/5mL. La dosis es de 750 mg/día en 3 tomas. Hay dos presentaciones: el envase de 60 ml y el de 120 ml. Haz los cálculos pertinentes y contesta a las preguntas:

a) ¿Qué dosis hay que cargar en la jeringuilla?
b) ¿Cuántos mililitros tomará al día?
c) ¿Qué tamaño de envase le dispensarías?
d) ¿Tiene suficiente para el tratamiento?
e) Si la respuesta es que no hay suficiente, ¿se te ocurre alguna solución?

6. Indica si las siguientes afirmaciones son verdaderas o falsas:

- ☐ Los fármacos pueden actuar bloqueando la acción de una enzima.
- ☐ La posología es una rama de la farmacología que estudia los efectos biológicos a una determinada dosis de fármaco.
- ☐ Los antiinflamatorios están indicados para la inflamación.
- ☐ El margen de seguridad es la relación entre la dosis a la cual fallecen el 50 % de los animales expuestos y la dosis que produce el 50 % de la respuesta máxima.
- ☐ La dosis inicial que se administra para alcanzar el nivel terapéutico se denomina dosis subterapéutica.
- ☐ Los efectos colaterales o secundarios siempre son efectos no deseados.
- ☐ Los fármacos que han sido ensayados en mujeres y no han logrado demostrar riesgo para el feto en el primer trimestre de embarazo son considerados de categoría A de la FDA en relación con la teratogenia.
- ☐ A mayor índice terapéutico, mayor margen de seguridad de un fármaco.
- ☐ La dosis letal es la máxima dosis que produce la muerte del individuo.
- ☐ La tolerancia es la respuesta exagerada del individuo a la dosis ordinaria de un determinado medicamento.
- ☐ La dosis umbral es la mínima dosis que se necesita administrar para que aparezca el primer efecto.
- ☐ Las reacciones adversas debidas a los excipientes son conocidas como RAM de tipo D.

7. Completa la siguiente tabla, relacionada con la clasificación de las reacciones adversas:

Descripción de la RAM	Según su mecanismo	Según su gravedad	Según su incidencia
Taquicardia 1/10			
Reacción alérgica 1/1 000 000			
Cáncer a los 4 años tras la administración. 1/100 000			

EN EL CUADERNO

8. Completa la siguiente tabla:

Fármaco	IT	DE_{50}	DL_{50}
1	100		3000
2		10	1000
3	2	200	

EN EL CUADERNO

9. ¿Por qué el índice terapéutico siempre es un número mayor que 1?

10. Indica la categoría de los siguientes fármacos con la ayuda de la guía de clasificación teratogénica de la FDA. ¿Cuál de los fármacos listados se considera teratógeno? ¿Cuáles no se podrían administrar a una mujer embarazada?

a) Aciclovir (vía sistémica).
b) Atorvastatina.
c) Citalopram.
d) Diclofenaco.
e) Estradiol (vía oral).
f) Ácido valproico.

Práctica profesional

Un paciente acude a la oficina de farmacia y dice que ha experimentado vómitos y diarreas. Cree que es debido a un medicamento que está tomando. Describe de la manera más detallada posible cómo reaccionarías en este caso. ¿Cuál sería el procedimiento de actuación?

Actividad grupal

Te proponemos la lectura del artículo "Nolotil: estos son sus efectos secundarios", de Alicia Mateos, publicado en *Última hora* el 9 de enero de 2023. Te adelantamos un fragmento:

> "El Nolotil es uno de los medicamentos más populares que existen en España. Sin embargo, tiene efectos secundarios importantes y está prohibido en el Reino Unido, EE.UU. y la mayor parte de Europa. 'Pese a ello, el fármaco sigue siendo uno de los analgésicos más populares'. Aunque en España sí es legal, y es el medicamento más vendido, se recomienda no recetarlo a los turistas y personas mayores".

Puedes leer el artículo completo escaneando el siguiente código QR:

Temas para debatir:

- ¿Quién no ha tomado Nolotil® alguna vez en su vida?
- ¿Consideras adecuado que, tras provocar efectos mortales en otros países, no se haya retirado en España?
- ¿Crees que sería oportuna su retirada del mercado?

PONTE A PRUEBA

1. La dosis letal 50 es:
   - ☐ *a)* Dosis a la cual fallecen el 50 % de los animales con los que se ha experimentado.
   - ☐ *b)* Dosis máxima que produce una intoxicación.
   - ☐ *c)* Dosis mínima a la cual se produce una intoxicación.
   - ☐ *d)* Ninguna de las opciones anteriores es correcta.

2. Si dos medicamentos administrados conjuntamente tienen un efecto mayor que la suma de ambos por separado, se dice que hay:
   - ☐ *a)* Sinergismo.
   - ☐ *b)* Antagonismo.
   - ☐ *c)* Acción aditiva.
   - ☐ *d)* Refuerzo.

3. Un problema de malformaciones en el feto tras el consumo de un medicamento se clasifica como:
   - ☐ *a)* Intoxicación.
   - ☐ *b)* Reacción adversa tipo B.
   - ☐ *c)* Reacción adversa tipo D.
   - ☐ *d)* Interacción.

4. El margen terapéutico es:
   - ☐ *a)* La relación entre la dosis de un fármaco que produce efecto terapéutico y la que produce efecto tóxico.
   - ☐ *b)* La cantidad de fármaco que se debe administrar para que aparezca el efecto terapéutico.
   - ☐ *c)* La cantidad de fármaco que no se puede sobrepasar sin que aparezcan efectos tóxicos.
   - ☐ *d)* Ninguna opción es correcta

5. Cuando dos fármacos de acción opuesta actúan sobre un mismo organismo, se trata de:
   - ☐ *a)* Una interacción farmacodinámica de antagonismo.
   - ☐ *b)* Una interacción farmacocinética.
   - ☐ *c)* Una interacción farmacodinámica de sinergismo.
   - ☐ *d)* Ninguna alternativa de las anteriores es correcta.

6. Cuando un fármaco bloquea la eliminación de otro, decimos que hay:
   - ☐ *a)* Intoxicación.
   - ☐ *b)* Antagonismo.
   - ☐ *c)* Interacción de tipo farmacocinético.
   - ☐ *d)* Reacción adversa.

7. Señala la opción incorrecta. La farmacovigilancia:
   - ☐ *a)* Es la fase IV del ensayo clínico.
   - ☐ *b)* Es una función en la que se comunican las reacciones adversas a los medicamentos.
   - ☐ *c)* Siempre está en marcha mientras el medicamento esté en el mercado.
   - ☐ *d)* Todas las afirmaciones son correctas.

8. Los fármacos que han mostrado ser teratógenos se engloban en la categoría:
   - ☐ *a)* B.
   - ☐ *b)* D.
   - ☐ *c)* X.
   - ☐ *d)* Las respuestas *b)* y *c)* son correctas.

9. La aparición de una reacción alérgica tras el consumo de un medicamento es considerada:
   - ☐ *a)* RAM de tipo A.
   - ☐ *b)* RAM de tipo B.
   - ☐ *c)* RAM de tipo C.
   - ☐ *d)* RAM de tipo D.

10. La posología de un medicamento es un comprimido cada doce horas. Por error, tomamos tres comprimidos cada tres horas y aparecen vómitos. Se trata de:
    - ☐ *a)* Una reacción adversa previsible.
    - ☐ *b)* Una reacción adversa imprevisible.
    - ☐ *c)* Una intoxicación.
    - ☐ *d)* Efectos secundarios.

SOLUCIONES:

1.	**■a**	b	c	d	**5.**	**■a**	b	c	d					
2.	**■a**	b	c	d	**6.**	a	b	**■c**	d	**9.**	a	**■b**	c	d
3.	a	b	**■c**	d	**7.**	a	**■b**	c	d	**10.**	a	b	**■c**	d
4.	**■a**	b	c	d	**8.**	a	b	c	**■d**					

6

Grupos farmacológicos A, B, C, D y G

Objetivos

- ✓ Clasificar, en función de su lugar de acción, los principales grupos farmacológicos de las categorías A, B, C, D y G de la clasificación ATC.
- ✓ Conocer el efecto farmacológico y las indicaciones de los principales grupos de fármacos de las categorías A, B, C, D y G de la clasificación ATC.
- ✓ Entender el mecanismo de acción de los principios activos más relevantes de los grupos anatómicos A, B, C, D y G de la clasificación ATC.

Mapa conceptual

GRUPOS FARMACOLÓGICOS A, B, C, D Y G

- A: aparato digestivo y metabolismo
  - Antiácidos y antiulcerosos
  - – Antiflatulentos – Anticólicos – Antieméticos
  - – Laxantes – Astringentes
  - Insulinas y antidiabéticos orales
- B: sangre y órganos hematopoyéticos
  - – Anticoagulantes orales – Anticoagulantes inyectables
  - Antiagregantes plaquetarios
- C: sistema cardiovascular
  - Tónicos
  - Antiarrítmicos
  - Antianginosos
  - Antihipertensivos
  - Hipolipemiantes
- D: dermatológicos
- G: aparato genitourinario
  - Anticonceptivos hormonales sistémicos

Glosario

Agonista. Molécula (fármaco) que se une a un receptor en el interior o la superficie de una célula y produce la misma acción que la sustancia que normalmente se une con el receptor (molécula endógena).

Antagonista. Molécula (fármaco) que se une a un receptor en el interior o la superficie de una célula y produce la acción contraria que la sustancia que normalmente se une con el receptor (molécula endógena).

Contraproducente. Que produce un efecto contrario al buscado.

Detergentes, sustancias tensoactivas. Capaces de disminuir la tensión superficial entre las sustancias oleosas y acuosas, y así facilitar su mezcla o emulsión.

Glaucoma. Enfermedad ocular caracterizada por un aumento de la tensión intraocular.

Hiperglucemiante. Todas aquellas sustancias que provocan un aumento de la concentración de glucosa en la sangre, o incremento de la glucemia.

Procinético. Sustancia que favorece el vaciamiento gástrico.

Profármaco. Forma inactiva de un fármaco que, tras sufrir el proceso de metabolismo, se activa.

Respuesta farmacológica. Efecto biológico que se produce en el organismo tras la administración de un determinado fármaco.

Volemia. Volumen total de sangre circulante.

6.1. Introducción

En ocasiones, el cuerpo humano pierde el equilibrio o bienestar físico, psíquico o social, y surge una patología o una enfermedad que, la mayoría de las veces, requiere algún tipo de terapia; por ejemplo, cirugía o terapia dietética. Sin embargo, lo más común es administrar terapia farmacológica, basada en la toma de uno o varios medicamentos indicados para el tratamiento o la curación de la patología.

Este capítulo está dedicado al estudio de la actividad o el efecto farmacológico, las indicaciones y el mecanismo de acción de algunos de los principales grupos farmacológicos, ordenados según la Clasificación Anatómica, Terapéutica, Química (ATC), que, como recordaremos, divide los fármacos según un código alfanumérico estructurado en cinco niveles. En el primer nivel, conocido como nivel anatómico, se clasifican según el aparato o el sistema en el que ejerzan su efecto principal. Recordemos que se trata de los 14 grupos anatómicos siguientes:

A: aparato digestivo y metabolismo.
B: sangre y órganos hematopoyéticos.
C: sistema cardiovascular.
D: dermatológicos.
G: aparato genitourinario y hormonas sexuales.
H: terapia hormonal (excluyendo hormonas sexuales e insulinas).
J: terapia antiinfecciosa.
L: antineoplásicos e inmunomoduladores.
M: sistema musculoesquelético.
N: sistema nervioso.
P: productos antiparasitarios, insecticidas y repelentes.
R: sistema respiratorio.
S órganos de los sentidos.
V: varios.

En este capítulo, se desarrollarán los principales grupos terapéuticos, comprendidos en los grupos anatómicos A, B, C, D y G de la clasificación ATC. Dejaremos para el siguiente capítulo los restantes.

6.2. Grupo A. Aparato digestivo y metabolismo

El aparato digestivo es un tubo que se extiende desde la boca hasta el ano. Está constituido por el tubo digestivo (boca, faringe, esófago, estómago e intestinos delgado y grueso), y por las glándulas anejas, que son las glándulas salivales, el hígado, la vesícula biliar y el páncreas.

Este conjunto de órganos está especializado en transformar, mediante procesos mecánicos y químicos, los alimentos en moléculas más sencillas, o nutrientes. Después de este proceso, denominado *digestión*, es cuando verdaderamente los alimentos tienen valor nutritivo, puesto que los nutrientes resultantes de la digestión pueden absorberse en el intestino delgado y ser entonces utilizados por las células del organismo.

Se desarrollan dentro de este apartado los siguientes grupos terapéuticos:

- Fármacos antiácidos y antiulcerosos.
- Fármacos antiflatulentos o carminativos.
- Fármacos antiespasmódicos o anticólicos.
- Fármacos antieméticos.
- Fármacos laxantes.
- Fármacos astringentes o antidiarreicos.
- Fármacos antidiabéticos: insulinas y antidiabéticos orales.

PARA SABER MÁS

Secreción y regulación del jugo gástrico

La mucosa gástrica segrega moco, ácido clorhídrico y enzimas digestivas. Diariamente se vierten, aproximadamente, dos litros de jugos gástricos.

El moco actúa protegiendo la superficie interna del estómago de la acción del jugo gástrico y lubrica los alimentos para facilitar su transporte.

El ácido clorhídrico (HCl) ataca estructuras de sostén de los alimentos (sobre las proteínas, reblandeciéndolas) y los prepara para la acción ulterior de enzimas específicas, con el fin de facilitar su digestión. Como ácido fuerte que es, posee una acción antimicrobiana; los alimentos, por lo general, no son estériles en el momento de su ingestión, por lo que el HCl actúa como verdadera barrera o filtro biológico.

La secreción de ácido clorhídrico requiere de la actuación de la ATPasa H+/K+, coloquialmente denominada *bomba de protones*.

La secreción gástrica está regulada por mecanismos nerviosos y hormonales. En el estómago hay tres tipos de receptores:

- Receptor de acetilcolina (Ach).
- Receptor de histamina (H_2).
- Receptor de gastrina (hormona).

Por eso, los neurotransmisores básicos u hormonas que estimulan directamente la secreción por parte de las glándulas gástricas son la acetilcolina (neurotransmisor), la gastrina (hormona) y la histamina.

6.2.1. Antiácidos y antiulcerosos

Los fármacos antiácidos y antiulcerosos están indicados para el tratamiento de patologías como la acidez gástrica, la úlcera gástrica, la úlcera gastroduodenal, la hernia de hiato y el reflujo gastroesofágico, entre otras. Con estos fármacos se pretende conseguir lo siguiente:

- Alivio de los síntomas (efecto antiácido).
- Cicatrización de la úlcera (efecto antiulceroso).
- Prevenir las recidivas (recaídas) y las complicaciones.

Se clasifican en función de su mecanismo de acción (cuadro 6.1). Así, se pueden distinguir tres grandes grupos:

- Neutralizantes o antiácidos.
- Inhibidores de la secreción ácida.
- Protectores de la mucosa.

CUADRO 6.1
Antiácidos y antiulcerosos

Efecto farmacológico	Mecanismo de acción	Indicación	Fármaco
Antiácido	Neutralizantes del ácido	Acidez estomacal	– No sistémicos: almagato y magaldrato – Sistémicos: bicarbonato sódico
Antiácido y antiulceroso	Inhibidores de la secreción ácida: antihistamínicos H_2	Acidez estomacal. Úlceras	– Ranitidina – Famotidina *-tidina*
Antiácido, antiulceroso y protector estomacal	Inhibidores de la secreción ácida: inhibidores de la bomba de protones (IBP)	Acidez estomacal. Úlceras. Protección estomacal	– Omeprazol – Lansoprazol *-prazol* – Pantoprazol
Antiulceroso y protector estomacal	Forman una barrera protectora	Acidez estomacal. Úlceras. Protección estomacal	– Sucralfato – Sales de bismuto
	Estimulan la secreción del moco protector		Misoprostol

A) Neutralizantes de la acidez gástrica o antiácidos

Estos fármacos son químicamente álcalis o bases que neutralizan el ácido del estómago por reacción química. Son inespecíficos, ya que neutralizan tanto el ácido del estómago como el que pueda haber en un matraz del laboratorio. A su vez, se clasifican en dos grupos:

1. *Antiácidos no sistémicos.* Son sales de aluminio, sales de magnesio y sales de calcio. La parte catiónica de la molécula reacciona con el ácido clorhídrico y forma una sal, que no se absorbe. No suelen producir efecto rebote, y tienen una acción lenta, pero sostenida. Como ejemplos, se pueden citar el almagato (Almax®, figura 6.1) o el magaldrato (Bemolan®).
2. *Antiácidos sistémicos.* En este caso, a diferencia del anterior, la parte catiónica de la molécula puede absorberse y producir alcalosis sistémica. La acción es *rápida*, pero no sostenida en el tiempo, y a veces provocan efecto rebote. Por ejemplo, el bicarbonato sódico (sal de fruta Eno®).

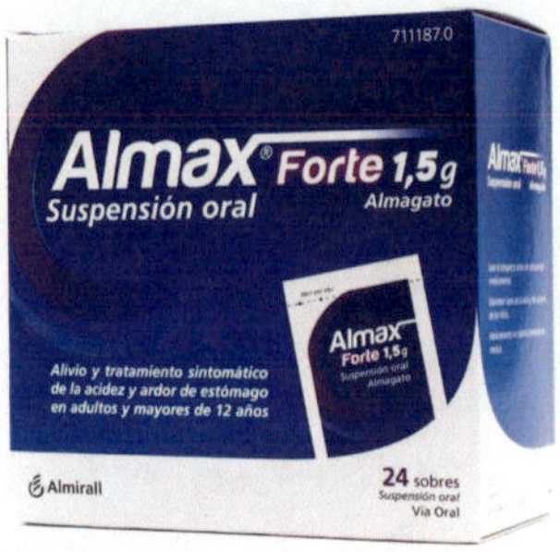

Figura 6.1
Antiácido Almax®.

B) Inhibidores de la secreción gástrica

La secreción gástrica está regulada por mecanismos nerviosos y hormonales. En el estómago hay diferentes tipos de receptores. Al unirse estos con su agonista natural (endógeno), se produce la secreción de ácido clorhídrico. La secreción de HCl puede ser estimulada por:

- *Histamina.* Cuando la histamina se une a su receptor (H_2).
- *Gastrina.* Cuando se une a su receptor.
- *Acetilcolina.* Cuando se une a su receptor.

Por tanto, si se consigue bloquear alguno de estos receptores con un fármaco antagonista, disminuye la secreción de HCI y, en consecuencia, se reduce la acidez gástrica. Los grupos de fármacos que tienen este mecanismo de acción son los que siguen:

1. *Antihistamínicos-H_2.* Su acción consiste en bloquear o antagonizar el receptor H_2 de la histamina, y así se bloquea la secreción de ácido clorhídrico. Dentro de este grupo hay fármacos como la ranitidina (Alquen®) y la famotidina (Pepcid®). Los nombres de todos los fármacos de este grupo llevan el sufijo *-tidina*. Son de venta libre; no requieren prescripción facultativa.

   No se usan fármacos antagonistas del receptor de la acetilcolina ni de la gastrina.
2. *Inhibidores de la bomba de protones (IBP).* Para la secreción del ácido clorhídrico (HCl) estomacal, es necesario que este sea sintetizado, y, para ello, se necesita la presencia de iones hidrógeno (H^+) en el medio. Esto se consigue gracias al funcionamiento de la denominada ATP asa H^+/K^+, o bomba de protones. Por ello, si se consigue bloquear el funcionamiento de esta bomba ATPasa, no habrá síntesis de HCl, y el pH aumentará. Algunos ejemplos de principios activos inhibidores de la bomba de protones (IBP) son el omeprazol, el pantoprazol y el lansoprazol. Todos los fármacos de este grupo tienen el sufijo *-prazol*. Están indicados para prevenir la úlcera duodenal y proteger el estómago en los pacientes de riesgo con tratamiento continuado con antiinflamatorios no esteroideos (AINE). Estos fármacos son profármacos, ya que requieren activación por el medio ácido.

C) Con efecto protector de la mucosa

Es el tercer grupo de antiácidos y antiulcerosos. En él encontramos fármacos como el sucralfato o las sales de bismuto, que forman una barrera o depósito sobre la zona ulcerada para prevenir el ataque del ácido estomacal, o fármacos que estimulan la secreción de moco protector de la mucosa estomacal, como el misoprostol (Cytotec®), por ser análogos a las prostaglandinas.

6.2.2. Antiflatulentos o carminativos

Los fármacos que se usan para controlar la flatulencia o la presencia excesiva de gases en el aparato digestivo se denominan antiflatulentos o carminativos. Dentro de este grupo, figuran la dimeticona (Aero-red®) y la simeticona (Flatoril®). Estos fármacos, químicamente, son siliconas que atrapan los gases presentes en el aparato digestivo. También existen plantas medicinales con esta actividad, como el anís verde, el anís estrellado o los frutos de hinojo, entre otras.

6.2.3. Antiespasmódicos o anticólicos

Estos fármacos están indicados para los cólicos, que son espasmos o contracciones de la musculatura lisa y producen dolor; por ejemplo, los espasmos uretrales, renales, hepáticos, gastrointestinales, etc. Estas contracciones involuntarias se producen por la acción del neurotransmisor acetilcolina sobre su receptor, por lo que el bloqueo del receptor impide la contracción. Así pues, el mecanismo de acción de la mayoría de los fármacos con actividad anticólica o antiespasmódica es anticolinérgico; es decir, son antagonistas del receptor de la acetilcolina (cuadro 6.2).

Como ejemplos de este grupo de fármacos se pueden citar la atropina y la butilescopolamina (Buscapina®). Es importante tener en cuenta que estos medicamentos, por ser anticolinérgicos, no pueden administrarse a los enfermos de glaucoma o hipertrofia prostática.

CUADRO 6.2
Anticólicos

Efecto farmacológico	Mecanismo de acción	Indicación	Fármaco
Anticólico	Antagonistas del receptor de acetilcolina	Dolor cólico	– Atropina – Butilescopolamina

6.2.4. Antieméticos

El mecanismo del vómito es bastante complejo. El centro del vómito puede recibir impulsos de muchas zonas; por ejemplo, de receptores intracraneales, del aparato vestibular –en el oído–, del tracto gastrointestinal, etc. Según el origen, se diferencian en vómitos de origen central, provocados por jaquecas, por administración de fármacos, por radiaciones, por infecciones, etc.; vómitos de origen reflejo, como los producidos por cinetosis –o mareos de movimiento–, y vómitos por una causa gástrica, como por ingerir demasiados alimentos (empacho) o por irritación de la mucosa (como sucede al tomar alcohol).

Como antieméticos, se usan, por ejemplo, el dimenhidrinato (Biodramina®), indicado para los mareos por cinetosis (por movimiento), la metoclopramida (que, además de actividad antiemética, tiene actividad procinética gastrointestinal y es un componente del Primperan®) y el ondansetrón, un antiemético muy potente indicado para los vómitos por quimioterapia y radioterapia y, en adultos, para la prevención y el tratamiento de las náuseas y los vómitos postoperatorios.

6.2.5. Laxantes

El estreñimiento es una afección en la cual la persona puede evacuar menos de tres veces a la semana. Las heces son duras, secas o grumosas. La evacuación de las heces resulta difícil o dolorosa, o queda una sensación de que no fue completa. Hay diferentes tipos, según la causa. Tiene mayor incidencia en las personas mayores y en las mujeres, por factores hormonales. Llevar una vida sedentaria, seguir una dieta pobre en frutas y verduras, así como la escasa ingesta de agua, son factores que influyen en la aparición del estreñimiento.

Los hábitos como practicar ejercicio físico regularmente, incrementar la ingesta de alimentos ricos en fibra, beber de uno y medio a dos litros de agua al día y establecer un horario fijo para ir al baño son medidas de autocuidado que suelen resultar efectivas en un gran porcentaje de los casos.

TOMA NOTA

Si la causa del estreñimiento es alguna patología, como, por ejemplo, una enfermedad neurológica o endocrina, tumores o los efectos adversos de ciertos medicamentos, tales como los antidepresivos, los diuréticos, los opiáceos, etc., deberá tratarse la enfermedad causante o revisarse la medicación.

El uso excesivo de laxantes da lugar a diarreas, vómitos, pérdida de electrolitos y reducción del tono muscular intestinal. El organismo puede incluso acostumbrarse a su efecto, y el intestino puede volverse vago.

En función de su mecanismo de acción, los laxantes se clasifican en los tipos que veremos a continuación (cuadro 6.3).

CUADRO 6.3
Laxantes

Efecto farmacológico	Mecanismo de acción	Indicación	Fármaco
Laxante	Estimulantes: estimulan las terminaciones nerviosas intestinales	Estreñimiento ocasional. Acción rápida	Bisacodilo, picosulfato sódico, hoja de sen, cáscara sagrada, corteza de frángula, etc.
	Emolientes: humectan y emulsionan las heces	Estreñimiento con hemorroides, posparto	Docusato sódico

[.../...]

CUADRO 6.3 (CONT.)

Efecto farmacológico	Mecanismo de acción	Indicación	Fármaco
	Lubricantes: lubrican las heces	Estreñimiento con hemorroides, posparto	Parafina
	Incrementadores de la masa intestinal	Estreñimiento prolongado	Metilcelulosa, agar, semillas de plantago
	Salinos: incrementan la presión osmótica en el interior del tubo digestivo (aumenta el peristaltismo)	Acción rápida: vaciado del contenido intestinal	Sales de magnesio, sales de sulfato
	Mixto	Estreñimiento prolongado	Lactulosa, lactitol
		Estreñimiento agudo	Glicerol, citrato de sodio, lauril sulfoacetato de sodio

A) Laxantes estimulantes

Tradicionalmente, se ha pensado que el mecanismo de acción de estos laxantes era incrementar el peristaltismo intestinal por acción directa sobre las terminaciones nerviosas del intestino, o irritando de manera local la mucosa; pero recientemente se ha sugerido que, aparte de este incremento del peristaltismo, estos laxantes aumentan la secreción de agua intestinal.

Este tipo de laxantes, dado que provocan una irritación intestinal intensa, suelen causar retortijones; su acción es muy rápida, y su efecto puede aparecer entre seis y doce horas tras haberlos administrado. Son laxantes muy eficaces, pero la mayor parte de los fármacos de este grupo produce acostumbramiento, por lo que solo se recomienda su uso puntual, no de manera prolongada.

Dentro de este grupo, se encuentran fármacos como el bisacodilo (Dulcolaxo®), el picosulfato sódico (Lubrilax®) y plantas medicinales como la hoja de sen, la cáscara sagrada, la corteza de frángula o el aloe vera, algunas de las cuales son componentes de medicamentos (Fave de Fuca®).

El bisacodilo se puede administrar tanto por vía oral como por vía rectal, en forma de supositorios.

B) Laxantes emolientes

Este tipo de laxantes tienen propiedades tensoactivas. Cuando se administran por vía oral incrementan, por un lado, el contenido de agua intestinal, y permiten, por otro lado, una emulsión o mezcla íntima del agua con los lípidos del bolo intestinal. Gracias a esta mezcla, se consigue que las heces se ablanden y se eliminen con más facilidad.

Están indicados para el tratamiento a corto plazo del estreñimiento en aquellos casos en los que no deba hacerse esfuerzo durante la defecación. Solo hay un laxante con este mecanismo: el docusato *sódico*, que actualmente no se comercializa.

C) Laxantes lubricantes

En este caso, el mecanismo de acción consiste en cubrir las heces de una capa espesa de grasa que impida la absorción de agua en el intestino, de tal manera que las heces no se resequen y permanezcan humedecidas y, por lo tanto, blandas. El representante más característico de este grupo es la parafina líquida, componente del Hodernal® y del Emuliquen simple®.

Están indicados en los casos en que interese mantener las heces blandas y evitar esfuerzos excesivos, como, por ejemplo, hemorroides, posparto, cirugías anorrectales, etc.

A la hora de la dispensación, se debe indicar al paciente que este tipo de laxantes no se deben tomar junto con las comidas, siendo bastante recomendable ingerirlos antes de acostarse.

D) Laxantes incrementadores del bolo o masa intestinal

Estos fármacos se hinchan, por absorción de agua, cuando son administrados por vía oral, lo cual no solo provoca un aumento de la masa intestinal, lo que estimula el peristaltismo, sino también un reblandecimiento de las heces, lo cual facilita su eliminación.

Tardan varios días en ejercer su acción, y están indicados en los casos de dietas pobres en fibra, colon irritable, estreñimiento en ancianos, hemorroides, etc.

Dentro de este grupo, se encuentran la metilcelulosa, el agar y las semillas de *Plantago ovata* (Plantaben®, Metamucil®, Cenat® y Agiolax®).

Actividad propuesta 6.1

La metilcelulosa es un principio activo con actividad laxante, pero también se usa como excipiente. ¿Qué actividad tiene en este segundo caso?

E) Laxantes salinos y osmóticos

Estos laxantes, químicamente, son sales que provocan un aumento de la presión osmótica en el interior del tubo digestivo. La respuesta del organismo para equilibrar este incremento de presión es el paso de agua desde el exterior hacia el interior del intestino. La entrada de agua hace subir el volumen de heces, lo que aumenta el peristaltismo.

Estos laxantes están indicados en caso de que se necesite una evacuación rápida del tubo digestivo, como, por ejemplo, antes de hacer una radiografía o en una intoxicación.

Son principios activos como las sales de sulfato o las sales de magnesio, que se pueden administrar por vía oral (solución evacuante Bohm®) y, en ocasiones, por vía rectal, como los enemas (Enema Casen®), siendo su tiempo de actuación muy rápido y provocando prácticamente una limpieza total del intestino.

F) Mecanismo mixto

Existen diferentes grupos de laxantes con mecanismos mixtos o combinados. La lactulosa y el lactitol son disacáridos con mecanismo de acción doble. Por un lado, igual que en el

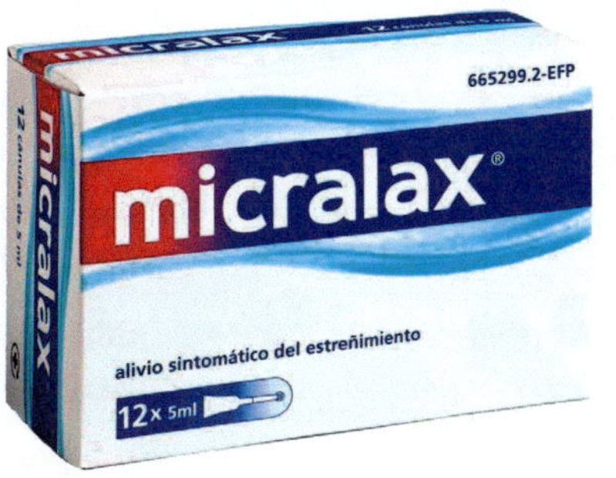

Figura 6.2
Laxante de mecanismo mixto.

caso anterior, provocan una acción osmótica. Por otro lado, no son hidrolizados en el intestino delgado por las disacaridasas intestinales y llegan inalterados al colon, donde las bacterias los fermentan; como resultado de esa reacción, se forman ácidos (acético, láctico, etc.) que acidifican el intestino grueso, lo que provoca un efecto laxante de tipo irritativo en el colon. Como representantes, figuran la lactulosa (Duphalac®) y el lactitol (Emportal®).

La glicerina o glicerol, que se administra por vía rectal en forma de supositorios (Glycilax®), tiene un mecanismo de acción mixto: actúa como estimulante y como osmótico. Estimula directamente el reflejo de defecación en el nivel de las terminaciones nerviosas del recto. Además, incrementa la presión osmótica en el interior del colon, lo que provoca la secreción de agua, y esto se traduce en un aumento ulterior del peristaltismo intestinal. El tiempo de actuación es muy corto: de cinco a 30 minutos.

Además, se pueden mencionar laxantes que se administran como enemas o microenemas. Suelen contener como principios activos citrato de sodio y lauril sulfoacetato de sodio (Micralax®, figura 6.2). El primero actúa de manera osmótica, y el segundo, como humectante. Su tiempo de actuación es muy rápido.

Actividad propuesta 6.2

Recomienda a cada uno de estos pacientes el tipo de laxante más apropiado:

a) Mujer de 30 años con estreñimiento ocasional de tres días de duración. Quiere un efecto rápido.
b) Mujer que ha dado a luz la semana pasada.
c) Hombre de 70 años con estreñimiento crónico.

6.2.6. Astringentes

Los fármacos astringentes son conocidos también como antidiarreicos. La diarrea se puede producir por diferentes causas: la más común es la infección de origen bacteriano o vírico. El peligro de las diarreas está en que la pérdida excesiva de líquido provoque deshidratación. Ante una diarrea, el primer tratamiento –y, a veces, el único necesario– consiste reponer la pérdida de agua y electrolitos. En ocasiones, la administración de astringentes puede ser incluso contraproducente, ya que, al cortar la diarrea, se está evitando que la bacteria o el virus se elimine por las heces, y, por tanto, permanece en el intestino y se multiplica, con lo que seguramente se agrave el problema.

A un paciente con diarrea solo se le debe recomendar la administración de astringentes en caso de diarrea muy prolongada y con riesgo de deshidratación. Según su mecanismo de acción, los astringentes se clasifican en los siguientes grupos (cuadro 6.4).

CUADRO 6.4
Fármacos astringentes

Efecto farmacológico	Mecanismo de acción	Indicación	Fármaco
Astringente	Abdsorben agua y toxinas en superficie	Diarrea	Carbón activo
Astringente	Inhibidores de la motilidad intestinal	Diarrea	Loperamida
Antibacteriano	Múltiples	Diarrea de origen bacteriano	Varios
Probiótico	Reponedores de la flora	Diarrea	*Lactobacillus sp*

A) Adsorbentes de toxinas o de agua en el tubo digestivo

Este tipo de fármacos disminuyen la cantidad de agua intestinal. Son productos inertes y, por lo tanto, bastante seguros. Entre otros, podemos mencionar el carbón activo (Ultra Adsorb®).

B) Inhibidores de la motilidad gastrointestinal

Provocan una inhibición del peristaltismo, por lo que aumenta la absorción de agua, al quedar retenido el alimento en el tracto intestinal. Dentro de este grupo, hay fármacos como la loperamida, un derivado del opio con una absorción muy baja; por ello, no tienen ninguna acción central. Algunos medicamentos con este fármaco son el Fortasec® (figura 6.3) y el Imodium®, ambos de venta libre.

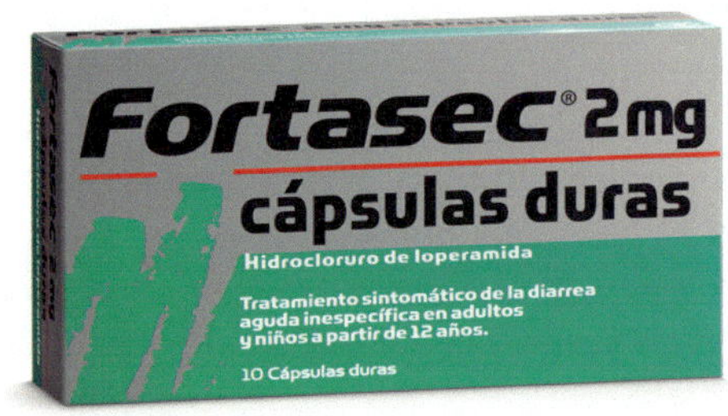

Figura 6.3
Inhibidor de la motilidad intestinal Fortasec®.

C) Antiinfecciosos (antibacterianos)

Los fármacos de este grupo no son astringentes en sí, sino que actúan directamente sobre las bacterias causantes de la diarrea en el tubo digestivo. Como se busca una acción local en el nivel intestinal, y no sistémica, la absorción es un proceso indeseable. No se aconseja la utilización de antiinfecciosos como tratamiento de primera elección en los procesos diarreicos, más que nada porque un porcentaje bastante alto de las gastroenteritis agudas son de origen viral, por lo que los antibacterianos están totalmente contraindicados. En cualquier caso, la mayoría de los cuadros desaparecen espontáneamente a las 48 horas. Solo están recomendados en los cuadros con evidencias o sospechas de infección bacteriana, cuando no se muestre una evolución rápida favorable.

D) Microorganismos antidiarreicos

Este tipo de sustancias reemplazan la flora intestinal patógena por flora bacteriana normal. Además, pueden tener cierto interés tras las alteraciones de la flora intestinal ocurridas por la toma de antibióticos, pero existen dudas más que generalizadas acerca de su eficacia. Suelen contener lactobacilos. Por ejemplo, Casenfilus® polvo o Infloran®.

6.2.7. Antidiabéticos

El páncreas es un órgano con doble función: exocrina y endocrina. La función exocrina consiste en secretar el jugo pancreático (función del aparato digestivo); la endocrina, en la secreción de hormonas como la insulina y el glucagón.

La cantidad de glucosa en sangre se denomina glucemia. Los valores normales en ayunas oscilan entre 70 y 80 mg/dl. Valores superiores a 100-110 mg/dl se consideran hiperglucemia. Valores inferiores a 60 mg/dl se consideran hipoglucemia.

La insulina es una hormona segregada por los denominados islotes de Langerhans del páncreas, y tiene como misión disminuir la glucemia. Hace que la glucosa salga de la sangre y entre en las células para ser utilizada por ellas. El glucagón tiene la función contraria a la insulina: es una hormona con actividad hiperglucemiante.

En la diabetes *mellitus,* al faltar la insulina o no actuar esta correctamente, la glucemia se mantiene en niveles superiores a los debidos. Una hiperglucemia sostenida en el tiempo tiene repercusiones en distintos órganos, como el riñón o la retina.

Para el tratamiento de la diabetes *mellitus* existen dos grupos de fármacos:

1. *Insulinas.* Para los pacientes con diabetes *mellitus* tipo 1.
2. *Antidiabéticos orales.* Para los diabéticos tipo 2.

A) Insulinas

La insulina es una hormona proteica (formada por aminoácidos) segregada por el páncreas. Los pacientes con diabetes *mellitus* tipo 1 carecen de secreción de insulina y, por ello, es necesario administrarla. Lo más habitual es hacerlo por la vía subcutánea, siempre bajo prescripción médica.

La insulina tiene una vida media muy corta, ya que se destruye a los pocos minutos. Por ello, debe ser administrada con alguna sustancia que permita prolongar su acción. Es el caso de las denominadas insulinas retardadas de administración subcutánea, que se liberan lentamente desde el lugar de acción.

Dependiendo del resultado de la prolongación de la acción, se pueden mencionar las siguientes:

1. *Insulinas rápidas.* Humulina Regular® (Lilly) y Actaprid® (Novo Nordisk).
2. *Insulinas intermedias.* Humulina Lenta® (Lilly), Monotard® (Novo Nordisk) e Insulatard® (Novo Nordisk).
3. *Insulinas lentas.* Humulina Ultralenta® (Lilly) y Ultratard® (Novo Nordisk).

Esta insulina se puede administrar mediante las conocidas como plumas, o bolis, cuando el propio paciente se inyecta la dosis prescrita, o mediante las bombas de infusión, que administran una dosis basal de manera continua, la cual debe ser suplementada con una dosis extra antes de las comidas. Este último sistema está menos difundido que el anterior.

SABÍAS QUE...

Existen tres tipos de insulinas en la farmacología humana:

- *Insulina bovina.* Tiene tres aminoácidos distintos de los de la insulina humana.
- *Insulina porcina.* Solo un aminoácido diferente de los de la insulina humana.
- *Insulina humana.* Obtenida por biotecnología.

B) Antidiabéticos orales

Estos fármacos están indicados para los pacientes con diabetes *mellitus* tipo 2, o no insulinodependiente. Se trata de pacientes en los que hay secreción de insulina, pero esta no funciona correctamente. Los mecanismos de acción son muy variados; en líneas generales, podemos resumirlos en los siguientes:

- Aumentar la secreción de insulina.
- Incrementar la sensibilidad a la insulina (o disminuir la resistencia).
- Potenciar la actividad de las incretinas.
- Reducir la absorción de glucosa tras el proceso de ingesta de alimentos y digestión.

Los antidiabéticos orales se clasifican, además de por su mecanismo de acción, por el grupo químico al que pertenecen. Así, tenemos los que se exponen a continuación:

1. *Biguanidas.* El representante principal es la metformina (Dianben®) (figura 6.4).
2. *Sulfonilureas.* Glibenclamida (Glucolon®, Norglicem®), glicazida (Diamicron®) y glipizida (Minodiab®). Estimulan la secreción de insulina.
3. *Glitazonas.* Pioglitazona (Actos®). El mecanismo de acción consiste en reducir la resistencia a la insulina.
4. *Glinidas.* Repaglinida (Novonorm®). Estimula la liberación de insulina.
5. *Inhibidores de la alfa-glucosidasa.* El representante principal es la acarbosa (Glucobay®).
6. *Inhibidores de la dipeptidil-peptidasa 4 (DPP4).* Por ejemplo, sitagliptina (Januvia®) y saxagliptina (Onglyza®).

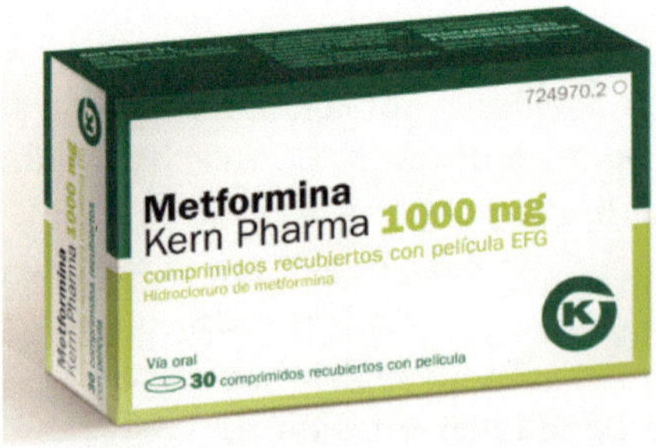

Figura 6.4
La metformina es uno de los antidiabéticos orales más populares.

Además de estos, hay otros medicamentos –como, por ejemplo, la liraglutida (Saxenda®)– que se administran por vía subcutánea y se están usando para controlar el apetito y la ingesta de alimentos en los pacientes adultos con obesidad, con el fin de controlar y reducir el peso.

Actividad propuesta 6.3

Investiga acerca de la liraglutida, y busca fármacos similares que se estén administrando por vía oral o subcutánea para adelgazar. Apunta el principio activo y el nombre comercial.

6.3. Grupo B. Sangre y órganos hematopoyéticos

La sangre es una suspensión de células (45 %) en un componente líquido llamado plasma (55 %), el cual está formado por un componente líquido (suero) y diferentes sustancias. Entre estás últimas, destaca una proteína, denominada fibrinógeno, que es soluble en el plasma y que es la responsable de la coagulación, al convertirse en fibrina, que resulta insoluble.

El término hemostasia significa "prevención de la pérdida de sangre".

Existen aproximadamente 50 sustancias diferentes en la sangre y los tejidos que intervienen en la coagulación. Unas estimulan la coagulación –se conocen como procoagulantes– y otras la inhiben –anticoagulantes–. Que la sangre se coagule o no depende del equilibrio entre estos dos tipos de sustancias.

Un coágulo es una respuesta necesaria en caso de rotura o pérdida de sangre, pero cuando se forma sin necesidad y, por tanto, es un coágulo anormal, recibe el nombre de trombo. Una vez producido el trombo, el paso continuado de la sangre a lo largo del mismo tiene tendencia a desintegrarlo y separarlo de su punto de fijación. Los trombos libres flotantes reciben el nombre de émbolos. Los émbolos no interrumpen su circulación hasta que llegan a un punto estrecho del sistema circulatorio y causan las denominadas embolias.

Los antitrombóticos son los fármacos indicados para la prevención y el tratamiento de las trombosis. Si hay riesgo de formación de trombos, estos fármacos deben disolverlos para evitar que se produzca una embolia. Si el riesgo de trombos es venoso, se usan los anticoagulantes; si es arterial, los antiagregantes plaquetarios.

Dentro del grupo anatómico B de la clasificación ATC, existen varios grupos terapéuticos. Vamos a estudiar únicamente los anticoagulantes y los antiagregantes plaquetarios.

6.3.1. Anticoagulantes

Un anticoagulante es una sustancia endógena (como la antitrombina) o exógena que impide la coagulación de la sangre y crea un estado prohemorrágico que favorece la pérdida de sangre (hemorragia).

Las sustancias exógenas son los denominados fármacos anticoagulantes, entre los que se diferencian dos grandes grupos, en función de su vía de administración: orales o inyectables (cuadro 6.5).

CUADRO 6.5
Fármacos anticoagulantes

Indicación	Tratamiento	Vía de administración	Posología
Tratamiento urgente de trombo	Heparina	IV	En el momento
Prevención de trombo	Heparina	SC	2/3 veces al día
	– Heparinas de bajo peso molecular (HBPM) – Enoxaparina – Nadroparina – Dalteparina	SC	Una vez al día

A) Anticoagulantes orales

Algunos fármacos representantes de este grupo (cumarinas) son la warfarina sódica (Aldocumar®) y el acenocumarol (Sintrom®).

Los anticoagulantes orales se prescriben normalmente en tratamientos de larga duración. Están indicados para la prevención y el tratamiento de los tromboembolismos de origen venoso.

Se puede decir que los fármacos de este grupo están entre los más citados en los libros de interacciones medicamentosas. Hay que prestar especial atención a la administración de analgésicos y antiinflamatorios en los pacientes con tratamientos anticoagulantes, porque las probabilidades de interacción y efectos indeseables son muy altas.

Además, las dosis de estos fármacos deben ajustarse a cada paciente al inicio del tratamiento y, después, de forma regular, ya que la sensibilidad a los anticoagulantes varía tanto según el individuo como a lo largo del tratamiento. Para ello, se utilizan el tiempo de protrombina (TP) y su cociente estandarizado, conocido como cociente normalizado internacional (INR).

B) Anticoagulantes inyectables

En líneas generales, hay dos tipos de fármacos que pueden ser usados como anticoagulantes inyectables:

1. *Heparina*. Es una sustancia endógena. En el mercado existen distintas sales de la heparina, como la sódica y la cálcica. Se puede administrar por vía intravenosa y por vía subcutánea. Para que el efecto sea rápido, en caso de urgencia, se administra por vía intravenosa. Por vía subcutánea está indicada para la prevención de trombosis venosas profundas, como, por ejemplo, en la cirugía, en la que generalmente se inyecta dos horas antes de la operación y cada 12 horas hasta el alta del paciente.
2. *Heparinas de bajo peso molecular (HBPM)*. Estos fármacos son fragmentos de la heparina (tienen menor masa molecular). Por sus propiedades, no se usan como tratamiento de urgencia. La aplicación de la heparina, cuando se administra a bajas dosis por vía subcutánea, es prevenir las trombosis venosas. La principal ventaja de estos fármacos frente a la heparina es que solo necesitan ser administrados una vez al día, a diferencia de las dos o tres veces diarias de la heparina. Entre otros, citamos los siguientes:

- Enoxaparina (Clexane®).
- Nadroparina (Fraxiparine®, figura 6.5).
- Dalteparina (Fragmin®).

Los nombres de los fármacos de este grupo terminan con el sufijo *-parina*. Están indicados para:

a) Profilaxis de la enfermedad tromboembólica venosa en pacientes quirúrgicos con riesgo moderado o alto, particularmente los pacientes sometidos a cirugía ortopédica o cirugía general.
b) Tratamiento de la trombosis venosa profunda (TVP) y el embolismo pulmonar (EP).

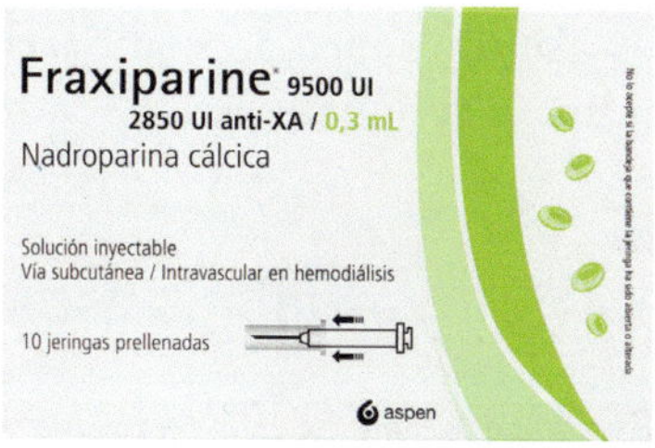

Figura 6.5
Solución inyectable de nadroparina.

6.3.2. Antiagregantes plaquetarios

Los antiagregantes plaquetarios son fármacos que actúan sobre la capacidad de agregación de las plaquetas, evitando así la formación del tapón hemostático. Están indicados también para prevenir la formación de trombos de origen arterial. Dentro de los fármacos antiagregantes plaquetarios, se encuentra, por ejemplo, el ácido acetilsalicílico (Aspirina® y Adiro®).

La aspirina a bajas dosis se usa como antiagregante plaquetario, y está indicada para la prevención de la formación de trombos, que podría llevar a una cardiopatía isquémica o a una isquemia cerebral, entre otras dolencias.

Otros fármacos con actividad antiagregante plaquetaria son los siguientes: sulfinpirazona, dipiridamol, clopidogrel (lscover®, Plavix®) y ticlopidina (Tiklid®). Este último es de diagnóstico hospitalario, ya que puede causar agranulocitosis, pancitopenia o neutropenia, como efectos adversos.

6.4. Grupo C. Sistema cardiovascular

En este apartado se encuentran fármacos relacionados con el aparato cardiocirculatorio, como los que se usan para la terapia cardiaca, la hipertensión arterial, las arritmias, etc.

6.4.1. Cardiotónicos

Los cardiotónicos o tónicos cardiacos están indicados para la insuficiencia cardiaca, que se produce cuando el corazón no tiene capacidad suficiente para bombear la sangre que las células necesitan.

Para tratar esta patología, uno de los fármacos de elección puede ser la digoxina, un glucósido cardiotónico con un margen de seguridad muy estrecho.

6.4.2. Antiarrítmicos

Una arritmia es un trastorno del ritmo cardiaco. Se trata de una alteración de la frecuencia cardiaca, ya sea porque el ritmo se acelere, disminuya o se vuelva irregular. Esto ocurre cuando se presentan anomalías en el sistema de conducción eléctrica del corazón.

Algunos fármacos antiarrítmicos son la amiodarona (Trangorex®), la procainamida, la quinidina y la lidocaína. Este último, además, tiene actividad anestésica local.

6.4.3. Antianginosos

Son los fármacos usados para prevenir la angina de pecho o impedir que esta se convierta en un infarto de miocardio. El antianginoso más usado es la nitroglicerina (Cafinitrina®, Trinispray®), aplicada sublingualmente o en parches transdérmicos.

6.4.4. Antihipertensivos

Los antihipertensivos son fármacos para tratar la hipertensión arterial, que se define como la presión arterial mayor o igual a 140/90 mm Hg. Los valores normales oscilan entre 110 y 120 de sistólica o máxima, y 70 y 80 de mínima o diastólica.

La presión arterial resulta del producto entre el gasto cardiaco y la resistencia periférica. Por lo tanto, *grosso modo,* en su valor influyen el corazón y los vasos sanguíneos.

Como conclusión de todo lo anterior, puede decirse que tanto la unión de un agonista con el receptor β como la entrada de calcio en el corazón, así como la secreción de renina y la unión de un agonista al receptor de angiotensina, podrían incrementar el valor de la tensión arterial.

Los fármacos antihipertensivos se usan para evitar y corregir la hipertensión arterial. Los grupos de fármacos para este fin, clasificados según su mecanismo de acción, son los siguientes (cuadro 6.6):

CUADRO 6.6
Terapia cardiovascular

Efecto farmacológico	Mecanismo de acción	Indicación	Fármaco
– Antihipertensivo – Antianginoso – Antiarrítmico	Antagonistas de los receptores β (corazón)	– HTA – Arritmias – Angina de pecho	– Atenolol – Propanolol – Timolol
– Antihipertensivo – Antianginoso	Bloqueantes de canales de calcio	– HTA – Angina de pecho	– Diltiazem – Verapamilo – Nifedipino – Amilodipino
– Antihipertensivo	Inhibidores de la enzima convertidora angiotensina (IECA)	HTA	– Enalapril Captopril
– Antihipertensivo	Antagonistas de la angiotensina II	HTA	– Losartán – Irbesartán – Valsartán
– Diurético	Diferentes mecanismos de acción		Hidroclorotiazida, furosemida, torasemida, clortalidona, indapamida, acetazolamida, espironolactona, amilorida y triamtereno

A) Betabloqueantes

Son fármacos cuyo mecanismo de acción consiste en bloquear el receptor β_1 en el corazón. Se denominan betabloqueantes (β-bloqueantes). Como ejemplos, cabe citar los siguientes: atenolol, propanolol o bisoprolol. Los nombres de los fármacos de este grupo terminan en *-olol*. Al actuar en el corazón, tienen actividad triple: son antihipertensivos, pero además se comportan como antiarrítmicos y antianginosos. Están indicados, por lo tanto, para el tratamiento de la hipertensión arterial, la angina de pecho, el infarto de miocardio y las arritmias cardiacas.

B) Bloqueantes de los canales de calcio

Este tipo de fármacos actúan, como su nombre indica, bloqueando la entrada del calcio a las membranas de las células miocárdicas y de las células del músculo liso de los vasos sanguíneos, lo que reduce la concentración de calcio intracelular sin modificar su concentración sérica, lo cual es importante en el proceso de contracción muscular y de transmisión del impulso nervioso. Dentro de este grupo hay fármacos como los siguientes:

- Verapamilo (Manidon®).
- Dihidropiridinas, como el nifedipino (Adalat®) o el amilodipino, entre otras. Los nombres de los fármacos que pertenecen a este grupo terminan en *-dipino.*
- Diltiazem (Dinisor®).

El efecto antihipertensivo se produce principalmente por relajación del músculo liso vascular. Además, estos fármacos tienen efecto antianginoso, gracias a la mejora del aporte de oxígeno al miocardio (por su acción vasodilatadora de las arterias coronarias).

C) Inhibidores de la enzima convertidora de angiotensina (IECA)

La renina es una hormona producida en los riñones. Su secreción es estimulada en los casos de baja tensión o baja volemia. Gracias a su actividad enzimática, hace que una sustancia denominada angiotensinógeno se convierta en angiotensina I; de ahí que el otro nombre que recibe la renina sea angiotensinogenasa. Esta angiotensina I, gracias a la acción de la enzima convertidora de la angiotensina (ECA), se convierte en angiotensina II. Cuando la angiotensina II se une a su receptor, el receptor de angiotensina (AT), provoca una vasoconstricción y, por tanto, un aumento de la presión arterial.

Si un fármaco bloqueara la ECA, no habría formación de angiotensina II y esta no se uniría a su receptor, por lo que no se produciría vasoconstricción. Los fármacos de este grupo, por su mecanismo de acción, son los denominados inhibidores de la enzima convertidora de angiotensina (IECA).

Los fármacos IECA son, entre otros, el enalapril, el captopril y el lisinopril. Los nombres de todos ellos terminan en *-pril*.

Estos fármacos no actúan en el corazón, sino solo en los vasos sanguíneos, por lo que únicamente tienen actividad antihipertensiva.

D) Antagonistas de angiotensina II

Como acabamos de comentar, la angiotensina II se une a su receptor (receptor AT), y, como resultado de esta unión, se produce una vasoconstricción y, por tanto, un aumento de la tensión arterial.

Los fármacos con actividad antihipertensiva de este grupo actúan bloqueando el receptor de angiotensina II para impedir que la angiotensina II se una a su receptor y que se produzca, pues, una contracción de los vasos sanguíneos.

Algunos fármacos de este grupo son, por ejemplo, el losartán (figura 6.6), el irbesartán y el valsartán. Todo ellos terminan en *-sartán*.

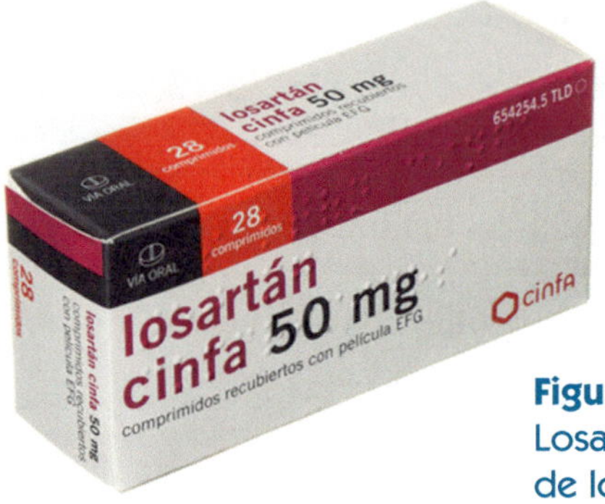

Figura 6.6
Losartán, antagonista de los receptores de angiotensina II.

Estos fármacos no actúan en el corazón, sino únicamente en los vasos, por lo que solo tienen actividad antihipertensiva y están indicados en caso de hipertensión arterial (HTA). Se pueden administrar como monoterapia o en combinación con diuréticos, con los que han demostrado tener un efecto sinérgico.

E) Diuréticos

Los diuréticos son fármacos que provocan un incremento de la eliminación de orina, lo que hace disminuir la volemia y, por lo tanto, los valores de la presión arterial. Algunos fármacos diuréticos son, por ejemplo, los siguientes: hidroclorotiazida, furosemida (Seguril®), torasemida, clortalidona, indapamida (Tertensif®), acetazolamida, espironolactona, amilorida y triamtereno (estos tres últimos son considerados diuréticos ahorradores de potasio). Entre sus indicaciones está la HTA, y es bastante habitual que el primer escalón en el tratamiento de esta patología sea la administración de un diurético. En un escalón superior, es habitual encontrar medicamentos con dos fármacos combinados; por ejemplo, enalapril y hidroclorotiazida, o losartán y hidroclorotiazida.

6.4.5. Hipolipemiantes

El colesterol es un lípido (grasa) imprescindible en el organismo, ya que, entre otras cosas, forma parte de las membranas de todas las células animales. Si bien una cuarta parte del colesterol del cuerpo procede de la dieta –siempre de alimentos de origen animal–, las tres cuartas partes restantes son sintetizadas por el organismo en órganos como el hígado. Como la sangre es un componente acuoso, las grasas no pueden circular bien a través de ella. Para circular, el colesterol se une a proteínas. La unión del colesterol con una de estas proteínas se denomina lipoproteína. Las lipoproteínas circulan por la sangre, y algunas de ellas pueden obstruir la paso de la sangre por los vasos sanguíneos, con el consiguiente riesgo para la salud.

PARA SABER MÁS

Los distintos tipos de colesterol son los siguientes:

- *Colesterol total.* Se consideran normales los valores en sangre de 150-220 mg/dl. Los valores superiores a estos pueden significar que hay hipotiroidismo, diabetes u obesidad, entre otras enfermedades, o una dieta inadecuada, con alto consumo en grasas animales. Los valores inferiores pueden ser indicativos de hipertiroidismo o desnutrición.

  Colesterol total = colesterol HDL + colesterol LDL

- *Colesterol HDL* (high density lipoprotein). Colesterol unido a lipoproteínas de alta densidad. Este tipo de lipoproteínas favorecen que el colesterol sea transportado al hígado, donde la bilis lo destruye. Por ello, contribuyen a mantener los vasos sanguíneos libres de grasa, razón por la cual se conoce popularmente como "colesterol bueno". Se consideran adecuados todos los valores que estén por encima de los 35 mg/dl.
- *Colesterol LDL* (low density lipoprotein). Es la lipoproteína de baja densidad. Se acumula en los vasos sanguíneos, dificultando u obstruyendo, según la cantidad, el paso de la sangre, lo cual favorece la aparición de la arteriosclerosis. Por ello, se denomina coloquialmente "colesterol malo". Su valor debe encontrase por debajo de los 150 mg/dl. Si este valor es superior, puede haber riesgo de arterioesclerosis.
- *Colesterol VLDL* (very low density lipoprotein). Presenta una densidad muy baja y un elevado porcentaje de lípidos, por lo que es nocivo para las paredes de los vasos sanguíneos.

Otro tipo de lípidos cuyos valores elevados suponen un factor de riesgo cardiovascular son los triglicéridos, pues contribuyen a la formación de placas de ateroma, que obstruyen las arterias. Su valor debe ser inferior a 200 mg/dl.

Las hiperlipemias son enfermedades en las que los niveles de lípidos están por encima de lo debido. Además de regular las grasas en la dieta, para tratar estas enfermedades se pueden usar los denominados fármacos hipolipemiantes. Un grupo importante, dentro de estos, son las denominadas "estatinas", cuyo mecanismo de acción consiste en inhibir la enzima de la 3-hidroxi-3-metilglutaril-coenzima reductasa (HMG CoA reductasa), una enzima clave en la síntesis endógena del colesterol. Entre otros, cabe citar los siguientes:

- Lovastatina.
- Pravastatina.
- Simvastatina.

Los nombres de todos estos fármacos terminan con el sufijo *-statina*. Además de estos fármacos, hay otros hipolipemiantes, como los aceites poliinsaturados de pescados azules; sobre todo, los que son ricos en ácidos grasos ω-3 (cuadro 6.7).

CUADRO 6.7
Hipolipemiantes

Efecto farmacológico	Mecanismo de acción	Indicación	Fármaco
Hipolipemiante (hipocolesterolemiante)	Inhiben la síntesis del colesterol endógeno por bloqueo de la enzima HMG CoA reductasa	Niveles altos de colesterol y triglicéridos	– Lovastatina – Simvastatina – Atorvastatina
Hipolipemiante		Niveles altos de colesterol y triglicéridos	Ácidos grasos ω-3

Actividad resuelta 6.1

Un paciente tiene el valor del colesterol total en 225 mg/dl. El col-HDL es de 50 mg/dL, y los triglicéridos son de 150 mg/dL. Calcula el valor de col-LDL de este paciente y di si es una cifra adecuada o no.

SOLUCIÓN

La fórmula de Fridewald nos permite calcular los diferentes valores de colesterol:

$$\text{Col-LDL} = \text{colesterol total} - (\text{Col HDL} + \text{TG}/5)$$

Con los datos que tenemos sustituimos:

$$\text{Col-LDL} = 225 - (50 + 150/3)$$
$$\text{Col-LDL} = 225 - (50 + 50)$$
$$\text{Col LDL} = 225 - 100 = 125 \text{ mg/dL}$$
$$\text{Col-LDL} = 125 \text{ mg/dL}$$

Por tanto, el valor del colesterol LDL está dentro de los valores de referencia.

6.5. Grupo D. Dermatológicos

En este grupo se encuentran los medicamentos usados para tratar las afecciones de la piel. Normalmente, la vía de administración es tópica. Existen muchos grupos, con distintos efectos e indicaciones. Enumeraremos los siguientes:

1. *Emolientes y protectores*. Suavizan y protegen la piel. Indicados en los casos de dermatitis, enrojecimiento, irritación cutánea, eccemas, etc. Suelen contener zinc, que ejerce un papel protector de la piel. Son usados también como pomada para cambiar el pañal. Es muy conocida la pasta de Lassar; existen varios medicamentos compuestos de pasta de Lassar (Anticongestiva Cusí®, Mytosil®).
2. *Cicatrizantes*. Sustancias indicadas para tratar heridas y úlceras. La cicatrización puede ocurrir mediante dos mecanismos bien diferentes:

- Favorecer la síntesis de las proteínas de la piel, estimulando la regeneración del epitelio; por ejemplo, la centella asiática (Blastoestimulina®).
- La actividad proteolítica: los principios activos son las enzimas proteolíticas, y su acción consiste en ayudar a digerir el tejido muerto y necrosado. Se usan principios activos como la tripsina (Dertrase®) o la clostridiopeptidasa (Iruxol Neo®, Iruxol Mono®).

3. *Antipruriginosos.* Medicamentos usados para el picor o el prurito. La mayoría de los principios activos con este efecto son bloqueantes de los receptores H_1 de la histamina (sustancia responsable del picor, el prurito, la alergia, etc.); son los denominados antihistamínicos; por ejemplo, la prometazina (Fenergan®), la difenhidramina o la calamina (Talquistina®). También, para las picaduras de los insectos, es muy usado el amoniaco (AfterBite®). Además, es posible utilizar los denominados corticoides, ya que tienen actividad antialérgica y antiinflamatoria, como la hidrocortisona (Lactisona emulsión cutánea®).
4. *Antibacterianos.* Los antimicrobianos son usados en heridas abiertas, para forúnculos, después de un tatuaje, tras una quemadura, etc. Es habitual usar la mupirocina (Bactroban®, Plasimine®) y la sulfadiazina argéntica (Silvederma®). Para las quemaduras, normalmente se recomienda el uso de una pomada con algún antibiótico, porque una de las principales consecuencias de las quemaduras es la facilidad de infección.
5. *Antifúngicos.* Son muchos los fármacos que se usan para el tratamiento de las micosis superficiales; entre otros, mencionaremos el ketoconazol, el miconazol, la nistatina y la anfotericina B.
6. *Antisépticos y desinfectantes.* La desinfección consiste en la destrucción de los microorganismos patógenos, así como en evitar su crecimiento. Los antisépticos son desinfectantes que se usan en la piel. Se emplean como antisépticos el agua oxigenada, la povidona iodada (Betadine®) y la clorhexidina (Cristalmina®).

6.6. Grupo G. Aparato genitourinario

Entre todos los grupos terapéuticos del grupo G, nos centraremos en los anticonceptivos hormonales sistémicos.

6.6.1. Anticonceptivos hormonales sistémicos

El hipotálamo secreta la hormona liberadora de gonadotropinas (GnRH), la cual regula la liberación por parte de la hipófisis de las hormonas foliculoestimulante (FSH) y luteinizante (LH). Estas dos hormonas hipofisarias promueven la ovulación y estimulan la secreción de las hormonas sexuales en las gónadas, el estradiol (un estrógeno) y la progesterona. La secreción de estas hormonas va variando en función del momento del ciclo menstrual, que se considera que es de 28 días.

Los anticonceptivos orales (ACO) evitan la ovulación. Los más usados suelen incorporar una combinación –fija o variable a lo largo del ciclo– de un estrógeno y un progestágeno. No obstante, aunque es menos habitual, existen anticonceptivos que solo incorporan progestágenos.

Actividad propuesta 6.4

¿Para qué otra finalidad, además de evitar el embarazo, pueden estar indicados los anticonceptivos orales? Investiga al respecto y, después, pon en común en la clase las posibilidades que hayas descubierto.

El mecanismo de acción de los anticonceptivos hormonales se basa en la inhibición de la secreción de las hormonas por acción sobre la hipófisis y el hipotálamo. Así, el progestágeno suprime la secreción de la hormona luteinizante (LH) para impedir la ovulación, mientras que el estrógeno suprime la secreción de la foliculoestimulante (FSH).

El estrógeno más usado es el etinilestradiol. En cuanto al progestágeno, el levonorgestrel era el más usado, pero se han desarrollado otros con menos efectos adversos, como la ciproterona. Existen diferentes combinaciones:

- *Monofásicos o convencionales.* Contienen dosis fijas de estrógeno y progestágeno, que se administran durante 21 días. La mayoría de las presentaciones incluyen siete días de placebo: suelen ser solo de sacarosa y de otro color. De esta manera, el medicamento se tomará durante los 28 días del ciclo menstrual.
- *Trifásicos.* Todos los comprimidos contienen ambos tipos de hormonas, pero la cantidad de progestágeno se va incrementando en cada fase del ciclo menstrual, y la cantidad de estrógeno es mayor en la segunda fase del ciclo.

Para la anticoncepción de emergencia, el levonorgestrel (Norlevo®) es el fármaco de elección.

SABÍAS QUE...

Una de las metas del objetivo 3 de desarrollo sostenible, sobre salud y bienestar, recogido en la Agenda 2030, es el acceso universal a los servicios de salud sexual y reproductiva, incluidos los de planificación familiar, información y educación.

Ideas clave

- Se estudian los grupos farmacológicos de los grupos anatómicos A, B, C, D y G, según la clasificación ATC. Dentro de cada grupo anatómico, se desarrollan los fármacos más habituales, especificándose el mecanismo de acción, las indicaciones y el efecto farmacológico.
- Grupo A: aparato digestivo y metabolismo. Se desarrollan los grupos de antiácidos y antiulcerosos, antieméticos, laxantes, antidiarreicos, anticólicos y antiflatulentos, y, en relación con el metabolismo, los antidiabéticos, las insulinas y los antidiabéticos orales.
- Grupo B: sangre y órganos hematopoyéticos. Se desarrollan, dentro de este grupo, los anticoagulantes –inyectables y orales–, además de los antiagregantes plaquetarios.

- Grupo C: sistema cardiovascular. Se desarrollan los tónicos cardiacos, antihipertensivos (clasificados según su mecanismo de acción), antianginosos y antiarrítmicos. Además, en otro grupo, relacionado con el colesterol, se desarrollan los hipolipemiantes del grupo de las estatinas.
- Grupo D: dermatológicos. Se desarrollan grupos variados, como los corticoides, antisépticos y antihistamínicos, todos de uso tópico.
- Grupo G: ginecológicos. Se desarrolla únicamente el grupo de los anticonceptivos hormonales.

Aplica lo aprendido

1. Con ayuda de la web del centro de información de medicamentos (CIMA) de la AEMPS, a la que puedes acceder escaneando el código QR, completa el siguiente cuadro:

	Grupo anatómico	Principio activo	Efecto farmacológico	Mecanismo de acción	Indicaciones
Bemolan®					
Sintrom®					
Agiolax®					
Renitec®					
Crestor®					
Adalat®					
Nexium®					

EN EL CUADERNO

2. Completa los cuadros en blanco de la siguiente tabla:

Fármaco	Grupo ATC	Actividad farmacológica	Mecanismo de acción	Indicaciones
	C		IECA	
				Hipercolesterolemia
		Diurético		
	A		Anticolinérgico	
Bisacodilo				
	A	Antiulceroso	Inhibidor de la bomba de protones	
	B			Prevención trombo

EN EL CUADERNO

3. Relaciona cada fármaco de la columna de la izquierda con la descripción más adecuada de la columna de la derecha. Indica a la izquierda la letra correspondiente.

Letra	Fármaco	Característica
	1. Furosemida	*a)* A bajas dosis, tiene efecto antiagregante plaquetario
	2. Simvastatina	*b)* Es un profármaco
	3. Enoxaparina	*c)* Inhibe la síntesis del colesterol
	4. Nitroglicerina	*d)* Efecto antihipertensivo, antianginoso y antiarrítmico
	5. Timolol	*e)* Indicado para la angina de pecho
	6. Acenocumarol	*f)* Diurético
	7. Omeprazol	*g)* Interacciona con muchos fármacos y alimentos
	8. Ácido acetilsalicílico	*h)* Se suele administrar por vía s.c. una vez al día
	9. Nifedipina	*i)* Indicado para el tratamiento de la hipertensión arterial
	10. Enalapril	*j)* Es un bloqueante de los canales de calcio

EN EL CUADERNO

4. Con ayuda de internet, buscar información sobre la metoclopramida, su efecto, su mecanismo de acción y sus indicaciones, así como sobre los nombres de algunos medicamentos comercializados con ese fármaco.

5. ¿Qué es la INR (ratio internacional normalizada)? ¿En qué fármacos se debe hacer un seguimiento de este parámetro? ¿Qué quiere decir que un paciente tiene un INR de 2? ¿Es normal este valor?

6. Completa los huecos en blanco del siguiente cuadro:

Fármaco	Efecto farmacológico
Bicarbonato sódico	
Clopidogrel	
	Diurético
	Antiemético
Metformina	
Digoxina	
	Anticoagulante inyectable (prevención de trombos)

EN EL CUADERNO

7. Indica si las siguientes afirmaciones son verdaderas (V) o falsas (F):

- ☐ Los antagonistas de la angiotensina II tienen actividad antiarrítimica, antianginosa y antihipertensiva.
- ☐ La diabetes *mellitus* tipo I requiere antidiabéticos orales como tratamiento.
- ☐ El propanolol es un β-bloqueante.
- ☐ La dimeticona está indicada para casos de estreñimiento.
- ☐ Los anticonceptivos orales más usados suelen incorporar una combinación de un estrógeno y un progestágeno.
- ☐ La furosemida es un diurético ahorrador de potasio.

8. Busca información sobre las principales reacciones adversas de las denominadas estatinas.

9. Completa el siguiente cuadro, indicando en la columna vacía de la izquierda la letra que corresponda al número:

	Fármaco	Indicación
	1. Simeticona	*a)* Hipertensión arterial
	2. Loperamida	*b)* Diabetes *mellitus* tipo II
	3. Sitagliptina	*c)* Flatulencia
	4. Furosemida	*d)* Hipercolesterolemia
	5. Ranitidina	*e)* Diabetes *mellitus* tipo I
	6. Insulina	*f)* Acidez estomacal
	7. Metilcelulosa	*g)* Prevención de trombos poscirugía
	8. Simvastatina	*h)* Antiemético
	9. Enoxaparina	*i)* Laxante
	10. Ondansetrón	*j)* Diarrea

EN EL CUADERNO

10. Completa los huecos: EN EL CUADERNO

a) Los más importante ante una diarrea es __________. En caso de necesitar cortarla, se puede administrar un __________ como la __________.

b) Existen diferentes tipos de laxantes. Unos, como, por ejemplo, el ________ actúan estimulando el ____________, y su tiempo de actuación es de unas __________. Otros cubren las heces con una capa de _______que impide la absorción de agua en el intestino, como la ________.

c) Ante una picadura de un insecto, podemos recomendar aplicar________.

Práctica profesional

En las distintas situaciones que se plantean en la oficina de farmacia, indica posibles soluciones farmacológicas o recomienda la visita al médico:

a) Mujer de 20 años con diarrea desde hace tres días.
b) Hombre de 75 años con una tensión de 145/90 mm Hg.
c) Mujer con dolor por gases intestinales.
d) Niño que se marea al viajar en coche.
e) Adulto con acidez gástrica después de las comidas.

Actividad grupal

Temas para debatir:

- ¿Consideras que el omeprazol se ha prescrito más de lo adecuado y en más pacientes de los que realmente lo necesitan?
- ¿Crees que las personas conocen los posibles efectos adversos del uso prolongado del omeprazol?

Te proponemos la lectura de un artículo de Marcos Domínguez, para *El Español,* titulado "El peligro del omeprazol: vinculan su uso habitual con hasta un 42 % más de riesgo de demencia". Te adelantamos un fragmento:

> "Un estudio halla una mayor relación con la patología neurológica cuando el consumo dura más de 4,4 años. Se trata de uno de los medicamentos más consumidos del mundo. El omeprazol forma parte de los llamados inhibidores de la bomba de protones, indicados para la úlcera y el reflujo gastroesofágico, pero ha sido ampliamente (mal) usado como protector estomacal. Entre las consecuencias del abuso podría encontrarse la demencia. La relación entre este tipo de medicamentos y la neurodegeneración lleva tiempo siendo sospechada. Sin embargo, todavía no hay pruebas concluyentes para asegurar una causalidad: no se ha descrito ningún posible mecanismo que explique la asociación. Sin embargo, un nuevo estudio aclara parte de ese vínculo entre duración del consumo y aumento del riesgo".

Puedes leer el artículo completo escaneando el siguiente código QR:

PONTE A PRUEBA

1. Es un antidiabético oral:
   - ☐ *a)* Insulina.
   - ☐ *b)* Tolbutamida.
   - ☐ *c)* Torasemida.
   - ☐ *d)* Loperamida.

2. Los fármacos que terminan en *-prazol* son:
   - ☐ *a)* Antihistamínicos H_2.
   - ☐ *b)* Neutralizantes sistémicos.
   - ☐ *c)* Laxantes.
   - ☐ *d)* Inhibidores de la bomba H^+/K^+.

3. Anticoagulante oral:
   - ☐ *a)* Heparina.
   - ☐ *b)* Clopidogrel.
   - ☐ *c)* Acenocumarol.
   - ☐ *d)* Nadroparina.

4. Fármaco de elección para la insuficiencia cardiaca:
   - ☐ *a)* Omeprazol.
   - ☐ *b)* Digoxina.
   - ☐ *c)* Heparina.
   - ☐ *d)* Insulina.

5. Mecanismo de acción de los fármacos que terminan en *-olol:*
   - ☐ *a)* Inhibidores de la ECA.
   - ☐ *b)* β-bloqueantes.
   - ☐ *c)* Inhibidores de la bomba de protones.
   - ☐ *d)* Bloquean el receptor de angiotensina.

6. Laxante estimulante:
   - ☐ *a)* Bisacodilo.
   - ☐ *b)* Metilcelulosa.
   - ☐ *c)* Loperamida.
   - ☐ *d)* Todos los anteriores.

7. Fármaco de elección para la prevención de la formación de trombos administrado por vía s.c.:
   - ☐ *a)* Heparina.
   - ☐ *b)* Clopidogrel.
   - ☐ *c)* Acenocumarol.
   - ☐ *d)* Enoxaparina.

8. La hidroclorotiazida es:
   - ☐ *a)* Un antiácido.
   - ☐ *b)* Un diurético.
   - ☐ *c)* Un antidiabético oral.
   - ☐ *d)* Un anticoagulante oral.

9. Señala el fármaco que se usa como anticonceptivo oral:
   - ☐ *a)* Levonorgestrel.
   - ☐ *b)* Etinilestradiol.
   - ☐ *c)* Ciproterona.
   - ☐ *d)* Todas las respuestas son correctas.

10. Actividad de la centella asiática:
   - ☐ *a)* Antisépticos y desinfectantes de la piel.
   - ☐ *b)* Cicatrizantes.
   - ☐ *c)* Emolientes y protectores de la piel.
   - ☐ *d)* Antipruriginosos.

SOLUCIONES:

1.	a	**b**	c	d
2.	a	b	c	**d**
3.	a	b	**c**	d
4.	a	**b**	c	d
5.	a	**b**	c	d
6.	**a**	b	c	d
7.	a	b	c	**d**
8.	a	**b**	c	d
9.	a	b	c	**d**
10.	a	**b**	c	d

7

Grupos farmacológicos H, J, L, M, N, P y R

Objetivos

- ✓ Clasificar, en función de su lugar de acción, los principales grupos farmacológicos de las letras H, J, L, M, N, P y R de la clasificación ATC.
- ✓ Conocer el efecto farmacológico y las indicaciones de los principales tipos de fármacos de los grupos H, J, L, M, N, P y R de la clasificación ATC.
- ✓ Entender el mecanismo de acción de los principios activos más relevantes de los grupos anatómicos H, J, L, M, N, P y R de la clasificación ATC.

Mapa conceptual

- GRUPOS FARMACOLÓGICOS A, B, C, D Y G
  - H: terapia hormonal
    - Terapia tiroidea
    - Corticoides
  - J: antiinfecciosos
    - Antibacteriano
    - Antivirales
    - Antifúngicos
  - L: antineoplásicos
  - M: sistema musculoesquelético
    - AINE
  - P: antiparasitarios
  - N: sistema nervioso
    - – Anestésicos – Analgésicos
    - Antiparkinsonianos
    - – Antiepilépticos – Neurolépticos
    - – Ansiolíticos – Antidepresivos
  - R: aparato respiratorio
    - Antiasmáticos
    - Antitusivos
    - – Expectorantes – Mucolíticos
    - Antihistamínicos

Glosario

Citostático. Los medicamentos citostáticos son sustancias citotóxicas que se usan para causar daño en las células, pero que no actúan de manera selectiva en las células tumorales, sino que afectan a todas las células del organismo; de ahí los efectos tóxicos resultantes.

Citotóxicos. Sustancias que dañan o matan las células.

Indicaciones. En referencia a la farmacología, síndromes, síntomas y enfermedades para los que está recomendado un determinado fármaco.

Mecanismo de acción. Forma en la que actúa el fármaco en el nivel molecular.

Neurotransmisores. Sustancias cerebrales responsables de la sinapsis química. Son neurotransmisores la acetilcolina, la noradrenalina, la adrenalina, la dopamina, la serotonina y el GABA, entre otros.

Psicofármacos. Todos los fármacos que actúan en el nivel del sistema nervioso central y provocan una alteración de las percepciones.

Sintetizado. Fabricado artificialmente.

Toxicidad selectiva. Capacidad de un fármaco para actuar sobre un tipo de células o materia viva y no sobre otras.

7.1. Introducción

Este capítulo está dedicado al estudio de la actividad o el efecto farmacológico, las indicaciones y el mecanismo de acción de algunos de los principales grupos farmacológicos, ordenados según la Clasificación Anatómica, Terapéutica, Química (ATC), que, como recordaremos, clasifica los fármacos según un código alfanumérico estructurado en cinco niveles. En el primer nivel, conocido como nivel anatómico, se clasifican los fármacos según el aparato o el sistema en el que ejerzan su efecto principal. Se trata de 14 grupos anatómicos, que son los siguientes:

A: aparato digestivo y metabolismo.
B: sangre y órganos hematopoyéticos
C: sistema cardiovascular.
D: dermatológicos.
G: aparato genitourinario y hormonas sexuales.
H: terapia hormonal (excluyendo hormonas sexuales e insulinas).
J: terapia antiinfecciosa.
L: antineoplásicos e inmunomoduladores.
M: sistema musculoesquelético.
N: sistema nervioso.
P: productos antiparasitarios, insecticidas y repelentes.
R: sistema respiratorio.
S: órganos de los sentidos.
V: varios.

En este capítulo se continúa con el estudio de los principales grupos terapéuticos, dentro de las letras H, L, M, N y R de la clasificación ATC.

7.2. Grupo H. Terapia hormonal

Se tratan en este grupo los fármacos de terapia para el tiroides y los corticoesteroides, excluyendo las hormonas sexuales y las insulinas.

7.2.1. Terapia tiroidea

En el grupo terapéutico del tiroides, se encuentran, entre otros fármacos, los indicados para el tratamiento del hipotiroidismo (disminución de la secreción de hormonas tiroideas), entre los que destaca la levotiroxina (Eutirox®), y del hipertiroidismo (aumento de la secreción del tiroides), siendo el más usado el tiamazol (Tirodril®).

7.2.2. Corticoesteroides de uso sistémico

Los corticoesteroides, o simplemente corticoides, son una variedad de hormonas del grupo de los esteroides, segregados por las glándulas suprarrenales.

PARA SABER MÁS

Hormonas esteroideas

Los esteroides son un tipo de compuestos orgánicos derivados del núcleo del ciclopentanoperhidrofenantreno, o esterano, con un total 17 átomos de carbono. Los esteroides naturales son generalmente sintetizados a partir del colesterol en las gónadas y las glándulas suprarrenales. Las hormonas esteroideas se clasifican en los siguientes grupos:

1. *Corticoides*. Se trata de los glucocorticoides y mineralocorticoides. Existen múltiples fármacos con actividad corticoide, como la prednisona.
2. *Hormonas sexuales masculinas*. Son los andrógenos, como la testosterona y sus derivados los anabolizantes androgénicos esteroides. Estos últimos se llaman simplemente esteroides.
3. *Hormonas sexuales femeninas*. Estrógenos y progestágenos.

Las hormonas esteroideas tienen múltiples funciones; entre otras, las siguientes:

- Ayudan en el control del metabolismo.
- Reducen la inflamación.
- Suprimen la respuesta inmunitaria.
- Intervienen en el equilibrio hidrosalino.
- Desarrollan las características sexuales.
- Ayudan a resistir enfermedades y lesiones.

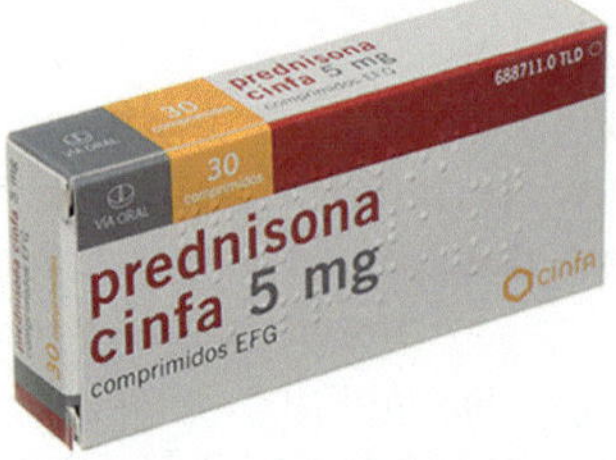

El término *corticoides* se refiere tanto a las hormonas esteroideas segregadas por el cuerpo como a los principios activos producidos de manera artificial, que incrementan la acción de los esteroides de origen natural.

Los corticosteroides están implicados en una variedad de mecanismos fisiológicos, que incluyen la regulación de la inflamación, el sistema inmunitario, el metabolismo de sustancias orgánicas, los niveles electrolíticos en plasma y, por último, la respuesta frente al estrés.

Hay dos tipos de hormonas corticoides naturales:

a) *Mineralocorticoides.* Relacionados con el metabolismo mineral, el representante más importante es la aldosterona, hormona con actividad antidiurética. Su efecto principal es la retención de sodio (Na^+) y de agua.

b) *Glucocorticoides.* Están relacionados con el metabolismo de las sustancias de carácter orgánico, como los glúcidos; de ahí su nombre. Los más importantes de este grupo son la hidrocortisona (o cortisol) y la cortisona. Entre sus efectos, cabe mencionar que son antiinflamatorios, inmunosupresores y, además, hiperglucemiantes (ya que favorecen la gluconeogénesis y la glucogenólisis hepática).

En la terapia farmacológica se usan las sustancias del grupo de los glucocorticoides, denominados coloquialmente corticoides. Entre sus principales efectos farmacológicos, figuran los que siguen:

- Antiinflamatorios.
- Antialérgicos.
- Inmunosupresores.

Sus indicaciones, de manera general, son las que se indican a continuación:

- Suprimir deliberadamente la respuesta inmune:
  - En personas con enfermedades autoinmunes.
  - Como tratamiento después del trasplante de un órgano, para prevenir un rechazo.
- Procesos inflamatorios, como es el caso del asma.
- Procesos alérgicos.

Los corticoides se pueden administrar por distintas vías. Son muy usados de manera oral, dérmica e inhalatoria. Por vía oral se usan comúnmente como antialérgicos, antiinflamatorios e inmunosupresores. Por vía cutánea se emplean, sobre todo, en los casos de picaduras y problemas dermatológicos, eccemas y psoriasis (figura 7.1). Por vía inhalatoria se utilizan como antiinflamatorios en caso de asma.

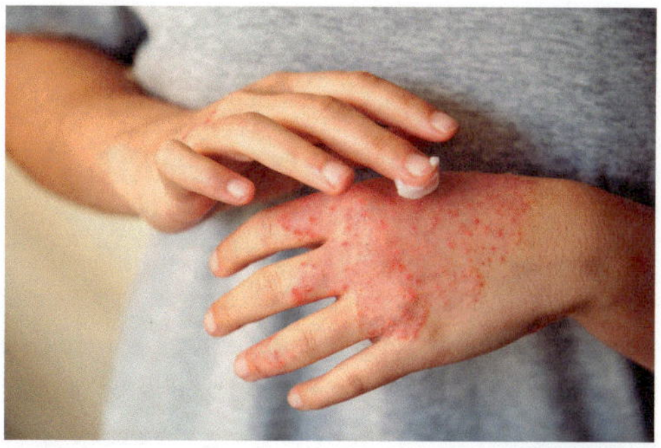

Figura 7.1
Crema con corticoides para tratamiento de la psoriasis.

La mayoría de los corticoides, excepto el cortisol (con acción prácticamente glucocorticoide) y la aldosterona (con efecto mineralocorticoide), están a caballo entre un tipo y otro, y tienen ambas clases de actividad.

Hay muchos fármacos corticoides; entre otros, citamos la hidrocortisona, la beclometasona, el deflazacort (Zamene®), la dexametasona y la prednisolona (Urbason®).

RECUERDA

- ✓ Para cualquier enfermedad y cualquier paciente, la dosis que proporciona un efecto terapéutico dado debe ser determinada de forma empírica y reevaluada periódicamente, a medida que varíe el estadio de la enfermedad.
- ✓ Una sola dosis de corticosteroides, incluso si es elevada, carece de efectos nocivos. En ausencia de contraindicaciones específicas, unos pocos días de tratamiento con corticosteroides no producen resultados nocivos, excepto en dosis extremadamente altas.
- ✓ La interrupción abrupta de la terapia prolongada con dosis importantes de corticosteroides está asociada con un riesgo significativo de insuficiencia suprarrenal, que puede poner en peligro la vida del paciente.

7.3. Grupo J. Antiinfecciosos de uso sistémico

Se denomina *infecciones* a las enfermedades producidas por agentes patógenos vivos, generalmente microorganismos. Para que se desarrolle una infección o una enfermedad infecciosa, no solo es necesario el contacto con el microorganismo, sino también que este sea capaz de producir daño –es decir, que sea patógeno–, y que el hospedador –en este caso, el ser humano– sea susceptible de padecer la enfermedad; o sea, que su sistema inmunitario no sea suficiente para combatir la invasión. Para tratar las infecciones se usan los antimicrobianos, los cuales se clasifican en tres grupos, en función del microorganismo al que ataquen:

- *Antibacterianos.* Coloquialmente denominados antibióticos, indicados para el tratamiento de infecciones de origen bacteriano.
- *Antifúngicos o antimicóticos.* Indicados para el tratamiento de infecciones de origen fúngico.
- *Antivirales.* Indicados para tratar infecciones de origen viral.

7.3.1. Antibacterianos

Las bacterias son microorganismos consistentes en una sola célula de tipo procariota. Existen diferentes tipos morfológicos de bacterias, como los cocos (que son formas redondeadas), los bacilos (que son alargados) y los espirilos (espirales).

Hay zonas de nuestro organismo, como la piel, la boca y el intestino grueso, en las que el número de bacterias es altísimo. Es lo que se conoce como flora banal, microflora o flora autóctona, y no solo es beneficiosa para nuestro organismo, sino también necesaria para desarrollar muchos procesos fisiológicos. Pero en ocasiones estas bacterias son patógenas y producen enfermedades infecciosas de origen bacteriano. En estos casos, estará indicado el uso de antimicrobianos, coloquialmente conocidos como antibióticos, que son sustancias que, o bien matan (bactericidas), o bien impiden el crecimiento (bacteriostáticos) de determinadas bacterias, las que sean sensibles al fármaco.

Los antibacterianos pueden ser de origen natural, producidos por un ser vivo –generalmente, un hongo–, o sintetizados químicamente. La mayoría de los antibióticos presentan toxicidad selectiva. Es decir, son tóxicos para el patógeno invasor, pero lo son poco, o no lo son nada, para el organismo hospedador, aunque en ocasiones puedan afectar a la flora bacteriana normal del organismo.

Una manera fácil de estudiar los antibacterianos es ordenarlos según su lugar de acción. Así, se diferencian tres grandes grupos:

- Los que actúan en la pared celular bacteriana.
- Los que actúan en el citoplasma bacteriano.
- Los que actúan en el núcleo bacteriano.

La situación ideal es que el lugar en el que intervengan estos antimicrobianos sea exclusivo de las bacterias, para que no se vean afectadas las células humanas.

PARA SABER MÁS

Las bacterias pueden ser sensibles o resistentes a los antibacterianos. Esta resistencia puede ser natural o adquirida. En este último caso, la causa suele ser el empleo inadecuado de los antibacterianos.

En la actualidad, la resistencia a los antibióticos es uno de los problemas más serios de salud pública. Es responsabilidad de todos y cada uno hacer un uso adecuado de los mismos. Entre otras cosas, hay que recordar que la gripe y el resfriado son de origen vírico, por lo que estos fármacos no están indicados para ellos. Igualmente, los antibióticos siempre requieren prescripción médica; no debemos automedicarnos ni iniciar o suspender el tratamiento antes de su finalización. Además, debemos cumplir con la posología prescrita.

A) En la pared celular

La pared celular es una membrana compuesta por una sustancia denominada peptidoglucano, y es exclusiva de las células bacterianas. En función de la estructura de esta pared, se pueden clasificar dos grupos de bacterias: grampositivas y gramnegativas, según el resultado que se obtenga tras la tinción de Gram.

Este tipo de antibacterianos, al actuar en una estructura que es exclusiva de las células bacterianas, presentan una alta toxicidad selectiva.

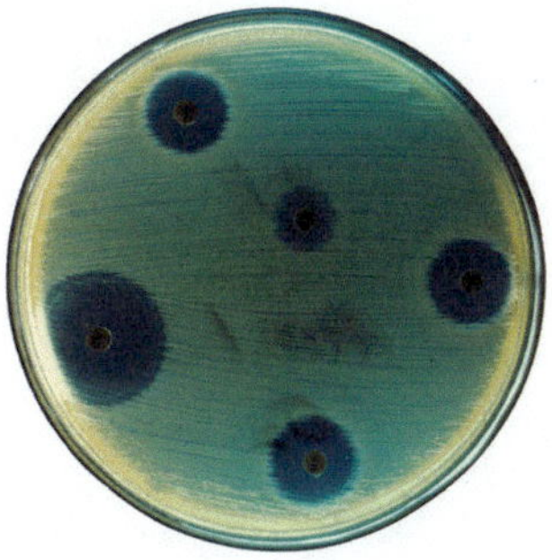

Figura 7.2
Cultivo de penicilina.

Dentro del grupo de los fármacos que actúan en el nivel de la pared celular se encuentran los denominados β-lactámicos, que se llaman así por su estructura química. Su mecanismo de acción consiste en inhibir la síntesis o fabricación de la pared celular bacteriana; por tanto, la bacteria se queda sin su membrana exterior, necesaria para protegerse, y termina muriendo (figura 7.2).

Dentro de este grupo, existen dos subgrupos, dependiendo del tamaño del anillo β-lactámico: las penicilinas y las cefalosporinas.

1. *Penicilinas*. El anillo es de cinco eslabones. Como ejemplo, la penicilina G o bencilpenicilina, el primer antibiótico, descubierto de manera accidental por el Alexander Fleming, es extraída del hongo *Penicillium notatum*. Esta penicilina se destruye en el estómago, por la acción del ácido clorhídrico, cuando es ingerida, y solo se puede administrar por vía parenteral. Por ello, se han desarrollado otras penicilinas, que se pueden tomar por vía oral. Mencionaremos, por ejemplo, la amoxicilina (Clamoxyl®, Augmentine®), la ampicilina, la cloxacilina (Orbenin®), la oxacilina y la bacampicilina. Todos los nombres terminan con el sufijo *-cilina*.
2. *Cefalosporinas*. El anillo, en este caso, es de seis eslabones. Dentro de este grupo están, entre otros fármacos, el cefaclor (Ceclor®), la cefuroxima y la cefixima. Todos los nombres empiezan por el prefijo *cef-*.

Generalmente, las personas que son alérgicas a las penicilinas lo son a ambos grupos, es decir, tanto a las penicilinas como las cefalosporinas, ya que son alérgicas a los β-lactámicos.

Dentro de este grupo, es preciso hablar de una sustancia que, aun no siendo un antibiótico como tal, permite que el antibiótico actúe. Hablamos del ácido clavulánico, cuyo mecanismo de acción consiste en inhibir la enzima β-lactamasa. La β-lactamasa es una enzima que poseen algunas bacterias y que tiene la capacidad de romper el anillo β-lactámico. Estas bacterias, dado que rompen la estructura del antibiótico, anulan su actividad, por lo que no serían sensibles a él. El ácido clavulánico no puede administrarse de manera aislada, ya que lo único que hace es inhibir la enzima responsable de la ruptura del antibiótico, pero no tiene actividad antibacteriana. Por ello, es necesario que se administre junto con un antibacteriano. Un ejemplo de esta combinación es el Augmentine® (amoxicilina y ácido clavulánico).

Actividad propuesta 7.1

Investiga el descubrimiento de la penicilina. Puedes hacerlo a través del siguiente vídeo, elaborado por la UNED (accesible con el QR). Luego contesta a las siguientes preguntas:

- ¿Quién descubrió la penicilina?
- ¿En qué año se descubrió la penicilina?
- ¿Qué premio se otorgó por el descubrimiento de la penicilina?
- ¿Quién fue el responsable de la síntesis de la penicilina?
- ¿Cómo se dio cuenta el autor de que algo pasaba en sus placas de Petri?

B) En el citoplasma bacteriano

A diferencia del grupo anterior, en el que la estructura en que actuaba el fármaco era exclusiva de las bacterias, en este caso la zona en que recibe la acción, el citoplasma, existe también en las células humanas, por lo que resulta imprescindible buscar una diana selectiva, para que solo se vean atacadas las bacterias. En este sentido, los ribosomas, orgánulos responsables de la síntesis de las proteínas, están presentes en todos los tipos de células, pero los de las bacterias son procariotas y diferentes de los ribosomas de las células eucariotas (humanas). La diana elegida son los ribosomas bacterianos, y el mecanismo general de todos ellos consiste en la inhibición de la síntesis de las proteínas bacterianas. Se diferencian tres grupos:

1. *Tetraciclinas.* Conjunto de antibióticos cuyo mecanismo de acción general consiste en inhibir la síntesis proteica. De manera más específica, actúan uniéndose a los ribosomas bacterianos e impidiendo que se forme el complejo ARNm-ribosoma. Lo que ocurre es que se une al ribosoma la tetraciclina, y no el ARNm. Las proteínas que se sinteticen, por tanto, serán erróneas e inútiles, y no servirán para la vida bacteriana. Así pues, provocan su muerte. Fármacos de este grupo son la doxiciclina (Doxiclat®) y la minociclina (Minocin®). Los nombres de todos ellos termina con el sufijo *-ciclina.*
2. *Macrólidos.* Son los antibióticos de elección para los alérgicos a los β-lactámicos (penicilinas y cefalosporinas). Son antibióticos semisintéticos derivados de la eritromicina, producida por un hongo del género de *Streptomyces.* Su mecanismo de acción consiste en inhibir de manera reversible la síntesis de proteínas bacterianas en la subunidad mayor del ribosoma. Dentro de los macrólidos, se encuentran la eritromicina y la muy usada azitromicina (Zitromax®). Los nombres de todos estos fármacos terminan con el sufijo *-micina.*
3. *Aminoglucósidos.* Su mecanismo de acción consiste en inhibir la síntesis de las proteínas bacterianas en el nivel de la subunidad menor de los ribosomas bacterianos (30 Svedberg, o 30S). Entre ellos hay antibióticos como la estreptomicina, la neomicina –componente de muchísimos medicamentos, de administración por vía tópica, rectal, oftálmica, etc.–, la gentamicina y la tobramicina (Tobrex®, muy usado contra las infecciones oculares).

PARA SABER MÁS

Se ha comprobado que las tetraciclinas se unen al calcio para formar un complejo tetraciclina-calcio que impide que el antibiótico se absorba y, por tanto, que actúe. Por ello, siempre se debe evitar administrar las tetraciclinas con alimentos con alto contenido en calcio, como, por ejemplo, la leche y todos los derivados lácteos.

C) En el nucleoide bacteriano

Las bacterias son células procariotas y, como tales, carecen de verdadero núcleo –rodeado por membrana nuclear–, como el de las células eucariotas. En su lugar tienen una agrupación de material genético denominada nucleoide. El mecanismo de acción de todos los grupos de fármacos que actúan en el nucleoide consiste en inhibir la síntesis de los ácidos nucleicos, necesarios para la duplicación celular. Hay tres grupos:

1. *Sulfonamidas.* Fueron los primeros agentes antiinfecciosos usados como tales. Cuando se descubrió la penicilina, quedaron totalmente desplazados, aunque ahora se están volviendo a utilizar. Su mecanismo de acción consiste en inhibir la enzima dihidropteroato sintetasa, que interviene en la síntesis del ácido fólico, el cual es necesario para la duplicación del ADN. Este grupo de antibióticos tienen una toxicidad selectiva per-

fecta, porque el ser humano no es capaz de sintetizar el ácido fólico, sino que lo tiene que ingerir desde el exterior. Por tanto, cuando se bloquea la ruta de síntesis del ácido fólico, ello solo afecta a las bacterias. Sulfonamidas hay muchas; entre otras, el sulfatiazol, la sulfadiazina y el sulfametoxazol. Además de las sulfonamidas, hay un fármaco, denominado trimetoprim(a), que inhibe otra enzima distinta en la misma ruta de síntesis del ácido fólico, por lo que la combinación de ambos –es decir, del trimetropim(a) y las sulfonamidas– tiene un efecto sinérgico, al inhibir dos enzimas distintas en una misma ruta de síntesis: la del ácido fólico. Generalmente, se habla de T+S (trimetroprim(a) + sulfametoxazol) (Septrin®).

2. *Nitrofuranos.* Destaca, dentro de este grupo, la nitrofurantoína, un fármaco muy usado contra las infecciones de las vías urinarias, debido a que es muy soluble en agua y se elimina por la orina sin metabolizar, que es donde actúa.
3. *Quinolonas.* El mecanismo general consiste en interferir en la replicación del ADN, al bloquear o inhibir las enzimas del tipo ADNgirasa bacteriano, esenciales para la duplicación del ADN. Entre las quinolonas, encontramos fármacos como el ciprofloxacino (Cetraxal®) y el norfloxacino. Los nombres de todos ellos terminan con el sufijo *-oxacino*. Son antibióticos indicados para las infecciones de las vías urinarias y las infecciones óticas.

CUADRO 7.1
Antibacterianos

Efecto farmacológico	Lugar de acción	Mecanismo de acción	Indicación	Fármaco
Antibacteriano	Pared celular	Inhibir la síntesis de la pared celular	Infecciones bacterianas	– Penicilinas – Cefalosporinas
Antibacteriano	Citoplasma: ribosomas bacterianos	Inhibir la síntesis de proteínas: impiden unión ARN-m-ribosoma	Infecciones bacterianas	Tetraciclinas
		Inhibir la síntesis de proteínas: afectan a la subunidad mayor (50S) de los ribosomas bacterianos	Infecciones bacterianas	Macrólidos (azitromicina)
		Inhibir la síntesis de proteínas: afectan a la subunidad menor (30S) de los ribosomas bacterianos	Infecciones bacterianas	Aminoglucósidos (gentamicina)
	Nucleoide	Inhiben la síntesis de ácido fólico	Infecciones bacterianas	Sulfonamidas (sultametoxazol)
		Inhiben la síntesis de ácidos nucleicos	Infecciones urinarias bacterianas	Nitrofuranos
			Infecciones bacterianas	Quinolonas (ciprofloxacino)

Recurso web

Plan nacional de resistencia a antibióticos

Conforme a los Objetivos del Desarrollo Sostenible (ODS), la resistencia a los antibióticos se contextualiza de forma mundial como un problema social y de salud sostenible dentro del ODS 3: "Garantizar una vida sana y promover el bienestar para todas y todos a todas las edades". Ante esta necesidad, el Consejo del Sistema Nacional de Salud puso en marcha en 2014 el plan nacional frente a la resistencia a los antibióticos. Puedes encontrar más información sobre este tema escaneando el código QR:

7.3.2. Antivirales

Los virus son agentes microscópicos acelulares, ya que su estructura consta simplemente de proteínas y material genético. Para multiplicarse, requieren la maquinaria de las células de otros organismos. Por ello, se les considera parásitos intracelulares obligatorios. Además, a diferencia de las bacterias, que en su mayoría resultan beneficiosas, son siempre patógenos, y son capaces de infectar a todo tipo de organismos, desde animales y plantas hasta bacterias y arqueas.

Algunas enfermedades humanas de origen viral son el resfriado común, la gripe, el herpes simple, la varicela, el COVID-19, el herpes zóster, el sarampión, las paperas y la rubeola, y otras graves, como el sida (virus VIH), el ébola, etc. Se ha demostrado que los virus son posibles agentes cancerígenos en los humanos y otras especies animales.

Para el tratamiento de las enfermedades víricas, se usan los antivirales. En este caso, las dianas farmacológicas para actuar contra los virus son esquivas, ya que estos se encuentran dentro de las células. Idealmente, además, los fármacos deberían tener bajo costo, para que pueda adquirirlos toda la población mundial. Todo esto, entre otros obstáculos, dificulta el descubrimiento de nuevos fármacos efectivos para el tratamiento de las enfermedades virales.

Existen actualmente antivirales diseñados para ayudar en el tratamiento del VIH, la varicela zóster, el herpes labial, el herpes genital y la hepatitis B y C (que pueden causar cáncer de hígado). Los investigadores están trabajando actualmente para extender el rango de antivirales a otras familias de patógenos.

Algunos antivirales son los siguientes:

- Aciclovir (Zovirax®, Maynar®, etc.), indicado, por ejemplo, para el herpes labial (figura 7.3).
- Zanamivir (Relenza®).
- Oseltamivir (Tamiflu®).
- Brivudina (Nervinex®), especialmente útil contra el virus varicela zóster (VVZ).

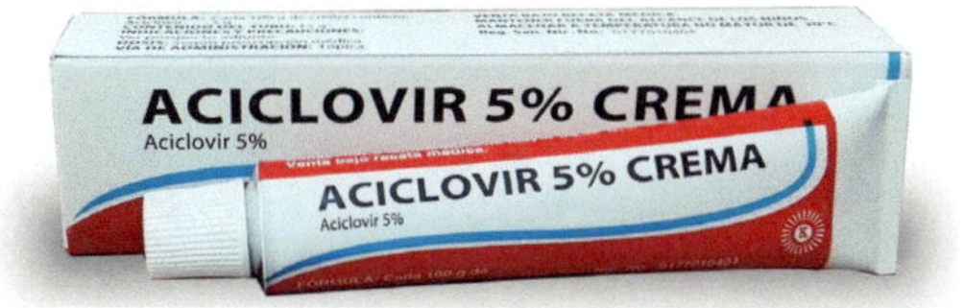

Figura 7.3
Antiviral en crema para el tratamiento del herpes labial.

Actividad propuesta 7.2

Ve la película *El jardinero fiel*, y después contesta a las siguientes preguntas:

a) ¿En qué país se están desarrollando las investigaciones farmacéuticas?
b) ¿Es consciente la población de los riesgos que corre?
c) ¿Qué ha descubierto Tessa que resulta tan grave? ¿En qué consiste, en concreto?
d) ¿Cuál es tu opinión sobre el comportamiento de Tessa?

7.3.3. Antifúngicos

Los antifúngicos son los fármacos que se usan para el tratamiento de las infecciones causadas por los hongos. Los hongos son organismos eucariotas. Los hay unicelulares, denominados levaduras, y pluricelulares, llamados mohos y setas. Estructuralmente, sus células tienen los siguientes elementos:

- Pared celular (igual que las bacterias y las plantas), cuyo componente mayoritario, en los hongos, es la quitina; en las plantas, la celulosa, y en las bacterias, el peptidoglucano.
- Membrana plasmática: a diferencia de los animales, tienen ergosterol y no colesterol.
- Citoplasma, con todos sus orgánulos.
- Núcleo verdadero.

Las enfermedades producidas por los hongos se denominan micosis. Las hay superficiales o sistémicas. Son enfermedades de origen fúngico; por ejemplo, el muguet o candidiasis oral, el pie de atleta, la candidiasis vaginal, etc.

Los antifúngicos se pueden clasificar según su lugar de actuación en el hongo y en función su mecanismo de acción. Así, entre otros, existen los siguientes:

A) Los que actúan en la pared celular

Uno de los posibles mecanismos de acción consiste en inhibir la enzima quitina sintetasa, lo que impide la síntesis de la quitina, un componente imprescindible para la pared celular, por lo que el hongo termina muriendo.

B) Los que actúan en la membrana citoplasmática

Dentro de los principios activos con efecto en la membrana plasmática del hongo, se diferencian dos grupos:

1. *Fármacos que inhiben la síntesis del ergosterol.* El ergosterol es un componente exclusivo de las membranas celulares de los hongos, por lo que supone una diana farmacológica que cumple con el criterio de toxicidad selectiva. En este grupo, entre otros principios activos, tenemos el ketoconazol (Fungarest®), el miconazol (Daktarin®) y el fluconazol (Diflucan®).

2. *Fármacos que actúan sobre la integridad física de la membrana plasmática.* Por ejemplo, la nistatina (Mycostatin®) y la anfotericina. La anfotericina se utiliza por vía sistémica, mientras que la nistatina solo se emplea en formulaciones tópicas y está cayendo en desuso clínico.

7.4. Grupo L. Antineoplásicos e inmunomoduladores

El grupo anatómico L está dedicado a los fármacos indicados para el tratamiento de las neoplasias, que se definen como la multiplicación o el crecimiento anormal de células en un tejido del organismo. Según el comportamiento que tengan las neoplasias, pueden ser benignas o malignas. En el caso de ser malignas, se trata de lo que conocemos como cáncer, una enfermedad que consiste en que algunas células del cuerpo se multiplican sin control y se diseminan por otras partes. Estas células anormales o dañadas, que se forman y se multiplican cuando no deben, se conocen como células cancerosas o tumorales. Se producen debido a cambios genéticos, que se pueden dar como consecuencia de errores durante la multiplicación de las células o de daños en el ADN por exposición a sustancias perjudiciales en el ambiente, como el tabaco, la radiación solar, etc., o por herencia familiar. El cáncer es una enfermedad genética.

El gran desafío de las terapias antitumorales es que actúen solo sobre las células cancerosas, y no sobre las células sanas.

Para el tratamiento del cáncer, existen muchos tipos de terapias. Una de ellas son los fármacos antineoplásicos (citostáticos), que actúan sobre las células tumorales. En la actualidad, a la hora de ordenarlos, dado que un mismo fármaco puede tener más de un mecanismo de acción, se usa la clasificación basada en la diana del fármaco. Así, tenemos los siguientes:

- *Antineoplásicos que actúan sobre el ADN.* Afectan a la integridad de las cadenas de ADN, impidiendo la replicación normal. Entre otros, se encuentran los agentes alquilantes, los antimetabolitos, los complejos del platino, etc.
- *Inhibidores de la mitosis.* Fármacos que actúan sobre la mitosis celular, sin afectar al ADN.
- *Antineoplásicos que actúan sobre factores extracelulares de división celular.* Por ejemplo, los antineoplásicos hormonales.
- *Antineoplásicos que actúan potenciando el sistema inmunitario.* Por ejemplo, el factor de necrosis tumoral (TNF), las interleucinas, los anticuerpos monoclonales, las vacunas BCG, etc.

Además de la quimioterapia, para el tratamiento del cáncer se pueden usar otros métodos. Entre ellos figuran la radioterapia, en la que se aplican altas dosis de radiación para destruir las células cancerosas; la terapia fotodinámica, en la que se usa un medicamento que se activa con la luz y que destruye las células cancerosas, y la terapia con calor (hipertermia), en la que se aplica calor (45 °C) sobre el tejido del cuerpo para dañar y destruir las células cancerosas.

7.5. Grupo M. Farmacología del sistema musculoesquelético

El grupo anatómico M de la clasificación ATC está dedicado a los fármacos con indicaciones para el sistema musculoesquelético. Se tratan, en este apartado, los antiinflamatorios. Hay dos tipos: por un lado, los corticoides, que, como recordaremos, son una variedad de hormonas del grupo de los esteroides, segregados por las glándulas suprarrenales y con actividad antiinflamatoria, antialérgica e inmunosupresora, y los antiinflamatorios no esteroideos, conocidos como AINE. Estudiamos en este apartado únicamente los AINE.

7.5.1. Antiinflamatorios no esteroideos (AINE)

En oposición a los corticoides, están los antiinflamatorios no esteroideos (AINE). El sintagma "no esteroideo" se aplica para recalcar su estructura química no esteroidea. Además, tienen menos efectos secundarios.

Los AINE son un grupo de fármacos muy variado y heterogéneo desde el punto de vista de la estructura química, con actividad antiinflamatoria, analgésica y antipirética, por lo que están indicados para la inflamación, el dolor y la fiebre.

El mecanismo de acción de todos ellos consiste en la inhibición de la síntesis de prostaglandinas. Las prostaglandinas son un grupo de moléculas que actúan como mediadoras, entre otros procesos, en la inflamación, el dolor, etc., pero también son responsables de la agregación plaquetaria y la secreción del moco protector estomacal. La inhibición de la síntesis de estas moléculas mediadoras de la inflamación se logra gracias al bloqueo de la enzima ciclooxigenasa (COX), que interviene en dicha síntesis. Hay dos modalidades de esta enzima: COX-1 y COX-2. Ambas poseen características y funciones diferentes. Por ello, al ser bloqueadas, los resultados son distintos:

- Los fármacos antagonistas de la enzima COX-1 suelen tener efectos secundarios gastrointestinales, renales y plaquetarios (potencian la fibrinólisis).
- Los fármacos antagonistas de la enzima COX-2 son antiinflamatorios. Reducen así la respuesta inflamatoria, dolorosa y febril, y sus posibles efectos adversos están relacionados con el sistema cardiovascular.

A) AINE inhibidores de la COX-1 y de la COX-2

Este grupo de fármacos quizá sea el más usado y dispensado en las farmacias. Su mecanismo de acción consiste en inhibir la síntesis de las prostaglandinas, gracias al bloqueo de la enzima ciclooxigenasa de manera inespecífica, ya que bloquea las modalidades 1 y 2 de la COX. Tienen actividad antiinflamatoria, analgésica y antipirética; están indicados, por tanto, para el dolor, la inflamación y la fiebre. Casi todos ellos ejercen la triple actividad mencionada, aunque en algunos casos una de las tres funciones está muy destacada sobre las demás. Su clasificación se hace en función de su estructura química.

TOMA NOTA

> Uno de los fármacos más conocidos es la aspirina o ácido acetilsalicílico (AAS), que pertenece al grupo químico de los salicilatos, con muy buena actividad analgésica y antipirética; aunque, dadas las posibles complicaciones –entre las que se encuentra el síndrome de Reye, que es grave, ya que puede provocar la muerte, y que puede aparecer tras la administración de AAS a un paciente con determinadas infecciones virales previas, sobre todo la gripe y la varicela–, ha sido desplazada por el paracetamol y el ibuprofeno, como analgésicos, antipiréticos y antiinflamatorios de uso frecuente. El paracetamol no tiene efecto antiinflamatorio, por lo que no sería adecuado para los dolores cuyo origen sea una inflamación.

El paracetamol o acetaminofén, igual que el metamizol, no tiene propiedades antiinflamatorias, y su acción analgésica se realiza en el sistema nervioso central, a diferencia de los AINE, que actúan en el lugar de la inflamación. Por eso, ha sido sacado de este grupo, y se estudiará en el grupo N. Otros grupos químicos de los AINE (figura 7.4) son lo que siguen:

1. *Pirazolonas.* Metamizol (Nolotil®), que recordaremos en el grupo N.
2. *Indolacéticos.* Indometacina (Inacid®).
3. *Arilacéticos.* Diclofenaco (Dolo-Voltaren®,Voltaren®) y aceclofenaco (Airtal®).
4. *Derivados del ácido propiónico (arilpropiónico).* Ibuprofeno (Dalsy®, Junifen®, Espidifen®, Neobrufen®) dexketoprofeno (Enandol®, Enatyum®) o naproxeno (Antalgin®).
5. *Oxicams.* Piroxicam (Feldene®).

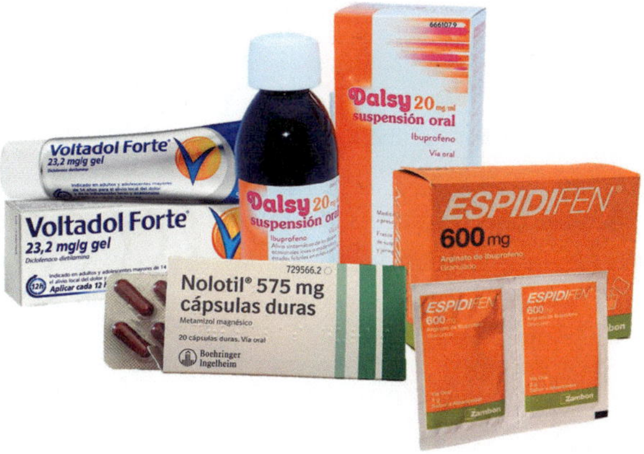

Figura 7.4
Diferentes formas comerciales de antiinflamatorios.

El amplio uso de los antiinflamatorios no esteroideos implica un incremento de la aparición de los efectos adversos de estos medicamentos, aunque por lo general son muy seguros. Los problemas más frecuentes se relacionan con el sistema gastrointestinal, y son consecuencia de la dosis administrada. El más habitual tiene que ver con la irritación directa o indirecta del tracto gastrointestinal. La mayoría de las veces es leve y no hay síntomas; pero, en ocasiones, puede ser grave. Las prostaglandinas tienen un rol importante en la protección de la mucosa gástrica, pues limitan la secreción ácida gástrica y estimulan la formación de mucus. Los AINE, además de producir lesión local, reducen el flujo sanguíneo de la mucosa, lo que favorece la lesión. Asimismo, disminuyen la secreción del moco protector. Los AINE se desaconsejan durante el embarazo; en particular, durante el tercer trimestre.

B) Inhibidores de la COX-2

A estos fármacos se les denomina coloquialmente *coxib.* Tienen una actividad antiinflamatoria tan eficaz como la del ácido acetilsalicílico, pero se les asocian menos efectos secundarios en el nivel gastrointestinal. Su mecanismo de acción consiste en inhibir la síntesis de prostaglandinas por bloqueo selectivo de la COX-2; por ejemplo, el celecoxib (Celebrex®). Los nombres de todos estos principios activos termina con el sufijo *-coxib.*

CUADRO 7.2
AINE

Efecto farmacológico	Mecanismo de acción	Indicación	Fármaco
Antiinflamatorio	Inhiben la síntesis de prostaglandinas por bloqueo de las enzimas COX-1 y COX-2	Dolor, inflamación, fiebre	AINE
Antipirético			AAS
Analgésico			Ibuprofeno, dexketoprofen, naproxeno y diclofenaco
Antiinflamatorio	Inhiben la síntesis de prostaglandinas por bloqueo de la enzima COX-2	Procesos inflamatorios	Celecoxib

7.6. Grupo N. Sistema nervioso

Se desarrollan en este apartado varios grupos de fármacos que actúan en el sistema nervioso, con efectos muy variados:

- Anestésicos generales y locales.
- Analgésicos.
- Antiparkinsonianos.
- Antiepilépticos.
- Neurolépticos.
- Ansiolíticos.
- Antidepresivos.

Actividad propuesta 7.3

La lidocaína es un fármaco con dos efectos farmacológicos. Gracias a uno de ellos, es empleada como anestésico local, pero ¿qué otra actividad farmacológica tiene? ¿Para qué está indicado este fármaco?

7.6.1. Anestésicos

La anestesia es un acto médico controlado en el que se usan fármacos para bloquear la sensibilidad táctil y dolorosa del paciente, en todo el cuerpo o en alguna parte, con o sin compromiso de la conciencia. Existen tres tipos principales de anestesia:

1. *Anestesia local.* Consigue eliminar la sensibilidad dolorosa de una pequeña zona del cuerpo. Generalmente, se aplica en la piel, así como en la boca.
2. *Anestesia locorregional.* Se elimina la sensibilidad de una región, o de uno o varios miembros del cuerpo.

3. *Anestesia general*. Se produce un estado de inconsciencia mediante la administración de fármacos hipnóticos por vía intravenosa (figura 7.5) (anestesia total intravenosa), inhalatoria (anestesia total inhalada) o ambas a la vez (balanceada).

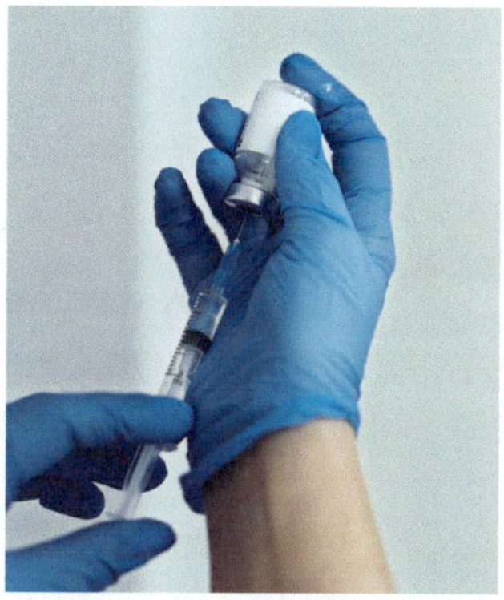

Figura 7.5
Anestésico de administración por vía intravenosa.

A) Anestésicos locales

Los anestésicos locales (AL) son fármacos muy utilizados, sobre todo, por los odontólogos, podólogos, dermatólogos, etc., ya que consiguen evitar de forma temporal la sensibilidad en el lugar del cuerpo donde se hayan administrado. De manera muy resumida, su mecanismo de acción consiste en bloquear los canales de sodio en las neuronas para impedir la transmisión del impulso nervioso.

Son fármacos con actividad anestésica local, entre otros, la benzocaína, la procaína, la lidocaína y la bupivacaína. Las encontramos cremas (Emla®) y soluciones para pulverización cutánea, que se usan antes de la depilación láser, en pequeñas intervenciones quirúrgicas, etc. Además, es habitual encontrarlas, junto con antisépticos y antiinflamatorios, en las pastillas para chupar contra el dolor de garganta (Bucomax®) y en espray de aplicación bucodental contra infecciones bucofaríngeas (Anginovag®).

B) Anestésicos generales

En la anestesia general, entre otras sustancias, se emplean las siguientes:

- *Hipnóticos*. Por vía intravenosa se utilizan el propofol y el tiopental; por vía respiratoria, el halotano y el óxido nitroso (NO_2) o gas de la risa.
- *Analgésicos mayores*. Opioides naturales (morfina) o sintéticos, como el fentanilo.
- *Relajantes musculares*. Miorrelajantes, como el diazepam.

7.6.2. Analgésicos

Los analgésicos se usan para el tratamiento del dolor, ya que lo calman o eliminan. Existen muchos fármacos con actividad analgésica. Así, se puede hablar de los siguientes:

A) Antinflamatorios no esteroideos (AINE)

Dentro de este grupo están fármacos como el ácido acetilsalicílico y otros como el metamizol o el ibuprofeno, estudiados en el grupo M, cuyo mecanismo de acción consiste en inhibir la síntesis de prostaglandinas, moléculas mediadoras del dolor y de la inflamación. Estos fármacos se incluyen en el primer escalón de la analgesia, y son de los más usados mundialmente. Además de tener propiedades analgésicas, los AINE son antipiréticos, antinflamatorios y algunos incluso antiagregantes plaquetarios.

B) Paracetamol

Quizá sea uno de los fármacos más usados en el mundo. Se desconoce su mecanismo de acción exacto. Hasta hace algunos años, estaba incluido en el grupo de los AINE. En la actualidad, en el mercado hay más de 250 presentaciones que contienen paracetamol. Lo podemos encontrar:

- De manera aislada, como Gelocatil®, Dolocatil®, Termalgin® o Apiretal®, en diferentes presentaciones en cuanto a dosis y formas galénicas.
- Junto con cafeína o codeína, por tener un efecto sinérgico.
- Junto con antitusivos, descongestivos, etc., en diferentes preparados antigripales; por ejemplo, Pharmagrip® o Frenadol®.
- Con otros analgésicos de tipo opioide menor, como el tramadol.

El paracetamol, junto con los AINE, es el primer escalón de la analgesia.

C) Opioides

Se denominan opiáceos los alcaloides del opio –látex de la adormidera o amapola blanca *(Papaver somniferum)*–, que tienen actividad analgésica central. El representante principal es la morfina. Por otra parte, se llaman opioides los fármacos de origen artificial cuyo mecanismo de acción consiste en imitar la acción de los analgésicos endógenos, conocidos como endorfinas, gracias a la unión de estas con el receptor en las neuronas del sistema nervioso.

Son los fármacos analgésicos más potentes conocidos. Estas moléculas se caracterizan porque la acción principal y los efectos secundarios se producen siempre. Entre sus efectos, se encuentran los siguientes:

- Disminución del dolor sin pérdida de conciencia (efecto que aparece si hay dolor).
- Sedación y depresión del sistema nervioso central, que favorece el sueño. Todos los opiáceos y sus derivados producen sedación.
- Deslocalización espaciotemporal, esto es, sensación de indiferencia con respecto al medio ambiente (sensación de "cuelgue").
- Efecto antitusígeno.
- Estimulación del centro del vómito.
- Depresión respiratoria: es su principal reacción adversa, que no supondrá ningún problema en los individuos sin enfermedad respiratoria previa.
- Estreñimiento.
- Miosis intensa (contracción de la pupila, por la que se da la fotofobia): es el único efecto central al que no afecta la tolerancia. Con mínimas dosis se produce miosis, la más intensa que se puede lograr por inducción de un fármaco.

Todas estas acciones, a excepción de la miosis, están sujetas a tolerancia. Es decir, hay que ir aumentando las dosis en el tiempo para que se produzca el mismo efecto. La tolerancia se desarrolla de forma muy marcada cuando el individuo está esperando el efecto de "cuelgue". No obstante, cuando se busca el efecto analgésico, el aumento de la tolerancia es muy leve.

Dentro de este grupo, hay dos subtipos:

a) *Opioides menores o débiles.* Son un grupo de sustancias, la mayoría sintéticas, como el tramadol (Adolonta®), o de origen natural, como la codeína, más usada como antitusígeno.
b) *Opioides mayores.* Grupo de sustancias, algunas naturales –como la morfina–, y otras artificiales, como el fentanilo, la buprenorfina y la oxicodona.

En relación con la analgesia, la OMS ha establecido tres pasos o escalones en cuanto al manejo del dolor:

1. *Primer escalón.* Frente al dolor leve, la OMS recomienda recurrir a analgésicos como el paracetamol o algún AINE.
2. *Segundo escalón.* Se recomienda el uso de un opioide débil, como, por ejemplo, la codeína o el tramadol. Estos pueden asociarse con los analgésicos del primer escalón.
3. *Tercer escalón.* Opiáceo mayor, como la morfina, el fentanilo, la oxicodona o la buprenorfina. En determinadas situaciones, es posible combinarlo con analgésicos del primer escalón.

Se consideran fármacos coadyuvantes de la analgesia los antidepresivos como la amitriptilina (Tryptizol®) y los antiepilépticos como la gabapentina (Neurontin®). Estos coadyuvantes pueden ser usados en cualquiera de los escalones de la analgesia propuestos por la OMS.

SABÍAS QUE...

El opio es el látex o la resina seca de las cápsulas de la adormidera *(Papaver somniferum),* también denominada amapola blanca.

Para su obtención, se hacen cortes en estos frutos. La planta segrega resina para taponar sus heridas. Esa resina es el opio, en el que se encuentran sustancias como la morfina y la codeína, que encajan perfectamente en unos receptores, denominados *receptor k* y *receptor m,* del sistema nervioso central.

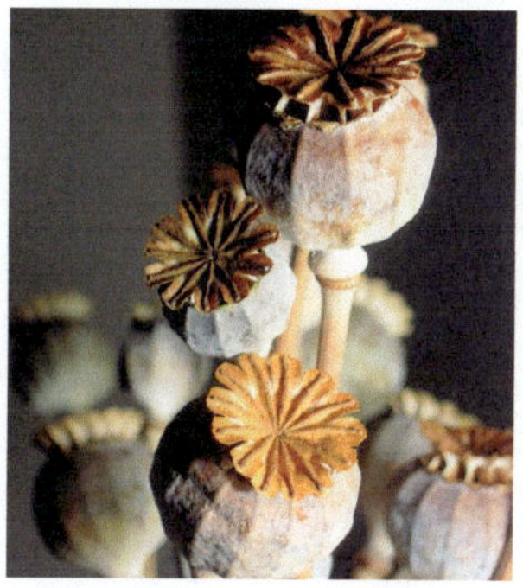

CUADRO 7.3
Fármacos analgésicos

Efecto farmacológico	Mecanismo de acción	Indicación	Fármaco
Analgésico	Inhibidores de la síntesis de prostaglandinas (AINE)	Dolor leve	AINE
	Desconocido	Dolor leve	Paracetamol
	Agonistas de los receptores μ y k en el nivel cerebral	Dolor moderado	Opioides menores (tramadol y codeína)
	Agonistas de los receptores μ y k en el nivel cerebral	Dolor severo	Opioides mayores (morfina, fentanilo y buprenorfina)

7.6.3. Antiparkinsonianos

Los antiparkinsonianos son los fármacos usados para el tratamiento del párkinson. Esta enfermedad, también llamada parálisis agitante, es un trastorno neurodegenerativo crónico que conduce, con el tiempo, a una incapacidad progresiva, producida por la destrucción –por causas que todavía se desconocen– de las neuronas pigmentadas de la sustancia negra.

El diagnóstico puede realizarse en aquellos individuos que presenten, al menos, dos de los cuatro signos siguientes:

- Temblor en reposo.
- Rigidez muscular.
- Bradicinesia: lentitud en los movimientos voluntarios e involuntarios; pero, principalmente, dificultad para iniciarlos y terminarlos.
- Pérdida de reflejos posturales.

Muchos de los síntomas característicos del párkinson son debidos, más que a una deficiencia de dopamina en el cerebro, a un desequilibrio entre las cantidades de los neurotransmisores acetilcolina y dopamina (siendo este último deficiente). Se podría pensar que simplemente administrando dopamina se podría tratar el párkinson, pero no es posible hacer eso, ya que la dopamina no puede pasar del torrente sanguíneo al cerebro, el lugar en el que es necesaria.

Por ello, para el tratamiento (que no la curación) del párkinson es necesaria una vía alternativa.

Dado que el párkinson, fisiológicamente, consiste en un desequilibrio entre los neurotransmisores de acetilcolina (Ach) y dopamina (DA), en el que la dopamina está baja y la acetilcolina alta, el tratamiento puede basarse en la administración de los siguientes fármacos:

- *Anticolinérgicos.* Para disminuir la acetilcolina.
- *Dopaminérgicos.* Para incrementar o imitar la acción de la dopamina.

La primera alternativa no suele ser la de elección, ya que la acetilcolina es un neurotransmisor con múltiples acciones biológicas, por lo que los anticolinérgicos tienen muchos efectos secundarios.

La terapia de elección se basa en la administración de los denominados fármacos dopaminérgicos.

Existen varias vías para aumentar la dopamina:

1. *Incrementando la síntesis de dopamina.* Se usan fármacos como la levodopa (L-DOPA). Como la dopamina no llega al cerebro, una posibilidad es administrar el precursor de la síntesis de la dopamina, la denominada L-DOPA, que se transformará en el cerebro en dopamina por la acción de una enzima denominada DOPA descarboxilasa. Pero existe un problema: hay un gran porcentaje (95 %) de la L-DOPA administrada por vía oral que no atraviesa la barrera hematoencefálica (BHE) y, por tanto, no llega a cerebro; se convierte en dopamina en el hígado, que no es útil, ya que no atraviesa la BHE y no puede llegar al cerebro. Para evitar que la L-DOPA se convierta en dopamina fuera del cerebro, se administran inhibidores de esta enzima que transforma la L-DOPA en dopamina en el nivel periférico. Son los denominados inhibidores periféricos de L-DOPA descarboxilasa: principios activos como la carbidopa y la benserazida. Estos fármacos no atraviesan la barrera hematoencefálica; se quedan en el nivel periférico. Por tanto,

solo bloquean el paso de L-DOPA a dopamina fuera del cerebro. Estos dos fármacos no se pueden administrar aislados, porque en realidad no tienen actividad. Se administran siempre junto con la L-DOPA (por ejemplo, Sinemet Plus®, una combinación de L-DOPA y carbidopa).

2. *Disminuyendo el metabolismo o la destrucción de dopamina*. Consiste en administrar fármacos que inhiben las enzimas que metabolizan la dopamina, que son dos: MAO (monoamino oxidasa) y COMT (catecol-orto-metiltransferasa). Los inhibidores de la MAO, denominados IMAO, son útiles para el tratamiento del párkinson (por ejemplo, la selegilina); en cuanto a los inhibidores de la COMT, tenemos, por ejemplo, la entacapona (Comtan®)
3. *Imitando la actividad de la dopamina*. Es el caso de los denominados agonistas dopaminérgicos. Estos fármacos se unen al receptor de la dopamina e imitan su acción; por ejemplo, el pramipexol (Mirapexin®).

CUADRO 7.4
Antiparkinsonianos

Efecto farmacológico	Mecanismo de acción	Indicación	Fármaco
Tratamiento de los síntomas del párkinson	Incrementar la síntesis de dopamina (precursores de la dopamina)	Párkinson	L-DOPA
	Inhibidores de la L-DOPA descarboxilasa en el nivel periférico	Párkinson (junto con L-DOPA)	– Carbidopa – Benserazida
	Dopaminérgicos (agonistas del receptor de la dopamina)	Párkinson	Pramipexol
	IMAO	Párkinson	Selegilina
	Inhibidores de la COMT	Párkinson	Entacapona

Actividad propuesta 7.4

Mira el vídeo "Farmacología de las enfermedades degenerativas del SNC" (disponible mediante el código QR adjunto) y, a continuación, elabora un resumen haciendo mención de los tipos de tratamiento que existen para las enfermedades degenerativas. ¿Cuáles son los principales fármacos y qué funciones desempeñan? ¿Tienen efectos adversos?

7.6.4. Antiepilépticos

Los antiepilépticos, o anticonvulsivantes, son fármacos destinados a combatir, prevenir o interrumpir las convulsiones o los ataques epilépticos.

Algunos principios activos con actividad antiepiléptica son los siguientes:

- Carbamazepina (Tegretol®).
- Ácido valproico o valproato sódico (Depakine®).
- Fenitoína (Epanutin®).

Su mecanismo de acción está relacionado con un neurotransmisor inhibitorio, el GABA.

7.6.5. Neurolépticos

Los neurolépticos, o antipsicóticos, también son conocidos como tranquilizantes mayores. Son psicofármacos que, generalmente, se usan para el tratamiento de las psicosis, es decir, las enfermedades en las que el paciente tiene alterada la percepción de la realidad y padece delirios y, en muchos casos, alucinaciones. Son ejemplos de psicosis la esquizofrenia y el trastorno bipolar.

Estos fármacos tienen dos tipos de efectos farmacológicos:

1. Actúan contra los síntomas específicos de las psicosis. Esta acción es progresiva; son necesarias al menos cuatro semanas de tratamiento para apreciar la mejoría.
2. Tienen efecto sedante, una acción rápida que calma la agitación y la excitación.

Las psicosis están relacionadas con el exceso de dopamina, entre otras causas. Los neurolépticos actúan bloqueando los receptores de la dopamina en el cerebro. Los efectos secundarios derivados del uso de estos fármacos se denominan síntomas extrapiramidales, y son similares a padecer párkinson (enfermedad en la que hay un déficit de dopamina).

Se han desarrollado varias generaciones de neurolépticos:

- *Primera generación. Antipsicóticos o neurolépticos típicos.* Descubiertos en la década de los cincuenta, tienen muchos efectos adversos, sobre todo los conocidos como síntomas extrapiramidales (el paciente tiene síntomas como los del párkinson, debido a la bajada de dopamina). Tienen un alto efecto hipnótico. Dentro de este grupo, destacan la clorpromazina y el haloperidol.
- *Segunda generación. Antipsicóticos o neurolépticos atípicos.* De descubrimiento más reciente y de mayor uso en la actualidad, ya que ocasionan menos efectos adversos y presentan una incidencia de efectos extrapiramidales baja. Además, prácticamente no tienen efectos hipnóticos. Destacan dentro de este grupo la clozapina (Leponex®), la risperidona (Risperdal®) y la olanzapina (Zolafren®).

Recuerda

✓ La dispensación de antipsicóticos atípicos a mayores de 75 años requiere visado de inspección (cupón-precinto con la letra E).

7.6.6. Ansiolíticos

Un ansiolítico (también denominado tranquilizante menor) es un fármaco con acción depresora del sistema nervioso central, destinado a disminuir o eliminar los síntomas de la ansiedad. El ansiolítico ideal es aquel que alivia o suprime los síntomas de la ansiedad sin producir sedación o sueño, ya que son los sedantes los que producen sedación y, por ello, inducen el sueño. Los ansiolíticos están indicados para tratar los síntomas del nerviosismo, el insomnio y la ansiedad. Se pueden distinguir tres etapas en su historia:

1. En la primera etapa, los ansiolíticos eran los derivados del ácido barbitúrico, pero presentaban muchos efectos secundarios, además de tener un margen de seguridad muy estrecho, lo cual ha significado que hubiera muchos casos de sobredosis accidental con efectos letales. Por eso, y porque, además de la actividad ansiolítica, tenían una alta actividad hipnótica y sedante, dejaron de usarse en terapéutica como ansiolíticos (fenobarbital).

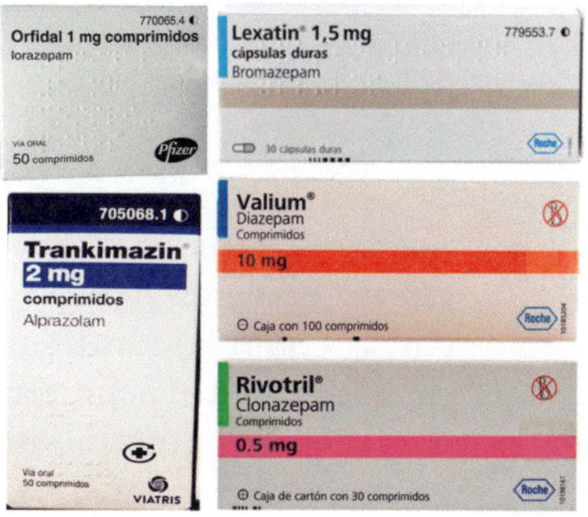

Figura 7.6
Algunas de las benzodiazepinas más comunes.

2. Tras la etapa de los barbitúricos, aparecen las denominadas benzodiazepinas, que, aunque a dosis elevadas producen sedación, se pueden manejar con mayor eficacia y menor riesgo. Las benzodiazepinas son los fármacos más usados como ansiolíticos (figura 7.6). Son llamadas así por su estructura química. Se trata de fármacos psicotrópicos –es decir, actúan sobre el sistema nervioso central–, con efectos sedantes, ansiolíticos, anticonvulsivantes y relajantes musculares. Por ello, están indicadas para la terapia de la ansiedad, el insomnio y otros estados afectivos, así como las crisis epilépticas, la abstinencia alcohólica y los espasmos musculares. El mecanismo de acción consiste en unirse a unos receptores específicos del sistema nervioso central para las benzodiazepinas, que forman parte del complejo ácido gamma-amino-butírico (GABA).

   Existen benzodiacepinas de acción corta o intermedia, que se usan para los trastornos de insomnio: alprazolam (Trankimazin®), lorazepam (Orfidal®), oazepam y temazepam. Otras, como el diazepam (Valium®), tienen una vida media de 24 horas y se usan principalmente como miorrelajantes.

   El tratamiento de la ansiedad y del insomnio debe ser limitado en el tiempo, si es posible, ya que puede producir tolerancia y dependencia. Además, la retirada del fármaco puede hacer que vuelvan a aparecer el insomnio y la ansiedad. La mayoría de los nombres de los fármacos benzodiazepínicos terminan en *-lam* o *-pam*. No obstante, hay excepciones, como el clorazepato dipotásico (Tranxilium®) o el clordiazepóxido (Huberplex®).
3. Una tercera etapa en la historia de los ansiolíticos llega con la introducción de los ansiolíticos no benzodiazepínicos, como la buspirona (Buspar®).

7.6.7. Antidepresivos

La fisiopatología de la depresión, hoy en día, no está del todo clara. Existen diversas teorías, pero todas ellas están relacionadas con la alteración de la neurotransmisión relativa a la dopamina (DA), la serotonina (5-HT) y la noradrenalina (NA).

Un antidepresivo es un medicamento psicotrópico utilizado para tratar los trastornos de depresión mayor, algunos trastornos de ansiedad y las alteraciones del control de los impulsos, entre otras patologías. Es sabido que, en ocasiones, se prescribe como coadyuvante para el tratamiento del dolor neurálgico, como, por ejemplo, en el caso de la amitriptilina (Neurontin®).

En líneas generales, el mecanismo de los antidepresivos consiste en incrementar la disponibilidad de los neurotransmisores de tipo monoaminas. Unos lo logran inhibiendo su metabolismo; otros, inhibiendo la recaptación, un proceso por el cual los neurotransmisores liberados al espacio sináptico son devueltos a la neurona.

Los antidepresivos se dividen en tres clases, según su mecanismo de acción:

- *Inhibidores de la monoamino-oxidasa (IMAO)*. La MAO, o monoamino-oxidasa, es una enzima que interviene en el proceso del metabolismo de los neurotransmisores de tipo amina, como la dopamina, la noradrenalina y la serotonina. Al inhibir esta enzima, la cantidad de estos neurotransmisores se verá incrementada, como consecuencia de la disminución de su metabolismo. Como ejemplo de este grupo, citamos la tranilcipromina. No son muy usados en la actualidad.
- *Antidepresivos tricíclicos.* Los fármacos como la amitriptilina (Tryptizol®), la clomipramina (Anafranil®) y la imipramina (Tofranil®) inhiben de manera no selectiva la recaptación de las monoaminas NA y 5-HT, por lo que su cantidad en el espacio sináptico se verá incrementada.
- *Inhibidores selectivos de la recaptación de serotonina (ISRS).* Este es el grupo más prescrito en psiquiatría, por la menor probabilidad de producir efectos secundarios. Su mecanismo de acción consiste en inhibir la recaptación, pero de manera selectiva, de la serotonina (5-HT). Entre otros fármacos, citamos el escitalopram (Cipralex®) la fluoxetina (Prozac®), la paroxetina (Seroxat®) y la sertralina (Besitran®, Aremis®).

7.7. Grupo P. Antiparasitarios

Dentro de este grupo encontramos fármacos para el tratamiento de las infestaciones por parásitos. Destacaremos solo dos grupos: los antipalúdicos y los antihelmínticos.

- La malaria o paludismo es una enfermedad vectorial en la que el protozoo *Plasmodium sp* es transmitido por las hembras del mosquito del género *Anopheles.* Los fármacos usados para el tratamiento de la malaria se denominan antipalúdicos. Destacan la cloroquina y la hidroxicloroquina (Duplaxil®) para la prevención y el tratamiento.
- Los fármacos indicados para las infestaciones helmínticas, ya sea por cestodos (tenias), trematodos o nematodos, son, entre otros, el praziquantel, el albendazol, el mebendazol (Lomper®) y la ivermectina.

SABÍAS QUE…

Los casos de paludismo han aumentado en todo el mundo en los últimos años. En 2022 llegaron a los 249 millones, con más de 600 000 muertes en 85 países. Por esta razón, la prevención y el tratamiento de esta enfermedad son una meta destacada del objetivo 3 de desarrollo sostenible, sobre salud y bienestar, recogido en la Agenda 2030.

7.8. Grupo R. Aparato respiratorio

Dentro de este grupo, se desarrollan los fármacos indicados para el asma, la tos seca y productiva y las alergias.

7.8.1. Antiasmáticos

El asma es una enfermedad crónica de los pulmones que inflama y estrecha las vías respiratorias. Provoca sibilancias –ruidos similares a un silbido al respirar–, presión en el pecho y dificultad respiratoria, además de tos, la cual suele presentarse por la noche o en las primeras horas de la mañana. El asma afecta a personas de todas las edades; pero, por lo general, comienza en la infancia.

Las personas asmáticas tienen las vías respiratorias inflamadas, lo que hace que estas vías esté muy sensibles y, por ello, reaccionen fuertemente a la inhalación de ciertas sustancias. Esto provoca la contracción de los bronquios y de la musculatura respiratoria en general. Se produce un estrechamiento de las vías aéreas, y llega menos aire a los pulmones.

En la mayoría de las ocasiones, el asma requiere tratamiento farmacológico. En líneas generales, hay dos grandes grupos de fármacos usados para el asma: los antiinflamatorios, que tratan la inflamación del bronquio, que es la base del problema, y los broncodilatadores, que impiden la contracción del bronquio (cuadro 7.5).

CUADRO 7.5
Antiinflamatorios y broncodilatadores

Efecto farmacológico	Mecanismo de acción	Indicación	Fármaco
Antinflamatorio bronquial	Corticoides	Asma	– Beclometasona – Fluticasona – Budesonida
	Antileucotrienos		Montelukast
Broncodilatador	Agonistas ß2-adrenergéticos	Asma (ataque agudo)	– Salbutamol – Terbutalina
		Asma (tratamiento de fondo)	– Salmeterol – Formoterol
	Anticolinérgico	Asma	Bromuro de ipratropio

A) Antiinflamatorios

Dentro de este grupo, se encuentran dos tipos de fármacos, ambos con el mismo efecto biológico –evitar la inflamación del bronquio–, pero con mecanismos de acción muy distintos. Son los siguen:

1. *Glucocorticoides o corticoides.* De manera general, son administrados por vía inhalatoria, pero en los casos más graves se toman por vía oral. Tienen efecto antiinflamatorio y antialér-

gico, aunque no efecto broncodilatador. Al administrarse por vía inhalatoria, se evitan los efectos adversos de los corticoides por vía sistémica. Los tres fármacos de tipo corticoide más usados por vía inhalatoria para el tratamiento del asma son los siguientes:

- Beclometasona (Foster®, Beconase®, Becotide®).
- Budesonida (Pulmicort®).
- Fluticasona (Flixotide®).

2. *Antagonistas de leucotrienos (LC).* Los mastocitos y los basófilos (células de la serie blanca de la sangre) producen, entre otras sustancias, los denominados leucotrienos (LC). Estos provocan estrechamiento e inflamación de las vías respiratorias en los pulmones, así como síntomas de alergia. Al bloquear los leucotrienos, mejoran los síntomas del asma y de la rinitis alérgica. Un fármaco antileucotrienos usado para el tratamiento del asma es, por ejemplo, el montelukast (Singulair®). Los nombres de todos ellos termina con el sufijo *-lukast*. Se administran por vía oral, y sirven para el tratamiento a largo plazo, no para las crisis asmáticas.

B) Broncodilatadores

Grupo de fármacos, con distintos mecanismos de acción, cuyo objetivo es dilatar los bronquios para ampliar el espacio por el que llega el aire a los pulmones. Existen diversos grupos, según el mecanismo de acción para broncodilatar.

1. *Agonistas β2-adrenérgicos.* El receptor β-adrenérgico se encuentra en varios órganos. De hecho, el receptor β1 está en el corazón, y el β2, entre otros órganos, en los bronquios. La unión del agonista natural (adrenalina y noradrenalina) con el receptor tiene como efectos biológicos la taquicardia en el corazón y la broncodilatación. Como la unión del agonista natural del receptor β2-adrenérgico tiene como resultado la broncodilatación, el tratamiento para el asma consiste en la administración de fármacos agonistas de este receptor, intentando que sean específicos para el receptor β2-adrenérgico y que no se unan al β1, con el fin de que no haya taquicardia. Entre otros, se pueden mencionar los siguientes:

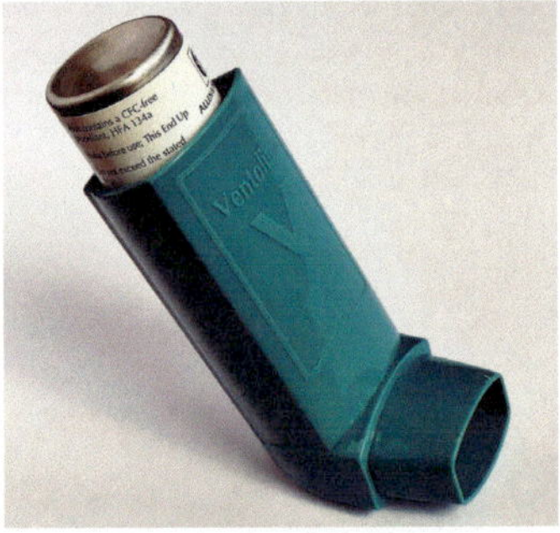

Figura 7.7
Broncodilatador de acción corta Ventolin®.

- *De acción corta.* Para los ataques agudos de asma, destacamos el salbutamol (Ventolin®) (figura 7.7) y la terbutalina (Terbasmin®).
- *De acción larga.* Como tratamiento de fondo, destacan el salmeterol (Plusvent®, Seretide®) y el formoterol (Foster® y Symbicort®).

Algunos agonistas β*2*-adrenérgicos no resultan específicos del todo y son agonistas también del receptor β*1*, que está en el corazón. De ahí que se pueda producir taquicardia cuando se inhala salbutamol, por ejemplo.

2. *Anticolinérgicos.* Los bronquios son musculatura lisa y, por tanto, tienen receptores de acetilcolina. Cuando la acetilcolina, agonista endógena de estos receptores, se une a su receptor, se produce la contracción del músculo liso; en este caso, los bronquios (broncoconstricción). Así pues, administrando antagonistas del receptor de acetilcolina –es decir, anticolinérgicos– se consigue evitar la broncoconstricción y provocar broncodilatación. El fármaco más conocido de este grupo es el bromuro de ipratropio (Atrovent®). Se administra por inhalación, para que únicamente actúe en el nivel bronquial.

PARA SABER MÁS

Los fármacos que producen broncoconstricción como efecto secundario y que, por tanto, están contraindicados para los pacientes asmáticos son los siguientes:

- Opioides mayores: morfina y otros.
- Expectorantes y mucolíticos.
- AINE.
- β-bloqueantes.

7.8.2. Antitusivos

Los fármacos antitusígenos o antitusivos se emplean para tratar la tos seca irritativa que no sea productiva (es decir, que carezca de mucosidad). Los antitusígenos son compuestos que actúan sobre el sistema nervioso central o periférico para suprimir el reflejo de la tos. Puesto que este reflejo es necesario para expulsar las secreciones que se acumulan en las vías respiratorias, la administración de estos fármacos está contraindicada en los casos de tos productiva. Se clasifican en los siguientes grupos:

- *Opioides.* Como la codeína (Pazbronquial®, Codeisan®, Bisoltus®). Producen cierta somnolencia, por lo que son medicamentos que se recomienda tomar por la noche, antes de acostarse.
- *No opioides.* Destacan el dextrometorfano (Romilar®, Cinfatos®) y la cloperastina (Sekisan®).

7.8.3. Expectorantes

Un expectorante es un fármaco que, por un lado, aumenta la producción de secreción bronquial para hacerla más fluida y que, por otro lado, provoca la expulsión de las secreciones bronquiales acumuladas. Es el tratamiento de elección para las tos productiva; sobre todo, en los niños que no saben expectorar. Destaca la guaifenesina (Iniston expectorante®).

7.8.4. Mucolíticos

Estos fármacos fluidifican las secreciones bronquiales, en principio sin aumentar su volumen.

En la práctica, la separación de las actividades expectorante y mucolítica no está tan clara, ya que la acción irritante bronquial para estimular la expectoración suele provocar un aumento de la cantidad y la fluidez del *mucus* bronquial.

Algunos fármacos de este grupo son los siguientes:

- Acetilcisteína (Fluimucil®).
- Bromhexina (Bisolvon mucolítico®).
- Ambroxol (Mucosan®, Motosol®).

Se recomienda, además, la ingestión de bastante agua para eliminar las secreciones fluidificadas.

7.8.5. Antialérgicos

Los antialérgicos son también conocidos como antihistamínicos, dado que su mecanismo de acción consiste en bloquear el receptor H_1 de la histamina. La histamina, al unirse con sus receptores H_1, produce prurito, vasodilatación, hipotensión, rubor, dolor de cabeza, taquicardia, broncoconstricción, aumento de la permeabilidad vascular, potenciación del dolor y otros síntomas. Como efecto secundario, los antihistamínicos H_1 de primera generación son capaces de atravesar la barrera hematoencefálica y provocar somnolencia. Existen tres generaciones de antihistamínicos H_1:

- *Primera generación*. Atraviesan la barrera hematoencefálica, deprimen el sistema nervioso central y producen mucha somnolencia. Entre ellos, encontramos la dexclorfeniramina (Polaramine®), la clorfenamina y la doxilamina.
- *Segunda generación*. Carecen de efecto sedante; tienen poca acción sobre el sistema nervioso central, ya que apenas atraviesan la barrera hematoencefálica; por ejemplo, la cetirizina (Alerlisin®).
- *Tercera generación*. Con mejores características que las generaciones anteriores; destacan la loratadina (Clarityne®) y la desloratadina (Aerius®).

TOMA NOTA

Antihistamínicos H_1 indicados para el insomnio

La somnolencia que aparece como efecto secundario de algunos antihistamínicos es aprovechada y se usa como efecto principal de determinados medicamentos, que no están indicados para los procesos alérgicos, sino para combatir el insomnio. Es el caso de la Dormidina® o el Soñodor®, que no requieren prescripción médica.

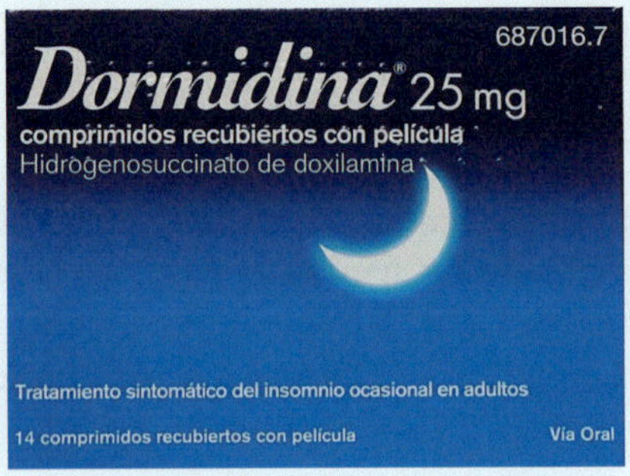

Ideas clave

- Se estudian los grupos farmacológicos, según la clasificación ATC, que siguen: H, J, L, M, N, P y R.
- Dentro de cada grupo anatómico, se desarrollan los fármacos más habituales, especificando el mecanismo de acción, las indicaciones y el efecto farmacológico.
- Grupo H: dedicado a las terapias hormonales. Nos centramos en el estudio de los corticoides, que se usan como antiinflamatorios y antialérgicos, así como en la terapia tiroidea.
- Grupo J: antiinfecciosos. Se divide en tres conjuntos importantes: los antibacterianos, los antifúngicos y los antivirales.
- Grupo M: sistema musculoesquelético. Dentro de este se encuentran los antiinflamatorios de tipo no esteroideo (AINE).
- Grupo N: dedicado a los fármacos que actúan en el sistema nervioso central. Se desarrollan los principales fármacos con actividad anestésica general y local: analgésicos, antiparkinsonianos, antiepilépticos, neurolépticos, ansiolíticos y antidepresivos.
- Grupo P: antiparasitarios. Se desarrollan los antipalúdicos y los antihelmínticos.
- Grupo R: farmacología del aparato respiratorio. Se destacan los antiasmáticos, los antitusivos, los expectorantes y los mucolíticos, además de los antialérgicos.

Aplica lo aprendido

1. Con ayuda de la web del centro de información de medicamentos de la AEMPS, completa la siguiente tabla:

	Grupo anatómico	Principio activo	Efecto farmacológico	Mecanismo de acción	Indicaciones
Augmentine®					
Nolotil®					
Celebrex®					
Tryptizol®					
Septrin forte®					
Bisoltus®					
Mirapexin®					
Loramet®					
Adolonta®					
Serevent®					

EN EL CUADERNO

2. Completa los cuadros en blanco de la siguiente tabla:

Fármaco	Grupo ATC	Actividad farmacológica	Mecanismo de acción	Indicaciones
	J		Inhibir la síntesis de proteínas bacterianas	
Ibuprofeno				
		Broncodilatador		Ataque agudo de asma
	N		Inhibidor de la recaptación de serotonina	
Fentanilo	N			
			Inhibir la síntesis de prostaglandinas por bloqueo de la COX-2	
			Antihistamínico H_1	
	J		Inhibidor de la síntesis de ergosterol	

EN EL CUADERNO

3. Relaciona los fármacos de la columna de la izquierda con la descripción más adecuada de la columna de la derecha. Indica la letra correspondiente en la casilla vacía.

Letra	Fármaco	Característica
	1. Azitromicina	*a)* A bajas dosis tiene efecto antiagregante plaquetario.
	2. Salbutamol	*b)* Antipalúdico.
	3. Acetilcisteína	*c)* Ansiolítico y relajante muscular.
	4. Diazepam	*d)* Antidepresivo.
	5. Sertralina	*e)* Broncodilatador en tratamientos de rescate.
	6. Amitriptilina	*f)* Corticoide.
	7. Cloroquina	*g)* Antibacteriano de elección para los alérgicos a las penicilinas.
	8. Ácido acetilsalicílico	*h)* Analgésico para dolores neuropáticos.
	9. Beclometasona	*i)* Necesita ser tomado con gran cantidad de líquidos.
	10. Metamizol	*j)* Muy buen antipirético.

EN EL CUADERNO

4. ¿Qué quiere decir que un antibiótico es de amplio espectro?
5. Explica qué son los síntomas extrapiramidales y a qué se deben.
6. Completa los huecos en blanco de la siguiente tabla:

Fármaco	Efecto farmacológico
Salbutamol	
	Analgésico opiáceo menor
Codeína	
	Antiviral
Fluoxetina	
Praziquantel	
	Broncodilatador

EN EL CUADERNO

7. Indica si las siguientes afirmaciones son verdaderas (V) o falsas (F):

- ☐ El naproxeno inhibe selectivamente la COX-2.
- ☐ La codeína se usa como expectorante.
- ☐ El salbutamol es un broncodilatador usado como tratamiento de fondo.
- ☐ La difenhidramina es un antihistamínico H_1 de tercera generación.
- ☐ La levotiroxina está indicada para el hipertiroidismo.
- ☐ El fentanilo es un opioide mayor.

8. Con la ayuda de bibliografía especializada o de internet, haz un esquema de los pasos de la terapia farmacológica para los pacientes asmáticos.
9. Completa la siguiente tabla escribiendo en la columna vacía la letra de la indicación que corresponda al fármaco:

Letra	Fármaco	Indicación
	1. Fluoxetina	*a)* Dolor de garganta
	2. Levotiroxina	*b)* Asma
	3. Benzocaína	*c)* Tos seca
	4. Budesonida	*d)* Infección de las vías urinarias
	5. Aciclovir	*e)* Párkinson
	6. Dextrometorfano	*f)* Depresión
	7. Pramipexol	*g)* Hipotiroidismo
	8. Ciprofloxacino	*h)* Infestación parasitaria
	9. Fluconazol	*i)* Herpes labial
	10. Ivermectina	*j)* Micosis

EN EL CUADERNO

10. Indica el grupo anatómico al que pertenezca cada fármaco:

Fármaco	Grupo ATC
Paracetamol	
Lorazepam	
Ibuprofeno	
Deflazacort	
Terbutalina	
Codeína	
Sulfametoxazol	
Celecoxib	
Tiamazol	
Aciclovir	

EN EL CUADERNO

Práctica profesional

Propón soluciones farmacológicas para las distintas situaciones que se plantean en una oficina de farmacia, o recomienda la visita al médico:

a) Niño de seis años con fiebre de 38 °C durante dos días.
b) Mujer con dolor por menstruación.
c) Niño de cinco años con tos productiva.
d) Niña con sibilancias al respirar.
e) Mujer de 30 años con dolor en la vejiga, parece que por cistitis.

Actividad grupal

Te proponemos la lectura de un artículo de Omar Kardoudi, para *El Confidencial,* titulado "La inteligencia artificial es la clave para acabar con las enfermedades". Te adelantamos un fragmento:

> "Investigadores han empleado una inteligencia artificial para descubrir un nuevo antibiótico capaz de eliminar uno de los patógenos más mortíferos del mundo. Este método, explican, puede usarse para descubrir nuevos compuestos que ayuden a solventar el grave problema de las superbacterias resistentes a los antibióticos. La resistencia

bacteriana a los antibióticos se está convirtiendo en un enorme problema de salud pública que será todavía más grave en el futuro. Un estudio llevado a cabo por el Gobierno del Reino Unido asegura que las infecciones por resistencia a los antimicrobianos causan 700 000 muertes al año a nivel global y la previsión es que estos números aumenten hasta los 10 millones para 2050".

Puedes leer el artículo completo escaneando el siguiente código QR:

Temas para debatir:

- ¿Crees que las personas conocen las consecuencias del mal uso de los antibacterianos?
- ¿Consideras que la inteligencia artificial pueda ayudar a resolver el problema de la falta de antibacterianos?

PONTE A PRUEBA

1. La toxicidad selectiva de los β-lactámicos se debe a que:
   - ☐ *a)* Las células animales no tienen pared celular.
   - ☐ *b)* Las células eucariotas tienen ribosomas distintos.
   - ☐ *c)* Los seres humanos no sintetizamos el ácido fólico.
   - ☐ *d)* Los seres humanos tenemos células eucariotas.

2. Mecanismo de acción el metamizol:
   - ☐ *a)* Inhibiendo la síntesis de prostaglandinas por bloqueo de la COX-1 y de la COX-2.
   - ☐ *b)* Inhibiendo la prostaglandina COX-2.
   - ☐ *c)* Bloqueando la enzima COX-2.
   - ☐ *d)* Bloqueando el receptor del dolor y la inflamación.

3. Fármaco de elección para un niño con tos productiva:
   - ☐ *a)* Dextrometrofano.
   - ☐ *b)* Salbutamol.
   - ☐ *c)* Guaifenesina.
   - ☐ *d)* Codeína.

4. Antinflamatorio usado para el asma:
   - ☐ *a)* Salmeterol.
   - ☐ *b)* Salbutamol.
   - ☐ *c)* Montelukast.
   - ☐ *d)* Diclofenaco.

5. Los neurolépticos son fármacos usados para:
   - ☐ *a)* Transtornos del sueño.
   - ☐ *b)* Transtornos psiquiátricos.
   - ☐ *c)* Párkinson.
   - ☐ *d)* Todas las opciones anteriores.

6. Es un antidiabético oral:
   - ☐ *a)* Insulina.
   - ☐ *b)* Tolbutamida.
   - ☐ *c)* Torasemida.
   - ☐ *d)* Loperamida.

7. Los fármacos que terminan en *-prazol* son:
   - ☐ *a)* Antihistamínicos H_2.
   - ☐ *b)* Neutralizantes sistémicos.
   - ☐ *c)* Laxantes.
   - ☐ *d)* Inhibidores de la bomba H^+/K^+.

8. Antiagregante plaquetario:
   - ☐ *a)* Heparina.
   - ☐ *b)* Clopidogrel.
   - ☐ *c)* Acenocumarol.
   - ☐ *d)* Nadroparina.

9. Fármaco de elección para la insuficiencia cardiaca:
   - ☐ *a)* Omeprazol.
   - ☐ *b)* Digoxina.
   - ☐ *c)* Heparina.
   - ☐ *d)* Insulina.

10. Mecanismo de acción de los fármacos que terminan en *-olol:*
    - ☐ *a)* Inhibidores de la ECA.
    - ☐ *b)* β-bloqueantes.
    - ☐ *c)* Inhibidores de la bomba de protones.
    - ☐ *d)* Bloquean el receptor de angiotensina.

SOLUCIONES:

1. **[a]** [b] [c] [d]	**5.** [a] **[b]** [c] [d]		
2. **[a]** [b] [c] [d]	**6.** [a] **[b]** [c] [d]	**9.** [a] **[b]** [c] [d]	
3. [a] [b] **[c]** [d]	**7.** [a] [b] [c] **[d]**	**10.** [a] **[b]** [c] [d]	
4. [a] [b] **[c]** **[d]**	**8.** [a] **[b]** [c] [d]		

8

Dispensación de productos fitoterapéuticos

Objetivos

- ✓ Definir los conceptos de fitoterapia y plantas medicinales.
- ✓ Conocer las partes de la planta susceptibles de convertirse en drogas.
- ✓ Explicar la normativa vigente sobre plantas medicinales.
- ✓ Clasificar los principales productos fitoterapéuticos.
- ✓ Describir los grupos más importantes de metabolitos secundarios de interés fitoterapéutico.
- ✓ Detallar, para cada planta medicinal, los efectos farmacológicos y sus indicaciones.
- ✓ Saber proceder en la dispensación de los diferentes productos fitoterapéuticos.

Mapa conceptual

- **FITOTERAPIA**
  - **TERAPÉUTICA CON PLANTAS MEDICINALES (PLANTAS CON ACTIVIDAD TERAPÉUTICA)**
    - **Droga: principio activo**
      - Raíz, rizoma, bulbo, tronco, corteza, flores, semillas, frutos, sumidad...
    - **Composición química**
      - Productos del metabolismo primario
        - – Glúcidos
        - – Lípidos
        - – Proteínas y aminoácidos
        - – Sales minerales
      - Productos del metabolismo secundario
        - – Glucósidos
        - – Alcaloides
        - – Terpenos
        - – Compuestos fenólicos
    - **Legislación**
      - Real Decreto Ley 1/2015, de 24 de julio
        - Plantas medicinales con indicación y actividad terapéutica reconocida
          - Dispensación exclusiva en farmacias
      - Real Decreto 1345/2007, de 11 de octubre
        - Plantas medicinales sin indicación ni actividad terapéutica reconocida
          - Dispensación en farmacias, herbolarios, grandes superficies, etc.
    - **Fuentes de información**
      - – BotPlus
      - – Catálogo del CGCOF
    - **Preparación**
      - Tisanas (infusión, decocción, maceración), extractos, zumos, jarabes, polvo criomolido, compresas, emplastos, vahos...

Glosario

Amargo. Todo aquello que actúe estimulando el apetito.

Antiflogística. Acción de reducir las inflamaciones y renovar el tejido.

Astringente. Sustancia que disminuye las secreciones. El término se usa como sinónimo de antidiarreico.

Balsámico. Que estimula las funciones respiratorias.

Cardiotónico. Que fortalece y estimula la actividad cardiaca.

Carminativo. Antiflatulento.

Colagogo. Sustancia que propicia la síntesis y la secreción de la bilis.

Depurativo. Que elimina impurezas y elementos tóxicos del organismo.

Diurético. Que aumenta la producción y la eliminación de orina.

Droga. Parte de la planta que contiene los principios activos.

Emoliente. Sustancia que previene las inflamaciones y suaviza la parte inflamada.

Expectorante. Que favorece la eliminación de las secreciones respiratorias.

Laxante. Que regula la función intestinal.

Tónico. Sustancia que estimula las funciones de los órganos más débiles para recuperar la energía.

8.1. Introducción

La fitoterapia es la parte de la terapéutica que usa plantas medicinales para la prevención, el tratamiento y la curación de algunas enfermedades. Según una encuesta del Centro de Investigación sobre Fitoterapia (INFITO), el 33 % de los españoles consume o ha consumido plantas medicinales para aliviar sus problemas de salud.

El reino vegetal ofrece muchísimas posibilidades en cuanto a terapéutica, y es considerado una fuente amplísima de recursos terapéuticos. De hecho, el uso de plantas medicinales ha tenido siempre una gran importancia en el desarrollo de los medicamentos (está en el origen de la medicina actual).

A pesar de ser compuestos naturales, no se debe olvidar que contienen elementos activos que pueden interaccionar con las sustancias incluidas en los medicamentos convencionales y que, en ocasiones, pueden resultar perjudiciales e incluso tóxicos. La frase, tan oída, "las plantas son naturales, no pasa nada porque las tome" no siempre es cierta.

8.2. Fitoterapia y plantas medicinales

La fitoterapia es la rama de la terapéutica que utiliza plantas medicinales, hongos y algas para prevenir, tratar o curar patologías o enfermedades.

Para que una planta, un alga o un hongo sean considerados medicinales, es necesario que al menos una de sus partes posea propiedades farmacológicas.

8.2.1. Breve historia de las plantas medicinales

No se sabe cuándo se empezaron a usar las plantas medicinales. Se puede decir que se utilizan desde que existe la agricultura y desde que se tiene la capacidad de diferenciar las tóxicas de aquellas que, además de no ser tóxicas, producen efectos terapéuticos.

El primer documento que se conoce sobre este tema es una tabla de arcilla sumeria (actualmente, Irak), de 4000 años de antigüedad, que recoge remedios para diversas enfermedades. Del año 1500 a. C. datan unos grabados de plantas con propiedades curativas hallados en el templo de Tutmosis III, en Karnak (Egipto).

En Grecia, Aristóteles, gracias a Alejandro Magno, conoció plantas procedentes de todos los dominios griegos. En los tiempos de Nerón, Dioscórides (40-90 d. C.) continuó el estudio de las plantas con visión terapéutica. Recopiló información sobre más de 600 especies con valor medicinal en su obra *De materia medica* (figura 8.1). Su trabajo era considerado la farmacopea de la mayor parte de Europa durante al menos 1500 años. En la Edad Media, los monasterios desempeñaron un papel doble: por un lado, se dedicaron al cultivo de plantas medicinales; por otro, copiaron los manuscritos antiguos. Los grandes viajes, la difusión de la cultura y el descubrimiento de nuevas especies hicieron crecer el conocimiento sobre plantas medicinales, que durante muchos siglos fueron los únicos medicamentos.

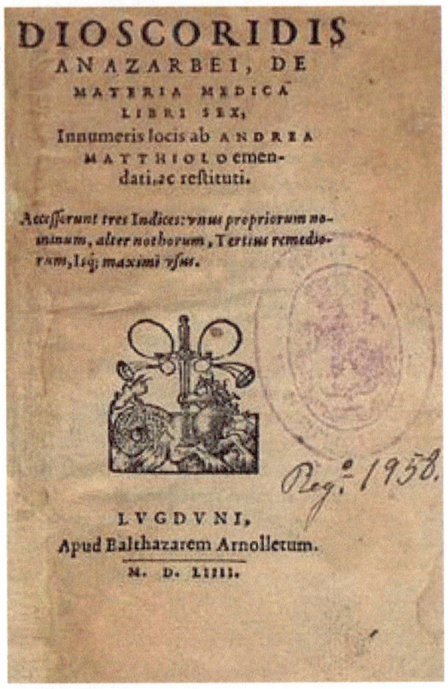
DIOSCORIDIS
ANAZARBEI, DE
MATERIA MEDICA
LIBRI SEX,
Innumeris locis ab ANDREA
MATTHIOLO emendati, ac restituti.

Accesserunt tres Indices: vnus propriorum nominum, alter nothorum, Tertius remediorum, isq; maximi vsus.

Reg.º 1958.

LVGDVNI,
Apud Balthazarem Arnolletum.
M. D. LIIII.

Figura 8.1
De materia medica, de Dioscórides.

TOMA NOTA

La nomenclatura taxonómica de las plantas medicinales se expresa en latín. Se compone de dos palabras: la primera hace referencia al género, y la segunda, a la especie. Para su correcta escritura, los nombres deben ir en cursiva, siempre que sea posible. En un manuscrito, se subrayarán o entrecomillarán los nombres completos. Además, la inicial del género deberá escribirse siempre en mayúscula, y la de la especie, en minúscula. Por ejemplo: *Equisetum arvense*.

Lo mismo ocurre con los nombres del resto de los seres vivos: algas, hongos, animales, etc.

En el siglo XVIII aparece la farmacognosia, la ciencia que se ocupa de las materias primas y las sustancias de origen natural –ya sea animal, vegetal, microbiano, de hongos, algas, etc.– con fines terapéuticos. Para la farmacognosia, estudiar las materias primas significa identificarlas y describirlas, así como conocer su origen, su cultivo y sus alteraciones, las drogas, los principios activos, las propiedades y las aplicaciones, y determinar y describir los métodos de control de calidad. Gracias a ella, la medicina experimenta un gran cambio, ya que adquiere un carácter científico.

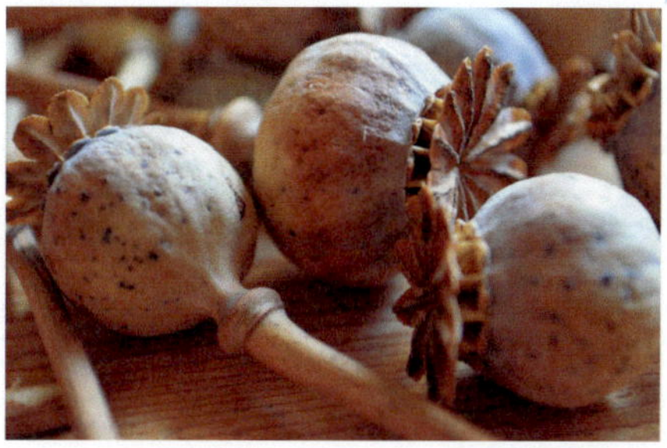

Figura 8.2
Fruto de adormidera.

Al llegar el siglo XIX, comienzan a aislarse los principios activos del opio, *Papaver somniferum* (figura 8.2), o de la digital o dedalera, *Digitalis purpurea,* y su uso sustituye el de la planta completa. Finalmente, tras un periodo de decadencia, debido al gran número de sustancias con actividad farmacológica procedentes de la síntesis química, la fitoterapia resurge, con formas galénicas (cápsulas, soluciones bebibles, etc.) adaptadas a las exigencias del paciente; formas que, además, garantizan al farmacéutico su calidad.

Hoy en día, en las oficinas de farmacia se encuentran plantas medicinales que, como cualquier otro medicamento, cumplen las exigencias de calidad, seguridad y eficacia.

8.3. Marco legal de la dispensación de plantas medicinales

Una de las cuestiones más debatidas sobre las plantas medicinales ha sido siempre su consideración o no como medicamentos, así como dónde pueden ser vendidas o dispensadas.

Las plantas medicinales, en muchas ocasiones, se consumen con un objetivo terapéutico; tienen una indicación y, por lo tanto, deben ser consideradas medicamentos. Su dispensación, pues, debe quedar restringida a las oficinas de farmacia. Pero, cuando no se reconoce un efecto terapéutico, las plantas medicinales pueden ser empleadas únicamente como complementos alimenticios o productos sanitarios y, por lo tanto, venderse fuera de las oficinas de farmacia, en las parafarmacias e incluso los supermercados.

FUNDAMENTAL

Las plantas medicinales que se consideren medicamentos tienen un código nacional superior a 650 000, y aquellas que se vendan como alimenticios estarán comprendidas entre el 150 000 y el 400 000, ya que se trata de productos de parafarmacia, no susceptibles de financiación.

Teniendo en cuenta este gran debate sobre si las plantas medicinales deben considerarse o no medicamentos, en los últimos años, en España y Europa, se ha publicado una nueva legislación, en un intento de regular el mercado fitoterapéutico.

En la actualidad, la legislación sobre el mercado de medicamentos con plantas medicinales es la siguiente:

A) Real Decreto Legislativo 1/2015, de 24 de julio, por el que se aprueba el texto refundido de la Ley de garantías y uso racional de los medicamentos y productos sanitarios

El capítulo V de este real decreto legislativo está dedicado a la regulación de los medicamentos especiales, entre los que se incluyen las plantas medicinales.

El artículo 51 recoge el marco de comercialización de los productos a base de plantas medicinales. Dice lo siguiente:

1. Las plantas y sus mezclas, así como los preparados obtenidos de plantas en forma de extractos, liofilizados, destilados, tinturas, cocimientos o cualquier otra preparación galénica que se presente con utilidad terapéutica, diagnóstica o preventiva, seguirán el régimen de las fórmulas magistrales, preparados oficinales o medicamentos industriales, según proceda y con las especificidades que reglamentariamente se establezcan.
2. El Ministerio de Sanidad, Servicios Sociales e Igualdad establecerá una lista de plantas cuya venta al público estará restringida o prohibida por razón de su toxicidad.
3. Podrán venderse libremente al público las plantas tradicionalmente consideradas como medicinales y que se ofrezcan sin referencia a propiedades terapéuticas, diagnósticas o preventivas, quedando prohibida su venta ambulante.

Según esto, la custodia, la conservación y la dispensación de estos productos se reserva a las oficinas de farmacia, ya que son considerados medicamentos. Además, queda reflejado que el Ministerio de Sanidad, Política Social e Igualdad tendría la competencia para elaborar un listado de plantas cuya venta libre al público esté prohibida, debido a su toxicidad. En el día de hoy no se dispone de este listado. Por el momento no se ha conseguido desarrollar dicho punto.

En el tercer apartado del artículo 51 se indica que se podrán vender libremente al público (dentro o fuera del mundo farmacéutico) aquellas plantas medicinales que se ofrezcan sin hacer ninguna referencia a sus propiedades terapéuticas, diagnósticas o preventivas (figura 8.3).

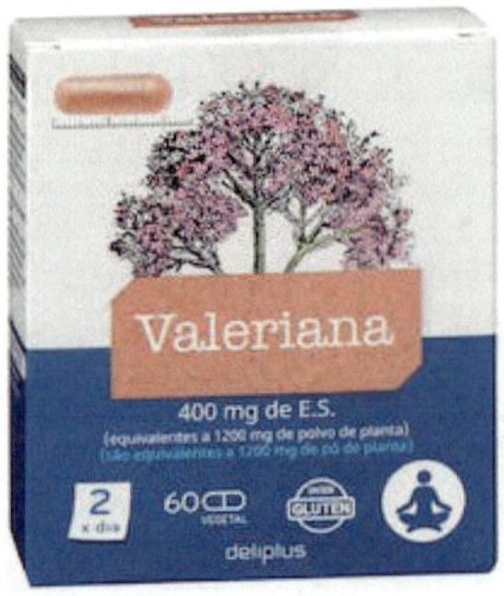

Figura 8.3
Producto a base de plantas a la venta sin indicaciones sobre su uso.

De todo esto se deduce que las plantas medicinales pueden ser consideradas de las dos maneras siguientes (no en función de la planta en sí, sino de su uso):

- *Medicamentos a base de plantas medicinales.* Serán entendidas así cuando se ofrezcan con indicaciones terapéuticas, diagnósticas o preventivas. Al ser medicamentos, deben cumplir la legislación correspondiente, así como demostrar eficacia, seguridad y calidad. Lógicamente, como medicamentos, serán de dispensación exclusiva en las oficina de farmacia.
- *Productos a base de plantas de venta libre.* Se llamarán así cuando se vendan sin hacer referencia a sus propiedades terapéuticas, diagnósticas o preventivas. En este caso, los productos podrán comercializarse como el fabricante considere.

B) Real Decreto 1345/2007, de 11 de octubre, por el que se regula el procedimiento de autorización, registro y condiciones de dispensación de los medicamentos de uso humano fabricados industrialmente, y las modificaciones hechas por el Real Decreto 686/2013, de 16 de septiembre, y por el Real Decreto 717/2019, de 5 de diciembre

Uno de los mayores problemas que la industria farmacéutica ha encontrado a la hora de comercializar productos con plantas medicinales como medicamentos, y que las leyes del medicamento de 1990 y 2006 no han conseguido solucionar, es el cumplimiento de las grandes exigencias de eficacia, seguridad y calidad que se requieren, simplemente porque las plantas son seres vivos. Así, se pueden encontrar dos plantas de la misma especie botánica que presenten grandes variaciones en su composición, tanto cuantitativas como cualitativas.

El problema de no poder autorizar de manera rápida y sencilla los medicamentos con plantas medicinales tiene alcance europeo. Para aportar soluciones, se elabora una directiva europea, de la que nace el concepto de *medicamentos tradicionales a base de plantas (MTP)*. En esta directiva se establece una diferencia entre los dos tipos de medicamentos con plantas que pueden encontrarse en el mercado:

a) *Medicamentos a base de plantas (MBP)*. Son medicamentos constituidos exclusivamente por principios activos de origen vegetal o sus preparados, solos o en combinación.

b) *Medicamentos tradicionales a base de plantas* (*MTP*). Aquellos a base de plantas que cumplan los siguientes requisitos:

  - Que, por su composición o su finalidad, estén destinados y concebidos para utilizarse sin el control de un médico, a efectos de diagnóstico, prescripción o seguimiento de un tratamiento.
  - Que se administren según una dosis o posología determinada, estando destinados a su consumo oral, externo o por inhalación.
  - Haber demostrado un uso tradicional durante un periodo determinado, considerando como tal 30 años; uso que, durante al menos 15 de esos años, deberá haber tenido lugar en la Unión Europea.
  - Carecer de efectos nocivos, considerando las condiciones de uso establecidas.
  - Poder deducirse su eficacia por la experiencia de una larga tradición.

En España, la Directiva 2004/24/CE del Parlamento Europeo y del Consejo, de 31 de marzo de 2004, se transpone en el *Real Decreto 1345/2007, de 11 de octubre, por el que se regula el procedimiento de autorización, registro y condiciones de dispensación de los medicamentos de uso humano fabricados industrialmente* y las modificaciones hechas por el Real Decreto 686/2013, de 16 de septiembre, y por el Real Decreto 717/2019, de 5 de diciembre.

Estos medicamentos tradicionales con plantas tienen varias características diferenciadoras con respecto a los antiguos registros especiales:

- Su código nacional es superior a 650 000, como el de cualquier otro medicamento.
- En las indicaciones de la ficha técnica y el prospecto, se recoge expresamente que la eficacia para la indicación aprobada se basa exclusivamente en el uso tradicional.

RECUERDA

- ✓ Las plantas medicinales son medicamentos eficaces y seguros para el tratamiento de determinadas patologías, si bien no siempre es fácil demostrar la eficacia y la seguridad empleando los métodos habituales disponibles.
- ✓ Los medicamentos con plantas medicinales se regulan mediante el Real Decreto Legislativo 1/2015, de 24 de julio, y el Real Decreto 1345/2007, de 11 de octubre.
- ✓ Las plantas medicinales que hagan referencia a propiedades terapéuticas, diagnósticas o preventivas son medicamentos, y, por tanto, su dispensación al público se realiza exclusivamente en las oficinas de farmacia.
- ✓ Se autoriza la venta libre de productos con plantas medicinales tradicionalmente consideradas como medicinales, siempre y cuando no hagan referencia a propiedades terapéuticas, diagnósticas o preventivas. En este caso, la venta puede tener lugar en las farmacias o fuera de ellas.
- ✓ Todavía quedan puntos por desarrollar en la legislación española sobre plantas medicinales, como la elaboración de un listado de plantas de uso prohibido o restringido, en función de su toxicidad, tal y como se recoge en el artículo 51.2 de la *Ley de garantías y uso racional de medicamentos y productos sanitarios* (existía un listado de 197 plantas prohibidas o restringidas, publicado en la Orden SCO 190/2004, que ha sido derogado).

8.4. Droga vegetal: partes de la planta con actividad farmacológica

La parte de la planta medicinal que tiene utilidad en terapéutica es denominada droga (vegetal). Contiene el principio o los principios activos con actividad farmacológica.

Las partes de la planta susceptibles de ser una droga son, entre otras, las siguientes:

- *Hojas.* Las cuales pueden ser usadas frescas o secas. Por ejemplo, la hoja de sen *(Cassia angustifolia)*, con actividad laxante.
- *Flores.* Bien en sus manifestaciones simples, bien agrupadas en inflorescencias. Es conveniente recogerlas cuando se encuentren totalmente abiertas (esto es, generalmente a mediodía). Por ejemplo, las inflorescencias de manzanilla *(Matricaria chamomilla)*, con efecto digestivo (figura 8.4).
- *Frutos.* Contienen las semillas. Pueden ser usados frescos o desecados. Por ejemplo, los frutos de hinojo *(Foeniculum vulgare)*, que tienen acción carminativa.

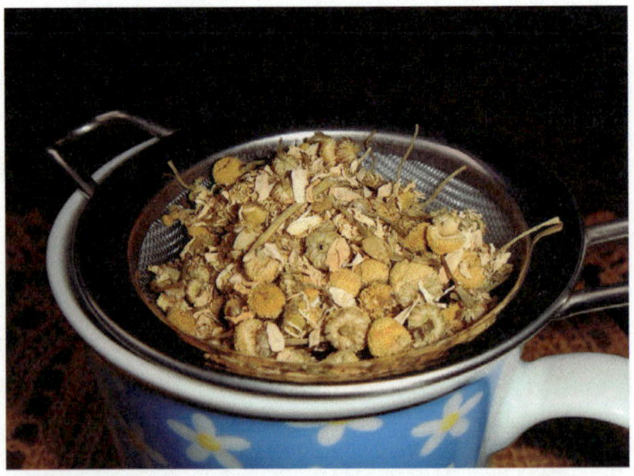

Figura 8.4
Flores de camomila para infusión.

- *Semillas.* Son las responsables de la reproducción de las plantas. Se recogen después de secar los frutos. Por ejemplo, las semillas de lino *(Linum usitatissimum),* usadas para tratar el estreñimiento.
- *Pedúnculos.* Son el nexo de unión entre el fruto y la planta. Son conocidos, por ejemplo, los de la cereza, que se usan como diurético.
- *Raíces.* Su misión es sujetar la planta al suelo, además de obtener los productos necesarios para la nutrición, como el agua y las sales minerales. Por ejemplo, cabe citar la raíz de *ginseng (Panax ginseng),* usada como tónico, así como la raíz de genciana *(Gentiana lutea),* empleada como estimulante del apetito.
- *Tallos.* Parte que da soporte a las zonas aéreas de la planta. Generalmente, se emplean tallos de plantas carnosas, que son secados y después troceados. Un ejemplo son los tallos estériles de la cola de caballo *(Equisetum arvense),* que se utilizan, entre otras cosas, como diurético.
- *Bulbos.* Tallos subterráneos de las plantas; contienen sustancias de reserva. Por ejemplo, podemos mencionar el bulbo del ajo *(Allium sativum),* que, entre sus múltiples acciones, es hipocolesterolemiante.
- *Cortezas.* Parte externa de los tallos y las raíces. Se suelen desprender con facilidad y recolectar en la primavera, antes de la floración. Mencionaremos la corteza de frángula *(Rhamnus frangula),* de acción laxante.
- *Sumidad.* Es el conjunto de toda la parte aérea de la planta, con o sin flores. Por ejemplo, la sumidad de la efedra *(Ephedra sp.).*

Actividad propuesta 8.1

Busca tres plantas medicinales cuya droga sean las raíces, y otras tres en las que la droga sea el fruto.

8.5. Composición química de las plantas

Todas las plantas, sean medicinales o no, están compuestas de agua, sales minerales y sustancias orgánicas, pero no en las mismas proporciones. Las plantas medicinales, además, poseen principios activos, que les proporcionan efectos preventivos o terapéuticos. Estos, muchas veces, tienen poca importancia para la planta (incluso los considera desechos), pero son muy útiles en terapéutica. Es importante, además, destacar que la actividad de todos los principios activos juntos en la droga es diferente de la que puedan tener por separado.

Las plantas, como seres vivos, tienen reacciones de metabolismo primario, que pueden ser de dos tipos: reacciones de degradación de moléculas, para obtener energía (es decir, de catabolismo), y reacciones de síntesis de sustancias a partir de moléculas más sencillas (o de anabolismo). Pero, además de este metabolismo primario, poseen un metabolismo secundario, que les permite producir y acumular compuestos de naturaleza química diversa. Estos productos derivados del metabolismo secundario son los llamados metabolitos secundarios o productos naturales, que desempeñan las funciones ecológicas terapéuticas, entre otras.

La composición química de las plantas se puede dividir en dos grandes grupos: productos del metabolismo primario y productos metabolismo secundario.

8.5.1. Productos del metabolismo primario

Las sustancias correspondientes al metabolismo primario encuentran en todas las plantas. Desempeñan un papel fundamental en este metabolismo, también llamado básico. Son los glúcidos, las grasas y las proteínas.

A) Glúcidos

Los glúcidos, en las plantas, ejercen funciones energéticas y de sostén o estructurales, y actúan como constituyentes precursores de diversos metabolitos. Dentro de los glúcidos, podemos citar los siguientes:

- *Monosacáridos y derivados.* Son las unidades fundamentales de los hidratos de carbono. Son moléculas formadas por carbono, hidrógeno y oxígeno. Destacan los siguientes: glucosa, fructosa, sorbitol y manitol (estos últimos muy usados como edulcorantes).
- *Disacáridos.* Formados por la unión de dos unidades de monosacáridos. Destaca el azúcar blanco o sacarosa, compuesta por la unión de glucosa y fructosa.
- *Oligosacáridos.* Contienen entre tres y diez unidades de monosacáridos. Por ejemplo, la gelosa, que se obtiene de las algas *Chondrus* y *Gelidium;* se usa como laxante y protector gástrico, y se la conoce como agar-agar.
- *Polisacáridos.* Glúcidos formados por la unión de más de diez monosacáridos. Destacan los siguientes:
  - *Almidón.* Polímero de la glucosa, con función de reserva energética. Plantas con alto contenido en almidón son, por ejemplo, el maíz, los guisantes y la patata.
  - *Inulina.* Polímero de fructosa. Entre sus beneficios, encontramos la mejora del estreñimiento.
  - *Mucílagos.* Son derivados gelatinosos con gran capacidad para retener líquidos. Su acción terapéutica es emoliente, laxante suave, antiinflamatoria y antitusígena. Son útiles para las afecciones del aparato digestivo, de la piel y como protectores de los conductos digestivos y respiratorios. Además, se usan en los tratamientos antiobesidad, ya que producen sensación de saciedad; por ejemplo, las semillas de plantago *(Plantago ovata).*

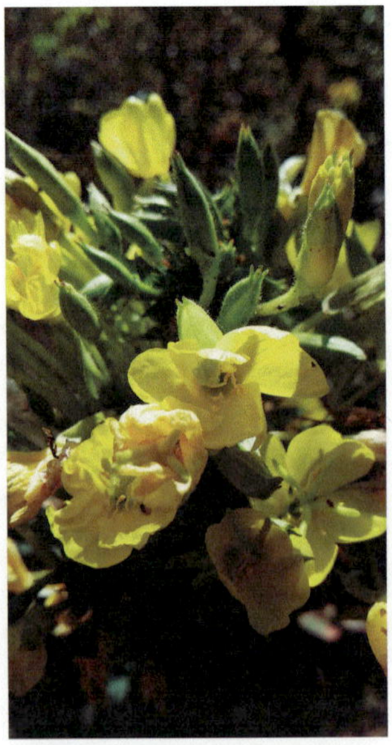

Figura 8.5
Planta de onagra.

B) Lípidos

Los lípidos son un grupo heterogéneo de sustancias orgánicas. Se pueden agrupar en lípidos simples y lípidos complejos.

Algunas plantas ricas en lípidos son, por ejemplo, el girasol, el maíz, la soja y el olivo. Los aceites de girasol y soja reducen el colesterol en la sangre.

El aceite de oliva, además, es laxante y emoliente (para las afecciones de la piel).

El aceite de onagra se obtiene de las semillas de *Oenothera biennis L.*, y se utiliza en preparados cosméticos para prevenir el envejecimiento (figura 8.5).

C) Aminoácidos, péptidos y proteínas

Los aminoácidos son las unidades básicas de las proteínas. Por su parte, los péptidos son la unión de, como mucho, diez aminoácidos. Las proteínas son la unión de más de diez aminoácidos, y en la planta ejercen funciones fundamentalmente plásticas o estructurales. Una planta en la que están presentes las proteínas es, por ejemplo, la piña *(Ananas ananas):* los frutos y los tallos poseen bromelina, una proteína con acción enzimática que se usa para las dispepsias y como anticelulítico tópico, debido a su acción proteolítica.

D) Sales minerales

Las sales minerales representan menos del 5 % de la composición de la planta. Sin embargo, tienen una gran importancia. Las plantas que contienen sales minerales en cantidades elevadas son, por ejemplo, el ajo *(Allium sativum),* la alfalfa y la cola de caballo *(Equisetum arvense).*

8.5.2. Productos del metabolismo secundario

Los metabolitos secundarios son los productos resultantes de las reacciones específicas del metabolismo secundario. Existen muchas diferencias entre los productos del metabolismo primario y los del secundario. Así, por ejemplo, los productos naturales tienen una distribución específica en el reino vegetal; es decir, no todos los metabolitos secundarios se encuentran en todos los grupos de plantas. Es más, a menudo su producción está restringida a un determinado género de plantas, a una familia o incluso a algunas especies. Además, se sintetizan en pequeñas cantidades. Pueden tener aplicaciones como medicamentos, insecticidas, herbicidas, perfumes o colorantes, entre otras. En cuanto a la composición de metabolitos secundarios, no solo existe variación interindividual, sino también intraindividual; es decir, es variable a lo largo del ciclo vital. Los productos del metabolismo secundario se agrupan en cuatro clases principales, que se explican a continuación:

A) Glucósidos

Se denominan así las moléculas formadas por la unión de una glucosa con otra sustancia no glucosídica. Hay diferentes grupos de glucósidos. Algunos de ellos son los siguientes:

- *Saponinas.* Estas moléculas son glucósidos esteroideos, y tienen propiedades detergentes.
- *Glucósidos cardiotónicos.* De estructura similar a las saponinas esteroideas, entre ellos destacan la digoxina y la digitoxina –usada para el tratamiento de la insuficiencia car-

diaca congestiva–, moléculas presentes en plantas como la digital o dedalera *(Digitalis purpurea)*.

- *Glucósidos cianogénicos.* Como su nombre indica, tienen un grupo *ciano.* Cuando las células de la planta que contienen este tipo de sustancias se rompen o dañan –entre otras formas, triturando o masticando–, los glucósidos cianogénicos y las enzimas que los degradan entran en contacto, y entonces se libera cianuro. Un ejemplo de estas plantas son las almendras amargas.
- *Glucósidos antraquinónicos.* La parte no glucídica es una molécula derivada de la antraquinona. Tienen un efecto laxante, y las podemos encontrar en plantas medicinales como el *Aloe sp.* y el *Rhamnus sp.*

B) Alcaloides

Los alcaloides son un grupo muy amplio de sustancias con algunas características comunes. Así, todas ellas presentan nitrógeno en sus moléculas; tienen carácter alcalino, y poseen un elevado poder farmacológico, incluso a dosis bajas, por lo que pueden causar intoxicaciones. Algunas plantas ricas en alcaloides con poca toxicidad son el café *(Coffea sp.)* y el té *(Camelia sinensis),* que contienen cafeína, o el cacao *(Theobroma cacao),* que presenta teobromina, un alcaloide conocido como bases xánticas. Otros alcaloides son la nicotina, que se encuentra en la planta del tabaco *(Nicotiana tabacum)* (figura 8.6), y la patata, que contiene solanina. Un alcaloide más, importante en el mundo terapéutico, es la atropina, que se encuentra en la *Atropa belladonna;* tiene actividad antiespasmódica y, además, disminuye las secreciones y dilata la pupila.

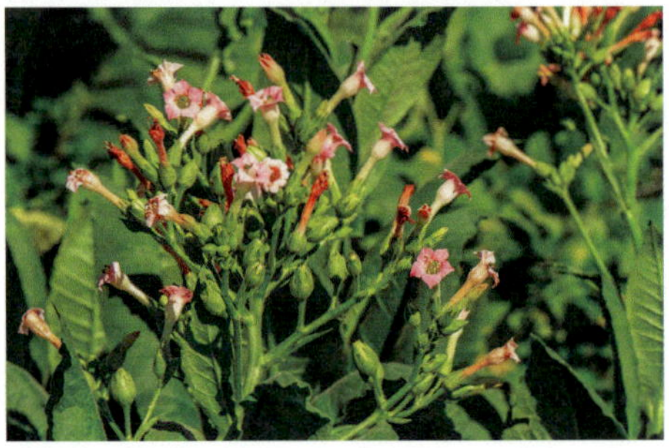

Figura 8.6
Planta de tabaco.

Cabe destacar, por su importancia en terapéutica, el opio, que es el látex de las cápsulas de amapola blanca o adormidera *(Papaver somniferum),* el cual contiene una mezcla de más de 20 alcaloides diferentes, entre los que se encuentran la morfina y la codeína, usados como analgésicos centrales.

SABÍAS QUE...

El nombre de la planta *Atropa belladonna* deriva de que, en el siglo XV, las mujeres usaban esta planta para embellecerse, debido a su efecto dilatador de las pupilas. De ahí el nombre *bella donna,* que significa mujer bella en italiano.

C) Terpenos

Los terpenos son el grupo de metabolitos secundarios más numeroso. Todos ellos derivan de una molécula de cinco átomos de carbono, denominada isopreno. En función del número de unidades de isopreno que contengan, se clasifican en monoterpenos, diterpenos, triterpenos, politerpenos, etc.). Son productos de naturaleza oleosa y, por lo tanto, insolubles en agua.

Los terpenos están presentes en los aceites esenciales; por ejemplo, el linalol en los cítricos o el pineno en el pino. Algunos son usados en terapéutica, por sus propiedades antirreumáticas y rubefacientes, como el mentol, que está presente en la esencia de menta, o el alcanfor, un terpenoide empleado como expectorante y balsámico de las vías respiratorias.

Además de los anteriores, algunos autores consideran los esteroides como derivados del isopreno (triterpenos).

D) Compuestos fenólicos

Este grupo de metabolitos secundarios es muy variado, pero todos ellos contienen una molécula de fenol (benceno con grupo hidroxilo). Dentro de los compuestos fenólicos, se encuentran las cumarinas, los flavonoides, la lignina y los taninos.

- Las cumarinas son conocidas como antivitaminas K, ya que son moléculas con actividad procoagulante o antihemorrágicas. Están presentes en muchos vegetales de hoja verde, como las espinacas.
- El de los flavonoides es un grupo muy variado de sustancias. Destacan las antocianinas (pigmentos responsables del color de algunas flores y plantas), las isoflavonas, etc.
- Los taninos son compuestos hidrosolubles de sabor amargo que abundan en muchas plantas y frutos. Son astringentes, por lo que se utilizan para el tratamiento de los procesos diarreicos. Los taninos se encuentran en las agallas de roble, las hojas de nogal, el frambueso, los frutos y las hojas del arándano, entre otras plantas.

Actividad propuesta 8.2

Explica a qué grupo de productos naturales pertenecen:

a) La morfina.
b) La digoxina.
c) La cafeína.
d) El alcanfor.
e) El mentol.

8.6. Grupos farmacológicos de plantas medicinales

Las plantas medicinales son difíciles de clasificar, pues muchas veces presentan distintas actividades, tienen varios principios activos, o se utilizan diferentes partes. Además, una misma planta puede ser incluida dentro de dos o más grupos. El sistema de clasificación que se usará es el ATC (Anatómico, Terapéutico, Químico).

- *Grupo A. Plantas medicinales del aparato digestivo.* Entre ellas, cabe destacar las que se detallan a continuación:

  - *A01. Estomatológicas.* Para las aftas bucales o como antisépticos para la boca; por ejemplo, la caléndula *(Calendula officinalis).*
  - *A02. Plantas carminativas o antiflatulentas.* Sirven para eliminar los gases que se forman en el intestino. Cabe destacar el anís estrellado *(Illicium verum),* el anís verde *(Pimpinella anisum)* y los frutos de hinojo *(Foeniculum vulgare).*
  - *A03. Antiulcerosas.* Para las úlceras gastroduodenales y la gastritis; en general, para las problemas de acidez. Entre otras, se utilizan las raíces, el rizoma y los estolones del regaliz *(Glycyrrhiza glabra),* o las inflorescencias de la manzanilla o la margarita *(Matricaria chamomila).*
  - *A04. Antieméticas.* Sirven para controlar los vómitos. La única planta con esta actividad de la que se disponen estudios es el rizoma de jengibre *(Zingiber officinale).* Además, podemos mencionar la raíz de ipecacuana como planta con actividad emética, es decir, que provoca el vómito.

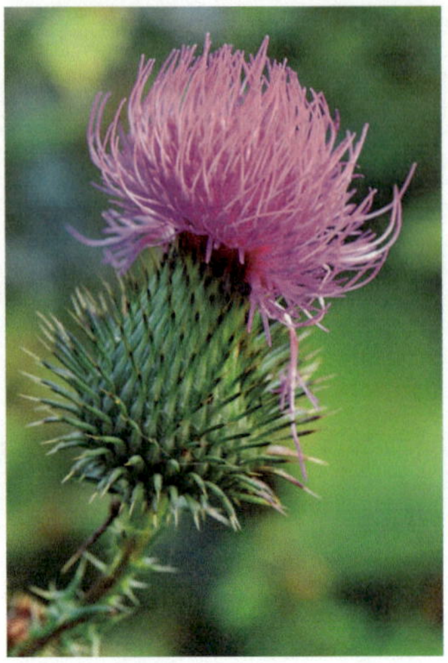

Figura 8.7
Cardo mariano.

  - *A05. Colagogas y coleréticas.* Favorecen la producción (coleréticas) y la liberación de bilis (colagogas). Destacan en este grupo las hojas de alcachofa *(Cynara scolymus),* las hojas de boldo *(Peumus boldus)* y el cardo mariano *(Sylybum marianum)* (figura 8.7)
  - *A06. Laxantes.* Regulan la función intestinal. Se pueden distinguir varios grupos:

    - *Laxantes estimulantes.* Actúan en un plazo corto de tiempo (de 6 a 12 horas); podemos citar las hojas de aloe *(Aloe spp.),* la corteza frángula *(Rhamnus frangula),* la cáscara sagrada *(Rhamnus purshiana),* las hojas, flores y frutos de sen *(Cassia angustifolia),* y el aceite de ricino *(Ricinus communis).*
    - *Laxantes mecánicos.* Son laxantes que retienen agua, que ablanda e incrementa el volumen de las heces, lo cual estimula el peristaltismo y facilita la evacuación. Están recomendados cuando no sea necesario un efecto rápido y en las personas mayores, embarazadas, etc. Podemos mencionar los siguientes: *Plantago ovata, Fucus vesiculosus,* semillas de lino y semillas de zaragatona *(Plantago psyllium).*
    - *Laxantes osmóticos.* Actúan incrementando la presión osmótica del interior del intestino delgado, lo que provoca la liberación de agua hacia la luz intestinal e induce una evacuación intestinal rápida, generalmente en cuatro horas. Por ejemplo, ciruelas *(Prunas domestica)* y flores de hibisco *(Hibiscus sabdariffa).*

  - *A07. Antidiarreicos o astringentes.* Indicados para los casos de diarrea; generalmente, las plantas con esta actividad son ricas en taninos; como ejemplos, la corteza de abedul *(Betula alba),* las hojas de nogal *(Juglans regia),* la raíz de ratania *(Krameria triandra)* o las corteza y agallas de roble *(Quercus spp.).*
  - *A08 Control de peso.* Entre las plantas para este fin, se distinguen las que siguen:

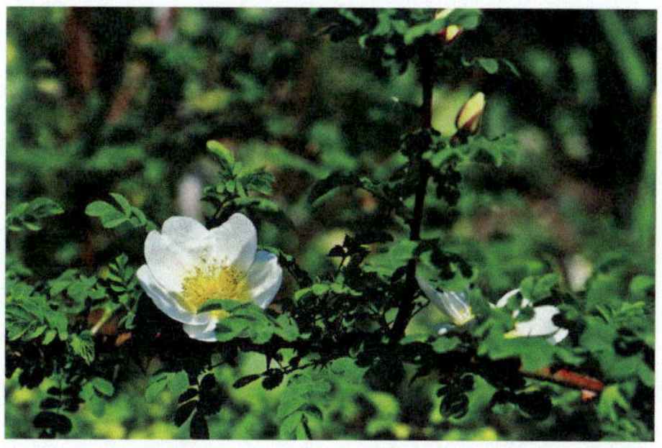

Figura 8.8
Camellia sinensis (té verde).

- *Plantas saciantes.* Son ricas en mucílagos. Se toman media hora antes de las comidas, con bastante agua, lo cual provoca un incremento de hasta cien veces su volumen y una sensación de saciedad. Destacan la ispágula, la zaragatona, el konjac y el alga fucus *(Fucus vesiculosus).*
- *Plantas inhibidoras de la lipogénesis.* Inhiben la conversión de glúcidos en lípidos. Destacan los frutos de garcinia *(Garcinia cambogia).*
- *Plantas termogénicas y diuréticas.* Destacan las hojas de té verde *(Camellia sinensis)* (figura 8.8) y el ortosifón *(Orthosiphon sp.).*

- *A09. Digestivas.* Aumentan la secreción de jugos gástricos para favorecer el proceso de la digestión. Hay muchas plantas con esta actividad. Destacaremos la hierbaluisa, la manzanilla, la salvia y la piña.
- *A10. Coadyuvantes para el tratamiento de la diabetes.* La goma guar es el producto obtenido de las semillas de *Cyamopsis tetragonolobus.* Inhibe la absorción de glucosa y lípidos, y tiene, además, poder saciante.
- *A11. Vitamínicas.* Zanahoria *(Daucus carota)* y levadura de cerveza, entre otras muchas.
- *A12. Tónicas y reconstituyentes.* Estimulan las funciones de los órganos más débiles, para recuperar la energía. Destacan la corteza de catauba *(Erythroxylum catauba),* las raíces de eleuterococo *(Eleutherococcus senticosus),* las raíces de ginseng *(Panax ginseng),* el alga espirulina *(Spirulina maxima)* y el guaraná *(Paullinia cupana).*
- *A13. Estimulantes del apetito.* También se llaman amargas. Actúan sobre la función gástrica y estimulan el apetito, por lo que se emplean antes de las comidas. Se pueden citar la sumidad florida de ajenjo *(Artemisia absinthium)* y la raíz de genciana *(Gentiana lutea).*

- *Grupo B. Plantas medicinales de la sangre y los órganos hematopoyéticos*

  - *B01. Hemostáticos.* Propician una coagulación sanguínea rápida. Por ejemplo, la bolsa de pastor *(Capsella bursa pastoris).*

- *Grupo C. Plantas medicinales del aparato cardiovascular*

  - *C01. Cardioterapia.* Se usan como tónicos cardiacos. Por ejemplo, la digital *(Digitalis purpurea).*
  - *CO2. Antihipertensivos.* Disminuyen la presión arterial. Destacan la corteza y las hojas de boj *(Buxus sempervirens),* y las hojas de olivo *(Olea europaea)* o el bulbo de ajo *(Allium sativum).*
  - *C03. Diuréticos.* Aumentan la producción y eliminación de orina. Se utilizan las hojas y yemas de abedul *(Betula pendula),* las raíces y hojas de bardana *(Arctium lappa),* los tallos de cola de caballo *(Equisetum arvense),* el diente de león *(Taraxacum officinale),* y las hojas y los tallos del ortosifón o té de Java.

- *C04. Mejoradores de las funciones cognoscitivas.* Se utilizan para mejorar los procesos de atención y la memoria. En este grupo se encuentra el *Ginkgo biloba.*
- *C05. Tónicos venosos.* Favorecen la circulación sanguínea. Entre sus indicaciones, encontramos, por ejemplo, el tratamiento de las piernas cansadas o la insuficiencia venosa periférica (IVP). Destacan los frutos de arándanos *(Vaccinium myrtillus),* las semillas, hojas y cortezas del castaño de Indias *(Aesculus hippocastanum),* la corteza y las hojas de hamamelis *(Hamamelis virginiana),* el rizoma y las raíces de rusco *(Ruscus aculeatus),* y las hojas y frutos de la vid roja *(Vitis vinifera).*
- *C06. Hipolipemiantes o antiateromatosos.* Disminuyen la concentración de los lípidos en la sangre, y evitan la formación de las placas de ateroma. Estas sustancias se encuentran en el bulbo de ajo *(Allium sativum)* o el olivo *(Olea europaea)* y alcachofa *(Cynara scolymus).*

- *Grupo D. Plantas medicinales dermatológicas.* Para el uso dermatológico, los productos extraídos de las plantas se clasifican en los siguientes grupos:

- *D01. Emolientes y protectores.* Forman una barrera sobre la piel, y suavizan la parte inflamada; por ejemplo, la flor de malva *(Malva sylvestris),* la rosa mosqueta, el aloe, el olivo, etc.
- *D02. Cicatrizantes.* Favorecen la cicatrización de heridas, quemaduras, etc., como las inflorescencias de caléndula *(Calendula officinalis),* el aloe vera (figura 8.9), la centella asiática *(Hydrocotyle asiática)* y la rosa mosqueta *(Rosa rubiginosa).*

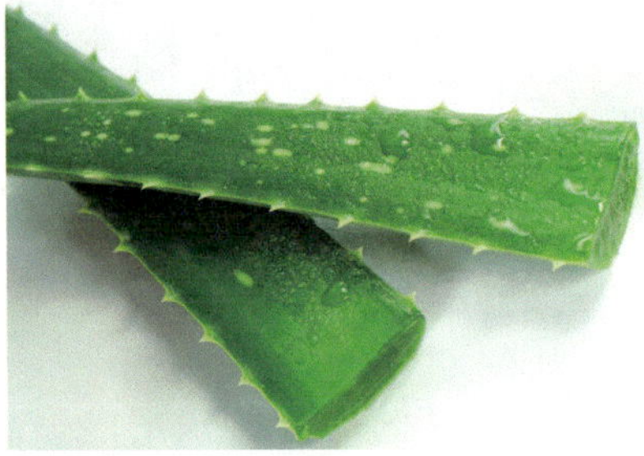

Figura 8.9
Hojas de aloe vera.

- *Grupo G. Plantas medicinales del aparato genitourinario y las hormonas sexuales.* Las plantas medicinales que sirven para curar los malestares de estas zonas anatómicas se clasifican en los siguientes grupos:

- *G01. Fitoestrógenos.* Mejoran los síntomas de la menopausia. Son muy usadas la sumidad florida, las semillas de la alfalfa *(Medicago sativa)* y las semillas de soja.
- *G02. Coadyuvantes del tratamiento benigno de próstata.* Por ejemplo, *Pygeum africanum.*
- *G03. Antisépticos urinarios.* Se usan para evitar las infecciones de todo el tracto urinario. Se emplean las sumidades floridas de brezo *(Erica cinerea),* las hojas de gayuba *(Arctostaphylos uva-ursi),* el grosellero negro y el arándano americano *(Vaccinium macrocarpon).*

- *Grupo M. Plantas medicinales del aparato locomotor.* Los grupos fitoterapéuticos para el tratamiento de los problemas relacionados con el sistema musculoesquelético son los que siguen:

- *M01. Antiinflamatorios.* La flor de árnica *(Arnica montana),* las hojas del grosellero negro *(Ribes nigrum),* las raíces de harpagofito *(Harpagophytum procumbens),* la corteza de las ramas jóvenes de sauce *(Salix alba),* la sumidad florida de ulmaria *(Filipendula ulmaria)* y la uña de gato *(Uncaria tomentosa).* Muchas de ellas, además, son analgésicas y antipiréticas.

- *M02. Rubefacientes.* Estimulan el flujo sanguíneo, y provocan calentamiento y enrojecimiento de la piel. Están indicadas para el tratamiento sintomático de los dolores musculares y reumáticos. Destacan las semillas de la mostaza negra *(Brassica nigra)* y las hojas y los frutos del laurel *(Laurus nobilis).*
- *M03. Antigotosas.* Se usan para prevenir los ataques de gota.

• *Grupo N. Plantas medicinales del sistema nervioso central.* Los grupos que encontramos en esta categoría son los siguientes:

- *N01. Analgésicos.* Eliminan o calman el dolor. Como analgésico central, podemos citar el opio, que es el látex seco de las cápsulas de adormidera *(Papaver somniferum)* y que contiene numerosos alcaloides, como la morfina. Además, mencionaremos el sauce blanco *(Salix alba).*
- *N02. Hipnóticos y sedantes.* Indicados para reducir la ansiedad y el insomnio. Encontramos muchas plantas medicinales dentro de este grupo; por ejemplo, las sumidades de amapola de California *(Eschscholzia sp.),* las flores de azahar *(Citrus aurantium),* la sumidad del espino blanco *(Crataegus oxyacantha),* los estróbilos de lúpulo *(Humulus lupulus),* las hojas de melisa *(Melissa officinalis),* la sumidad aérea de pasiflora *(Passiflora incarnata)* (figura 8.10), las inflorescencias de tila *(Tilia cordata)* y las raíces de valeriana *(Valeriana officinalis);* todas ellas con carácter hipnótico y sedante.

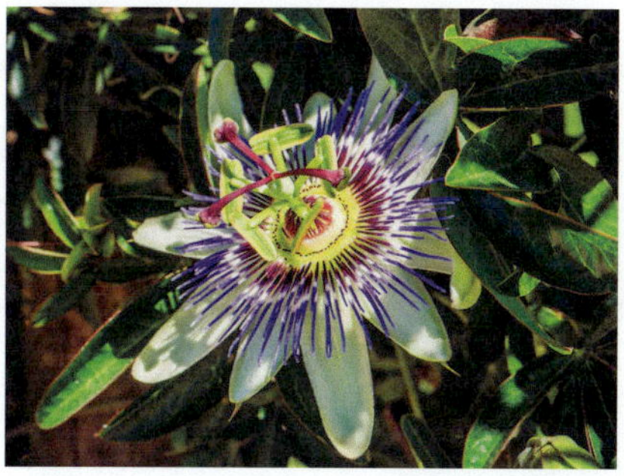

Figura 8.10
Pasiflora incarnata.

- *N03. Antidepresivos.* El hipérico, o hierba de san Juan *(Hypericum perforatum),* presenta acción antidepresiva.

• *Grupo P. Plantas medicinales antiparasitarias*

- *P01. Antipalúdicas o antimaláricas.* Se usa la corteza de quina *(Cinchona officinalis).*
- *P02. Antihelmínticos.* El abrótano macho *(Artemisia abrotanum)* presenta en sus hojas y sumidades floridas principios activos con acción antihelmíntica y antiespasmódica.

• *Grupo R. Plantas medicinales del aparato respiratorio.* Para el aparato respiratorio, los fitoterapéuticos se clasifican en los siguientes grupos:

- *R01. Descongestivos faríngeos.* Se usan las raíces, las hojas y las flores de altea o malvavisco *(Althaea officinalis),* con actividad demulcente (los mucílagos recubren la mucosa, especialmente la orofaríngea, protegiéndola de las inflamaciones locales).
- *R02. Antitusivos.* El pensamiento *(Viola tricolor),* las flores y las hojas de malva *(Malva sylvestris),* la sumidad aérea de llantén *(Plantago major),* la sumidad de drosera *(Drosera rotundifolia)* y la cebolla.
- *R03. Expectorantes y mucolíticos.* Se utilizan la sumidad aérea del tomillo *(Thymus communis),* las cortezas, hojas, raíces, inflorescencias y frutos de saúco *(Sambucus nigra),* la sumidad de pulmonaria *(Pulmonaria officinalis),* las yemas, hojas, corteza y resina del pino silvestre *(Pinus silvestris),* la inflorescencia y hoja de ortiga blanca *(Lamium album),*

la sumidad florida del orégano *(Origanum vulgare)* y las hojas de eucalipto *(Eucalyptus globulus)*.

- *R04. Preparados anticatarrales.* Las flores de gordolobo (figura 8.11) y las hojas y la sumidad florida de hisopo *(Hyssopus officinalis)* presentan principios activos con acción expectorante, antitusiva y emoliente (eliminan y previenen la inflamación).

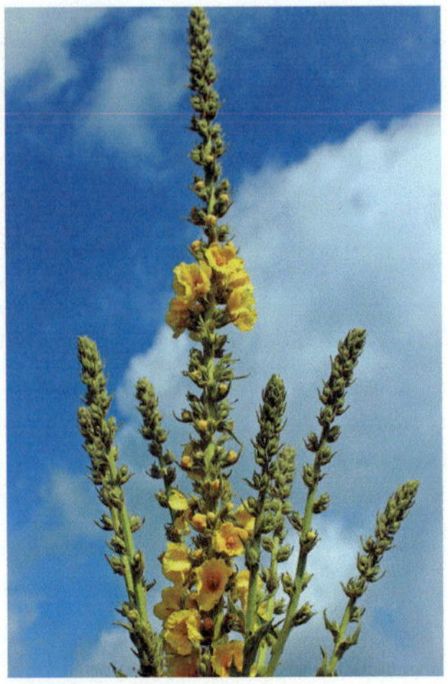

Figura 8.11
Flores de gordolobo.

- *Grupo S. Plantas medicinales de los órganos de los sentidos*
  - *S01. Descongestionantes oculares.* Indicados para los ojos irritados. Algunas plantas medicinales con esta actividad son, por ejemplo, la *Hamamelis virginiana* y la manzanilla *(Matricaria chamomilla)*.

- *Grupo V. Plantas medicinales del sistema inmunitario*
  - *VO1. Inmunomoduladores.* Por ejemplo, la *Echinacea purpurea*.

Actividad propuesta 8.3

En cada uno de los siguientes casos, propón las plantas medicinales (una o varias) que, en tu opinión, sean más apropiadas:

a) Mujer de 35 años con estreñimiento de larga duración.
b) Hombre de 55 años con dificultad para dormir, debido al nerviosismo y la ansiedad.
c) Mujer de 30 años que siente las piernas cansadas.
d) Paciente que quiere tomar un complejo vitamínico con algún suplemento que le aporte vitalidad, porque se siente cansado.
e) Bebé que sufre cólico del lactante.

8.7. Preparación y presentación de los medicamentos fitoterapéuticos

En este apartado explicaremos cómo se obtienen los principios activos para la elaboración de medicamentos fitoterapéuticos y, a continuación, cuáles son las formas galénicas más habituales en las que presentan.

8.7.1. Elaboración

Para elaborar medicamentos fitoterapéuticos, el primer paso es la recolección de la planta o la droga (la parte de la planta que contiene los principios activos), un procedimiento claramente definido para cada planta medicinal.

Tras la recolección, en algunos casos se procederá al secado de la misma, y el siguiente paso consistirá en la extracción de los principios activos.

Esta extracción se puede hacer por métodos mecánicos, si la droga es fresca; por ejemplo, por incisión, consistente en hacer pequeños cortes en la superficie de la parte de la planta de la que desee extraerse el zumo (así se obtiene el opio de la adormidera). También puede llevarse a cabo la extracción mecánica por expresión, que consiste en presionar fuertemente la droga. El producto resultante se llama zumo.

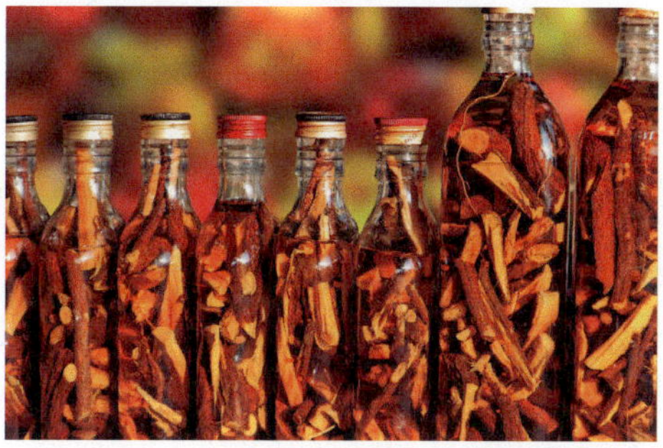

Figura 8.12
Preparación de alcanfor.

Si la droga tiene poca cantidad de agua, o si se ha procedido a su desecación, la extracción se hace con disolventes. Si el disolvente no se recambia, esta se denomina extracción discontinua o estática. Encontramos procesos como la maceración, si la droga y el disolvente se mantienen un determinado tiempo a temperatura ambiente (figura 8.12). Si la temperatura sube a 50-60 °C, se habla de digestión. Si es a 100 °C, se trata de una infusión (cuando el tiempo de contacto es de pocos minutos) o una cocción (cuando el tiempo es mayor). Existe, además, una extracción con disolventes continua, ya que el disolvente se recambia constantemente; la percolación es un procedimiento de este tipo.

8.7.2. Formas galénicas de los medicamentos fitoterapéuticos

Las preparaciones galénicas más utilizadas de forma tradicional desde la antigüedad son las siguientes:

1. *Tisanas*. Se pueden preparar de tres maneras diferentes, en función de la parte de la planta que se quiera usar:

   a) *Infusión*. Es una preparación a través de la cual se extraen los principios activos de la planta mediante agua hirviendo o muy caliente. Se deja reposar tapada entre 5 y 15 minutos. Luego, se filtra. Este modo de preparación es usado para las drogas que sean flores y hojas.
   b) *Cocción o decocción*. Proceso consistente en hervir la droga en agua durante 5-30 minutos, dependiendo de la dureza que presente. Es el método de elección cuando se utilizan las partes duras de la planta.
   c) *Maceración*. Se basa en extraer, en frío, los principios activos de la planta que se destruirían con el calor. Se pueden utilizar agua, aceite, alcohol o una mezcla hidroalcohólica. Las tinturas son maceraciones que llevan alcohol.

2. *Extractos*. La droga se macera en alcohol o agua, y se concentra por evaporación hasta obtener un extracto.
3. *Jarabes*. La base del jarabe es una solución sobresaturada de sacarosa en agua. A esta se le añade el principio activo en forma de infusión, cocimiento, extracto, etc., para obtener el jarabe medicinal.
4. *Zumos*. Son la parte líquida de un vegetal fresco. Se obtienen triturándolo, exprimiéndolo o prensándolo. El jugo se deja reposar y después se filtra.

5. *Polvos*. Las plantas secas se pulverizan en un mortero. El polvo obtenido se administra disuelto en un líquido o se acondiciona en cápsulas.
6. *Gargarismos y colutorios (enjuagues)*. Forma galénica líquida para aplicar sobre la mucosa de la garganta (gargarismos) o sobre la mucosa oral y los dientes (colutorios). Presenta efectos antisépticos y antiinflamatorios. Además, arrastra los restos que encuentren en dicha zona. Se usan la mirra diluida en agua, como colutorio, o el clavo de olor *(Eugenia caryophyllata)*.
7. *Baños*. Se preparan añadiendo al agua del baño una infusión o una decocción de la planta o la mezcla de plantas, o agregando aceites esenciales de plantas medicinales y aromáticas. El baño puede ser:

   a) *Frío.* 10-20 °C durante 1-3 minutos.
   b) *Fresco.* 20-28 °C durante unos 15 minutos.
   c) *Tibio.* 25-28 °C durante unos 20 minutos.
   d) *Caliente.* 35-40 °C durante 20 minutos.

8. *Compresa*. Gasa humedecida con la sustancia medicinal y aplicada sobre la zona. Se utiliza impregnando la gasa en el preparado (tisana, extracto, etc.) y aplicándola durante 5-10 minutos, varias veces al día. Se usa con plantas de actividad cicatrizante, antiséptica, descongestiva, tonificante o defatigante.
9. *Vahos*. Facilitan el drenaje de las mucosidades y los gérmenes. Los más conocidos son los de eucalipto *(Eucalyptus sp.)*. Pueden ser de dos tipos:

   a) *Generales.* Se ponen las plantas en un recipiente con agua hirviendo, y se tapa este con una toalla para aspirar los vahos (figura 8.13).
   b) *Locales.* Se usa el vaho por vía inhalatoria, nasal y bucal, para evitar que afecte a los ojos. Para ello, se utilizan inhaladores.

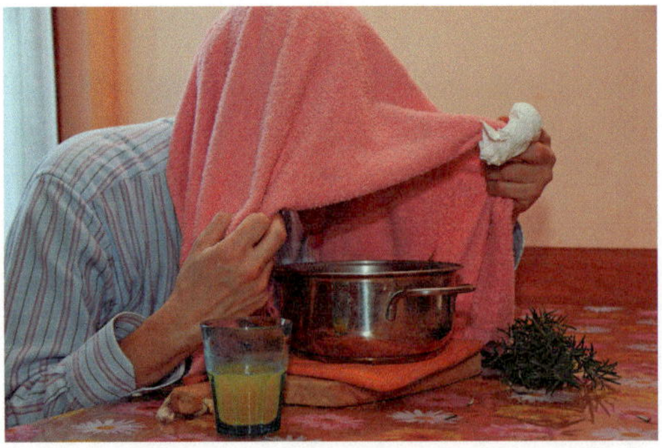

Figura 8.13
Vahos de romero.

10. *Fomentos*. Son compresas en caliente. Se impregna la gasa y se aplica, lo más caliente que se pueda resistir, durante 15-20 minutos. Después, es conveniente frotar la zona con agua fría, para activar la circulación. Se utilizan fomentos de abeto, eucalipto, tomillo, pino y tusílago.
11. *Cataplasma*. De uso externo, se prepara en forma de papilla, con agua y harina. Su acción es emoliente. Ya no se utiliza.
12. *Emplasto*. De uso externo, se coloca sobre la piel y se fija con un vendaje oclusivo. El principio activo sólido está mezclado con sustancias grasas y resinosas (emolientes o rubefacientes). Vehiculiza sustancias rubefacientes, y se utiliza para tratar forúnculos y zonas doloridas.

8.8. Dispensación de productos de fitoterapia

Existen diferentes maneras de comercializar y dispensar los productos a base de plantas medicinales:

- *Medicamentos a base de plantas que requieren prescripción médica.* Se precisa receta para su dispensación.
- *Medicamentos de venta libre.* No se requiere la intervención del personal médico, pero sí del personal de la farmacia. Dentro de este grupo, encontramos los medicamentos tradicionales a base de plantas (MTP), que se elaboran a partir de plantas medicinales de eficacia demostrada por su larga tradición de uso. Como hemos visto, se deben haber utilizado durante un período mínimo de 30 años en el mundo, al menos 15 de los cuales en la Unión Europea. El uso tradicional también garantiza su seguridad, para que puedan utilizarse sin la supervisión de un médico, de forma equivalente a los medicamentos no sujetos a prescripción médica. En España solo se pueden vender en las oficinas de farmacia.

La mayor parte de la población cree que, por ser productos de origen vegetal, están exentos de producir efectos secundarios o provocar interacciones con otros medicamentos. Pero no es siempre así, por lo que el papel del personal de la oficina de farmacia es esencial en la dispensación de este tipo de medicamentos: deberá aconsejar sobre su utilización y dar la información pertinente sobre los efectos, la forma de administración y las posibles interacciones, entre otras cosas.

Entre las funciones del técnico en farmacia y parafarmacia relacionadas con la dispensación de medicamentos a base de plantas medicinales, se incluyen las siguientes:

- Informar sobre el modo de uso y las posibles contraindicaciones.
- Preguntar al cliente si está tomando otro medicamento, para prevenir las interacciones.

Aparte de lo anterior, en ocasiones las plantas medicinales se venden sin referencia terapéutica. Se comercializan como complementos alimenticios o productos sanitarios. Así pues, no son considerados medicamentos y, por ello, se pueden vender fuera de las oficinas de farmacia: en las parafarmacias, los herbolarios e incluso los supermercados.

Actividades propuestas

8.4. Los cultivos de plantas medicinales están sometidos a fuertes controles. ¿Por qué crees que sucede esto? Menciona algunas de las plantas medicinales cuyos cultivos estén más vigilados. Esta actividad está relacionada con el ODS 3.5, sobre salud y bienestar, vinculado con la prevención del uso indebido de estupefacientes.

8.5. Como se ha visto, hay un peligro ligado al uso de plantas medicinales: la creencia popular de que no producen efectos secundarios. Investiga cuáles son los posibles efectos secundarios del hipérico, o hierba de San Juan.

8.9. Fuentes de información

Existen diversas fuentes de información acerca de las plantas medicinales, ya sean catálogos, bases de datos o sitios web.

8.9.1. Catálogo de plantas medicinales del Consejo General de Colegios Oficiales de Farmacéuticos

En el catálogo de plantas medicinales se pueden consultar la descripción de las plantas y los productos farmacéuticos a base de plantas, además de los siguientes datos: actividad, indicaciones y usos, reacciones adversas, contraindicaciones, interacciones, principios activos y especies que los contienen.

Además, incluye información acerca de las plantas medicinales que dan lugar a intoxicaciones, así como las interacciones más importantes con medicamentos, su utilización en condiciones especiales y el listado de plantas cuya venta al público queda prohibida o restringida.

El objetivo de este catálogo es recopilar los medicamentos existentes para facilitar la dispensación, la indicación y el seguimiento farmacoterapéutico, así como el cumplimiento de los acuerdos con las distintas administraciones.

8.9.2. Base de datos de plantas medicinales: BotPLUS

BotPLUS es un programa informático del Consejo General de Colegios Oficiales de Farmacéuticos (CGCOF) que dispone de toda la información sobre medicamentos, productos de parafarmacia y plantas medicinales. Se actualiza semanalmente. Se puede instalar en el ordenador de la oficina de farmacia, y existe la opción de consultarlo a través de internet. Contiene monografías de todas las plantas, así como información de ayuda para la dispensación.

www

Recursos web

A continuación, se presentan tres fuentes para hacer consultas sobre plantas medicinales en internet:

1. Página web del Consejo General de Colegios Oficiales de Farmacéuticos.
2. Página web Fitoterapia.net.
3. Página web del Centro de Investigación sobre Fitoterapia (INFITO).

Puedes acceder a estas páginas web escaneando los siguientes códigos QR:

QR1 QR2 QR3

Ideas clave

- La fitoterapia es el uso de plantas medicinales para prevenir, aliviar o curar enfermedades o dolencias.
- Cuando se indique que las plantas medicinales tienen actividad terapéutica, los productos serán considerados medicamentos y, por lo tanto, solo podrán dispensarse en las oficinas de farmacia. Por otra parte, se pueden vender plantas medicinales como complementos alimenticios o productos sanitarios fuera de las oficinas de farmacia cuando no se señalen efectos terapéuticos.
- La legislación que regula los medicamentos a base de plantas medicinales es doble: la *Ley de garantías y uso racional de medicamentos y productos sanitarios,* de 2015, y el *Real Decreto 1345/2007, de 11 de octubre, por el que se regula el procedimiento de autorización, registro y condiciones de dispensación de los medicamentos de uso humano fabricados industrialmente,* y las modificaciones hechas en 2013 y 2019.
- Se denomina droga a la parte de la planta que contiene los principios activos.
- Los principios activos de las plantas medicinales pueden ser productos del metabolismo primario o del secundario.
- Los productos naturales o del metabolismo secundario son exclusivos de algunas plantas medicinales, y se agrupan en cuatro tipos de sustancias: glucósidos, alcaloides, terpenos y compuestos fenólicos.
- El papel del personal de la oficina de farmacia en la dispensación de este tipo de productos incluye la información sobre la forma de uso y la administración, así como la prevención de las posibles interacciones.

Aplica lo aprendido

1. Relaciona cada planta medicinal con su actividad farmacológica escribiendo en la columna en blanco el número correspondiente a la actividad de la planta:

	Planta medicinal	Actividad farmacológica
	a) *Pimpinella anisum*	1. Laxante
	b) Regaliz	2. Sedante
	c) Té verde	3. Colagogo
	d) Hoja de vid	4. Estimulante del apetito
	e) Cardo mariano	5. Cicatrizante
	f) Ginseng	6. Antiobesidad
	g) Raíz de genciana	7. Tónico y reconstituyente
	h) *Calendula officinalis*	8. Antiulceroso (digestivo)
	i) Cáscara sagrada	9. Carminativo
	j) *Passiflora incarnata*	10. Tónico venoso

EN EL CUADERNO

2. Indica en el cuadro de la izquierda si las siguientes afirmaciones son verdaderas (V) o falsas (F).

- ☐ La digoxina es un alcaloide.
- ☐ Un antiflogístico reduce las inflamaciones y renueva el tejido.
- ☐ La cola de caballo *(Equisetum arvense)* es muy rica en sales minerales.
- ☐ El hinojo tiene acción cardiotónica.
- ☐ Los terpenos son compuestos fenólicos.
- ☐ La cafeína es un producto del metabolismo secundario.
- ☐ La maceración se basa en extraer los principios activos hirviendo la droga en agua.
- ☐ El aloe vera tiene actividad laxante y cicatrizante de la piel.
- ☐ La parte de la planta medicinal que tiene utilidad en terapéutica es denominada droga.
- ☐ Los taninos, al aplastarlos, liberan cianuro de hidrógeno.

3. ¿Crees que los productos de fitoterapia son más seguros que los medicamentos convencionales? Justifica la respuesta.

4. Busca en la web de la AEMPS información sobre el medicamento VapoRub® y contesta a las siguientes preguntas:

a) ¿Cuál es su forma de presentación?
b) ¿Cuáles son sus principios activos?
c) ¿A qué grupo general pertenecen sus principios activos?
d) Explica de manera específica el grupo de cada principio activo.
e) ¿Cuáles son sus indicaciones?

5. El hipérico, o hierba de san Juan, es usado como antidepresivo. ¿Crees que presenta alguna interacción con otro medicamento? Justifica la respuesta.

6. Indica qué término encajaría en cada uno de los siguientes huecos:

a) Un alcaloide con poder analgésico es, por ejemplo, __________.
b) Los productos con plantas medicinales que hagan referencia a propiedades terapéuticas se pueden dispensar en __________.
c) La droga de la valeriana es la __________.
d) La raíz de genciana está indicada en casos de _______.
e) La actividad de ayudar a producir y eliminar bilis se denomina _____.

EN EL CUADERNO

7. Indica la actividad farmacológica de las siguientes plantas medicinales:

a) Manzanilla.
b) Regaliz.
c) Melisa.
d) Ginseng.
e) Ginkgo.
f) Sen.

8. Busca información sobre el aloe vera y sus propiedades farmacológicas.

9. Llega un paciente muy nervioso a la farmacia. Quiere una planta tranquilizante. ¿Cuál o cuáles le recomendarías? Razona tu respuesta.

10. Señala la indicación de cada una de las siguientes plantas medicinales:

a) Hoja de alcachofa.
b) Tila.

c) Ginkgo biloba.
d) Frutos de hinojo.
e) Hierba de San Juan.

Práctica profesional

Contesta a las siguientes preguntas sobre el medicamento que aparece en la imagen:

a) ¿De qué planta medicinal procede este producto?
b) ¿Cuál es la droga?
c) ¿Cuál es el principio activo?
d) ¿Qué actividad tiene?
e) ¿Cuáles son las indicaciones?

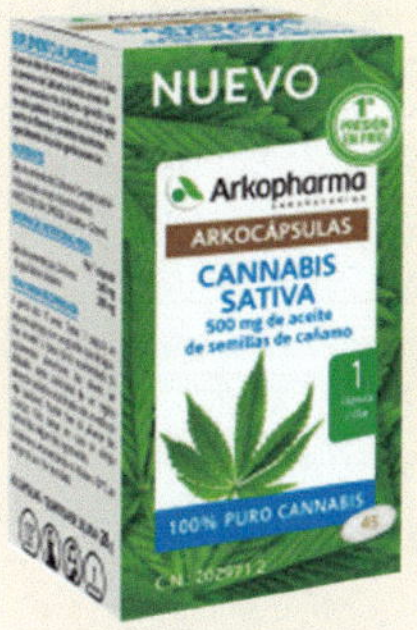

Actividad grupal

Te proponemos la lectura del artículo "Plantas de herbolario para curar enfermedades, ¿funcionan?", de Marta Chavarrías, publicado en *elDiario.es* el 27 de febrero de 2021. Te adelantamos un fragmento:

> "Cardo mariano como depurativo, té verde para combatir el sobrepeso, equinácea para los resfriados, pasiflora o valeriana para el insomnio y própolis con propiedades antivirales son algunas de las plantas usadas con fines medicinales. El arraigo cultural y su uso generalizado pueden indicar seguridad, pero no la eficacia de los tratamientos, sobre todo en este ámbito, en el que la tradición normalmente se basa en remedios que contienen principios activos en concentraciones muy bajas".

Puedes leer el artículo completo escaneando el siguiente código QR:

Temas para debatir:

- ¿Es lo natural siempre inocuo?
- ¿Tenemos tendencia a pensar que las plantas medicinales son menos peligrosas que los medicamentos de origen sintético?
- ¿Dónde crees que deberían dispensarse las plantas medicinales?
- ¿Consideras adecuado que en los supermercados se vendan plantas medicinales cuando no se haga referencia a su indicación o su actividad terapéutica?

PONTE A PRUEBA

1. La parte de la planta que tiene actividad terapéutica se denomina:
   - ☐ *a)* Principio activo.
   - ☐ *b)* Droga.
   - ☐ *c)* Medicina.
   - ☐ *d)* Sumidad.

2. Droga de sen (*Cassia angustifolia):*
   - ☐ *a)* Laxante.
   - ☐ *b)* Estreñimiento.
   - ☐ *c)* Hoja.
   - ☐ *d)* Ninguna opción es correcta.

3. ¿Qué elemento sobra en esta serie?:
   - ☐ *a)* *Foeniculum vulgare* (hinojo).
   - ☐ *b)* Cáscara sagrada.
   - ☐ *c)* Corteza de frángula.
   - ☐ *d)* Hoja de sen.

4. Actividad farmacológica del castaño de Indias:
   - ☐ *a)* Laxante.
   - ☐ *b)* Sedante.
   - ☐ *c)* Diurético.
   - ☐ *d)* Tónico venoso.

5. Señala el antidepresivo:
   - ☐ *a)* Hamamelis virginiana.
   - ☐ *b)* Humulus lupulus.
   - ☐ *c)* Hierba de san Juan, o hipérico.
   - ☐ *d)* Todos los anteriores son antidepresivos

6. Los medicamentos a base de plantas medicinales pueden dispensarse o venderse:
   - ☐ *a)* En las oficinas de farmacia.
   - ☐ *b)* En las parafarmacias.
   - ☐ *c)* En los supermercados.
   - ☐ *d)* Todas las respuestas anteriores son correctas.

7. ¿Cuál de las siguientes plantas no encontraríamos como complemento en una dieta de adelgazamiento?:
   - ☐ *a)* Ortosifón.
   - ☐ *b)* Fucus.
   - ☐ *c)* *Garcinia cambogia.*
   - ☐ *d)* *Gentiana lutea.*

8. Son derivados del isopreno:
   - ☐ *a)* Glucósidos.
   - ☐ *b)* Terpenos.
   - ☐ *c)* Alcaloides.
   - ☐ *d)* Fenoles.

9. La morfina es un:
   - ☐ *a)* Terpeno.
   - ☐ *b)* Glucósido.
   - ☐ *c)* Alcaloide.
   - ☐ *d)* Aceite esencial.

10. ¿En cuál de las siguientes formas de preparación no se incrementa la temperatura?:
   - ☐ *a)* Infusión.
   - ☐ *b)* Decocción.
   - ☐ *c)* Maceración.
   - ☐ *d)* Todas las alternativas son correctas.

SOLUCIONES:

1.	a	**b**	c	d
2.	a	b	**c**	d
3.	**a**	b	c	d
4.	a	b	c	**d**
5.	a	b	**c**	d
6.	**a**	b	c	d
7.	a	b	c	**d**
8.	a	**b**	c	d
9.	a	b	**c**	d
10.	a	b	**c**	d

9

Homeopatía

Objetivos

- ✓ Describir la homeopatía como un sistema de medicina alternativo.
- ✓ Explicar los fundamentos de la homeopatía.
- ✓ Clasificar los medicamentos homeopáticos.
- ✓ Interpretar las etiquetas de los productos homeopáticos.
- ✓ Conocer las principales formas farmacéuticas de los medicamentos homeopáticos y el modo como estos se elaboran.
- ✓ Presentar el protocolo para su dispensación, así como las precauciones y las pautas de uso de los medicamentos homeopáticos.

Mapa conceptual

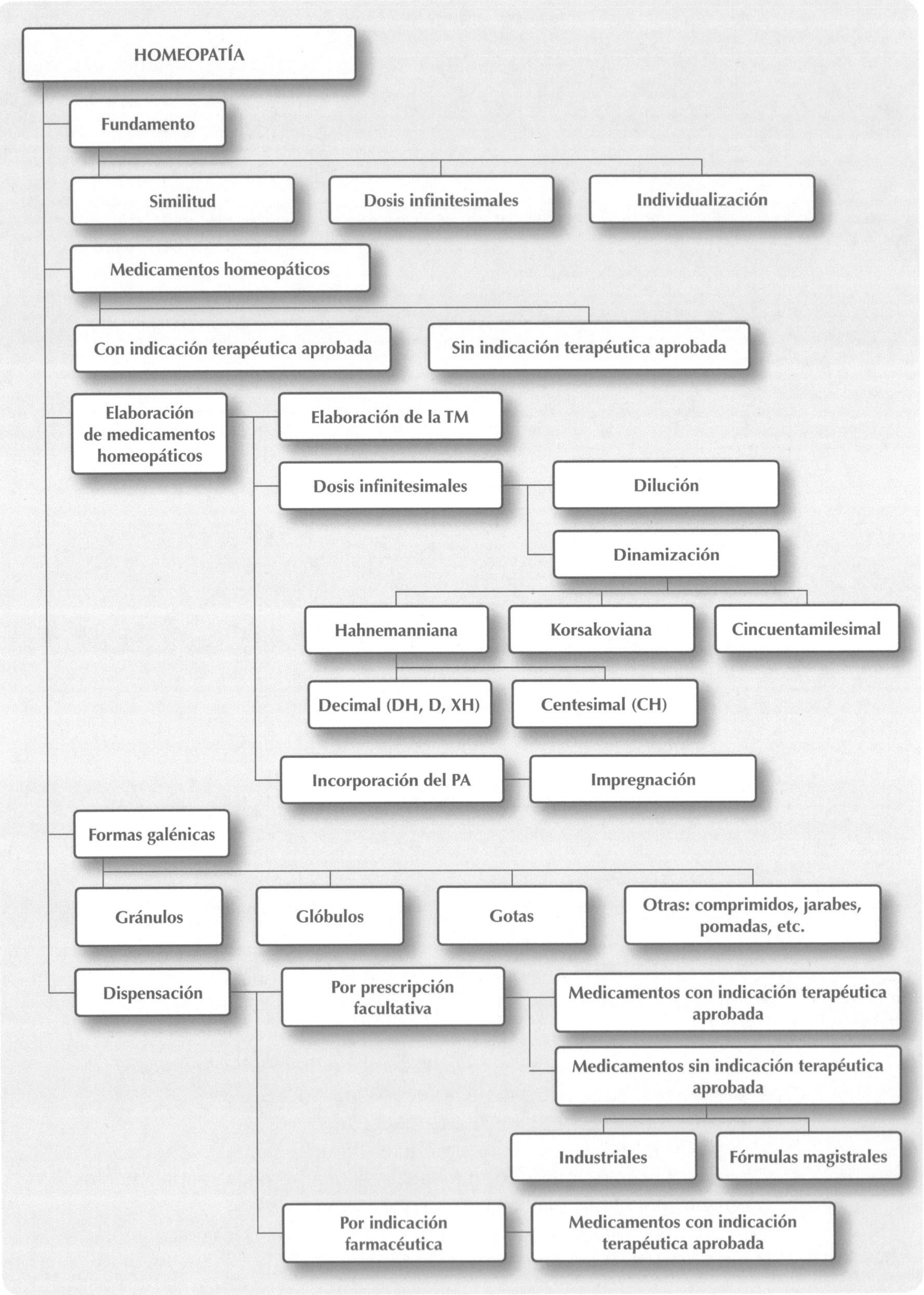

Glosario

Alopatía. Tipo de terapia que se usa en la medicina convencional y que está basada en la ley de los contrarios. Es decir, para la fiebre se administra un medicamento antitérmico.

Cepas. Todas aquellas formas galénicas elaboradas con materias primas de origen vegetal, animal, mineral o químico que sirven de material de partida para la preparación de las diluciones homeopáticas.

Dilución. Proceso consistente en disminuir la concentración de una sustancia mediante la adición de disolvente.

Dinamización. Proceso de agitación que se realiza en la fabricación de medicamentos homeopáticos, tras la dilución.

Fórmula magistral. Medicamento destinado a un paciente en concreto, elaborado artesanalmente por el farmacéutico o bajo su titularidad, para cumplimentar la prescripción detallada del facultativo.

Fuerza vital. Es la fuerza que gobierna el organismo. Mantiene el organismo en equilibrio consigo mismo, y determina el estado de salud o de enfermedad.

Glóbulos. Forma farmacéutica sólida de administración sublingual consistente en esferas muy pequeñas elaboradas principalmente con sacarosa o lactosa, o con una combinación de ambas. Se suele administrar el tubo entero (tubo dosis).

Gránulos. Forma farmacéutica sólida de administración sublingual consistente en pequeñas esferas, de un tamaño mayor que los glóbulos, elaboradas, principalmente, con sacarosa o lactosa, o con una combinación de ambas, y que se dosifican en unidades.

Maceración. Operación galénica de extracción estática de los principios activos de una droga consistente en colocar la droga en un disolvente adecuado y dejarla un tiempo concreto.

Miasmas. La fuente de la que nacen las enfermedades crónicas, así como la predisposición genética de cada persona a desarrollar y padecer cierto tipo de enfermedades y síntomas. Los tres grandes miasmas de Hahnemann son la psora, la sycosis y la syfilis.

Tintura madre. Líquido que se obtiene tras la extracción de los principios activos de la materia prima mediante la maceración.

9.1. Introducción

Casi todo el mundo conoce a alguien que ha estado en tratamiento con homeopatía, o ha tenido alguna experiencia personal con un medicamento homeopático, pero ¿sabemos en realidad en qué se basa este sistema de medicina alternativa? De manera muy resumida, se puede decir que la homeopatía se basa en *curar con semejantes.* Hay evidencia de que algunas personas se curan con este tipo de tratamientos. Pero, desde el punto de vista científico, es un sistema muy controvertido, ya que no existen pruebas científicas de que sus preparados, debido a las altísimas diluciones, contengan alguna molécula activa.

9.2. Concepto de homeopatía

El término *homeopatía* fue acuñado en el siglo XVIII por el médico alemán Samuel Hahnemann, considerado el padre de esta disciplina (figura 9.1). Etimológicamente, la palabra *homeopatía* proviene del griego *homoios,* que significa 'similar', y *pathos*, que significa 'enfermedad' o 'patología'.

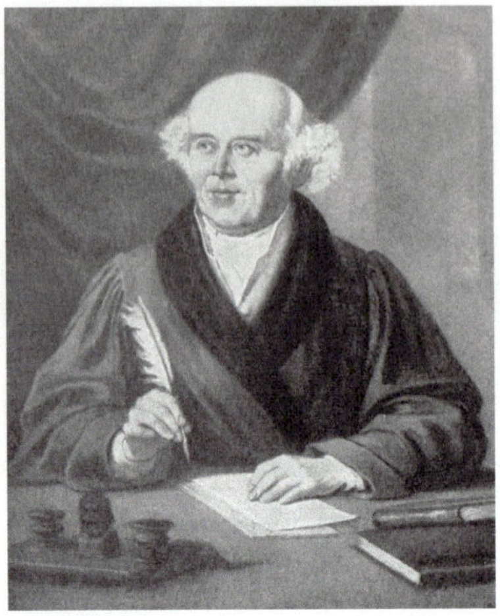

Figura 9.1
Samuel Hahnemann, padre de la homeopatía.

El Consejo de Europa, en su informe sobre las medicinas no convencionales, propone la siguiente definición: "La homeopatía es un sistema terapéutico que se basa en el principio de la similitud. El sistema curativo trata enfermedades aplicando, en dosis mínimas, las mismas sustancias que en mayores cantidades producirían en el hombre sano síntomas iguales o parecidos a los que tratan de combatir. Se efectúa un examen holístico –analizado en su conjunto y no por partes–, considerando como un todo, del paciente para buscar un remedio eficaz personalizado. No hay una única forma de tratar a pacientes con los mismos síntomas o la misma enfermedad".

Básicamente, se puede decir, de una manera muy resumida, que la homeopatía es un tipo de terapia que se basa en curar con semejantes. La particularidad de estos tratamientos reside en que los preparados, en grandes dosis, provocarían los mismos síntomas para los que están indicados. Para comprender esto, es importante señalar que el concepto de enfermedad, según la homeopatía, es muy diferente del que se maneja en la medicina tradicional. Para la homeopatía, la raíz de la patología es espiritual y energética, y no física, como ocurre en la medicina tradicional. El malestar se manifiesta primero con síntomas emocionales: nervios, ansiedad e intranquilidad. Si esto no se trata a tiempo, la enfermedad continúa su evolución y aparecen los síntomas mentales, conductuales y, por último, físicos.

Definimos la homeopatía como un sistema de medicina alternativa cuyo método terapéutico está basado en la ley de la similitud y en el uso de sustancias de origen natural (vegetal, animal y mineral), en dosis infinitesimales, que se administran al paciente de manera individualizada con la única finalidad de estimular la capacidad del propio organismo de reaccionar frente a las enfermedades o desajustes, y así restablecer el equilibrio y la fuerza vital para recuperar el completo y permanente estado de salud.

PARA SABER MÁS

El día internacional de la homeopatía es el 10 de abril, que conmemora la fecha de nacimiento de su creador, en 1755, aunque se desconoce desde cuándo se celebra.

A pesar de que la homeopatía está financiada en algunos sistemas sanitarios europeos, como el francés, en otros países es considerada un controvertido sistema de medicina alternativa, y son muchos los científicos que opinan que sus remedios carecen de ingredientes químicamente activos, que no hay pruebas empíricas sólidas de su funcionamiento y que sus fundamentos teóricos son profundamente contradictorios con lo establecido por el desarrollo de la ciencia moderna. Así pues, para parte de la comunidad científica la homeopatía es una pseudociencia. Es importante destacar que ninguna organización científica de prestigio le otorga credibilidad, aunque hay países, como Reino Unido, que incluso tienen hospitales homeopáticos.

RECUERDA

✓ La homeopatía es un sistema de medicina alternativa en el que se trata de restablecer el equilibrio de las personas –denominado fuerza vital– de forma personalizada. Su terapia se basa en curar con semejantes (principio de similitud), usando remedios en dosis infinitesimales.

La homeopatía utiliza los denominados medicamentos homeopáticos. Estos, como cualquier otro medicamento, son prescritos por médicos y dispensados en las farmacias, y están regulados por el *Real Decreto Legislativo 1/2015, de 24 de julio, por el que se aprueba el texto refundido de la Ley de garantías y uso racional de los medicamentos y productos sanitarios.* En España, ni las consultas homeopáticas ni los medicamentos homeopáticos están financiados por la Seguridad Social, y no hay estudios oficiales para ser médico homeopático.

Actividad propuesta 9.1

Busca en internet el significado de la palabra *alopatía* e información al respecto, y escribe en tu cuaderno las diferencias que guarda con la homeopatía.

9.3. Bases de la homeopatía

Los principios básicos en los que se basa la homeopatía son tres: el de similitud, el de dosis infinitesimales y el de individualidad.

- *Principio de similitud.* El principio o la ley de similitud se basa en el axioma –no demostrado científicamente– que promulgó Hipócrates: *similia similibus curantur,* que significa "lo similar cura lo similar". La teoría homeopática sostiene que las enfermedades se curan usando sustancias que producen en las personas sanas efectos semejantes a los síntomas manifestados por los pacientes.
- *Principio de dosis infinitesimales.* El segundo pilar en el que se asienta la homeopatía es que sus remedios están diluidos en concentraciones infinitesimales. Hahnemann comprobó que someter los medicamentos a diluciones y agitaciones les confería unas propiedades terapéuticas específicas. La homeopatía define la potencia de sus remedios de acuerdo con el número de diluciones: cuanto más diluidos –es decir, menos concentrados–, más

potentes se les considera, lo cual contrasta de plano con los postulados básicos de la medicina alopática o tradicional, en la que cuanto más concentrado esté el preparado más activo se considera. Al proceso de dilución se le llama potenciación, e incluye una dilución y, tras ella, una agitación vigorosa o dinamización. Este proceso se repite tantas veces como sea necesario para llegar a la dilución deseada.

- *Principio de individualidad*. Este principio se refiere a que, según la homeopatía, "no hay enfermedades sino enfermos". Esto es, cada persona tiene una forma única e individual de enfermar, de desviarse de la fuerza vital. Por ello, cada persona es única en su sintomatología (individualidad morbosa). Por esta razón, cada paciente debe ser estudiado de manera personalizada, ya que a cada uno le corresponderá un remedio homeopático, aunque presente los mismos síntomas que otro (individualidad medicamentosa).

9.4. Características generales de los medicamentos homeopáticos

Los remedios usados en homeopatía se consideran medicamentos especiales. El artículo 50 del *Real Decreto Legislativo 1/2015, de 24 de julio, por el que se aprueba el texto refundido de la Ley de garantías y uso racional de los medicamentos y productos sanitarios* define el medicamento homeopático, de uso humano o veterinario, como el obtenido a partir de sustancias denominadas cepas homeopáticas con arreglo a un procedimiento de fabricación homeopático, descrito en la Farmacopea Europea o en la Real Farmacopea Española, o, en su defecto, en una farmacopea utilizada de forma oficial en un país de la Unión Europea. Un medicamento homeopático podrá contener uno o varios ingredientes activos.

Como medicamentos que son, están sometidos a controles de calidad, seguridad y eficacia, y únicamente podrán ser dispensados en las farmacias. Además, es imprescindible que en su etiquetado se indique su naturaleza homeopática.

De manera general, se puede decir que los medicamentos homeopáticos no son tóxicos, salvo que haya reacción a alguno de los excipientes.

Su farmacodinamia y su farmacocinética no son conocidas; su eficacia está probada por la experiencia clínica, y no es posible estudiar la asimilación ni la eliminación, ni la interacción con el organismo.

Los tratamientos homeopáticos tienen muchas ventajas, desde el punto de vista del paciente y de los profesionales sanitarios. Entre ellas, cabe citar las siguientes:

- Pueden ser usados por cualquier tipo de paciente, de cualquier edad y de cualquier situación fisiológica, dado que tienen un alto margen de seguridad y tolerancia.
- Prácticamente no presentan efectos adversos.
- No interaccionan con otros medicamentos.
- Su vía de administración es sencilla y cómoda.
- Ofrecen buenos resultados.
- Las dosis del medicamento son independientes del peso y la edad; se calculan en función de los síntomas que presente el paciente.
- Presentan altas posibilidades terapéuticas.
- Con ellos se trata al paciente con un enfoque integral.

Se pueden presentar como medicamentos industriales o como fórmulas magistrales. Estudiaremos los diferentes tipos más adelante.

9.5. Elaboración de medicamentos homeopáticos

Esta elaboración, ya sea industrial o como fórmulas magistrales, igual que para el resto de los medicamentos, está sometida a estrictos controles, con el fin de garantizar la calidad y la seguridad.

Las preparaciones homeopáticas se obtienen a partir de productos, sustancias o compuestos, llamados cepas homeopáticas, mediante el método de diluciones sucesivas. La cepa homeopática es la forma galénica elaborada con materias primas de origen vegetal, animal, mineral o químico de la que se parte para la preparación de las diluciones.

9.5.1. Fases para la elaboración del remedio homeopático

Las fases de elaboración de un remedio homeopático son las que se explican a continuación (figura 9.2):

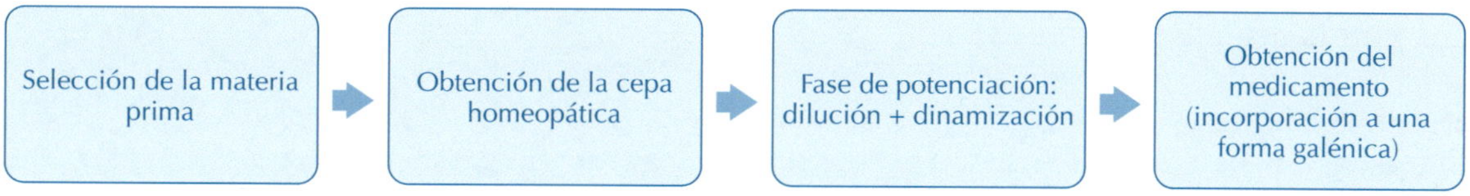

Figura 9.2
Fases de la elaboración de medicamentos homeopáticos.

A) Selección de la materia prima

Como hemos dicho, se emplean materias primas de origen animal, vegetal o mineral, que servirán para preparar remedios líquidos o sólidos. Estas materias primas deben pasar por controles de calidad que garanticen la seguridad de su uso.

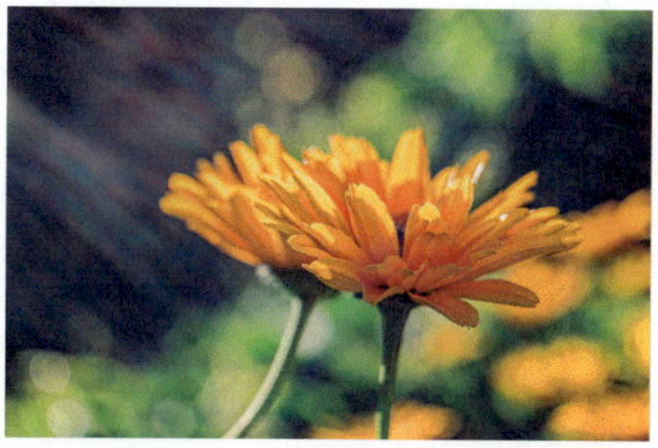

Figura 9.3
Calendula officinalis.

- *Materias primas vegetales.* Son las más habituales. Actualmente, casi el 45 % de las materias primas que se usan en los medicamentos homeopáticos son de origen vegetal. Se pueden emplear diferentes partes de la planta: tallos, hojas, frutos, flores, cortezas, raíces y semillas. A su vez, puede tratarse de materia prima fresca o seca. Podemos citar, por ejemplo, las siguientes variedades: *Nux vomica, Arnica montana, Hamamelis virginiana* y *Calendula officinalis* (figura 9.3).
- *Materias primas de origen animal.* Podemos mencionar, como ejemplo, el veneno de abeja *(Apis mellifica),* a partir del cual se elaboran medicamentos homeopáticos indicados, entre otras cosas, para tratar las picaduras de insecto, inflamaciones, artritis, etc.
- *Materias primas de origen mineral o químico.* Se usan sales minerales, productos químicos o minerales enteros; por ejemplo, *Calcarea carbonica, Argentum metallicum, Ferrum phosphoricum,* etc.

B) Obtención de la cepa homeopática

Antes de empezar a fabricar el medicamento homeopático, se debe obtener la cepa homeopática, que se define como el conjunto de sustancias que sirven de punto de partida para elaborar el medicamento. Puede ser sólida o líquida.

Con las materias primas de origen vegetal o animal, lo habitual es que la cepa sea líquida y corresponda a una tintura madre (TM), la cual se obtiene dejando la materia prima –por ejemplo, la planta fresca– en maceración con alcohol (el grado de alcohol depende de la materia prima de la que se trate) durante un periodo aproximado de tres semanas.

Por otro lado, la cepa homeopática puede ser sólida. En tal caso, si la materia prima es vegetal, se obtiene triturándola cuando esté seca.

En el caso de las materias primas de origen mineral o químico, que en muchas ocasiones no son solubles, se suelen pulverizar, para homogeneizar todas las partículas. Posteriormente, se trituran, junto a la lactosa, hasta lograr la máxima refinación, con el fin de conseguir que se diluyan en un medio líquido.

Los remedios homeopáticos más habituales son los de origen vegetal obtenidos a partir de una tintura madre.

RECUERDA

✓ La tintura madre es un líquido que se obtiene por maceración de la materia prima, durante aproximadamente tres semanas, en un recipiente cerrado. El disolvente que se elige para macerar y conseguir la extracción de los principios activos es, generalmente, alcohol de distintas graduaciones (60°-70°). Es importante, para que la extracción sea lo más eficaz posible, no dejar el recipiente estático, sino agitarlo en sentido vertical de vez en cuando. Pasadas tres semanas, aproximadamente, se mezcla el contenido y se deja reposar de nuevo. Después, el líquido se somete a un proceso de filtración. Se deja decantar durante 48 horas y se filtra otra vez. El resultado es un líquido concentrado de principios activos, denominado tintura madre (TM), que se acondiciona en recipientes de color ámbar para evitar que la luz altere sus principios activos.

C) Potenciación: dilución y dinamización

Tras la obtención de la cepa, que puede ser líquida o sólida –como hemos dicho–, se procede a la fase de potenciación, cuyo objetivo es conseguir una concentración infinitesimal de la cepa (principio básico de la homeopatía).

Las dos operaciones características de este proceso de potenciación son la dilución y la dinamización. Con la dilución de la cepa, se consigue la desconcentración sucesiva, con el fin de alcanzar dosis infinitesimales. Para realizar las diluciones, se pueden utilizar las siguientes sustancias:

- *Excipientes líquidos.* Agua destilada, alcohol o glicerina para las formas farmacéuticas líquidas.
- *Excipientes sólidos.* Lactosa o sacarosa para las formas farmacéuticas sólidas.

Por otra parte, la dinamización es un proceso indispensable. Consiste en realizar una agitación vigorosa entre dilución y dilución. Se llevan a cabo, como mínimo, 100 agitaciones por minuto.

Ya se sabe que en la homeopatía la dosificación del medicamento está relacionada con la dilución. Se representa mediante un número. Según el fundamento de la homeopatía, cuanto más alto sea ese número –es decir, cuanto mayor sea la dilución (menos concentración)–, más potente resultará el medicamento. Por eso, el proceso de dilución se llama potenciación.

Los procesos de dilución más usados en la fabricación de medicamentos homeopáticos son los siguientes: diluciones hahnemannianas, que pueden ser decimales (D, DH, X o XH) o centesimales (C o CH); diluciones korsakovianas (K), y diluciones cincuentamilesimales. Todas ellas se desarrollan en profundidad a continuación:

1. *Método de la dilución hahnemanniana.* Este método está validado por la Real Farmacopea Española. Se denomina también método en frasco separado. Tiene dos vertientes: las diluciones decimales y las centesimales.

    - *Diluciones decimales: D, DH, X, XH.* El proceso consiste en tomar una parte de la tintura madre o de la cepa sólida y diluirla hasta un volumen final de 10 (dilución decimal). Es decir, añadirle 9 partes del disolvente, que será alcohol, agua destilada o glicerina, cuando se desee obtener un líquido. Si lo que se busca es una forma sólida, se usarán azúcares, como la lactosa o la sacarosa. Se pueden ver los cálculos en el cuadro 9.1. Una vez hecha la mezcla, se agita vigorosamente, procedimiento que se denomina dinamización. De esta forma, se logra la primera dilución, llamada 1 DH (1 parte de tintura madre o cepa y 9 partes de disolvente). Para obtener la siguiente dilución, se toma una parte de la dilución 1 DH y se diluye en 9 partes de disolvente; se agita de nuevo vigorosamente, y así se obtiene la dilución 2 DH. Esta operación se repetirá tantas veces como sea necesario, hasta llegar a la dilución requerida (9 DH, 10 DH, 30 DH...) (figura 9.4).

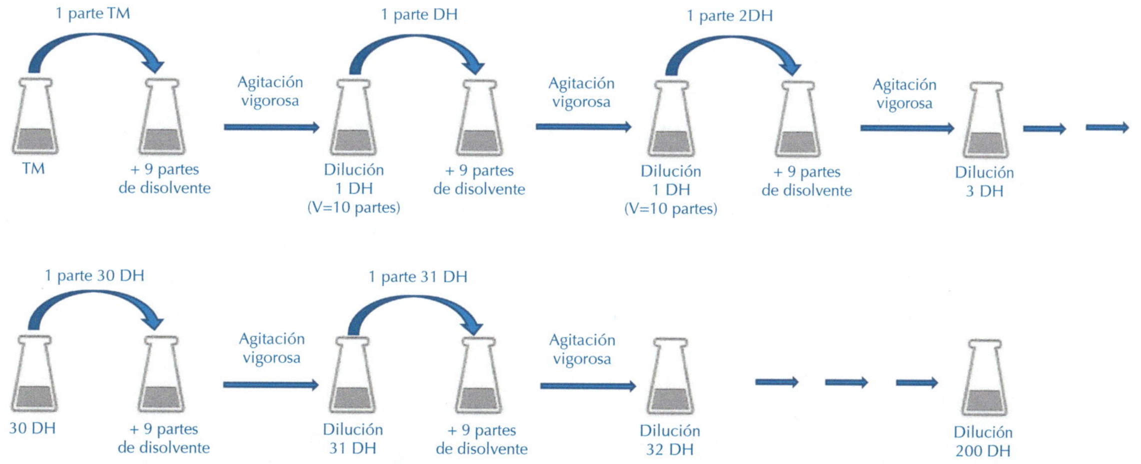

Figura 9.4
Esquema de la fase de potenciación de la tintura madre con diluciones decimales.

CUADRO 9.1
Esquema de dilución decimal de la tintura madre

	Catidad de TM	Cantidad de disolvente	Concentración (potencia) tras la dinamización
Tubo 1	1 mL TM	9 mL	1 DH
Tubo 2	1 mL tubo 1		2 DH
Tubo 3	1 mL tubo 2		3 DH
Tubo X	1 mL tubo (x-1)		X DH

- *Diluciones centesimales: C, CH.* El proceso es idéntico al anterior, pero con otras cantidades. Se comienza tomando una parte de la tintura madre o de la cepa y diluyendo hasta alcanzar un volumen final de 100; es decir, añadiendo 99 partes de disolvente, que será alcohol, agua destilada o glicerina, cuando se desee obtener un líquido. Si lo que se desea es una forma sólida, se usarán azúcares, como la lactosa o la sacarosa. Se pueden ver los cálculos en el cuadro 9.2. Una vez hecha la mezcla, se agita vigorosamente –la llamada dinamización–, y se obtiene la primera dilución, denominada 1 CH (1 parte de tintura madre o cepa por 99 de disolvente). Para lograr la siguiente dilución, se toma una parte de la dilución 1 CH y se diluye en 99 partes de disolvente; se agita de nuevo vigorosamente, y así se consigue la dilución 2 CH. Esta operación se repetirá tantas veces como sea necesario hasta llegar a la dilución requerida (9 CH, 15 CH, 30 CH…) (figura 9.5).

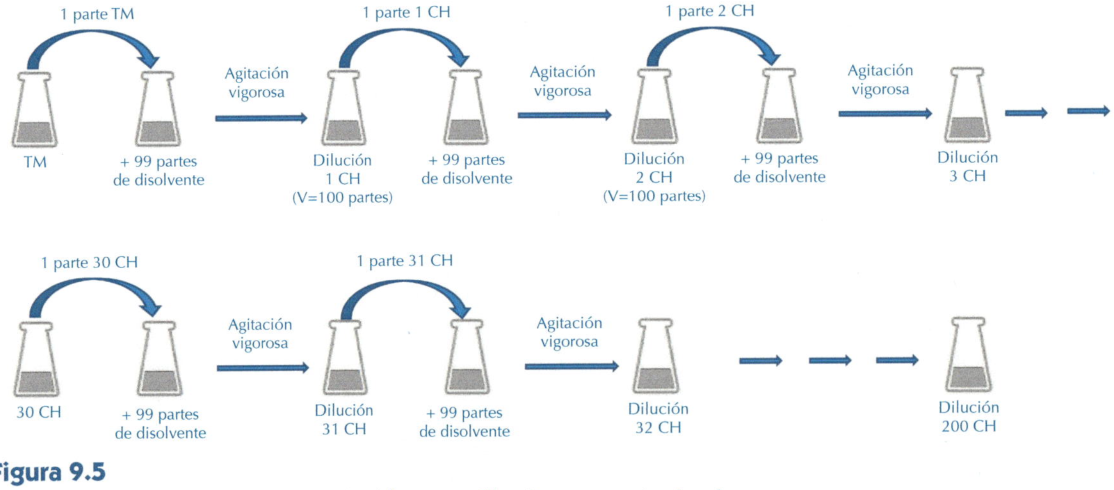

Figura 9.5
Esquema de la fase de potenciación con diluciones centesimales.

PARA SABER MÁS

Matemáticamente, la dilución 2 DH correspondería a la dilución 1 CH, ya que ambas suponen una dilución 1/100. Sin embargo, desde el punto de vista de la homeopatía, no es así. Estas diluciones no son equivalentes, ya que la 2 DH tiene dos dinamizaciones y la 1 CH solo una, por lo que la activación energética es distinta.

CUADRO 9.2
Esquema de dilución centesimal de la tintura madre

	Catidad de TM	Cantidad de disolvente	Concentración (potencia) tras la dinamización
Tubo 1	1 mL TM	99 mL	1 CH
Tubo 2	1 mL tubo 1		2 CH
Tubo 3	1 mL tubo 2		3 CH
Tubo X	1 mL tubo (x-1)		X CH

2. *Método de la dilución korsakoviana.* Es el método de Korsakov, también denominado método de frasco único, ya que siempre se usa el mismo recipiente. Consiste en depositar 100 partes de la tintura madre; a continuación, se vacía el frasco (se considera que, aunque vacío, queda una parte de la tintura madre en las paredes). Luego, con el frasco vacío, se añaden 99 partes de alcohol, se dinamiza o agita, y se obtiene la dilución 1 K. Para lograr las siguientes diluciones, se vacía de nuevo el frasco (que contenía la dilución 1 K) y se añaden 99 partes de disolvente, se agita y se consigue la dilución 2 K, y así sucesivamente hasta alcanzar la dilución deseada.
3. *Método de la dilución cincuentamilesimal (1:50 000).* Recientemente, se ha desarrollado este método de dilución, en el que en cada etapa no se diluye en potencia 10 –como en la dilución decimal 1:10 (DH)– ni en potencia 100 –como en la dilución centesimal 1:100 (CH)–, sino 50 000 veces; es decir, una dilución 1:50 000. Se conoce como dilución LM.

SABÍAS QUE...

El lugar en el que se guardan todas las diluciones se llama *diluteca*. Debe ser un espacio fresco, seco y protegido de la luz, y todas las diluciones deben conservarse en un envase correctamente cerrado.

La homeopatía mide la potencia de sus remedios de acuerdo con el número de diluciones: cuanto más diluidos estén (es decir, menos concentrados), más potentes se consideran. La potencia es un número entero: cuanto más alto, mayor dilución y más potencia. Así, por ejemplo, la dilución 30 CH está menos concentrada y, por tanto, de acuerdo con la homeopatía, es más potente que la dilución 10 CH. Esto contrasta con los criterios la medicina convencional, en la que se considera que, cuanto mayor sea la dosis de principio activo del medicamento, más potentes resultarán los efectos farmacológicos, tanto los positivos como los negativos.

La elección de la potencia prescrita por el médico homeópata dependerá de cada caso individual. En general, la dilución 12 es el punto de partida típico para los males agudos, y 30 para los males crónicos. Algunos defensores de la homeopatía creen que, mientras las diluciones más bajas tienen mayor efecto fisiológico, las diluciones más altas tienen mayor efecto mental o emocional. Incluso los críticos están de acuerdo en que un mayor factor de dilución probablemente presente ventajas a la hora de vender el preparado, puesto que asegura su inocuidad.

Para reflexionar

✓ La homeopatía se basa, entre otros principios, en la llamada *memoria del agua*. Cuando se prepara un medicamento homeopático, a partir de la dilución 5 CH ya no queda ninguna molécula del remedio inicial. La homeopatía defiende que las propiedades del remedio han sido almacenadas en las moléculas de agua que lo ha contenido y traspasadas de unas a otras, sucesivamente, durante el proceso de elaboración.

Gran parte de la controversia en torno a la homeopatía se centra en el mecanismo por el que supuestamente actúan estas sustancias tan diluidas. Los críticos afirman que el grado de dilución de las preparaciones homeopáticas es tal que difícilmente pueden contener alguna cantidad de la sustancia diluida. Esto es, no hay moléculas del principio activo en las diluciones más "potentes". Los defensores de la homeopatía sostienen que el agua tiene memoria y recuerda las sustancias con las que ha estado en contacto.

Actividad propuesta 9.2

El medicamento homeopático Phosphorus está disponible en distintas presentaciones: 9 CH, 15 CH, 200 K y 3 LM. ¿Cuál de ellas es la más diluida? ¿Cuál es, según la homeopatía, la más potente?

D) Incorporación del ingrediente activo

Este es el último paso de la fabricación del remedio homeopático, consistente en darle una forma galénica adecuada para poder administrarlo.

El medicamento final se obtiene, casi siempre, incorporando la dilución homeopática a un excipiente inerte. Los distintos tipos de excipientes inertes dan lugar a las diferentes formas farmacéuticas. Una de las maneras más habituales de incorporar el principio activo es la denominada impregnación, que consiste en incorporar la dilución homeopática deseada (en forma líquida) a un soporte galénico inerte (gránulos, glóbulos o comprimidos). En 1961, Jean Boiron desarrolló la triple impregnación y demostró su superioridad sobre la impregnación simple, ya que permite que esta sea homogénea hasta el núcleo del gránulo. Estudiamos, a continuación, las diferentes formas galénicas en las que se pueden presentar los medicamentos homeopáticos.

Actividad propuesta 9.3

Mira el siguiente vídeo, disponible mediante el código QR ("Fabricación de medicamentos homeopáticos de Homeopatía Boiron España"), y contesta a las preguntas:

a) ¿Cuál es el origen de todos los medicamentos homeopáticos?
b) ¿Qué tipo de materia prima es el más utilizado?

c) ¿Cuánto tiempo pueden conservarse, como máximo, las plantas frescas antes de comenzar con la fabricación del medicamento?
d) ¿Con qué mezcla de disolventes se maceran las materias primas vegetales para obtener la tintura madre?
e) ¿Cuál es el periodo de maceración?
f) ¿Dónde se realizan las diluciones?
g) ¿Cuánto tiempo se tarda, aproximadamente, en fabricar un glóbulo?
h) ¿Cómo se llama el método de impregnación patentado por Boiron?
i) Al final del vídeo, se ve cómo se dispensa el medicamento en una farmacia francesa. ¿Hay algo que llame la atención, por no estar permitido en España?

9.6. Formas galénicas de los medicamentos homeopáticos

Los medicamentos homeopáticos se pueden presentar en distintas formas galénicas. Algunas son las mismas que se utilizan en la medicina alopática (tradicional), como los comprimidos, gotas o pomadas, y otras son características de la homeopatía, como los gránulos o los glóbulos.

A) Formas galénicas sólidas

- *Gránulos.* Son una forma farmacéutica casi exclusiva de los preparados homeopáticos. Tienen forma esférica, y están compuestos básicamente por sacarosa y lactosa. Son de aproximadamente 50 mg, y están impregnados con la dilución del remedio elegido. Con mucha frecuencia, se prescriben tomas de cinco gránulos, varias veces al día. Su administración se hace colocándolos debajo de la lengua (figura 9.6).

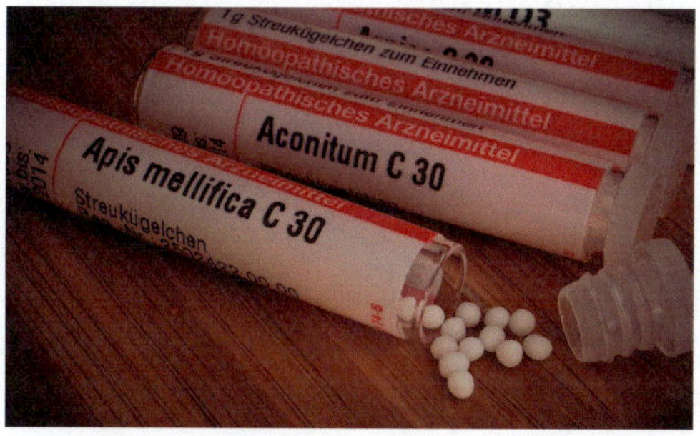

Figura 9.6
Homeopatía en forma de gránulos.

- *Glóbulos.* Tienen también forma esférica. Son de sacarosa y lactosa, y más pequeños que los gránulos, de aproximadamente 5 mg. La dosis de glóbulos contiene aproximadamente 1 g (unos 200 glóbulos). Se prescriben en toma única; es decir, el contenido del tubo se toma de una sola vez. Su vía de administración es, como en el caso de los gránulos, sublingual.
- *Comprimidos.* Están elaborados a base de lactosa y sacarosa, e impregnados con la dilución de la sustancia homeopática.

- *Supositorios.* Se preparan con un excipiente de glicéridos semisintéticos, de 2 g de peso, al que se añade la dilución.

B) Formas galénicas líquidas

- *Gotas.* Tras los gránulos y los glóbulos, las gotas son la forma galénica más usada. Se deben retener en la boca un tiempo antes de tragarlas, para favorecer su absorción.
- *Ampollas orales.* Son soluciones hidroalcohólicas o de suero salino en las que se incluye la dilución de la sustancia activa.

C) Formas galénicas semisólidas

- *Pomadas.* Son preparaciones tópicas. Como excipientes, se usan la vaselina, la lanolina, etc. Se obtienen incorporando la dilución homeopática a los excipientes elegidos.

9.7. Clasificación de medicamentos homeopáticos

Igual que los medicamentos alopáticos o tradicionales, se pueden clasificar de diferentes maneras. Así, por ejemplo, según su composición, los podemos dividir en medicamentos con un solo componente o con varios ingredientes activos. Asimismo, en función de la especie de destino, se habla de medicamentos homeopáticos de uso humano o de uso veterinario. Además, se pueden clasificar dependiendo de su origen: industrial o fórmulas magistrales (se elaboran en laboratorios especializados, no en la oficina de farmacia). Pero la clasificación más importante es la que los separa según tengan o no indicación terapéutica aprobada. En este sentido, hay dos grandes grupos de medicamentos homeopáticos:

- Medicamentos con indicación terapéutica aprobada.
- Medicamentos sin indicación terapéutica aprobada.

9.7.1. Medicamentos homeopáticos con indicación terapéutica aprobada

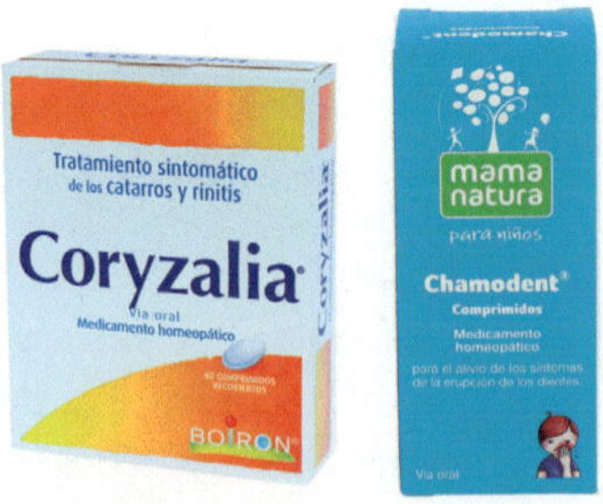

Figura 9.7
Medicamentos homeopáticos con indicación terapéutica aprobada.

Son aquellos medicamentos comercializados por un determinado laboratorio para combatir una enfermedad o un síndrome concreto. Son de fabricación industrial, y su autorización, su registro, sus normas de etiquetado y, en su caso, su prospecto deben estar regulados como los de cualquier otro medicamento, teniendo en cuenta su naturaleza homeopática y las disposiciones particulares que se adopten reglamentariamente. Están constituidos, en general, por varias cepas, y se utilizan con frecuencia para tratar patologías menores, como estados gripales, tos, dolor de garganta, dolor de dientes, etc. Se comercializan con un nombre de fantasía, y no requieren de prescripción facultativa. Por ello, se pueden recomendar en la oficina de farmacia, de manera similar a como se hace con los medicamentos de mostrador (*over the counter*, OTC). Dos ejemplos de estos medicamentos son los que se ven en la figura 9.7: Coryzalia® para los catarros y Chamodent® para el dolor de la dentición infantil.

PARA SABER MÁS

La autorización, el registro y el etiquetado de los medicamentos homeopáticos están regulados por el *Real Decreto 1345/2007, de 11 de octubre, por el que se regula el procedimiento de autorización, registro y condiciones de dispensación de los medicamentos de uso humano fabricados industrialmente.*

9.7.2. Medicamentos homeopáticos sin indicación terapéutica aprobada

Estos medicamentos no están indicados para ninguna patología concreta. Siguen una reglamentación específica, y deben incluir en el etiquetado –y, en su caso, en el prospecto– lo siguiente: "Medicamento homeopático sin indicaciones terapéuticas aprobadas". Hay dos subtipos:

- *Medicamentos elaborados industrialmente*. La denominación de este tipo de medicamentos es su nombre en latín (que corresponde al nombre científico de la cepa), lo cual permite reconocerlos internacionalmente. Por ejemplo: *Arnica montana* 9 CH (figura 9.8), *Aconitum napellus* 15 CH, *Nux vomica* 30 CH. Estos medicamentos se utilizan en diferentes diluciones, y se pueden emplear para distintas patologías en tratamientos individualizados. Al no tener una indicación terapéutica concreta, es el médico homeópata quien debe prescribirlos de manera individualizada para el paciente.

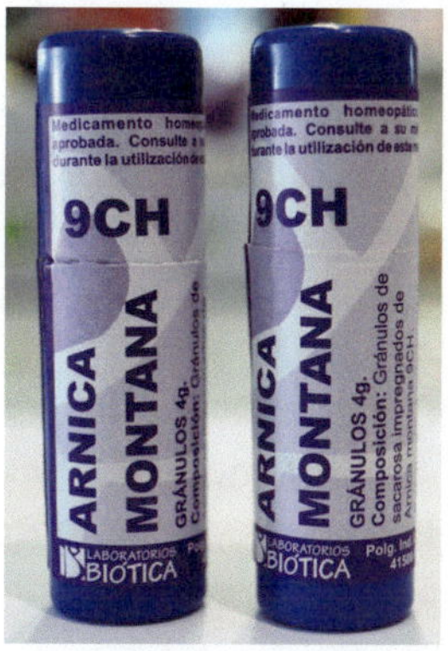

Figura 9.8
Ejemplo de medicamento homeopático sin indicación terapéutica aprobada.

- *Fórmulas magistrales homeopáticas.* Este tipo de medicamentos son elaborados, previa petición, en los laboratorios homeopáticos, según una prescripción detallada de las capas, sus diluciones y la forma galénica, para el tratamiento de cada paciente de manera individualizada.

Además de medicamentos, existen otros productos homeopáticos, como complementos alimenticios o incluso cosméticos y productos de cuidado personal.

Actividad propuesta 9.4

Consulta el catálogo de algún laboratorio de medicamentos homeopáticos y elabora las siguientes listas:

- Nombres de cinco medicamentos con indicación terapéutica.
- Nombres de cinco medicamentos sin indicación terapéutica.
- Nombre de un complemento alimenticio.
- Nombre de un producto de higiene.

9.8. Dispensación de productos homeopáticos

La dispensación de medicamentos homeopáticos se realiza exclusivamente en las oficinas de farmacia. El Sistema Nacional de Salud no contempla la financiación de los medicamentos homeopáticos, por lo que, aunque se presente una receta de la Seguridad Social con la prescripción de un medicamento homeopático, el precio deberá ser abonado en su totalidad por el paciente. La dispensación de estos medicamentos, considerados especiales, puede hacerse de tres maneras:

- Por prescripción facultativa o recomendación farmacéutica de un medicamento homeopático con indicación terapéutica. Estos medicamentos son usados para el tratamiento de los denominados males menores, y se procede con ellos igual que con los medicamentos OTC o sin receta médica.
- Por prescripción facultativa de un medicamento homeopático comercializado sin indicación terapéutica definida. Es el homeópata el que prescribirá el medicamento que deba usarse. La receta deberá incluir los siguientes datos:
    - Nombre del medicamento: denominación científica de la cepa; por ejemplo, *Arnica montana*.
    - Grado y tipo de dilución: por ejemplo, 12 CH.
    - Forma farmacéutica: glóbulos, gránulos, gotas, etc.
    - Posología y duración del tratamiento.
- Por prescripción facultativa de una fórmula magistral, la cual se ha de elaborar de manera individual en el laboratorio, ya que no se comercializa. La receta deberá contener, de manera detallada, los componentes, las cantidades o diluciones y la forma galénica.

Sea cual sea la forma de dispensación de los medicamentos homeopáticos, se informará sobre el producto y se harán algunas recomendaciones de uso. Así, por ejemplo, es importante señalar a los pacientes que vayan a iniciar un tratamiento homeopático con glóbulos, gránulos o gotas, cuya vía de administración es sublingual, que no consuman productos como pastas de dientes, chicles, etc., que contengan menta o mentol, ya que provocan vasoconstricción sublingual y, por lo tanto, dificultan la absorción de los ingredientes activos. Además, hay que informar de que estos medicamentos se deben administrar separados de las comidas (por lo menos, media hora antes o una hora después) y de que, durante el tratamiento, se debe evitar, en la medida de lo posible, la ingesta de excitantes como el té o el café, los picantes o el tabaco, al menos en los momentos cercanos a la administración.

Actividades propuestas

9.5. En esta actividad de *role playing*, un alumno hace el papel de técnico, y el otro, el de paciente. Hay que interpretar una receta en la que se haya prescrito un tratamiento homeopático, y proporcionar al paciente los consejos que se deban seguir en un tratamiento de este tipo.

9.6. Busca información sobre los distintos remedios homeopáticos recomendados para el tratamiento de las siguientes afecciones:

a) Estreñimiento.
b) Nerviosismo.

En el cuadro 9.3 se recogen algunas patologías menores, los síntomas y los remedios homeopáticos que suelen ser prescritos.

CUADRO 9.3
Remedios homeopáticos para algunas patologías menores

Patología o síntomas	Remedio homeopático
Tos seca	*Drosera, Belladonna, Ferrum phosphoricum*
Gripes y resfriados	*Nux vomica, Aconitum, Belladonna, Bryonia, Pyrogenium*
Alergias	*Pulminum histaminum*
Acidez	*Nux vomica*
Vómitos	*Nux vomica, Ipeca*
Estreñimiento	*Nux vomica*
Esguinces, golpes, traumatismos, calambres musculares...	*Arnica montana, Rhus toxicodendron*
Excitación o nerviosismo	*Valeriana, Drosera, Belladonna, Nux vomica*

PARA SABER MÁS

Las flores de Bach, también conocidas como remedios florales de Bach, son un conjunto de 38 preparados artesanales, similares a la homeopatía, elaborados a partir de una decocción-maceración en agua de flores maduras de distintas especies y diluidas usando brandi. No son consideradas medicamentos, ya que no contienen ningún principio activo farmacológicamente.

Su creador, Edward Bach, dijo sobre ellas: "... las 38 hierbas curan suavemente y sin duda, como no hay plantas venenosas entre ellas, no hay temor de efectos perjudiciales de sobredosis o prescripciones incorrectas".

WWW

Recurso web

En España existen tres laboratorios farmacéuticos con productos homeopáticos que abarcan el 75 % del mercado. Puedes consultar sus páginas web escaneando los siguientes códigos QR:

1. Ibérica de Homeopatía.
2. Soria Natural.
3. Boiron.

QR1 QR2 QR3

9.9. Homeopatía veterinaria

Igual que la homeopatía humana, la veterinaria es un sistema terapéutico que trata las causas de la enfermedad y promueve la salud y el vigor de los animales, fortaleciendo los mecanismos de defensa y los procesos de recuperación. También está basada en la individualidad y en curar mediante lo semejante, en dosis muy pequeñas, infinitesimales. Hoy en día, son muchos los veterinarios que usan terapias homeopáticas, ya que encuentran dos grandes ventajas: la primera es la mejora de la salud y el bienestar de los animales; la segunda, que el residuo que dejan estos medicamentos en los animales de consumo humano es prácticamente nulo.

Los medicamentos de la homeopatía veterinaria son los mismos que los de la humana.

TOMA NOTA

La regulación de los medicamentos veterinarios se hace por medio del *Real Decreto 1157/2021, de 28 de diciembre, por el que se regulan los medicamentos veterinarios fabricados de manera industrial* (BOE 312, de 29 de diciembre de 2021).

WWW

Recurso web

La SEHV (Sociedad Española de Homeopatía Veterinaria) es una asociación de ámbito nacional de veterinarios homeópatas. Tiene como objetivos el estudio y la divulgación de la homeopatía, y, para cumplirlos, realiza diversas actividades, como conferencias, cursos, congresos, traducciones y publicaciones (artículos y libros).

Puedes visitar su página web a través del QR.

Un medicamento homeopático podrá contener varias cepas, combinadas de la manera que el veterinario considere adecuada. En este sentido, la entrevista homeopática con el propietario o el cuidador del animal es muy importante, para que este pueda proporcionar al veterinario información sobre los síntomas mentales y emocionales, además de físicos, del animal. Así, el veterinario podrá seleccionar de manera individualizada el remedio más adecuado.

Ideas clave

- La homeopatía es un sistema de medicina alternativo basado en restablecer la salud del individuo, la fuerza vital. Se basa en curar mediante semejantes, usando remedios diluidos en dosis infinitesimales. La individualización es imprescindible en la homeopatía: no hay enfermedades, sino enfermos, y cada uno tendrá un tratamiento personalizado.
- Los remedios homeopáticos son considerados medicamentos y, como tales, están regulados por el *Real Decreto Legislativo 1/2015, de 24 de julio, de la Ley de garantías y uso racional de los medicamentos y productos sanitarios*. Existen dos grandes grupos de medicamentos: los que tienen indicación terapéutica aprobada, que son comercializados con esa indicación y que, por tanto, pueden ser recomendados en la oficina de farmacia, y los que no tienen indicación terapéutica aprobada. En este último caso, el homeópata debe seleccionar y combinar los remedios para el tratamiento del individuo concreto; pueden comercializarse mediante el nombre de la cepa y su dilución, o prescribirse como fórmulas magistrales.
- Como ventajas, la terapia homeopática puede ser usada por cualquier paciente, y las interacciones y reacciones adversas son prácticamente nulas. Aun así, se trata de medicamentos, y se debe promover su uso racional.
- Los medicamentos homeopáticos se preparan en varias fases. Lo primero es seleccionar la materia prima, que puede ser animal, vegetal, química o mineral. A continuación, obtener la cepa, que puede ser la tintura madre o el polvo de la materia prima. Luego, la fase de potenciación, que implica hacer un número elevado de diluciones; entre dilución y dilución, es imprescindible una agitación vigorosa, que se denomina dinamización. Por último, se debe incorporar la dilución en la forma farmacéutica elegida.
- La formas galénicas más habituales son los gránulos, glóbulos o gotas. Aunque estos medicamentos también se pueden formular como comprimidos, supositorios, pomadas, etc.
- La vía de administración más frecuente es sublingual. Durante el tratamiento con medicamentos homeopáticos, no se deben tomar alimentos ni sustancias que contengan menta o mentol, y deberán espaciarse de las comidas.
- Aunque pueden ser prescritos en recetas, en España no están financiados.

Aplica lo aprendido

1. Haz un esquema de los fundamentos de la homeopatía, mostrando de manera muy resumida cada uno de ellos.
2. Explicar de modo esquemático el procedimiento de obtención de gránulos de *Arnica montana* 2 DH, teniendo en cuenta que la materia prima es de origen vegetal.
3. ¿Qué diluciones son consideradas bajas? ¿Y altas? ¿Cuáles son más potentes?
4. Completa los huecos que faltan:

   a) 1 parte dilución 7 CH + 99 partes de disolvente = ___________
   b) __ + 9 partes de disolvente = 15 DH
   c) 1 parte de TM + _______________ = 1 K

EN EL CUADERNO

5. ¿Es igual la dilución 6 DH que la 3 CH? Justifica la respuesta.
6. Estudia las etiquetas de dos medicamentos homeopáticos con indicación terapéutica aprobada, y anota toda la información que contengan.
7. Del medicamento que se observa en la imagen indica lo siguiente:

   a) Nombre.
   b) Tipo de medicamento homeopático.
   c) ¿Es necesaria una receta médica para su dispensación?
   d) ¿Cuáles son sus indicaciones?

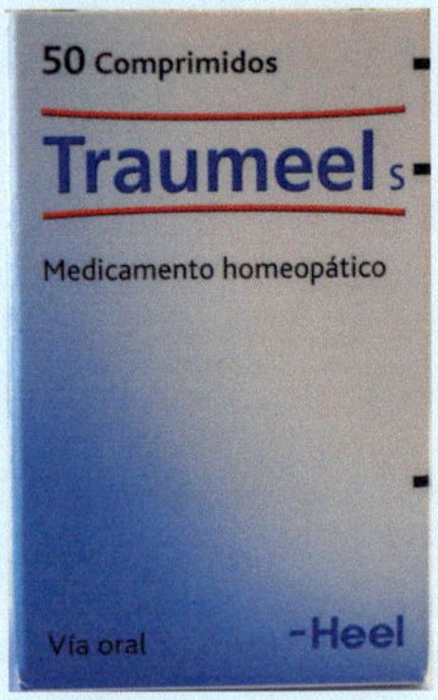

8. Señala si las siguientes afirmaciones son verdaderas o falsas y por qué:

   - ☐ La dilución 10 DH es más potente que la dilución 10 CH.
   - ☐ Las cepas más usadas son las de origen mineral.
   - ☐ En España los medicamentos homeopáticos con indicación terapéutica están financiados.
   - ☐ Una persona con síntomas leves será tratada con diluciones altas; por ejemplo, a partir de 30 CH.

9. ¿Qué formas galénicas se usan exclusivamente en la homeopatía? Enumera las diferencias entre ellas.
10. Busca información acerca del tratamiento homeopático para la acidez de estómago. Enumera algunos remedios homeopáticos.

Práctica profesional

Un paciente acude a la oficina de farmacia y afirma padecer tos seca irritativa desde hace varios días. Como considera que es un síntoma menor, no ha ido al médico. El paciente, además, es partidario de tratarse solo con medicamentos homeopáticos.

- ¿Se le podría recomendar algún medicamento homeopático? Si la respuesta es afirmativa, indica cuál.
- ¿Cuál es el procedimiento de dispensación?
- ¿Qué recomendaciones se le han de dar al paciente, en caso de dispensarle algún medicamento homeopático?

Actividad grupal

Te proponemos la lectura del artículo "Una médico destapa la homeopatía: 'No funciona, es una estafa'", publicado en *Uppers* el 21 de agosto de 2022, en el que la periodista Itziar Nodal entrevista a la médico y divulgadora Esther Samper. Te adelantamos un fragmento:

> "Hemos oído hablar mucho de ella, de sus bondades y cómo pacientes se han curado de un cáncer tan solo tomando píldoras homeopáticas. Falacias sobre una realidad: no hay ninguna evidencia científica de que funcione ni lo más mínimo, es más, todo lo contrario, resta más de lo que suma. De venta en farmacias, hay quienes confían ciegamente en ella ya que, si se pueden adquirir en establecimientos sanitarios, ¿cómo puede ser que no sean válidas?".

Puedes leer el artículo completo escaneando el siguiente código QR:

Temas para debatir:

- ¿Es necesario que haya evidencia científica para demostrar la eficacia de un medicamento? ¿Se exige lo mismo a los medicamentos homeopáticos que a los alopáticos?
- ¿Deberían quitar a los productos homeopáticos la condición de medicamentos?
- Hablad de experiencias personales, o de conocidos, relacionadas con la eficacia –o ausencia de ella– de los tratamientos homeopáticos.

PONTE A PRUEBA

1. Con respecto a la homeopatía, es falso que:
   - ☐ *a)* Trata de restablecer el equilibrio de las personas estimulando la capacidad del propio organismo para reaccionar frente a las enfermedades o los desajustes.
   - ☐ *b)* Usa remedios con alta concentración de ingredientes farmacológicamente activos.
   - ☐ *c)* Es un sistema de medicina alternativa.
   - ☐ *d)* No hay ninguna opción incorrecta.
2. ¿En cuál de las siguientes afirmaciones no se basa la homeopatía?:
   - ☐ *a)* Individualización de los tratamientos.
   - ☐ *b)* Dosis infinitesimales.
   - ☐ *c)* Curar con semejantes (similitud).
   - ☐ *d)* Medicamentos con altas concentraciones de principios activos.
3. ¿Cuál de las siguientes diluciones es, según la homeopatía, la más potente?:
   - ☐ *a)* 5 LM.
   - ☐ *b)* 10 DH.
   - ☐ *c)* 30 K.
   - ☐ *d)* 5 CH.
4. La dilución y la dinamización se conocen como:
   - ☐ *a)* Potenciación.
   - ☐ *b)* Obtención de la tintura madre.
   - ☐ *c)* Impregnación.
   - ☐ *d)* Obtención de la cepa homeopática.
5. Las diluciones en frasco único se conocen como:
   - ☐ *a)* Decimales.
   - ☐ *b)* Centesimales.
   - ☐ *c)* Korsakovianas.
   - ☐ *d)* Las respuestas *a)* y *b)* son correctas.
6. El proceso de agitar vigorosamente tras la dilución se denomina:
   - ☐ *a)* Dilución.
   - ☐ *b)* Impregnación
   - ☐ *c)* Dinamización.
   - ☐ *d)* Ninguna de las opciones anteriores es correcta.
7. La tintura madre se obtiene por:
   - ☐ *a)* Impregnación de los gránulos.
   - ☐ *b)* Dilución.
   - ☐ *c)* Maceración de la materia prima en disolventes adecuados.
   - ☐ *d)* Ninguna de las opciones anteriores es correcta.

8. ¿Qué medicamentos que se pueden dispensar por indicación farmacéutica?:
   - ☐ *a)* Medicamentos homeopáticos con indicación terapéutica aprobada.
   - ☐ *b)* Medicamentos homeopáticos sin indicación terapéutica aprobada.
   - ☐ *c)* Fórmulas magistrales homeopáticas.
   - ☐ *d)* Todas las respuestas anteriores son correctas.

9. ¿Cuál es la vía de administración de los gránulos y los glóbulos?:
   - ☐ *a)* Oral.
   - ☐ *b)* Sublingual.
   - ☐ *c)* Tópica.
   - ☐ *d)* Cualquiera de las anteriores.

10. Para un proceso agudo, el homeópata seguramente prescribirá un tratamiento con:
   - ☐ *a)* Altas diluciones (a partir de 15 CH).
   - ☐ *b)* Bajas diluciones (menos de 6 CH).
   - ☐ *c)* Altas dosis (a partir de 15 CH).
   - ☐ *d)* Ninguna respuesta es correcta.

SOLUCIONES:

	a	b	c	d
1.		■		
2.				■
3.	■			
4.	■			
5.			■	
6.			■	
7.			■	
8.	■			
9.		■		
10.		■		

10

Dispensación de medicamentos en el servicio de farmacia hospitalaria

Objetivos

- ✓ Describir las funciones del servicio de farmacia hospitalaria.
- ✓ Explicar cómo es la organización funcional y estructural de este servicio.
- ✓ Conocer el procedimiento de adquisición, recepción y almacenamiento de los productos.
- ✓ Identificar los requisitos de prescripción y las condiciones de dispensación en la farmacia hospitalaria.
- ✓ Saber cómo funciona y se organiza el sistema automatizado de dispensación.
- ✓ Aprender las condiciones especiales de dispensación.
- ✓ Descubrir los distintos sistemas de distribución intrahospitalaria de medicamentos, poniendo especial atención en el de dosis unitaria (SDMDU).
- ✓ Definir los medicamentos peligrosos, y conocer el procedimiento de manipulación de este tipo de sustancias.

Mapa conceptual

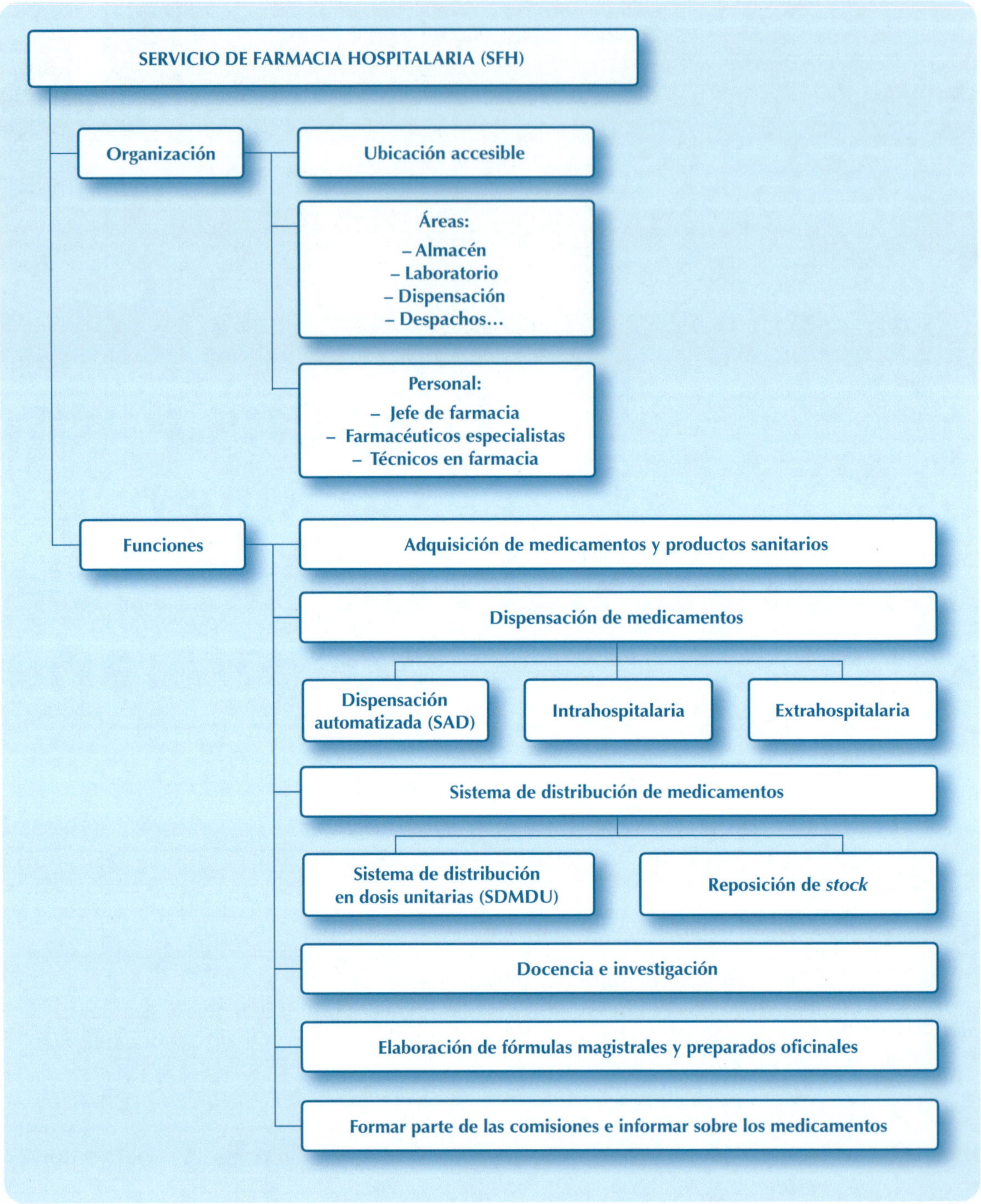

Glosario

Adherencia terapéutica. Grado en el que la conducta de un paciente, en relación con la toma de una medicación, el seguimiento de una dieta o la modificación de unos hábitos de vida, se corresponde con las recomendaciones acordadas con el profesional sanitario (OMS, 2003).

Citostáticos. Fármacos que inhiben el crecimiento desordenado de las células, alteran la división celular y destruyen las células que se multiplican rápidamente.

Desemblistar. Sacar del blíster o acondicionamiento primario los comprimidos o cápsulas.

Fotosensibles. Sustancias sensibles a la luz.

Nutrición enteral. Mezcla de nutrientes para la alimentación artificial de los pacientes. La vía de administración es a través de una sonda nasogástrica, nasoentérica o enterostomía.

Nutrición parenteral. Mezcla de nutrientes para la alimentación artificial de los pacientes. La vía de administración es parenteral (intravenosa).

Reenvasado. Proceso por el cual un medicamento se reacondiciona en dosis unitaria.

Termolábiles. Sustancias sensibles a las altas temperaturas. Deben conservarse a temperatura de refrigeración (2-8 ºC).

10.1. Introducción

En España, la organización de los servicios sanitarios se establece en dos niveles: la atención primaria y la atención especializada. Respecto a la asistencia farmacéutica, la atención primaria se lleva a cabo en las oficinas de farmacia y los centros de salud, y la atención especializada se realiza en los hospitales, a través del servicio de farmacia hospitalaria (SFH).

En la derogada Ley del Medicamento de 1990 se especificaba que "en los hospitales, centros psiquiátricos o centros penitenciarios con más de cien camas debe existir un servicio de farmacia; en caso contrario, se dispondrá de un depósito de medicamentos, custodiado por un farmacéutico".

Desde este servicio del hospital se dará asistencia farmacéutica a todos los pacientes, tanto los que estén ingresados –considerados intrahospitalarios– como los que no lo estén pero cuyo tratamiento, de alguna manera, dependa del hospital: los denominados pacientes externos.

10.2. El servicio de farmacia hospitalaria: descripción y base legal

El *Real Decreto Legislativo 1/2015, de 24 de julio, por el que se aprueba el texto refundido de la Ley de garantías y uso racional de los medicamentos y productos sanitarios* establece que la asistencia farmacéutica hospitalaria se prestará, bien a través de los servicios de farmacia del hospital, bien a través de los depósitos de medicamentos.

El artículo 6 del *Real Decreto Ley 16/2012, de 20 de abril, de medidas urgentes para garantizar la sostenibilidad del Sistema Nacional de Salud y mejorar la calidad y seguridad de sus prestaciones* recoge que será obligatorio el establecimiento de un servicio de farmacia hospitalaria (SFH) propio en los siguientes centros:

- Todos los hospitales que tengan 100 o más camas (figura 10.1).
- Los centros de asistencia social que tengan 100 camas o más en régimen de asistidos.
- Los centros psiquiátricos que tengan 100 camas o más.

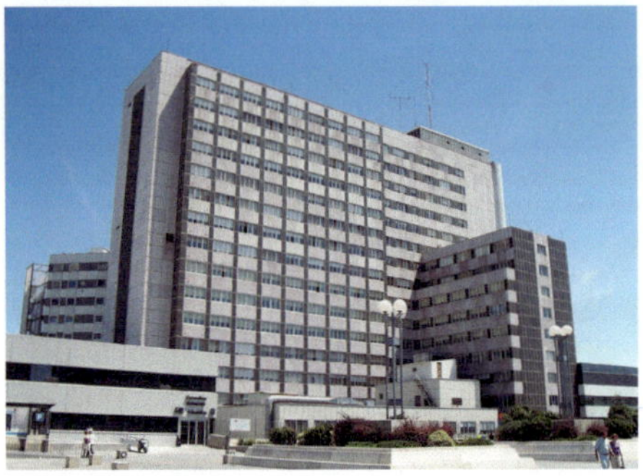

Figura 10.1
Hospital.

Los hospitales que no tengan obligación de disponer de un SFH contarán con un depósito de medicamentos vinculado a un servicio de farmacia del área sanitaria y bajo la responsabilidad del jefe de servicio, en el caso de los hospitales del sector público. Si se trata de un hospital privado, el depósito de medicamentos estará vinculado a una oficina de farmacia establecida en la misma zona farmacéutica, o a un servicio de farmacia hospitalaria. La farmacia hospitalaria ofrece asistencia farmacéutica a los pacientes que estén ingresados en el hospital, así como a los que acudan a ella en régimen ambulatorio o externo para adquirir los medicamentos que no se dispensen en las oficinas de farmacia.

El servicio de farmacia hospitalaria (SFH) debe estar bajo la titularidad y la responsabilidad de un farmacéutico especialista en farmacia hospitalaria. Este servicio está integrado funcional y jerárquicamente en el conjunto de todos los servicios hospitalarios, y depende de la dirección médica del hospital.

La ordenación de las actividades y el funcionamiento de este servicio es competencia de las comunidades autónomas, aunque la *Ley de garantías y uso racional de los medicamentos y productos sanitarios* establece los criterios básicos y mínimos.

PARA SABER MÁS

La base legal de este contenido se recoge en las leyes y los decretos que siguen:

- *Ley 14/1986, de 25 de abril, General de Sanidad.* Dispone en su artículo 103.1b: "La custodia, conservación y dispensación de medicamentos corresponderá a los servicios de farmacia de los hospitales, de los centros de salud y de las estructuras de atención primaria del Sistema Nacional de Salud para su aplicación dentro de dichas instituciones o para las que exijan una particular vigilancia, supervisión y control del equipo multidisciplinario de atención a la salud".
- *Ley de Hospitales, de 21 de julio de 1962.* En esta ley se especificaba que los hospitales con más de 200 camas debían contar con un servicio de farmacia, lo que se modificó con la promulgación de la Ley del Medicamento de 1990, en la que se establecía, en su artículo 92.1: "Los hospitales con 100 o más camas contarán con servicio de farmacia hospitalaria...".

- *Orden de 1 de febrero de 1977, del Ministerio de la Gobernación, por la que se regulan los servicios farmacéuticos de hospitales.* Se encarga de la ordenación de los servicios de farmacia hospitalaria.
- *Real Decreto Legislativo 1/2015, de 24 de julio, por el que se aprueba el texto refundido de la Ley de garantías y uso racional de los medicamentos y productos sanitarios.* Dedica sus artículos 84 y 85 a los servicios de farmacia hospitalaria.
- *Real Decreto Ley 16/2012, de 20 de abril, de medidas urgentes para garantizar la sostenibilidad del Sistema Nacional de Salud y mejorar la calidad y seguridad de sus prestaciones.* En ella se establece que los hospitales y los demás centros de 100 camas o más deberán contar con un servicio de farmacia hospitalaria.

10.3. Funciones del servicio de farmacia hospitalaria

Las funciones del SFH, de acuerdo con lo establecido en el Real Decreto Legislativo 1/2015, de 24 de julio, son las siguientes:

- Adquisición, correcta conservación, custodia y dispensación de los medicamentos y productos sanitarios precisos para todas las actividades intrahospitalarias y los tratamientos extrahospitalarios.
- Participar, coordinándola, en la gestión de las compras de medicamentos y productos sanitarios del hospital.
- Elaborar y dispensar fórmulas magistrales y preparados oficinales tanto para los tratamientos intrahospitalarios como para los extrahospitalarios.
- Establecer un sistema rápido, eficaz y seguro de distribución de medicamentos.
- Fijar un sistema que permita conocer el tratamiento medicamentoso de cada uno de los pacientes hospitalizados o que se encuentren bajo la responsabilidad del hospital, con el objeto de incorporar la atención farmacéutica a los pacientes.
- Custodiar y dispensar los productos en fase de investigación clínica.

Fundamental

Las funciones del servicio de farmacia hospitalaria son las siguientes:

- Adquisición, custodia y conservación de medicamentos y productos sanitarios.
- Elaboración de fórmulas magistrales y preparados oficinales.
- Dispensación y distribución de medicamentos y productos sanitarios a pacientes intra y extrahospitalarios.
- Actividades de investigación clínica.
- Actividades de docencia.

- Velar por el cumplimiento de la legislación sobre estupefacientes, psicótropos y otros medicamentos de especial control.
- Formar parte de las comisiones hospitalarias en las que puedan ser útiles sus conocimientos, para la selección y la evaluación científica de los medicamentos y productos sanitarios.

- Establecer un servicio de información de medicamentos para todo el personal del hospital, colaborando con el sistema de farmacovigilancia intrahospitalario, y realizando estudios sistemáticos de utilización de medicamentos y actividades de farmacocinética clínica.
- Llevar a cabo actividades educativas sobre cuestiones de su competencia, dirigidas al personal sanitario del hospital y los pacientes.
- Efectuar trabajos de investigación, propios o en colaboración con otras unidades o servicios, y participar en los ensayos clínicos con medicamentos y productos sanitarios.
- Colaborar con las estructuras de atención primaria y especializada de la zona.

Actividad propuesta 10.1

Lee las funciones de la oficina de farmacia en la Ley 16/1997, de 25 de abril, y responde a la siguiente pregunta: ¿tienen funciones comunes el servicio de farmacia hospitalaria (SFH) y las oficinas de farmacia (OF)? Enumera las funciones comunes y las exclusivas del SFH.

10.4. Estructura del servicio de farmacia hospitalaria

La estructura del servicio contempla tanto la parte física (superficie, localización, distribución y materiales) como la parte del personal del SFH.

10.4.1. Estructura física: localización y áreas del servicio de farmacia hospitalaria

Los requerimientos óptimos de la estructura serán diferentes según el tipo de hospital, el número de camas del que este disponga y las actividades que en él se desarrollen.

A) Ubicación y superficie

El SFH tendrá una localización adecuada y de fácil acceso. Dispondrá de espacio suficiente y estará dotado del equipo y los materiales necesarios para realizar sus funciones científicas, profesionales y de gestión.

Entre otros, los criterios que se tienen en cuenta para la ubicación del servicio de farmacia hospitalaria son los siguientes:

- Debe tener fácil acceso y comunicación con las distintas unidades de hospitalización y otros servicios.
- Debe tener fácil acceso desde el exterior del hospital, lo que facilitará la recepción de los medicamentos.
- Debe contar con una fácil comunicación interna, que permita la distribución de los medicamentos a las distintas unidades de enfermería.
- La vía de acceso al SFH será diferente de las vías sucias del hospital.

La superficie de los servicios de farmacia será adecuada para la ejecución correcta de sus diferentes funciones. Así, estará en relación con el número de camas, el tipo de hospital, la localización geográfica y otras circunstancias.

B) Áreas o zonas de trabajo del servicio de farmacia hospitalaria

El espacio destinado a los servicios farmacéuticos se hallará distribuido de forma que queden diferenciadas y convenientemente atendidas las diversas áreas que lo integran, sin perjuicio de cualquier otra que, en su caso, se considere necesaria.

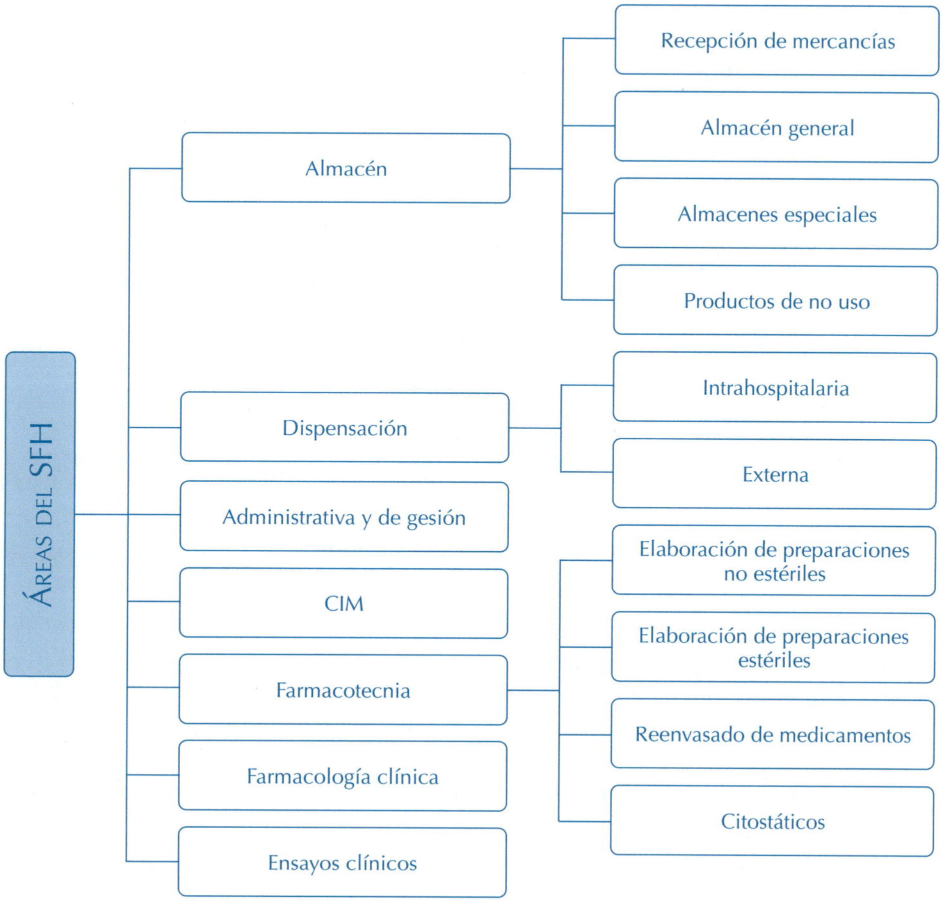

Figura 10.2
Áreas del SFH.

De acuerdo con la legislación, las áreas o zonas con las que, como mínimo, debe contar el servicio de farmacia son las que se muestran en la figura 10.2 y se describen a continuación:

1. *Área de almacén*. El área del almacén es el espacio físico en el que se guardan los productos que han sido adquiridos.

En el SFH el almacén debe estar físicamente separado y diferenciado del resto de las áreas o zonas del servicio. Lo ideal es que se encuentre en la planta baja o el sótano, y que tenga acceso directo a la calle y a una zona de descarga de mercancías.

El almacén se divide, a su vez, en varias zonas diferenciadas.

a) *Zona de recepción.* Donde se coloca la mercancía hasta que es revisada y pasa a las áreas de almacén, tras su confirmación. Es recomendable que la zona de recepción se encuentre a la entrada del servicio y, si es posible, cerca de la parte dedicada a la gestión de compras.
b) *Almacenes generales.* Zona destinada a guardar medicamentos que no requieran condiciones especiales de conservación, productos sanitarios, material de acondicionamiento de fórmulas magistrales y material de reenvasado de medicamentos.

   Esta parte debe contar con un sistema regulador de la temperatura ambiente, para garantizar que la conservación de los medicamentos se hace a la temperatura adecuada. Los productos almacenados estarán separados y debidamente clasificados, según sean medicamentos, productos sanitarios, etc. La zona de almacén de los medicamentos tendrá que estar directamente comunicada con la parte de registro, preparación y dispensación de las órdenes médicas.
c) *Almacenes especiales.* Destinados a almacenar sustancias que tengan alguna característica especial; por ejemplo, las siguientes:

   – *Medicamentos termolábiles.* Existirán frigoríficos y congeladores. Se debe disponer de un sistema de control y registro de las temperaturas máximas y mínimas, lo que permite garantizar que se ha mantenido la cadena del frío y, por lo tanto, la calidad de los medicamentos.
   – *Medicamentos estupefacientes.* Deben almacenarse separados del resto, y requieren medidas adicionales de seguridad. Por ello, serán almacenados en una sala bajo llave o en una caja fuerte.
   – *Almacén para materias primas.* Para la elaboración de fórmulas magistrales y preparados oficinales.
   – *Almacén para medicamentos en fase de investigación.* Medicamentos que forman parte de ensayos clínicos.
   – *Otros almacenes especiales.* Almacén para sustancias peligrosas o inflamables, almacén para radiofármacos y almacén para gases medicinales.

d) *Almacén para devoluciones.* Esta zona, que debe estar bien señalizada y separada de las demás –para evitar errores y confusiones–, es la destinada a almacenar todos aquellos productos que no estén en condiciones de ser dispensados y que, por lo tanto, vayan a ser devueltos. Nos referimos a los siguientes: productos caducados o defectuosos, o incluso productos que deban ser retirados y devueltos por una alerta de la AEMPS.

2. *Área de dispensación.* Esta es la zona en la que se dispensan los medicamentos prescritos. Existen dos partes claramente diferenciadas: una de dispensación de medicamentos para los pacientes ingresados en el hospital, y otra de dispensación para los pacientes externos.

   a) *Zona de dispensación intrahospitalaria.* Es el lugar de contacto entre el personal del hospital y el de la farmacia. Aquí se dispensa la medicación necesaria para los pacientes ingresados, según lo prescrito en las órdenes médicas. Es recomendable que la zona de dispensación esté cerca del almacén general, y han de acondicionarse las siguientes áreas dentro de la misma: zona de recepción de peticiones, zona donde se analicen las peticiones de medicamentos y demás productos (lejos del ruido) y se produzca la validación, zona de preparación de los medicamentos, y zona para los contenedores y carros de distribución, donde estos serán revisados antes de su distribución a los distintos pacientes.

b) *Área de dispensación a pacientes externos.* En esta parte se dispensa la medicación a los pacientes que no estén ingresados en el hospital, pero que necesiten una vigilancia y un control especiales por parte del mismo. Es una zona ubicada, generalmente, a la entrada del servicio y con acceso desde la calle, para que los pacientes puedan entrar fácilmente, sin atravesar el resto de las zonas del SFH. También se conoce como área de dispensación ambulatoria (figura 10.3)

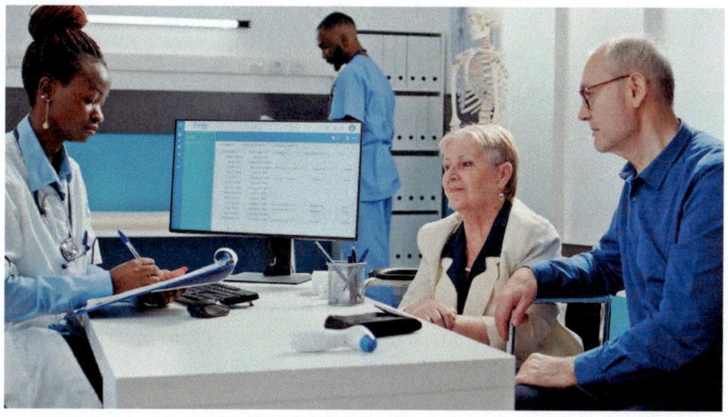

Figura 10.3
Área de dispensación externa.

3. *Área administrativa y de gestión.* En esta zona se ubican los diferentes despachos (del jefe de servicio y los demás farmacéuticos), además de la zona de secretaría, y se llevan a cabo los procesos tanto de gestión económica como de gestión farmacoterapéutica, ya que allí se seleccionan, compran (zona de gestión de compras) y controlan los distintos medicamentos y productos sanitarios que sean necesarios en la hospital. Asimismo, se realizan la gestión de devoluciones, el control del inventario, etc.

   En esta parte se hallan los documentos y libros de obligatoria tenencia, entre los que figuran los siguientes:

   - *Libro recetario.* En el que se registran todas las dispensaciones que el servicio de farmacia hospitalaria efectúe de psicótropos y fórmulas magistrales, y, de manera voluntaria, de los estupefacientes.
   - *Libro de contabilidad de estupefacientes.* Se registran todos los movimientos de estupefacientes, tanto las entradas como las salidas.
   - *Real Farmacopea Española (RFE).* Incluirá monografías de las sustancias medicinales y excipientes, y los métodos de análisis y control de calidad de los mismos, así como el Formulario Nacional, en el que se recogen los preparados oficinales y las fórmulas magistrales tipificadas.

4. *Área del centro de información de medicamentos.* El servicio de farmacia hospitalaria debe contar con una zona denominada centro de información del medicamento (CIM), en la que se elaboran protocolos, guías informativas, informes de evaluación de nuevos

medicamentos, se lleva a cabo el mantenimiento de la guía farmacoterapéutica del hospital y, cómo no, se proporciona información relacionada con los medicamentos disponibles en el centro al personal que lo precise. Esta zona, además, dispondrá de una superficie dedicada a la biblioteca, que contará con obras relacionadas con los medicamentos.

5. *Área de farmacotecnia o de elaboración de medicamentos.* En esta zona del servicio hay varias partes bien diferenciadas:

   a) *Área de elaboración de fórmulas magistrales y preparados oficinales no estériles.* En ella se efectuarán las operaciones de elaboración, acondicionamiento, etiquetado y control de formas farmacéuticas no estériles, como comprimidos, granulados, cápsulas, jarabes, etc.

   b) *Área de reenvasado de medicamentos.* Si el hospital cuenta con servicio de distribución de medicamentos en dosis unitaria (SDMDU), aquí se procede al reenvasado de los medicamentos en unidosis.

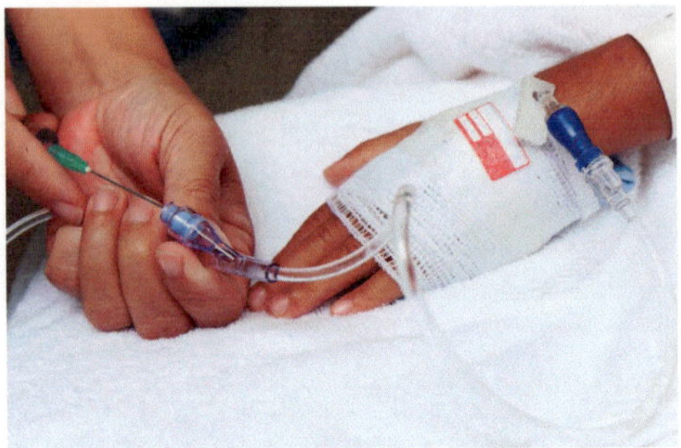

Figura 10.4
Paciente con MIV.

   c) *Área de análisis y control de medicamentos.*

   d) *Área de elaboración de preparaciones estériles.* Los servicios que elaboren preparados estériles, mezclas intravenosas (MIV) (figura 10.4) o nutriciones parenterales tendrán que hacerlo en una zona que garantice las condiciones de esterilidad. Es la zona conocida como de mezclas intravenosas. Estará debidamente sellada; el aire de entrada será filtrado (filtros HEPA), y dispondrá de presión positiva, a no ser que se utilice otro sistema que garantice la esterilidad (por ejemplo, aisladores). Coloquialmente, se la denomina "sala blanca".

   e) *Área de citostáticos.* En caso de manipulación de medicamentos citostáticos, será necesario disponer de una sala específica para ello. En ocasiones, está dentro de la zona de elaboración de mezclas intravenosas; en otros casos, existe un área específica, a veces separada del SFH. Una característica de la sala de citostáticos es que debe contar con presión negativa con respecto a la presala, que tendrá presión positiva.

6. *Área de farmacocinética clínica.* Zona donde se procede a la monitorización de determinados medicamentos. En algunos hospitales forma parte del servicio de análisis clínicos.
7. *Otras áreas.* Los SFH podrán disponer de otras dependencias, como, por ejemplo, una zona dedicada a los ensayos clínicos –en el caso de que el hospital participe en este tipo de procesos–, una sala de reuniones, aulas, etc., en función de las necesidades concretas.

Actividad propuesta 10.2

Busca información acerca de las condiciones del área estéril del servicio de farmacia hospitalaria y las funciones que se realizan en ella.

10.4.2. Organización del personal del servicio de farmacia hospitalaria

El servicio de farmacia forma parte de los servicios centrales del hospital y depende de la dirección médica. Su organización es jerarquizada, y está bajo la responsabilidad y la dirección del jefe de servicio, que debe ser un farmacéutico especialista en farmacia hospitalaria (FIR) y deberá estar colegiado en el Colegio Oficial de Farmacéuticos de la provincia en la que se ubique el hospital. Este puesto será incompatible con la titularidad de una oficina de farmacia u otro servicio farmacéutico.

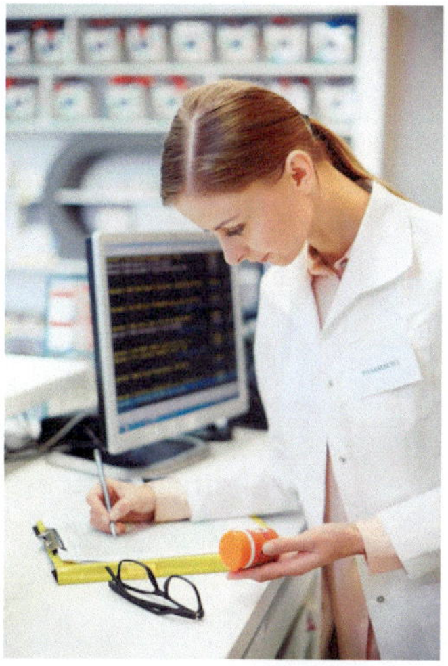

Figura 10.5
Farmacéutica especialista.

Se deberá disponer de todos los recursos humanos necesarios para desarrollar las actividades propias del servicio. Todo el personal farmacéutico deberá tener formación específica y especializada dentro del campo de la farmacia hospitalaria. Como mínimo, el servicio de farmacia contará con un jefe y otro farmacéutico especialista (figura 10.5). El número de farmacéuticos adicionales estará en función del número de camas o del nivel hospitalario.

La presencia física farmacéutica será garantizada durante todo el tiempo que permanezca abierto el servicio de farmacia hospitalaria.

Para garantizar el buen funcionamiento, además del personal farmacéutico, se debe contar con técnicos en farmacia y parafarmacia, en número suficiente para cubrir las necesidades del servicio, así como personal administrativo y auxiliar, y, en muchos hospitales, personal de enfermería y auxiliares de enfermería.

En relación con el técnico en farmacia y parafarmacia, sus funciones, tal y como queda recogido en el real decreto que regula el título del ciclo formativo de Farmacia y Parafarmacia (Real Decreto 1689/2007, de 14 de diciembre, y modificaciones hechas mediante el Real Decreto 287/2023, de 18 de abril), son las siguientes:

- Asistir en la dispensación de productos farmacéuticos, informando de sus características y su uso racional.
- Preparar los productos farmacéuticos para su distribución a las distintas unidades hospitalarias, bajo la supervisión del facultativo.
- Apoyar al facultativo en el seguimiento farmacoterapéutico del usuario.
- Intervenir con prudencia y seguridad, respetando las instrucciones de trabajo recibidas.

TOMA NOTA

El organigrama hospitalario es la representación gráfica de la estructura del hospital. En él se recogen todos los profesionales que forman parte del centro, así como sus responsabilidades.

El máximo responsable de un hospital es el director gerente, que programa y controla las actividades hospitalarias, y cuida de que se cumplan los objetivos.

De manera general se puede organizar la estructura de un hospital en tres divisiones:

a) *División médica.* A su frente está el director médico, cuya responsabilidad es dirigir, supervisar, coordinar y evaluar el funcionamiento de los servicios sanitarios del hospital, así como dirigir, coordinar y evaluar las actividades y la calidad de la asistencia sanitaria, la docencia y la investigación. El director médico es el responsable de los servicios y unidades clínicas, integradas en una serie de áreas que pueden observarse en el organigrama. El jefe del servicio de farmacia hospitalaria forma parte de esta división.

b) *División de enfermería.* El director de enfermería es su máximo responsable. Entre sus funciones se encuentran dirigir, coordinar y evaluar el funcionamiento de los distintos servicios y unidades, así como las actividades del personal integrado en esta división, evaluando y promocionando la calidad de la asistencia docente e investigadora.

c) *División de gestión y servicios generales.* Al frente de esta división se encuentra el director de gestión y servicios generales. Sus funciones son dirigir, coordinar y evaluar el funcionamiento de los servicios y unidades, así como las actividades del personal integrado en esta división.

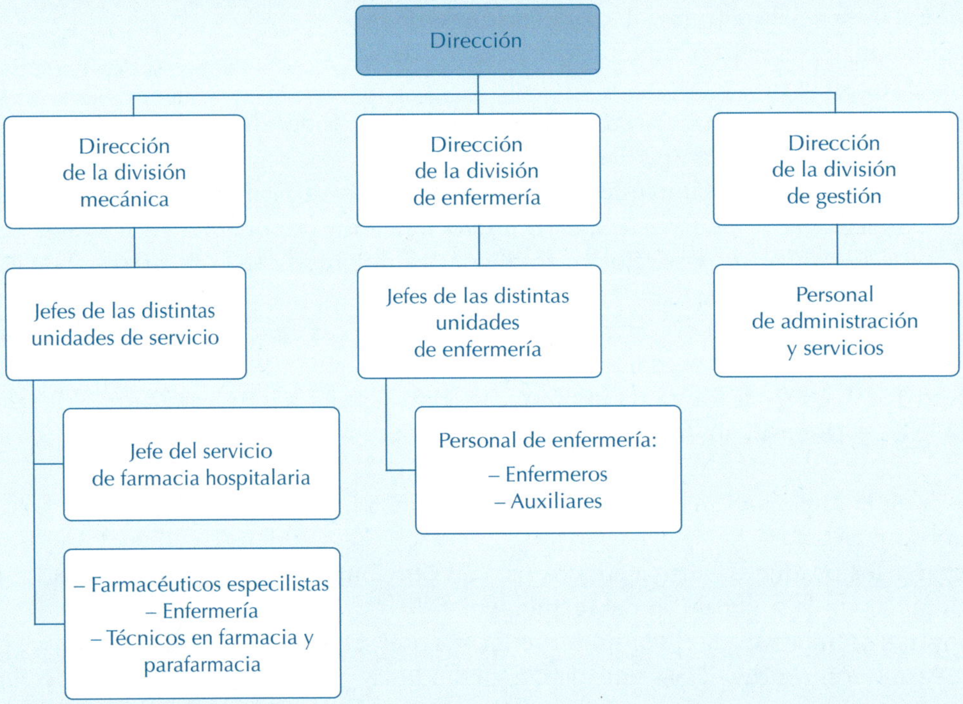

10.5. Adquisición y almacenamiento de medicamentos y productos sanitarios

Vamos a detallar, en este apartado, las funciones relacionadas con la adquisición, la recepción y el posterior almacenamiento de los medicamentos y productos sanitarios necesarios para cubrir las necesidades de los pacientes, tanto intrahospitalarios como externos y ambulatorios.

10.5.1. Adquisición de productos

Una de las funciones del SFH es garantizar y asumir la responsabilidad técnica de la adquisición de los productos necesarios para garantizar que se dé cobertura a las necesidades de los pacientes. Los servicios de farmacia pueden adquirir sus medicamentos y el resto de los productos a diferentes proveedores. Normalmente, los hospitales compran grandes cantidades, por lo que pueden hacerlo directamente a los laboratorios farmacéuticos, que suelen establecer una compra mínima. Pero, si se desea comprar pocas unidades, el pedido se puede hacer a los almacenes de distribución farmacéutica, ya que disponen de una amplísima variedad de productos y no exigen pedido mínimo. De manera excepcional, se pueden adquirir en una oficina de farmacia.

La política de compra de medicamentos y demás productos sanitarios de uso en el hospital queda recogida en un manual denominado guía farmacoterapéutica. Esta guía es un instrumento imprescindible para mejorar la calidad de la terapia farmacológica, además de para controlar el coste de la misma. Es elaborada en el marco de la Comisión de Farmacia y Terapéutica (CFT), dado que el proceso que se sigue para su redacción es dinámico e interdisciplinar. En ocasiones, cuenta con personal facultativo y de enfermería no perteneciente a la comisión. La guía consta de cuatro partes:

1. *Primera parte.* Reúne normas, procedimientos y recomendaciones internas relacionadas con el uso de los medicamentos (prescripción, dispensación, almacenamiento, etc.).
2. *Segunda parte.* Contiene la descripción de los medicamentos aprobados en el hospital, clasificados por grupos terapéuticos, incluyendo la información básica sobre cada uno de ellos. Esta comprende los siguientes datos: principio activo, nombre comercial del medicamento, forma farmacéutica, cantidad de principio activo por unidad de presentación (en las formas sólidas) o volumen (en las formas líquidas), vía de administración, coste de la unidad (CU) y, particularmente, dosis recomendadas de los medicamentos más utilizados.
3. *Tercera parte.* Es una relación de anexos que incluye aspectos terapéuticos de interés que hayan sido motivo de consulta en el centro de información del medicamento del servicio de farmacia.
4. *Cuarta parte.* Incluye el índice alfabético de todos los principios activos, los nombres comerciales y los grupos terapéuticos.

Recurso web

www

Accede a la guía farmacoterapéutica del Hospital Universitario Reina Sofía de Córdoba, disponible *online* en su página web, a la que puedes acceder escaneando el código QR:

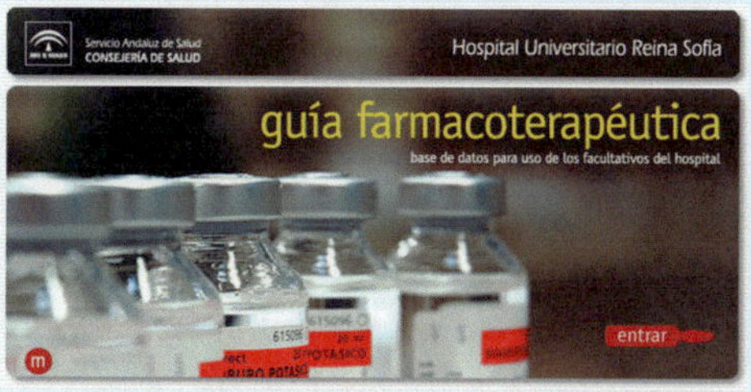

La correcta utilización de la guía farmacoterapéutica por todo el personal sanitario del hospital es una garantía de eficacia, seguridad y economía en el uso de los medicamentos.

10.5.2. Recepción de los productos

Los medicamentos y productos sanitarios adquiridos serán servidos por el proveedor correspondiente. Acompañando a la mercancía, vendrá un albarán, el cual acredita la recepción del pedido. Antes de dar entrada al pedido, se debe comprobar que todo lo que figura en el albarán ha sido recibido, que la mercancía está en buenas condiciones, que la cadena del frío –si hay productos termolábiles– se ha mantenido y, en el caso de los medicamentos, que los cupones-precinto están anulados (figura 10.6). Una vez que se da la conformidad, es preciso recepcionar el pedido, esto es, subir al *stock* la mercancía recibida, así como el número de lote y la fecha de caducidad. Esta tarea se hace automáticamente con la lectura y la verificación de los códigos DataMatrix.

Una vez recepcionados los productos, ya se pueden llevar al almacén correspondiente (general, especial, etc.).

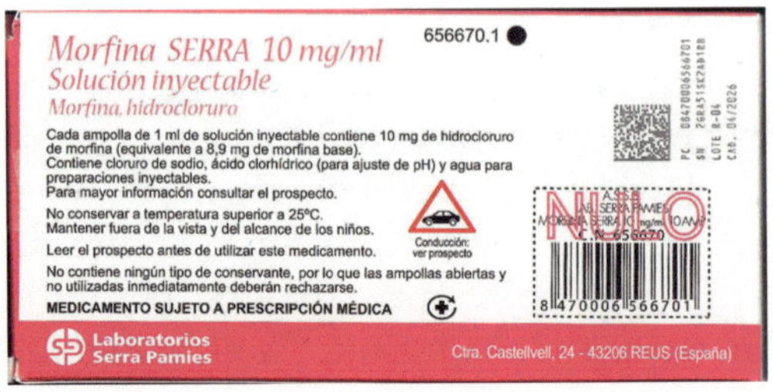

Figura 10.6
Medicamento con cupón-precinto anulado.

10.5.3. Almacenamiento y ordenación

Existen varios sistemas de almacenamiento, pero todos ellos deben cumplir dos requisitos: permitir localizar los productos de manera sencilla y ser lo más seguros posible (para disminuir los errores que se puedan cometer).

Además, en todos los almacenes se deberán vigilar las condiciones ambientales de almacenamiento. Por ejemplo, se deberá controlar que la temperatura ambiental se encuentra entre 25 y 30 °C; en el caso de las neveras, entre 2 y 8 °C, y en el del congelador, entre –10 y –20 °C. Además, se deberán mantener condiciones de humedad relativa ambiental adecuadas (40-60 %). En cuanto a la luz, la recomendación general es que las zonas de almacenamiento estén protegidas de la luz solar directa. Igualmente, los almacenes deben mantenerse lo más limpios que sea posible.

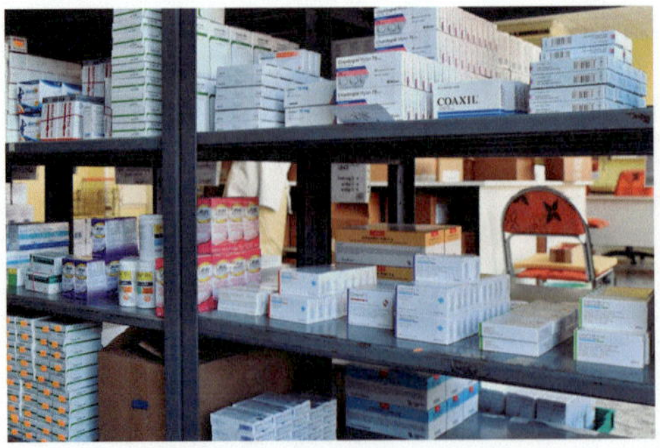

Figura 10.7
Almacén de medicamentos.

Hay dos grandes grupos de sistemas de almacenamiento y ordenación:

- *Sistema tradicional o manual.* Basado en estanterías, el criterio para la ordenación dependerá del almacén del que se trate. Así, puede hacerse por orden alfabético, por forma farmacéutica, por actividad farmacológica, etc. (figura 10.7).
- *Sistemas de almacenamiento y dispensación automatizados o semiautomatizados.* Han supuesto muchas ventajas en los SFH, ya que se mejora la eficacia, se optimizan los tiempos, se disminuye el número de errores, etc. Existen muchos tipos de sistemas automatizados o semiautomatizados en el mercado. Estudiaremos sus características en un apartado posterior.

10.6. Prescripción y dispensación de medicamentos en el hospital

En la mayoría de los casos, tanto los pacientes ingresados como los externos requieren la prescripción y la dispensación de un tratamiento farmacológico. Se diferencian ambas situaciones.

10.6.1. Prescripción y dispensación de medicamentos a pacientes intrahospitalarios

Son pacientes intrahospitalarios aquellos que están ingresados en el hospital. A este tipo de pacientes el tratamiento farmacológico que requieran les será prescrito en la denominada orden médica, que se define como el documento escrito en el que el médico prescribe servicios o tratamientos para el paciente. En dicha orden médica, deben constar los siguientes datos:

- Datos del paciente, incluyendo el número de la cama o de la habitación en la que se encuentre ingresado.
- Datos del medicamento: nombre, principio activo, dosis, forma farmacéutica, vía de administración y posología.
- Datos del médico prescriptor.
- Fecha de la prescripción y, en caso de que esta se haga fuera del horario habitual, hora y firma.

Una de las responsabilidades del personal de farmacia es velar para que la orden médica esté debidamente cumplimentada. Por ello, una vez recibida en el servicio de farmacia, esta debe ser revisada, transcrita y, a continuación, validada por un farmacéutico, que revisará que la prescripción sea correcta.

La validación farmacéutica es el proceso de responsabilidad explícita del farmacéutico, y está asociada con la valoración de la adecuación legal, técnica y terapéutica de un tratamiento farmacológico a la condición clínica del paciente.

Existe, además, el modelo basado en la prescripción electrónica. En este caso, la prescripción se recibe en el servicio de farmacia de forma inmediata, sin retrasos y sin que sea necesaria la transcripción, lista para ser validada por el farmacéutico.

Tras la validación de la prescripción, esta será registrada en la denominada hoja o ficha farmacoterapéutica de cada paciente, la cual incluye toda la medicación dispensada al paciente durante su estancia en el hospital. Se consigue, de esta manera, conocer el perfil farmacoterapéutico de cada paciente, ya que todo queda registrado en el SFH.

La recepción de órdenes médicas y la dispensación de medicamentos, excepto de la medicación urgente y la de inicio inmediato de un tratamiento, estarán sujetas a horarios preestablecidos, que dependerán de cada hospital (figura 10.8).

El personal técnico en farmacia y parafarmacia preparará la medicación. Tras ello, esta deberá ser supervisada por el farmacéutico, antes de ser distribuida para administrarla.

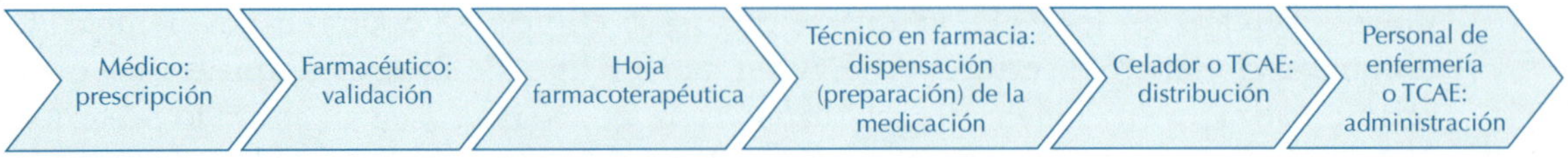

Figura 10.8
Resumen del circuito de dispensación intrahospitalaria.

Actividad propuesta 10.3

Investiga para saber más acerca de la ficha farmacoterapéutica ¿Tiene ventajas? ¿Cuáles son? Anota en tu cuaderno las conclusiones a las que llegues, y concluye esta actividad poniéndolas en común con la clase.

10.6.2. Prescripción y dispensación de medicamentos a pacientes externos y ambulatorios

Los pacientes externos son aquellos que no requieren cuidados hospitalarios, ni están ingresados en el hospital, pero que dependen del centro para su tratamiento farmacológico. El tratamiento prescrito puede realizarse con medicamentos de uso hospitalario (H) o no.

Se define al paciente externo como "aquel paciente perteneciente al ámbito de la zona básica de salud asignada a ese hospital que, sin estar ingresado en ese hospital, recibe la medicación directamente en el SFH por requerir la misma una especial vigilancia, supervisión y control en el campo de la atención sanitaria especializada".

Los pacientes ambulatorios, por su parte, son aquellos que sí requieren cuidados hospitalarios, pero que no se quedan ingresados en el centro; por ejemplo, los pacientes de un hospital de día.

Los medicamentos para los pacientes externos son prescritos en la orden de dispensación hospitalaria, que según el Real Decreto 1718/2010, de 17 de diciembre, se define como "el documento de carácter sanitario, normalizado y obligatorio para la prescripción por los médicos, odontólogos y podólogos de los servicios hospitalarios, de los medicamentos que exijan una particular vigilancia, supervisión y control, que deban ser dispensados por los servicios de farmacia hospitalaria a dichos pacientes".

Para la dispensación de medicamentos a los pacientes externos, los hospitales disponen de la denominada unidad de dispensación externa o ambulatoria, que suele estar ubicada dentro del SFH y que, como hemos comentado anteriormente, suele tener un acceso directo para los pacientes.

Las funciones de las unidades de dispensación ambulatoria, de manera general, son las siguientes:

- Dispensación de los medicamentos que establecen las autoridades sanitarias. Estos son prescritos en la orden de dispensación hospitalaria, y, como hemos comentado anteriormente, pueden ser medicamentos de uso hospitalario (H) o de otro tipo.

- Seguimiento farmacoterapéutico del paciente, que incluye el fomento de la adherencia terapéutica y la detección de problemas relacionados con el consumo de los medicamentos.
- Educación sanitaria e información relacionada con el tratamiento farmacológico.
- Control del consumo y de las existencias: registro de las dispensaciones o devoluciones por paciente y reducción de la cantidad dispensada.
- Gestión actualizada del *stock,* ya que esta unidad suele contar con un almacén propio.

El horario del servicio de dispensación ambulatoria se adecua a las necesidades de las consultas externas del hospital, para que el paciente pueda obtener la medicación inmediatamente después de su visita médica.

A) Medicamentos dispensados en la unidad de pacientes externos

Entre otros, se dispensan los siguientes medicamentos:

- Medicamentos de uso hospitalario (H). Recordemos que las oficinas de farmacia pueden disponer de medicamentos de uso hospitalario (H), pero solo para su suministro a los hospitales. No podrán ser dispensados directamente al público (figura 10.9).
- Medicamentos de diagnóstico hospitalario sin cupón-precinto (DHSC). Son medicamentos de DH que las autoridades competentes, normalmente debido a su alto coste, establecen que deben ser dispensados en esta unidad.
- Medicamentos en fase de investigación clínica (ensayo clínico).
- Medicamentos para uso compasivo.
- Medicamentos para el tratamiento de la fibrosis quística o empleados en la reproducción asistida.
- Medicamentos extranjeros.

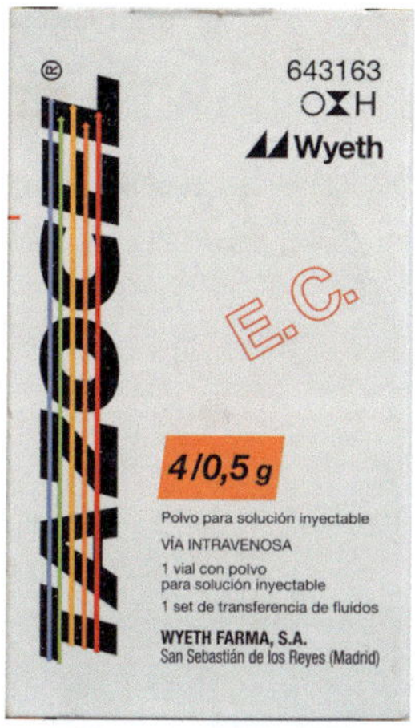

Figura 10.9
Medicamento de uso hospitalario (H).

Además, en ocasiones se dispensará material adicional, cuando el tratamiento lo requiera, como neveras portátiles, jeringas y agujas, o contenedores de residuos para material cortante y punzante, entre otros elementos.

B) Procedimiento de prescripción y dispensación

El procedimiento para la dispensación de medicamentos a pacientes externos es el siguiente:

1. Se realiza la prescripción médica en la orden de dispensación hospitalaria, ya sea en formato papel o electrónico.
2. El paciente acude a la unidad de dispensación externa. Allí se procede a leer la prescripción (en algunas comunidades autónomas esta se hace en la tarjeta sanitaria).

3. El farmacéutico valida la prescripción realizada.
4. Dispensación de la medicación prescrita:

   a) *Primera dispensación*. El médico responsable de la prescripción ha de cumplimentar un informe en el que constan datos administrativos, diagnóstico, motivo del tratamiento, medicación, dosificación, duración prevista, tratamiento concomitante y alergias. En esta primera visita, se llevará a cabo una entrevista clínica con el paciente, en la que el farmacéutico intentará averiguar cuáles son las necesidades del paciente, y se le proporcionará toda la información que se considere necesaria en relación con el tratamiento (conservación del medicamento, posología, posibles reacciones adversas, etc.). Normalmente, se le entrega un folleto informativo que ha elaborado el propio SFH.
   b) *Sucesivas dispensaciones*. El procedimiento puede ser diferente, dependiendo de la patología del paciente. En algunos casos, podrá hacer la dispensación el personal técnico en farmacia (siempre la validación del farmacéutico es previa), y en otros, como los de los pacientes con patologías como la hepatitis C o en procesos oncológicos, se requerirá atención farmacéutica –las conocidas como visitas de seguimiento– para realizar un seguimiento y un control adecuados.

5. Registro informático de la dispensación, así como de todos aquellos datos que se consideren importantes.

RECUERDA

✓ La legislación vigente considera medicamentos de uso hospitalario (H) aquellos en los que, por las características de los principios de su composición, por sus indicaciones específicas, por las condiciones especiales requeridas para su aplicación o por necesitarse un control continuado de efectos y resultados, la prescripción, la dispensación y la administración controlada deban hacerse bajo la responsabilidad del hospital.

C) Telefarmacia

Además de lo anterior, se ha incorporado una nueva actividad, conocida como telefarmacia, que la Sociedad Española de Farmacia Hospitalaria (SEFH) define como "la práctica farmacéutica a distancia a través del uso de las tecnologías de la información y comunicación". La telefarmacia tiene como objetivo, entre otros, aproximar la medicación al paciente externo y ofrecerle flexibilidad en la entrega informada a distancia de la medicación, lo que permite reducir los desplazamientos de los pacientes al centro hospitalario. Esta actividad debe ser una herramienta complementaria a la atención farmacéutica presencial.

Al establecer esta actividad complementaria, hay muchos aspectos que deben detallarse. Entre otros, los que siguen:

– Punto de entrega de la medicación, que puede ser el domicilio del paciente, centros de salud, centros sociosanitarios o una farmacia comunitaria (figura 10.10).

- Criterios de priorización para seleccionar a los pacientes candidatos, ya que no todos son aptos para este servicio.
- Procedimientos normalizados de trabajo (PNT) que garanticen la calidad y la seguridad de la atención farmacéutica.
- Proceso de distribución de la medicación que garantice la seguridad y la confidencialidad.
- Programación de citas presenciales.

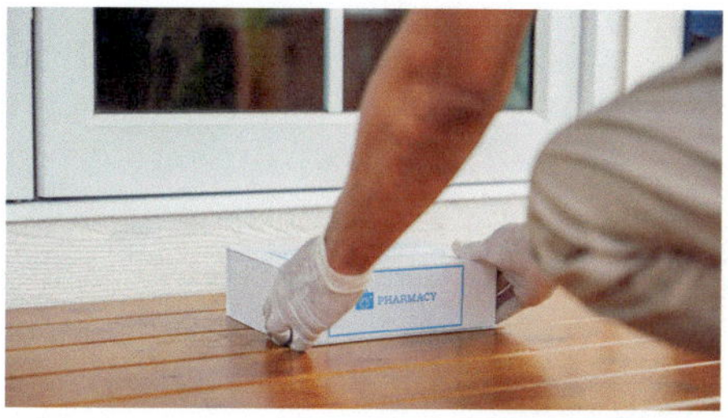

Figura 10.10
Entrega de un pedido de telefarmacia a domicilio, con contacto cero.

Cada SFH debe definir e implementar los programas de telefarmacia que más se adapten a las necesidades de sus pacientes y del propio SFH.

10.6.3. Prescripción y dispensación de medicamentos especiales

Igual que ocurre en la oficina de farmacia, en la farmacia hospitalaria existen algunos medicamentos cuyas prescripción y dispensación son especiales. Por ejemplo, los siguientes:

- *Estupefacientes.* Los medicamentos que contienen sustancias de la lista I de la Convención Única de 1961 sobre Estupefacientes son considerados medicamentos estupefacientes y llevan el símbolo de un lunar negro en el cuadrante superior derecho de ambas caras del envase.

  Para la adquisición de estos estupefacientes por parte del servicio de farmacia se precisa del conocido vale de estupefacientes, que es el documento de carácter sanitario, normalizado y obligatorio mediante el cual las oficinas y los servicios de farmacia, los almacenes de distribución y los laboratorios farmacéuticos adquieren las sustancias y los medicamentos estupefacientes precisos para el desempeño de la actividad que tienen autorizada, siendo obligatorio el registro de esta adquisición en el libro de contabilidad de estupefacientes.

  La prescripción intrahospitalaria de este tipo de medicamentos también es especial, ya que se precisa la denominada orden de dispensación intrahospitalaria de estupefacientes, que el Real Decreto 1675/2012, de 14 de diciembre, define como el documento, de carácter sanitario y obligatorio, mediante el cual los médicos y odontólogos de los servicios hospitalarios solicitan a los servicios de farmacia hospitalaria, y para los pacientes ingresados, medicamentos que contienen sustancias estupefacientes incluidas en la lista I de la Convención Única de 1961 sobre Estupefacientes, las cuales podrán emitirse en soporte papel o electrónico. Este documento debe incluir:

  - Nombre y dos apellidos del facultativo responsable.
  - Número de colegiado o código de identificación asignado por las administraciones competentes del Sistema Nacional de Salud.
  - Medicamentos estupefacientes que se soliciten.
  - Datos adicionales que sean necesarios para las correspondientes actuaciones de control.

  Estas órdenes de dispensación intrahospitalaria de estupefacientes quedarán en poder de los mismos, y a disposición de la autoridad sanitaria correspondiente, durante un periodo de cinco años, sin perjuicio de las instrucciones que cada comunidad autónoma pueda dictar al respecto, en el ámbito de sus competencias.

El almacenamiento de este tipo de medicamentos en el servicio de farmacia se hará en los almacenes especiales y bajo llave.

La dispensación de este tipo de medicamentos requiere su registro en el libro de contabilidad de estupefacientes, en el que se reflejarán el nombre del paciente, los datos del médico prescriptor y el *stock* resultante tras ese movimiento, entre otros datos. Además, los de la lista II deberán ser registrados en el libro recetario, tal y como indica la disposición cuarta del Real Decreto 1675/2012, de 14 de diciembre.

> **FUNDAMENTAL**
>
> En el mes de enero de cada año, se enviará a la autoridad competente la relación de todos los movimientos de estupefacientes del año anterior.

- *Psicótropos.* Los medicamentos con el símbolo de una media luna blanca o una media luna negra en el cuadrante superior derecho de ambas caras del envase son considerados psicótropos, y su dispensación es considerada especial, no así su adquisición ni su prescripción. La dispensación de este tipo de medicamentos requiere su registro en el libro recetario.
- *Fórmulas magistrales.* La prescripción se hará en documentos específicos. Se preparan de manera individualizada en las áreas de farmacotecnia del servicio, y serán identificadas con el nombre del paciente y la composición, de manera detallada. Tras la dispensación, se requiere el registro en el libro recetario del servicio farmacéutico.
- *Nutriciones parenterales.* Se elaborarán de manera individual en las denominadas salas blancas, cumpliendo lo especificado en la prescripción detallada que se hará en un documento específico. Deberán ser identificadas correctamente, con el nombre del paciente y la composición.
- *Citostáticos.* Los medicamentos citostáticos son sustancias citotóxicas que se usan para causar daño en las células, pero que no son selectivos para las células tumorales, sino que afectan a todas las células del organismo; de ahí los efectos tóxicos resultantes. Este tipo de medicamentos son considerados peligrosos. Dedicaremos un apartado especial a los medicamentos peligrosos (MP).
- *Medicamentos de uso restringido.* Su uso se ha limitado a determinados grupos de pacientes o determinadas situaciones. Los motivos para restringir su empleo son variados. Así, puede tratarse de motivos de salud pública –como, por ejemplo, que no aparezca resistencia a los antibióticos–, motivos de seguridad –evitar efectos adversos– o motivos económicos. La dispensación de este tipo de medicamentos es especial, ya que se debe incluir a una segunda persona que valide si la prescripción inicial se ajusta a las condiciones de restricción e indique si se autoriza o no la dispensación.

10.7. Sistemas automatizados de almacenamiento y dispensación de medicamentos (SAD)

La introducción de los sistemas automatizados de dispensación (SAD) en la farmacia hospitalaria modificó completamente esta actividad en los hospitales. Como es lógico, esta herramienta se diseñó para simplificar las tareas y disminuir los posibles errores relacionados con la medicación.

Estos sistemas pueden reemplazar a otro modo de dispensación, o simplemente complementarlo.

La clasificación de estos sistemas se hace según su ubicación en el hospital. Existen los sistemas centralizados y los periféricos. Los centralizados se denominan así porque el sistema está ubicado en el servicio de farmacia. Los de dispensación descentralizada se conocen como armarios automatizados y se sitúan en las distintas unidades clínicas.

Las ventajas de la automatización se ven reflejadas en la enfermería y en el propio servicio de farmacia. Así, entre otras, podemos citar estas:

- Optimización del tiempo, ya que disminuyen las tareas burocráticas.
- Acceso controlado, puesto que solo podrá acceder al sistema el personal autorizado.
- Mayor control, pues quedan registrados todos los movimientos.
- Facilidad de análisis de la farmacoterapia del paciente.

Como desventajas de los sistemas automatizados de dispensación de medicamentos, entre otras, se pueden mencionar dos: primera, su alto coste –la inversión es bastante elevada–, y, segunda, que si la reposición de los armarios en las distintas unidades clínicas se hace desde el servicio de farmacia, la carga de trabajo se ve incrementada de forma considerable, por lo que habrá que aumentar la plantilla.

Los SAD son armarios automatizados o semiautomatizados controlados electrónicamente e integrados en la red del hospital. Existen en el mercado diferentes tipos. Los más comunes son los siguientes:

- Sistemas de almacenamiento rotatorios horizontales centralizados (carrusel).
- Sistemas rotatorios verticales centralizados (Kardex®).
- Estaciones dispensadoras periféricas (Pyxis®).
- Robots de dispensación (Rowa®).

10.7.1. SAD centralizados

Se denominan centralizados porque se encuentran en el servicio de farmacia. Hablaremos de dos tipos: los horizontales, conocidos coloquialmente carruseles, y los verticales, conocidos como Kardex®.

A) Sistemas de almacenamiento rotatorios horizontales

Este sistema funciona como almacén y expendedor de productos. Consiste en un circuito lineal dentro de un espacio cerrado (figura 10.11). Los productos están ubicados en cestas, las cuales se desplazan horizontalmente a lo largo del circuito, a modo de carrusel; de ahí que coloquialmente se llame por ese nombre. El acceso a los productos está informatizado, y las cestas se acercan al personal, lo que hace que este no se tenga que desplazarse para buscar los productos.

Esto disminuye el tiempo de trabajo. Otra de las ventajas es la reducción del espacio de almacenamiento, ya que no son necesarios pasillos para desplazarse entre las estanterías. Por último, el sistema entrega el medicamento cuya fecha de caducidad esté más próxima al vencimiento, lo que significa que los productos que han entrado antes en el almacén salen antes. Además, permite la incorporación de líneas de refrigeración para los medicamentos que así lo requieran.

Es un sistema útil, por ejemplo, para la reposición de *stocks*.

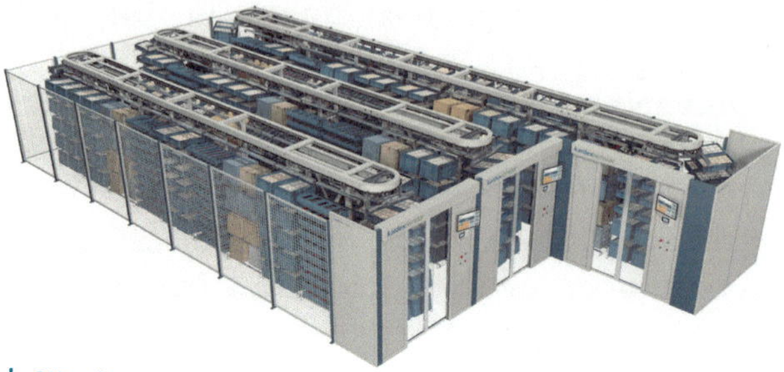

Figura 10.11
Carrusel horizontal. ®Kardex

B) *Sistemas de almacenamiento rotatorios verticales*

Estos sistemas de almacenamiento y dispensación son centralizados. Es decir, se ubican en el servicio de farmacia. Uno de los más utilizados es el sistema Kardex®, de los laboratorios Grifols (figura 10.12).

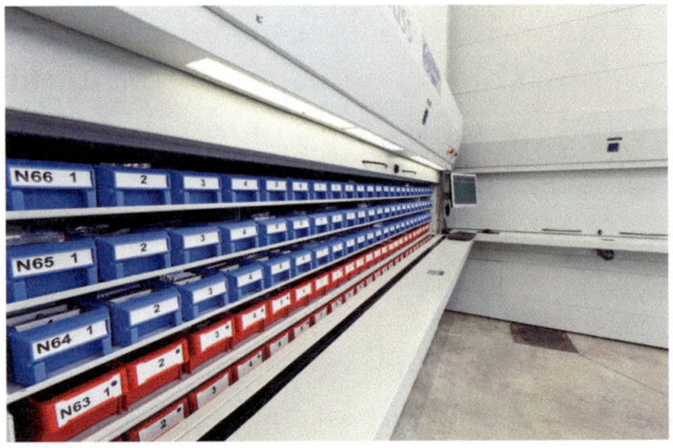

Figura 10.12
Carrusel vertical. ®Kardex

El sistema consiste en una serie de cajetines que se desplazan verticalmente. Los cajetines, que deben ser llenados de manera manual, contienen los medicamentos, preparados para la administración en dosis unitaria. En cada cajetín hay un medicamento con una dosis por unidad y una determinada forma galénica. Los cajetines son muy versátiles, ya que pueden contener diferentes tipos de medicamentos, según las necesidades concretas. Este sistema se usa para ayudar en el llenado de los carros con dosis unitaria, uno de los sistemas de distribución de medicamentos más comunes en los hospitales, que después estudiaremos.

El sistema está conectado al programa de gestión del servicio de farmacia, y permite acceder al perfil farmacoterapéutico de cada paciente, esto es, al tratamiento prescrito y validado por el farmacéutico, de manera que, en la pantalla del sistema, aparece el tratamiento que se le debe dispensar. El sistema sabe en qué cajetín está cada medicamento, por lo que el procedimiento consiste en ir poniendo en una pantalla la medicación que se quiera dispensar a cada paciente; el sistema localiza el cajetín, que se desplazará verticalmente y se pondrá a disposición del personal; este lo cogerá y lo dispondrá en los cajetines individuales de los carros de unidosis.

El sistema minimiza mucho los errores de dispensación, puesto que solo se puede acceder a la medicación solicitada. Además, igual que en el caso anterior, el medicamento se acerca al personal, y no el personal al medicamento.

Todos los movimientos que se realizan en este sistema quedan registrados informáticamente, y, al estar conectado con otras aplicaciones del servicio de farmacia, facilita mucho las tareas.

Por ejemplo, el sistema permite, cuando es necesario, generar pedidos automáticos al almacén central del servicio de farmacia.

Los pasos para usarlo son los siguientes:

1. La prescripción médica se introduce en el sistema informático, directamente por el médico o por el servicio de farmacia (recordemos que, tras la prescripción, se requiere la validación previa por parte de un farmacéutico).
2. Se escribe el código de acceso, y aparecerá en la pantalla el listado de los pacientes.
3. Se selecciona el paciente para el que se vaya a preparar la medicación.
4. Se elige el medicamento que se quiera recoger. El armario abre el cajón o cajetín que lo contenga, e indica la cantidad que se debe retirar.
5. Este movimiento queda registrado en el sistema, por lo que se conoce en todo momento el inventario disponible, tanto en los armarios de las unidades de enfermería como en la unidad central.
6. El servicio de farmacia extrae los listados de los medicamentos que se encuentren en *stock* mínimo y el número de unidades que haya que reponer en los armarios.

10.7.2. SAD descentralizados

Estos sistemas de almacenamiento y dispensación automatizados se ubican en las distintas unidades clínicas. Son las denominadas estaciones dispensadoras periféricas.

El sistema se compone de una unidad central, ubicada en el servicio de farmacia, y diferentes estaciones en las unidades de enfermería. Estas últimas son depósitos automatizados para los medicamentos destinados a pacientes que dependan de la unidad clínica. Por ello, su tamaño no es muy grande. Existen en el mercado diferentes fabricantes. Uno de los más utilizados es Pixis®, de los laboratorios Grifols.

Igual que en el caso de Kardex®, los medicamentos se almacenan en diferentes cajones automatizados. Se dispone de una pantalla táctil y un sistema de acceso restringido mediante clave o huella digital. Estas unidades están conectadas a un sistema de control central, ubicado en el servicio de farmacia, que registra todos los movimientos y permite saber cuándo es necesaria la reposición del *stock* en cada unidad.

Para saber más

En cada estación periférica, el personal de enfermería, responsable de la administración de los medicamentos, accede mediante clave o huella al sistema informático de la estación. En la pantalla aparecerá el listado de los pacientes y sus tratamientos farmacológicos. Se deben seleccionar el paciente y la medicación que se quiera retirar. El sistema solo permite retirar los medicamentos que estén programados para administrarse a esa hora y cuyo tratamiento haya sido validado. Todos los movimientos quedan registrados en el sistema (identificación de la persona, fecha y hora, medicamento retirado y cantidad, etc.). Esta información se envía a la unidad central, situada en el servicio de farmacia. Es aquí donde se imprimen las listas de los medicamentos que se deban reponer en las unidades periféricas. La reposición de estas estaciones periféricas es responsabilidad del técnico en farmacia y parafarmacia.

10.8. Sistemas de distribución intrahospitalaria

Una de las funciones del servicio de farmacia es establecer un sistema de distribución de medicamentos rápido, seguro y eficaz.

El apartado anterior estaba dedicado a la dispensación de medicamentos. Pero, en el caso de los pacientes intrahospitalarios, los medicamentos, además, deben distribuirse para ser administrados a los pacientes. Existen tres sistemas de distribución intrahospitalaria de medicamentos:

1. Reposición de *stocks* de las unidades de enfermería.
2. Petición individualizada por paciente.
3. Sistema de distribución de medicamentos en dosis unitaria (SDMDU).

En cuanto a estos tres sistemas, se recomienda el abandono del sistema tradicional y la implantación del sistema de distribución de medicamentos en dosis unitaria (SDMDU), que es el que ofrece más ventajas en casi todos los sentidos.

10.8.1. Sistema de reposición de *stocks* de las unidades de enfermería

Los hospitales que dispongan de este sistema de distribución tendrán en sus plantas un almacén de medicamentos denominado coloquialmente botiquín de planta, el cual es controlado por el personal de enfermería (figura 10.13). Allí es donde se prepara y se distribuye la medicación necesaria para los pacientes ingresados en la planta, siempre, por supuesto, bajo prescripción médica. Cuando el jefe de esa unidad de enfermería lo considere necesario, se hará la reposición de *stock* mediante una hoja de pedido al servicio de farmacia del hospital. En cuanto a los botiquines de las unidades de enfermería, se hacen las siguientes recomendaciones:

- En las unidades que dispongan de sistema de distribución de medicamentos en dosis unitaria, los botiquines o *stocks* de medicamentos se reducirán a aquellos más utilizados en la unidad de enfermería. El servicio de farmacia deberá elaborar listados en los que se detalle la relación de los medicamentos que formen parte de los botiquines. Dichos listados serán consensuados con el personal médico del área correspondiente.

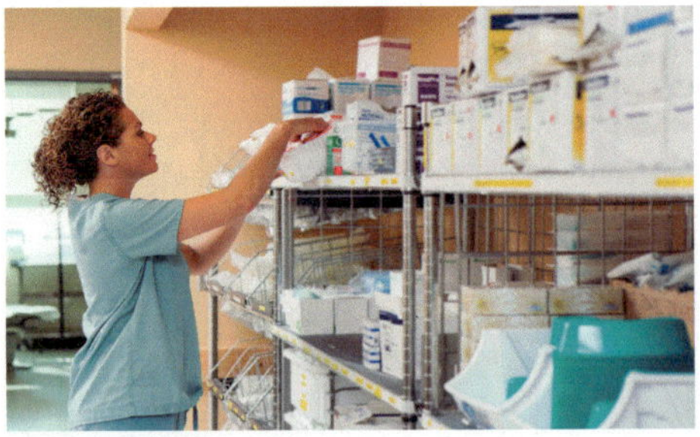

Figura 10.13
Botiquín de planta.

- En las unidades con *stock* fijo se recomienda que la responsabilidad sea compartida entre las unidades y el servicio de farmacia. Esta determinación habrá sido previamente aprobada por la comisión de farmacia y terapéutica.
- Se recomienda que la reposición de los *stocks* de planta se haga en función de los medicamentos consumidos en periodos cortos de tiempo (idóneamente, reposición diaria). Deberá realizar la reposición el supervisor de la unidad de enfermería.
- Los *stocks* deberán ser lo más reducidos posible, y deberá existir una relación de los medicamentos que formen parte del botiquín y sus cantidades. En ella se constatará, como mí-

nimo, el orden racional de la localización, la dosis, la forma farmacéutica y el *stock* fijado. En cada unidad en la que haya medicamentos, habrá también un responsable del *stock*.

- Se revisarán –como mínimo, anualmente– la conservación, la caducidad y la cantidad de los medicamentos.

10.8.2. Petición individualizada por paciente

Este sistema es una variación del anterior. Consiste en que el personal de enfermería (previa prescripción del médico, en la orden médica) solicite al servicio de farmacia los medicamentos que los pacientes de cada unidad necesiten para seguir el tratamiento durante un tiempo determinado. El servicio de farmacia los prepara de manera global por unidad, y allí se distribuyen a los pacientes.

Estos sistemas de distribución tradicionales están siendo sustituidos por los armarios de dispensación descentralizada, que hemos visto en el apartado anterior.

10.8.3. Sistema de distribución de medicamentos en dosis unitaria (SDMDU)

Sistema por el cual se dispensa y se distribuye individualmente el tratamiento prescrito, envasado en dosis unitaria, para un periodo de 24 horas (figura 10.14).

De todos los sistemas de distribución de medicamentos, este es el más seguro para el paciente, el más eficiente desde el punto de vista económico y, a la vez, el que utiliza más efectivamente los recursos profesionales. Sin embargo, aunque este sistema sea el que presenta mayores ventajas frente a los tradicionales, no es el recomendado para todo tipo de hospitales. Además, dentro del hospital hay unidades, como urgencias, UCI o zona de quirófanos, en las que tampoco se recomienda, ya que es más útil contar con un depósito de medicamentos.

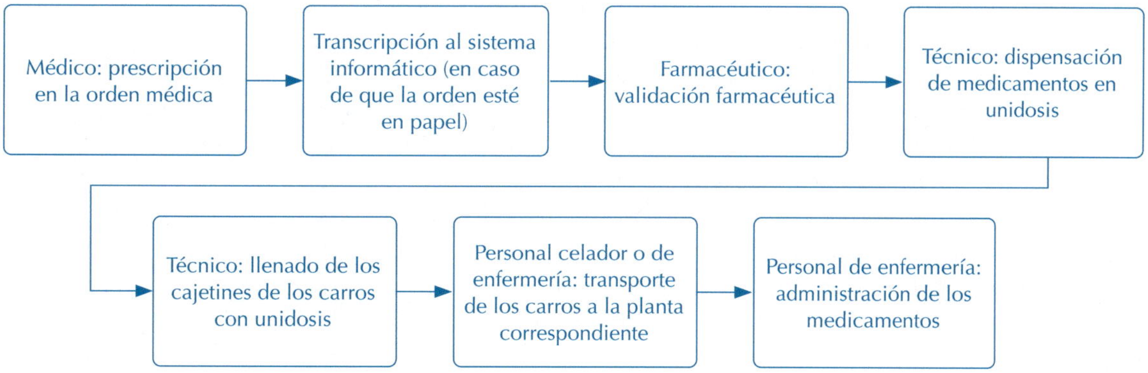

Figura 10.14
Circuito SDMDU.

El servicio de farmacia recibe las prescripciones médicas de los pacientes que estén ingresados. Estas se pueden recibir en soporte informático o en papel. En este segundo caso, deberán transcribirse para introducir los datos en el sistema informático. A continuación, el farmacéutico especialista procede a la validación del tratamiento. Una vez que sea validado, el personal técnico prepara la medicación y llena los cajetines individuales en los carros. Generalmente, para esta tarea se usa el sistema de dispensación automatizado (Kardex®). Los carros que se encuentran en el servicio de farmacia son recogidos y distribuidos entre las unidades clínicas por el personal de enfermería, que es el responsable de la administración de los medicamentos.

Caso práctico

En la orden médica aparece una prescripción de amoxicilina: 500 mg cada 8 horas. En el servicio de farmacia, se preparan tres comprimidos envasados individualmente, que se introducen en el cajetín del carro de dispensación asignado al paciente, carro que será distribuido entre las distintas unidades de enfermería.

Este sistema de dispensación y distribución de medicamentos tiene muchas ventajas. Una de ellas es que reduce los costes en cuanto a medicamentos. No se desperdicia medicación, ya que se administra de manera individual y considerando que la duración máxima del tratamiento es de 24 horas. Si el paciente es dado de alta, fallece o se da cualquier otra eventualidad, no se desperdicia medicación. Además, el *stock* se concentra en el servicio de farmacia, por lo que se reducen los depósitos de medicamentos en las diferentes unidades de enfermería, o unidades clínicas, y hay más control de los mismos.

Aparte de estas ventajas económicas, existen ventajas en cuanto a la seguridad, dado que el control es mayor, se reducen los errores relacionados con la medicación, se hace un seguimiento mejor de los tratamientos y, por último, hay mayor intervención por parte del farmacéutico (lo cual puede significar prevenir las interacciones o las reacciones adversas).

Pero no todo son ventajas con este tipo de sistemas. Por ejemplo, la necesidad de validación farmacéutica previa supone que, cuando haya modificaciones en la prescripción de los tratamientos, ello pueda provocar retrasos y un aumento de la carga de trabajo.

Los elementos necesarios para implantar el SDMDU son los siguientes:

- *Carros de dispensación de dosis unitaria.* Contienen los cajetines individuales. En estos cajetines, se colocará una tarjeta de identificación (nombre del paciente, número de cama y número de habitación). Dentro de cada cajetín, se dispondrá la medicación, envasada en unidosis, para cubrir las necesidades del paciente durante 24 horas. Se necesitarán dos carros por cada unidad de enfermería o planta. Así, mientras uno de los carros está siendo usado en la planta, el otro se hallará en el servicio de farmacia, preparándose con la medicación. Después, se intercambiarán: el vacío bajará al servicio de farmacia y el lleno subirá a la unidad de planta (figura 10.15).
- *Reenvasadora.* Los medicamentos que se disponen en cada cajetín del carro deben estar envasados en dosis unitaria. Por ser de tanta importancia, dedicaremos un apartado al reenvasado de medicamentos en dosis unitaria.

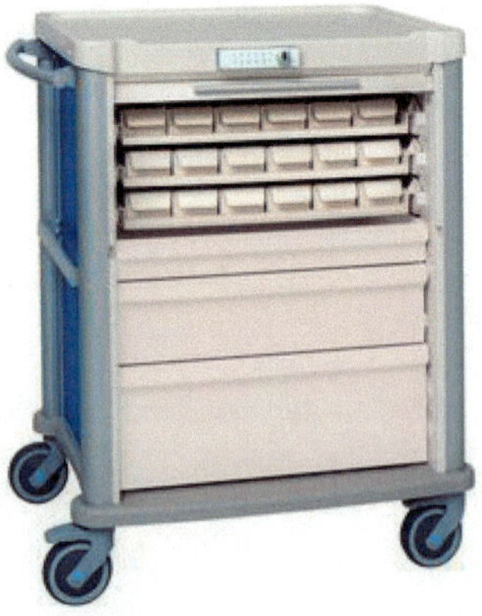

Figura 10.15
Carro de distribución del SDMDU. ®Villard Medical

- *Sistema informático.* Es necesario un programa en el que se puedan introducir las órdenes médicas, crear el perfil farmacoterapéutico de cada paciente, e imprimir el listado con la medicación para el llenado de los carros de dosis unitaria.

Recurso web

www

Para ampliar la información sobre este tema, se recomienda visitar la página web de la Sociedad Española de Farmacia Hospitalaria, que podrás encontrar escaneando el código QR.

10.9. Reenvasado de medicamentos en dosis unitaria

El reenvasado de medicamentos en dosis unitaria es un procedimiento necesario en algunos casos para establecer el SDMDU, que hemos estudiado en el apartado anterior.

Con el reenvasado de medicamentos en dosis unitaria, se consigue acondicionar la dosis exacta que se haya prescrito en un envase individual perfectamente identificado, lo que permite que el medicamento sea administrado directamente, sin que el personal de enfermería tenga que manipularlo.

Para realizar este procedimiento, se requiere una máquina de reenvasado y que esta se halle conectada a un ordenador, el cual debe disponer de un programa informático que genere la ficha del medicamento y cree la etiqueta que se incluirá en cada envase individual.

Esta máquina de reenvasado se ubica en un área especial, dentro de la zona de farmacotecnia.

El acondicionamiento en dosis unitaria se puede hacer, bien con la máquina de reenvasar, bien de forma manual, simplemente reetiquetando el blíster para que cada dosis contenga la información necesaria.

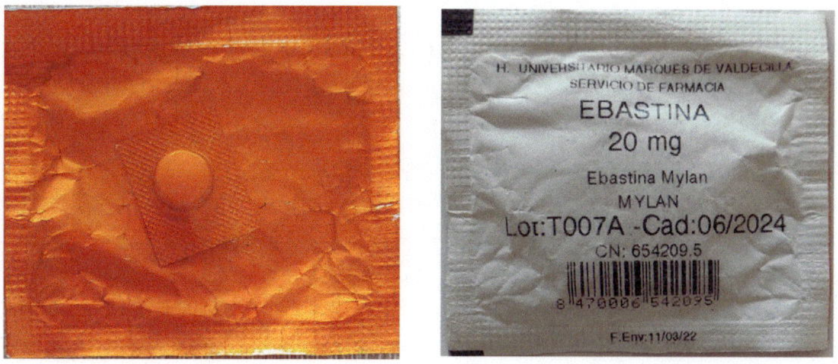

Figura 10.16
Reenvasado en dosis unitaria.

Existen diferentes formas galénicas que se pueden reenvasar (figura 10.16):

– *Formas galénicas sólidas de administración por vía oral.* Este reenvasado se puede hacer con la máquina de reenvasado en bolsa (una bolsita de papel por un lado, que incorpora la información, y de plástico transparente por el otro), bolsa que contiene el comprimido, es decir, la cápsula o el medicamento del que se trate. Este procedimiento implica el desemblistado de su acondicionamiento original y el reenvasado con la máquina; pero, en otras ocasiones, para acondicionar en dosis unitaria únicamente es necesario reetiquetar el blíster con la información necesaria, procedimiento que se hace de manera manual, sin usar la máquina de reenvasado; simplemente, añadiendo la etiqueta.

- *Formas galénicas líquidas de administración por vía oral*. Se hace en jeringas de administración oral, o en tarrinas o vasitos de plástico. Aquí el reenvasado se realiza de manera manual.
- *Formas galénicas inyectables*. En este caso, dado que los inyectables necesariamente deben ser estériles, el procedimiento se llevará a cabo en la cabina de flujo laminar.

El objetivo es siempre manipular lo mínimo posible el medicamento, por lo que, siempre que se pueda, se recurrirá al reetiquetado, que no implica manipulación del medicamento en su acondicionamiento original. Los medicamentos acondicionados en dosis unitaria deben contener, como mínimo, lo siguiente:

- Nombre del principio activo (DOE/DCI).
- Nombre del medicamento.
- Dosis.
- Fecha de caducidad. Con respecto a esto, es importante indicar que, si el medicamento no es manipulado, es decir, si no se altera el envase original –porque únicamente se ha reetiquetado–, la fecha de caducidad es la misma que aparece en el envase. Pero, si el medicamento ha sido manipulado (por ejemplo, se ha reenvasado en bolsas), la fecha de caducidad que debe figurar es seis meses posterior a la fecha de reenvasado.
- Número de lote de fabricación.

Adicionalmente, se pueden incluir la forma galénica y la vía de administración, así como el CN, el nombre del laboratorio y, en caso de considerarse necesario, las instrucciones de administración.

Caso práctico

La fecha de caducidad recomendada para los medicamentos reenvasados es del 25 % del tiempo comprendido entre la fecha de reenvasado y la fecha de caducidad original del envase, siempre y cuando no supere el máximo estipulado, que es de seis meses. Por ejemplo: tenemos un medicamento cuya fecha de caducidad original es del 30 de junio de 2025, y la fecha de reenvasado, del 30 de junio de 2024. El tiempo que separa ambas fechas es de 12 meses. El 25 % de 12 es 3. Así pues, podrá ponerse que la fecha de caducidad es de tres meses. En cualquier caso, nunca se podrán superar los seis meses desde el reenvasado.

Las operaciones de reenvasado de medicamentos, normalmente, son realizadas por un técnico en farmacia, pero siempre bajo la supervisión de un farmacéutico especialista.

Todas las operaciones de reenvasado que se realicen quedarán registradas en lo que se conoce como la hoja de registro de reenvasado, que incluirá todos los datos del medicamento reenvasado: fecha, número de unidades reenvasadas, nombres del técnico responsable y del farmacéutico que supervisa el procedimiento. Además, se incorpora una muestra de una de las etiquetas generadas, que se incluirán en los medicamentos reenvasados.

10.10. Medicamentos peligrosos

El personal sanitario está expuesto a diferentes riesgos. Entre ellos, los riesgos químicos, que están relacionados con el uso de reactivos, medicamentos, etc.

Según el National Institute for Occupational Safety and Health (NIOSH), se consideran medicamentos peligrosos aquellos que presentan una o más de las características de peligrosidad en humanos siguientes:

- Carcinogenicidad.
- Teratogenicidad u otra toxicidad para el desarrollo.
- Toxicidad reproductiva.
- Toxicidad en órganos en bajas dosis.
- Genotoxicidad.
- Nuevos medicamentos con perfiles de estructura y toxicidad similares a los de medicamentos existentes que se determinaron como peligrosos según los criterios anteriores.

Los efectos sobre la salud de los medicamentos peligrosos están asociados a sus efectos terapéuticos o secundarios, que se admiten por ser menores o, en algunos casos, inevitables, como son los efectos cancerígenos vinculados al uso de muchos citostáticos. Dichos efectos perjudiciales están justificados para los pacientes cuando el balance riesgo-beneficio sea favorable, pero para los profesionales sanitarios no hay ningún beneficio, por lo que se deben evitar para el personal sanitario. Así, conforme a la legislación vigente, se deben adoptar todas las medidas oportunas que eviten o minimicen la exposición a los medicamentos peligrosos y garanticen unas condiciones óptimas de trabajo y seguridad.

En la última publicación al respecto, el NIOHS agrupa los medicamentos peligrosos en tres grupos:

- *Grupo 1.* Medicamentos antineoplásicos.
- *Grupo 2.* Medicamentos no antineoplásicos que cumplen, al menos, uno de los criterios de peligrosidad citados anteriormente.
- *Grupo 3.* Medicamentos que presentan riesgo para el proceso reproductivo y que pueden afectar a hombres y mujeres que estén intentando concebir de forma activa, y a mujeres embarazadas o en periodo de lactancia, pero que no comportan riesgo para el resto del personal.

Dentro del grupo de los medicamentos peligrosos, se encuentran los medicamentos citostáticos, que son un grupo de sustancias citotóxicas que se usan principalmente para el tratamiento de enfermedades neoplásicas. De hecho, la quimioterapia tradicional se basa en el uso de estos medicamentos citostáticos. Son incapaces de diferenciar entre las células sanas y las tumorales; de ahí los efectos tóxicos que aparecen con la quimioterapia.

Importante

Como norma general, los medicamentos peligrosos deben estar identificados en todo el proceso de su utilización: la recepción del medicamento en el servicio de farmacia, el almacenamiento, el reenvasado, la preparación y la administración.

La recepción de este tipo de medicamentos se suele hacer en un área específica y restringida, y el personal debe contar con la formación necesaria y adoptar las precauciones oportunas.

El almacenamiento de los medicamentos peligrosos se hará en una zona específica del almacén, perfectamente identificada y situada en un lugar apartado del tránsito de personas. Se debe disponer de todas las medidas de protección y de seguridad, además de un protocolo de actuación en caso de accidente, como una rotura o un derrame.

Para la preparación de medicamentos peligrosos de administración por vía parenteral –como, por ejemplo, los citostáticos– se necesitará una sala especial. En algunos hospitales existe una zona específica para citostáticos, y en otros se dedica un área concreta dentro de las conocidas como salas blancas. Estas salas están controladas y tienen presión negativa, y en ellas siempre se deberá trabajar en una cabina de seguridad biológica que proteja el medicamento, al personal y el medio ambiente. Los empleados que trabajen en estas zonas, debido a la peligrosidad de las sustancias, siempre deberán ir equipados con doble guante (preferentemente, de nitrilo), bata, mascarilla respiratoria (si es posible, FFP3), protección ocular, calzas y gorro. Además, para garantizar la mínima exposición, se recomienda el uso de sistemas cerrados de transferencia de medicamentos, que impiden que la sustancia en cuestión entre en contacto con el medio ambiente.

Cuando se preparen medicamentos peligrosos de administración por vía oral, para la elaboración de fórmulas magistrales se trabajará en cabinas de seguridad biológica. Si la operación que deba realizarse es un reenvasado en dosis unitaria, se hará con una máquina de reenvasar diferente de la que se usa para el resto de los medicamentos.

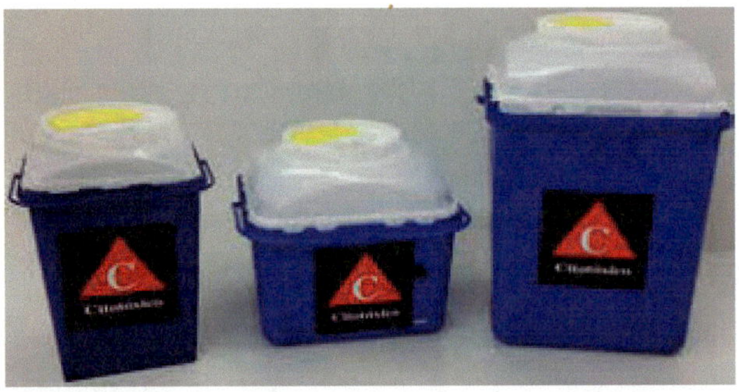

Figura 10.17
Contenedores residuos citotóxicos.

Además, los residuos que generan estas sustancias citotóxicas o citostáticas, y todo el material que haya estado en contacto con ellas, deberán ser gestionados de manera adecuada. Así, serán recogidos en unos recipientes rígidos, resistentes, impermeables e imperforables, normalmente de color azul oscuro o negro, y que estén identificados con la palabra "citotóxico" y con el pictograma de la figura 10.17.

Ideas clave

- La atención farmacéutica especializada se lleva a cabo en los servicios de farmacia hospitalaria (SFH).
- Entre otras, las funciones del SFH son la adquisición, la custodia y la correcta conservación de los medicamentos y productos sanitarios necesarios para el tratamiento de los pacientes ingresados y de los que, no estándolo, requieran un especial control.
- El servicio de farmacia debe estar ubicado en una zona del hospital accesible por todas las unidades y servicios, y desde el exterior. Se organiza en diferentes áreas: dispensación, almacén, laboratorio, gestión, etc. Se encargarán del mismo el jefe del servicio, los farmacéuticos especialistas en farmacia hospitalaria y los técnicos que sean necesarios.
- La adquisición de los medicamentos es responsabilidad de la denominada comisión de farmacia y terapéutica, un equipo multidisciplinar. Las decisiones sobre la política relativa a los medicamentos de un hospital se publican en la guía farmacoterapéutica. El almacenamiento de los medicamentos debe garantizar la estabilidad de los productos.
- La prescripción de los medicamentos para los pacientes ingresados se hace en la denominada orden médica, y la de los pacientes externos, en la orden de dispensación hospitalaria. En el caso de estos últimos, la dispensación se llevará a cabo en la unidad de dispensación ambulatoria.
- En la actualidad, con la intención de facilitar el trabajo, mejorar la gestión y disminuir los errores, la dispensación de los medicamentos en el hospital está automatizada. Existen dos sistemas: el centralizado, que se ubica en el SFH, y el descentralizado, a través de armarios situados en las distintas unidades del hospital a los que pueden acceder los profesionales sanitarios.
- La distribución de los medicamentos se puede realizar mediante tres sistemas: el denominado sistema tradicional, en el que la responsabilidad de mantener el botiquín de planta es del personal de enfermería; el sistema de distribución por paciente; y el sistema de distribución en dosis unitaria (SDMDU), que es el más efectivo, el que menos medicación desperdicia, y el que menos errores genera y más ventajas ofrece.
- El personal sanitario está expuesto a diferentes riesgos, entre los que figuran los riesgos químicos derivados del manejo de sustancias con efectos tóxicos, tales como los medicamentos peligrosos, entre los que se incluyen los citostáticos para el tratamiento quimioterápico tradicional. Se deberán tomar las precauciones y medidas de seguridad necesarias.

Aplica lo aprendido

1. Haz un dibujo que refleje la estructura física del servicio de farmacia hospitalaria.
2. Enumera las diferencias entre los medicamentos de diagnóstico hospitalario (DH) y los de uso hospitalario (H).

3. Mira el vídeo sobre farmacia hospitalaria del Hospital La Fe de Valencia, disponible mediante el código QR, y responde a las siguientes preguntas:

a) ¿A quién beneficia el servicio de dosis unitaria?
b) ¿Cómo se llama el organismo responsable de la política de selección de medicamentos en el hospital?
c) ¿A partir de qué criterios se eligen los medicamentos?
d) ¿Quién es el responsable de la selección de los antimicrobianos?
e) ¿Se monitoriza a todos los pacientes del hospital?
f) Con respecto a la alimentación del paciente, ¿qué función se realiza en el servicio de farmacia?

4. En qué tipo de almacén estarían ubicados los siguientes productos:

- Estupefaciente.
- Insulina (el envase tiene un asterisco).
- Medicamento de diagnóstico hospitalario (DH).
- Gasas.
- Gases medicinales.
- Psicótropo.
- Medicamentos peligrosos.

5. Señala si las siguientes afirmaciones son verdaderas o falsas:

☐ El servicio de farmacia hospitalaria ofrece asistencia farmacéutica solo a los pacientes ingresados en el hospital.
☐ Es función del servicio de farmacia establecer un sistema racional de distribución de los medicamentos.
☐ El servicio de farmacia habitualmente se ubica en la planta de la calle.
☐ La guía farmacoterapéutica recoge la política de distribución de medicamentos del hospital.
☐ Los medicamentos para los pacientes externos son prescritos en la orden médica.
☐ Uno de los objetivos de la automatización es minimizar el riesgo de errores relacionados con la medicación.

6. Indica el libro o los libros en los que deban registrarse las dispensaciones de:

a) Psicótropos.
b) Fórmulas magistrales.
c) Estupefacientes de la lista I.
d) Estupefacientes de la lista II.

7. Con ayuda de la web del CIMA de la AEMPS, busca información sobre el siguiente medicamentos y contesta a las preguntas: Lemtrada® 12 mg concentrado para solución para perfusión.

a) ¿Cuál es el principio activo?
b) ¿Para qué está indicado?
c) ¿Podría dispensarse en una oficina de farmacia?
d) ¿Podría dispensarse en el área de dispensación externa?

8. Relaciona las siguientes columnas, indicando el número de la columna 1 que corresponda a la letra de la columna 2:

Número	Columna 1	Columna 2
	a) Guía farmacoterapéutica	1. Sistema de dosis unitaria (SDMDU)
	b) Orden médica	2. Dispensación para pacientes extrahospitalarios
	c) Orden de dispensación hospitalaria	3. Política de medicamentos del hospital
	d) Salas blancas	4. Mezclas intravenosas
	e) Reenvasado	5. Citostáticos
	f) Almacén especial	6. Paciente intrahospitalario
	g) Medicamentos peligrosos	7. Estupefaciente

EN EL CUADERNO

9. Busca información acerca del proceso de validación farmacéutica, y explica cuál es su finalidad.

10. ¿Quién controla el botiquín de planta de un hospital?

Práctica profesional

¿De dónde recibirán los siguientes supuestos pacientes la medicación prescrita? Indica si es de una oficina de farmacia (OF) o del servicio de farmacia hospitalaria (SFH). En el caso de que se trate de este último, explica el procedimiento:

a) Paciente intrahospitalario al que prescriben el tratamiento en una orden médica.
b) Paciente externo al que prescriben una especialidad con una H en el envase.
c) Paciente ambulatorio al que prescriben una especialidad considerada de DH.
d) Paciente que ingresa en urgencias y al que prescriben un antiinflamatorio.
e) Paciente intrahospitalario al que prescriben una especialidad de DH.

Actividad grupal

Temas para debatir:

- ¿Crees que se deberían eliminar los prospectos en papel de los medicamentos de hospital?
- ¿Crees que se debería prescindir de los prospectos en papel de los medicamentos que se dispensan en la OF?

Esta medida supone un paso más para las empresas farmacéuticas en su camino hacia la sostenibilidad, gracias a la producción más responsable y la menor generación de desechos. Esto está directamente relacionado con una de las metas de la ONU para 2030, dentro del ODS 12, sobre producción y consumo responsables. Teniendo esto en cuenta, piensa en otras medidas que podrían tomarse para reducir la cantidad de desechos en la industria farmacéutica.

Te proponemos la lectura del artículo "Segunda fase para eliminar el prospecto de los medicamentos de hospital", publicado en junio de 2023 en *Redacción médica*. Te adelantamos un fragmento:

> "La utilización del prospecto en formato papel de los medicamentos de ámbito hospitalario es muy escasa, ya que esta información está disponible a través del Centro de Información Online de Medicamentos Autorizados (CIMA). Por ello, la Agencia Española de Medicamentos y Productos Sanitarios (AEMPS) implantó en enero de 2022 un proyecto piloto para impulsar el acceso a la información electrónica de estos medicamentos y eliminar el prospecto de papel. Ahora se acaba de poner en marcha la segunda fase".

Puedes leer el artículo completo escaneando el siguiente código QR:

PONTE A PRUEBA

1. Señala la respuesta incorrecta con respecto al sistema de dosis unitaria:
   - ☐ *a)* La medicación se distribuye individualmente para un máximo de 24 horas.
   - ☐ *b)* Los medicamentos que no vengan en dosis unitaria deberán ser reenvasados.
   - ☐ *c)* No se desperdicia medicación.
   - ☐ *d)* No hay ninguna opción incorrecta; todas las respuestas anteriores son acertadas.

2. ¿Cuál es el sistema hospitalario de distribución de medicamentos mejor considerado?:
   - ☐ *a)* El sistema de dosis unitaria (SDMDU).
   - ☐ *b)* El sistema de reposición de *stock* por planta.
   - ☐ *c)* El sistema de petición por paciente.
   - ☐ *d)* El sistema de dosis por paciente.

3. ¿Qué significa que en el envase de un medicamento aparezca una H?:
   - ☐ *a)* Que se trata de un medicamento que requiere un visado para dispensarse en el hospital.
   - ☐ *b)* Que se trata de un medicamento que se dispensa en la farmacia para pacientes diagnosticados en el hospital.
   - ☐ *c)* Que se trata de un medicamento de uso hospitalario y que, además, puede dispensarse en la oficina de farmacia exclusivamente a hospitales.
   - ☐ *d)* Todas las opciones anteriores son incorrectas.

4. A un paciente externo el médico le prescribirá la medicación en:
   - ☐ *a)* Receta médica.
   - ☐ *b)* Orden médica.
   - ☐ *c)* Orden de dispensación.
   - ☐ *d)* Orden de dispensación hospitalaria.

5. No es una función del servicio de farmacia hospitalaria:
   - ☐ *a)* Dispensar medicamentos extrahospitalarios.
   - ☐ *b)* Establecer un sistema de distribución de medicamentos eficaz.
   - ☐ *c)* Adquirir medicamentos.
   - ☐ *d)* Administrar medicamentos.

6. Si en el servicio de farmacia hospitalaria se elaboran nutriciones parenterales, estas se prepararán en:
   - ☐ *a)* Área de reenvasado.
   - ☐ *b)* Área de citostáticos.
   - ☐ *c)* Área estéril.
   - ☐ *d)* Laboratorio.

7. La medicación para un paciente ingresado en el hospital se prescribirá en:
   - ☐ *a)* Receta médica.
   - ☐ *b)* Orden médica.
   - ☐ *c)* Orden de dispensación.
   - ☐ *d)* Orden de dispensación hospitalaria.

8. Los sistemas automatizados de dispensación centralizados se usan para:
   - ☐ *a)* Preparar la medicación en dosis unitaria en los carros de dispensación.
   - ☐ *b)* Almacenar medicamentos considerados especiales.
   - ☐ *c)* Ubicar los medicamentos en los depósitos, en algunas unidades de enfermería.
   - ☐ *d)* Ninguna opción es correcta.

9. La prescripción de estupefacientes para los pacientes ingresados se debe realizar en:
   - ☐ *a)* Orden médica.
   - ☐ *b)* Orden de dispensación intrahospitalaria de estupefacientes.
   - ☐ *c)* Receta oficial de estupefacientes.
   - ☐ *d)* Orden de dispensación.

10. ¿Qué libro o libros son de obligatoria presencia en un servicio farmacéutico?:
   - ☐ *a)* Libro recetario.
   - ☐ *b)* Libro de contabilidad de estupefacientes.
   - ☐ *c)* Guía farmacoterapéutica.
   - ☐ *d)* Todos los anteriores son de obligatoria presencia.

SOLUCIONES:

1.	a	b	c	**[d]**
2.	**[a]**	b	c	d
3.	a	b	**[c]**	d
4.	a	b	c	**[d]**
5.	a	b	c	**[d]**
6.	a	b	**[c]**	d
7.	a	**[b]**	c	d
8.	**[a]**	b	c	d
9.	a	**[b]**	c	d
10.	a	b	c	**[d]**

11

Medicamentos veterinarios

Objetivos

- ✓ Definir el concepto de medicamento de uso animal y conocer las características principales de este tipo de productos.
- ✓ Describir el procedimiento de prescripción, las características de la receta veterinaria y la dispensación de medicamentos veterinarios.
- ✓ Relacionar las precauciones y las pautas de utilización de los medicamentos de uso animal, y entender el empleo racional de los mismos.
- ✓ Saber cómo funciona el sistema de farmacovigilancia veterinaria.
- ✓ Familiarizarse con los principales grupos farmacológicos que se usan en la medicina veterinaria.

Mapa conceptual

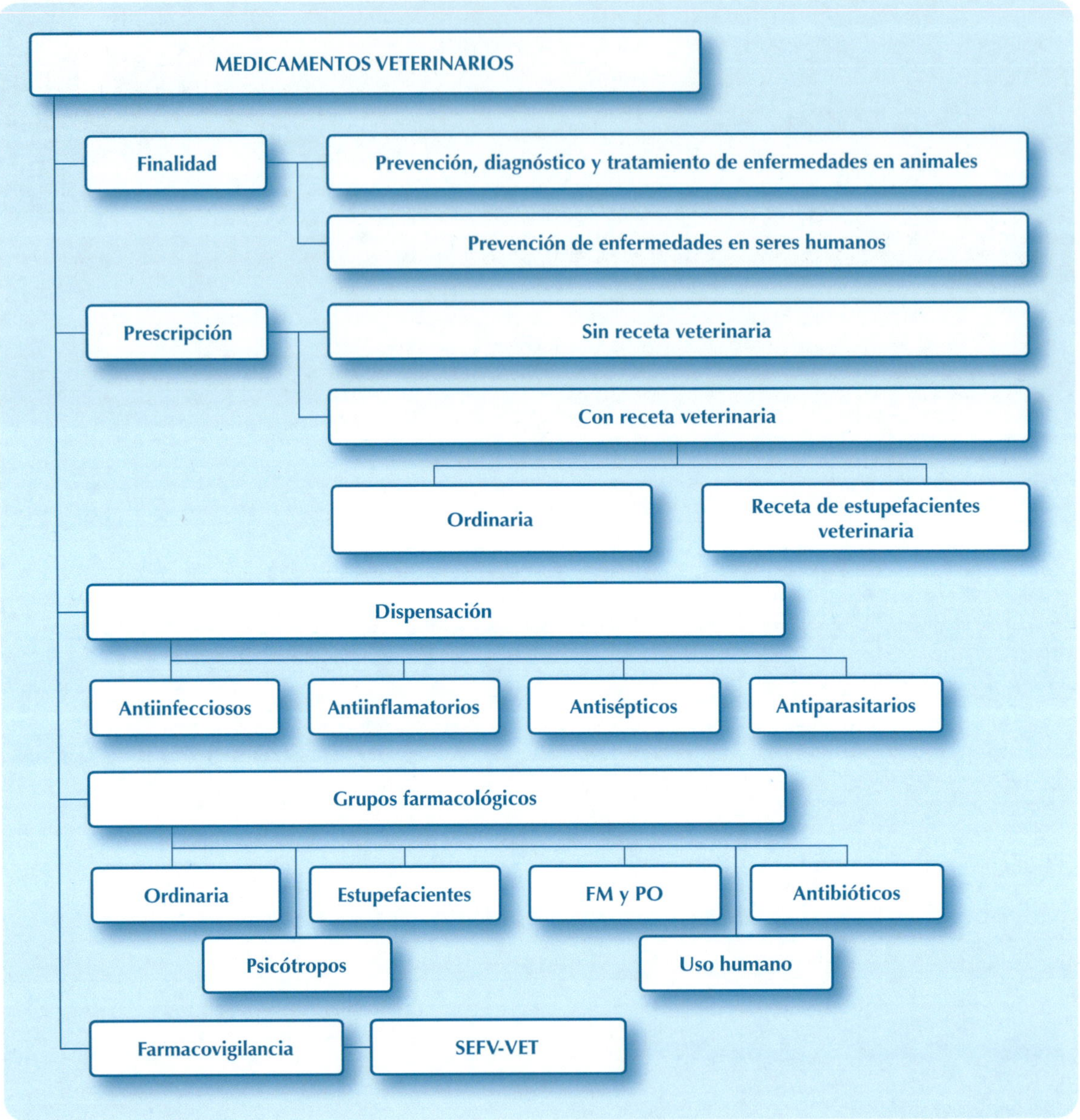

Glosario

Epizootia. Enfermedad contagiosa que afecta a un gran número de animales al mismo tiempo, incluso de distintas especies, y que se propaga con rapidez. Es equivalente a la epidemia de los humanos.

Piensos medicamentosos. Todo pienso que lleve incorporada alguna premezcla medicamentosa.

Premezcla para piensos medicamentosos. Medicamento veterinario elaborado para ser añadido a un pienso.

Prescripción excepcional por vacío terapéutico (prescripción en cascada). Posibilidad de realizar una prescripción excepcional de otras alternativas para evitar causar un sufrimiento inaceptable al animal, en el caso de que en un país miembro no existan medicamentos destinados a una especie de destino para el tratamiento de una patología concreta.

Residuos de medicamentos veterinarios. Todas las sustancias farmacológicamente activas, ya sean principios activos, excipientes o productos de degradación y sus metabolitos, que permanezcan en los productos alimenticios que se obtengan a partir de animales a los que se les haya administrado un medicamento veterinario.

Tiempo de espera. Tiempo que debe transcurrir entre la última aplicación de un medicamento veterinario y el aprovechamiento de los alimentos que se obtengan del animal tratado para evitar que haya residuos en los mismos, o que dichos residuos se encuentren en proporción superior al límite máximo admitido para el medicamento y el alimento.

Zoonosis. La Organización Mundial de la Salud (OMS) define las zoonosis como aquellas enfermedades transmisibles de forma natural de los hombres a los animales vertebrados (antropozoonosis) y de los animales a los hombres (zooantroponosis), ya sea por transmisión directa (contacto con el animal o con los alimentos obtenidos de él, así como sus subproductos o sus desechos) o indirecta (por ejemplo, a través de insectos).

11.1. Introducción

En la oficina de farmacia, además de los medicamentos de uso humano, se pueden en-contrar medicamentos de uso animal. Algunos no requieren prescripción médica, y será el personal de la farmacia el que los recomiende. Otros serán prescritos por el veterinario. En este capítulo se desarrollan los aspectos básicos sobre los medicamentos veterinarios, los destinados a los animales de explotación y a los de compañía –sus principales destinatarios–, desde los puntos de vista de las condiciones de dispensación y de la información que se haya de facilitar a los responsables de los animales para su correcto uso, con el fin de minimizar los posibles efectos sobre los animales, el medio ambiente y las personas.

11.2. Medicamentos veterinarios

El *Real Decreto Legislativo 1/2015, de 24 de julio, por el que se aprueba el texto refundido de la Ley de garantías y uso racional de los medicamentos y productos sanitarios,* en su artículo 2, define el medicamento veterinario o de uso veterinario de la siguiente manera:

"Toda sustancia o combinación de sustancias que se presente como poseedora de propiedades curativas o preventivas con respecto a las enfermedades animales o que pueda administrarse al animal con el fin de restablecer, corregir o modificar sus funciones fisiológicas ejerciendo una acción farmacológica, inmunológica o metabólica, o de establecer un diagnóstico veterinario. También se considerarán medicamentos veterinarios las premezclas para piensos medicamentosos elaboradas para ser incorporadas a un pienso".

11.2.1. Medicamentos veterinarios legalmente reconocidos

Los medicamentos veterinarios legalmente reconocidos en España, según el artículo 6 del Real Decreto 109/1995, de 27 de enero, sobre Medicamentos Veterinarios, son los siguientes:

- Medicamentos de uso veterinario (figura 11.1).
- Medicamentos prefabricados de uso veterinario.
- Premezclas medicamentosas y productos intermedios elaborados con estas para hacer piensos.
- Fórmulas magistrales destinadas a los animales.
- Preparados oficinales destinados a los animales.
- Autovacunas de uso veterinario.
- Medicamentos especiales, entre los cuales se incluirían los estupefacientes y psicótropos, los medicamentos con plantas medicinales con destino a los animales, los radiofármacos y los medicamentos homeopáticos, entre otros.
- Sustancias o combinaciones de sustancias especialmente calificadas como "productos en fase de investigación clínica" autorizadas para su empleo en ensayos o para investigación con animales.

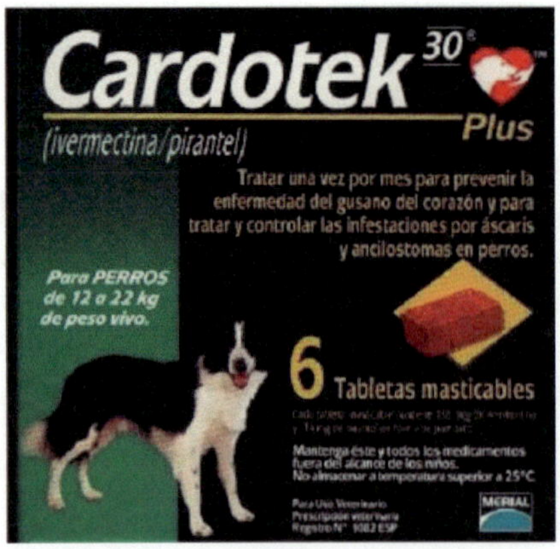

Figura 11.1
Medicamento veterinario.

11.2.2. Objetivos del tratamiento farmacológico veterinario

Cuando se decide usar un tratamiento farmacológico veterinario, a diferencia de lo que sucede con el tratamiento para los seres humanos, se pueden buscar dos finalidades:

a) Diagnóstico, prevención y tratamiento de enfermedades en los animales.
b) Prevención de enfermedades en los seres humanos que vayan a consumir productos de origen animal. De esta forma, se podrán prevenir las zoonosis, que son enfermedades animales que pueden ser transmitidas a los seres humanos, bien por contacto directo con el animal, bien por consumir sus productos.

PARA SABER MÁS

Legislación de medicamentos veterinarios

- *Real Decreto 1157/2021, de 28 de diciembre, por el que se regulan los medicamentos veterinarios fabricados industrialmente* (BOE 312, de 29 de diciembre de 2021).
- *Real Decreto 109/1995, de 27 de enero, sobre medicamentos veterinarios* (BOE 53, de 3 de marzo de 1995).
- *Real Decreto 1132/2010, de 10 de septiembre, por el que se modifica el Real Decreto 109/1995, de 27 de enero, sobre medicamentos veterinarios* (BOE 233, de 25 de septiembre de 2010).
- *Real Decreto Legislativo 1/2015, de 24 de julio, por el que se aprueba el texto refundido de la Ley de garantías y uso racional de los medicamentos y productos sanitarios* (BOE 177, de 25 de julio de 2015).
- *Real Decreto 1675/2012, de 14 de diciembre, por el que se regulan las recetas oficiales y los requisitos especiales de prescripción y dispensación de estupefacientes para uso humano y veterinario* (BOE 313, de 20 de diciembre de 2012).
- *Orden PRE/2436/2013, de 26 de diciembre, por la que se modifican los anexos I, II, III y IV del Real Decreto 1675/2012, de 14 de diciembre, por el que se regulan las recetas oficiales y los requisitos especiales de prescripción y dispensación de estupefacientes para uso humano y veterinario* (BOE 311, de 28 de diciembre de 2013).
- *Real Decreto 544/2016, de 25 de noviembre, por el que se regula la venta a distancia al público de medicamentos veterinarios no sujetos a prescripción veterinaria* (BOE 300, de 13 de diciembre de 2016).
- *Reglamento (UE) 2019/6 del Parlamento Europeo y del Consejo, de 11 de diciembre de 2018, sobre medicamentos veterinarios y por el que se deroga la Directiva 2001/82/CE.*

11.2.3. Identificación e información de los medicamentos veterinarios

Los medicamentos veterinarios, igual que los de uso humano, se presentan acondicionados y dispuestos para su dispensación. El acondicionamiento primario es aquel que está en contacto directo con el medicamento; el secundario, el envase que incluye el acondicionamiento primario y el prospecto.

El artículo 23 del *Real Decreto 1157/2021, de 28 de diciembre, por el que se regulan los medicamentos veterinarios fabricados industrialmente* está dedicado a la garantía de correcta identificación:

el nombre del medicamento. El nombre con el que se comercialice el medicamento habrá de reunir los requisitos establecidos legalmente y en ningún caso podrá inducir a error sobre sus propiedades terapéuticas o su naturaleza. La denominación del medicamento podrá consistir en un nombre inventado que no pueda confundirse con la denominación común, o en la denominación común o científica acompañada de una marca comercial o del nombre del titular de la autorización de comercialización o del registro. Se evitarán aquellas denominaciones que puedan inducir a error en la prescripción o la dispensación a causa de denominaciones previas o actuales que tuviesen condiciones de prescripción diferentes.

En general, y de acuerdo con lo establecido anteriormente, no será admisible la denominación de un medicamento cuando:

- Su prescripción o su dispensación pueda dar lugar a confusión fonética u ortográfica con la de otro medicamento.
- Haya sido utilizada en un medicamento cuya autorización se haya revocado y no hubieran transcurrido cinco años desde su revocación, excepto cuando ambos tengan la misma composición en principios activos.
- Guarde parecido con una denominación oficial española (DOE), una denominación común internacional (DCI) recomendada o propuesta por la Organización Mundial de la Salud (OMS), o una denominación común usual o científica.
- Se trate de un medicamento, sujeto a prescripción o no, cuya denominación pueda ser igual o inducir a confusión con la de otro medicamento que no tenga esa condición.

El artículo 21 de este mismo real decreto se refiere a las garantías de identificación e información, y establece lo siguiente:

El etiquetado y el prospecto garantizarán la inequívoca identificación del medicamento, proporcionando la información necesaria para su administración y su uso correctos. Esta garantía de identificación e información debe mantenerse en el caso de que se autorice un formato para su dispensación de forma fraccionada.

El etiquetado y el prospecto, en su diseño y su contenido, facilitarán la comprensión y el conocimiento adecuados del medicamento. El prospecto deberá ser legible y claro para asegurar la comprensión, así como reducir al mínimo los términos de naturaleza técnica. El titular de la autorización de comercialización o del registro garantizará que, en el caso de los animales de compañía, el prospecto esté disponible en formatos apropiados para las personas invidentes o con visión parcial.

Cada ejemplar de medicamento llevará un prospecto en soporte papel, salvo que toda la información se incluya en el etiquetado del embalaje exterior o en el acondicionamiento primario. La AEMPS podrá autorizar la sustitución del prospecto en soporte papel por un prospecto electrónico.

Además, dentro del prospecto, en la declaración de la composición del medicamento, se incluirán los excipientes de declaración obligatoria y cuyo conocimiento resulte necesario para una administración y un uso correctos del medicamento, conforme establece el artículo 24 del Real Decreto 1157/2021.

Además, para los profesionales estará disponible la ficha técnica, que incluirá toda la información acerca del medicamento. Las diferencias con respecto a la ficha técnica de los medicamentos de uso humano residen en que en esta debe aparecer lo siguiente:

- Especie de destino del medicamento.
- Tiempo de espera para los medicamentos destinados a los animales de producción.

PARA SABER MÁS

Información en el embalaje

La información que debe incluirse en el embalaje o en las etiquetas es la siguiente:

- La denominación del medicamento veterinario, seguida de su dosificación o concentración y su forma farmacéutica.
- La composición cualitativa y cuantitativa de las sustancias activas y otras sustancias.
- El número del lote (o los lotes) de fabricación.
- El número de la autorización de comercialización.
- El nombre o la razón social y el domicilio o la sede social del titular de la autorización de comercialización o del fabricante.
- Las especies animales a las que esté destinado el medicamento veterinario.
- El tiempo de espera para los medicamentos veterinarios que deban administrarse a animales productores de alimentos.
- La fecha de caducidad, indicando con dígitos el mes y el año.
- Las precauciones especiales de conservación, si ello procede.
- Las informaciones impuestas en relación con la prescripción y la dispensación, si hubiera lugar para ello.
- La indicación "de uso veterinario". Con respecto a los medicamentos sujetos a prescripción, la indicación que deberá consignarse será "medicamento sujeto a prescripción veterinaria".
- La forma farmacéutica y el contenido en peso, volumen o unidades de toma podrán ser señalados solo en los envases.

A) Símbolos, siglas y leyendas

Los medicamentos veterinarios, igual que los de uso humano, van acondicionados, y el material de acondicionamiento, además de cumplir una función de protección, desempeña otra de información.

Los medicamentos veterinarios deben llevar siempre la leyenda: "de uso veterinario".

Los símbolos, siglas y leyendas de los medicamentos veterinarios y la información que aportan están resumidos en el cuadro 11.1.

CUADRO 11.1
Símbolos, siglas y leyendas

Dispensación con receta veterinaria	○
Dispensación con receta oficial de estupefacientes	●
Psicótropos del anexo I del RD 2829/1977, de 6 de octubre.	◑
Psicótropos del anexo II del RD 2829/1977, de 6 de octubre.	⦶

[.../...]

CUADRO 11.1 (CONT.)

Conservación en frigorífico	✱
Conservación en congelación	✱ ✱
Caducidad inferior a cinco años	⧗
Administración exclusiva por el veterinario	AV
En las premezclas para piensos	Premezcla medicamentosa para piensos

Los medicamentos veterinarios no están financiados por la Seguridad Social, por lo que carecen del cupón-precinto.

11.3. Prescripción de medicamentos veterinarios

Tal y como se indica en el artículo 15 del Real Decreto 1157/2021, de 28 de diciembre, y según los criterios del artículo 34 del Reglamento (UE) 2019/6, la AEMPS clasificará los medicamentos veterinarios en las siguientes categorías:

a) *Sujetos a prescripción veterinaria.* Podrán clasificarse adicionalmente como:

- Medicamentos administrados exclusivamente por el veterinario (figura 11.2).
- Medicamentos administrados bajo el control o la supervisión del veterinario.
- Medicamentos administrados exclusivamente por o bajo la supervisión de los servicios veterinarios oficiales.

b) *No sujetos a prescripción veterinaria.*

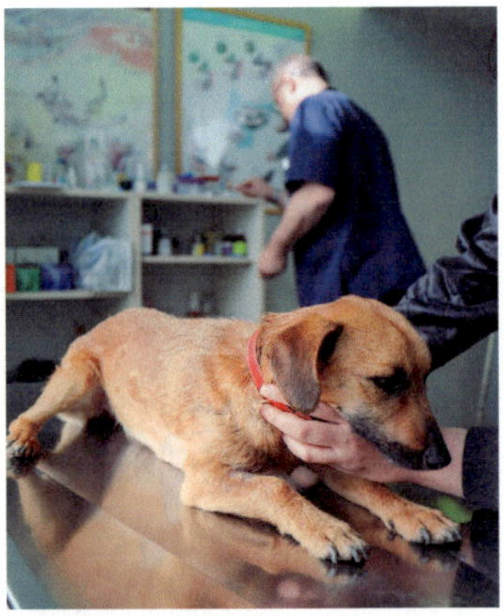

Figura 11.2
Administración de medicamento por el veterinario.

Se puede saber si un medicamento veterinario está sujeto a prescripción veterinaria o no de dos maneras: consultando la información disponible en el registro en la página web de la AEMPS –CIMAVet–, o consultando la base de datos BotPLUS.

La AEMPS es la encargada de establecer, con base en criterios científicos, las condiciones de prescripción y uso de los medicamentos veterinarios, y la que determina la necesidad –o falta de ella– de receta veterinaria para dispensar los diferentes medicamentos veterinarios. De un modo general, se contempla que se exigirá receta para los siguientes medicamentos:

- Medicamentos veterinarios con los que se deban adoptar precauciones especiales por parte de los veterinarios para evitar riesgos innecesarios a las especies a las que se destinen, a la persona que administre los medicamentos y al medio ambiente.

- Medicamentos veterinarios dirigidos a procesos que requieran un diagnóstico por parte el veterinario o cuyo uso pueda interferir en procesos diagnósticos o terapéuticos posteriormente.
- Medicamentos veterinarios con sustancias estupefacientes o psicotrópicas.
- Medicamentos veterinarios destinados a animales productores de alimentos, aunque podrán establecerse excepciones por parte del Ministerio de Sanidad, tras consulta al Ministerio de Agricultura, Pesca y Alimentación.
- Medicamentos veterinarios inmunológicos.
- Medicamentos veterinarios que contengan principios activos novedosos comercializados en los últimos cinco años.
- Gases medicinales.

Además, siempre se requerirá receta médica para la dispensación de medicamentos de uso humano para utilizarlos en animales.

11.3.1. Receta veterinaria

Existen dos modelos de recetas veterinarias: una para los medicamentos y fórmulas o preparados oficinales, y otra para los piensos medicamentosos. Nos referiremos a la primera.

La receta veterinaria es un documento, en formato papel o electrónico, por el que un veterinario prescribe un medicamento a un animal, tras realizar el pertinente diagnóstico, y que posibilita la posterior dispensación de dicho medicamento por parte de un farmacéutico. Es válida en todo el territorio nacional (figura 11.3).

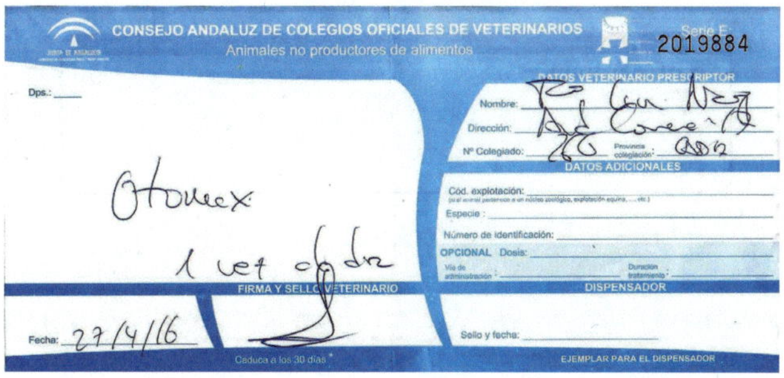
CONSEJO ANDALUZ DE COLEGIOS OFICIALES DE VETERINARIOS
Animales no productores de alimentos
Serie E: 2019884
Dps.:
DATOS VETERINARIO PRESCRIPTOR
Nombre:
Dirección:
Nº Colegiado: Provincia colegiación:
DATOS ADICIONALES
Cód. explotación:
Especie:
Número de identificación:
OPCIONAL Dosis:
Vía de administración: Duración tratamiento:
FIRMA Y SELLO VETERINARIO
DISPENSADOR
Fecha: 27/4/16
Sello y fecha:
Caduca a los 30 días
EJEMPLAR PARA EL DISPENSADOR

Figura 11.3
Receta veterinaria.

La receta para la prescripción de los medicamentos veterinarios –salvo la de los estupefacientes, que se ajustará a lo previsto en su normativa específica (Real Decreto 1675/2012, de 14 de diciembre)– consta de tres cuerpos:

1. El original, destinado al centro dispensador.
2. Una copia para el propietario o responsable del animal.
3. Otra copia para el veterinario prescriptor.

Hasta el momento, no existe un modelo oficial de receta veterinaria en papel. De la misma forma, tampoco existe un único sistema de prescripción electrónica de medicamentos veterinarios.

La prescripción de medicamentos veterinarios ha de realizarse por el nombre del medicamento, no por el principio activo.

A) Datos mínimos de la receta veterinaria

En la receta veterinaria deberán figurar, como mínimo, los siguientes datos:

- Datos del animal: identificación del animal o el grupo de animales que se vayan a tratar.
- Datos del propietario o responsable del animal: nombre completo y datos de contacto.
- Datos del prescriptor: nombre completo, datos de contacto, número de colegiado y firma.
- Datos del medicamento: denominación del medicamento perfectamente legible (por tanto, nombre comercial y no principio activo), especificando la forma farmacéutica, la concentración y la cantidad prescrita, así como la pauta posológica.
- Fecha de prescripción.

En caso de que la receta vaya destinada a animales productores de alimentos, deberán incluirse, además de los anteriores, los siguientes datos:

- Código de identificación de la explotación y especie animal a la que se destine el medicamento, en el caso de que en la misma explotación haya varias especies, o, en su defecto, código de identificación otorgado por la autoridad competente de la comunidad autónoma.
- Tiempo de espera fijado: cuando sea de cero días, ello también deberá recogerse en la receta.
- Número de receta.
- Además, en la receta o en un documento aparte, deberán constar la dosis, la vía de administración y la duración del tratamiento.

B) Características de la receta veterinaria

- *Destinatarios de la receta veterinaria.* La medicación prescrita en cada receta veterinaria podrá referirse a un animal, o a un grupo de animales, siempre que sean de la misma especie y pertenezcan a la misma explotación o al mismo propietario.
- *Medicamentos que se pueden prescribir.* En la receta veterinaria se pueden prescribir un único medicamento o todos los medicamentos necesarios para tratar la dolencia, aplicados como tratamiento único. En este último caso, debe establecerse el tiempo de espera correspondiente al medicamento administrado que requiera el tiempo de espera más largo.
- *Número de envases.* En cuanto al número de envases, no se ha establecido legalmente el máximo que puede dispensarse en una receta. La cantidad prescrita se limitará al mínimo necesario para el tratamiento del animal, según el criterio del veterinario.
- *Plazo de validez.* El periodo de validez de la receta es de 30 días, salvo en caso de enfermedades crónicas del animal o tratamientos periódicos, hechos que deberán indicarse en la receta. En este caso, el plazo de dispensación será de tres meses. Para las prescripciones veterinarias de medicamentos antibióticos, el periodo de validez será de cinco días, contados desde la fecha de prescripción.

- *Custodia*. El centro dispensador deberá custodiar las recetas durante un periodo de cinco años, por si le son requeridas por las autoridades competentes.

Actividad propuesta 11.1

Entra en la farmacia una mujer con una receta veterinaria para su perra, expedida hace 33 días. Nunca llegó a comprar el medicamento, pues parecía que el animal estaba mejor, pero ha sufrido una recaída. ¿Qué debemos hacer? Justifica tu respuesta.

11.3.2. Receta veterinaria de estupefacientes

En caso de requerir la dispensación de medicamentos que contengan sustancias estupefacientes de la lista I de la Convención Única de 1961 sobre Estupefacientes, se necesitará presentar la receta veterinaria de estupefacientes. Los medicamentos que contengan sustancias incluidas en las listas II y III requieren receta veterinaria, pero no receta veterinaria de estupefacientes.

La receta veterinaria de estupefacientes (figura 11.4) debe cumplir los requisitos establecidos para la receta veterinaria que hemos descrito anteriormente, así como lo fijado en el *Real Decreto 1675/2012, de 14 de diciembre, por el que se regulan las recetas oficiales y los requisitos especiales de prescripción y dispensación de estupefacientes para uso humano y veterinario* y en la *Orden PRE/2436/2013, de 26 de diciembre, por la que se modifican los anexos I, II, III y IV del Real Decreto 1675/2012, de 14 de diciembre, por el que se regulan las recetas oficiales y los requisitos especiales de prescripción y dispensación de estupefacientes para uso humano y veterinario.*

FUNDAMENTAL

Igual que la receta oficial de estupefacientes (para uso humano), la receta veterinaria de estupefacientes debe incluir una leyenda que la identifique como tal: "receta oficial de estupefacientes".

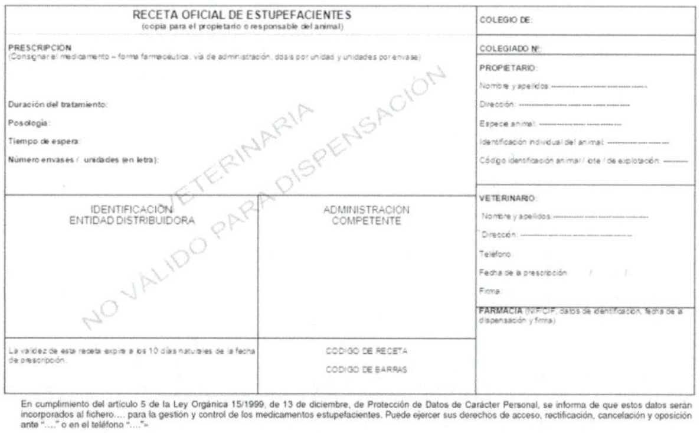
RECETA OFICIAL DE ESTUPEFACIENTES
(copia para el propietario o responsable del animal)

PRESCRIPCIÓN
(Consignar el medicamento – forma farmacéutica, vía de administración, dosis por unidad y unidades por envase)

Duración del tratamiento:
Posología:
Tiempo de espera:
Número envases / unidades (en letra):

IDENTIFICACIÓN ENTIDAD DISTRIBUIDORA

ADMINISTRACIÓN COMPETENTE

La validez de esta receta expira a los 10 días naturales de la fecha de prescripción.

CODIGO DE RECETA
CODIGO DE BARRAS

COLEGIO DE:
COLEGIADO Nº:

PROPIETARIO:
Nombre y apellidos:
Dirección:
Especie animal:
Identificación individual del animal:
Código identificación animal / lote / de explotación:

VETERINARIO:
Nombre y apellidos:
Dirección:
Teléfono:
Fecha de la prescripción: / /
Firma:

FARMACIA (NIF/CIF, datos de identificación, fecha de la dispensación y firma)

NO VÁLIDO PARA DISPENSACIÓN VETERINARIA

En cumplimiento del artículo 5 de la Ley Orgánica 15/1999, de 13 de diciembre, de Protección de Datos de Carácter Personal, se informa de que estos datos serán incorporados al fichero.... para la gestión y control de los medicamentos estupefacientes. Puede ejercer sus derechos de acceso, rectificación, cancelación y oposición ante "...." o en el teléfono "...."»

Figura 11.4
Receta de estupefacientes para uso veterinario.

En este caso, a diferencia de lo que sucede con la receta veterinaria ordinaria, podrá prescribirse un único medicamento para un solo animal. La medicación será la mínima necesaria, y siempre para un máximo de un mes de tratamiento. El plazo de validez de la receta será de diez días naturales, contados a partir de la fecha de prescripción.

Además de los datos mínimos de una receta veterinaria, deberán incluirse los siguientes:

- Número de teléfono del veterinario prescriptor o del establecimiento, la institución o el organismo público en el que ejerza.
- Sello del colegio oficial veterinario que haya efectuado la distribución del talonario.
- Posología, indicando el número de unidades por toma y día, la duración total del tratamiento, la vía de administración y, cuando proceda, el tiempo de espera.

11.3.3. Prescripción excepcional por vacío terapéutico

Cuando un país miembro de la UE no tenga medicamentos para una especie y destinados al tratamiento de una patología concreta –es decir, cuando haya un vacío terapéutico–, se contempla la posibilidad de realizar una prescripción excepcional, o en cascada, de otras alternativas para evitar causar un sufrimiento inaceptable al animal. La norma diferencia dos tipos de prescripción: para animales no productores de alimentos y para animales productores.

En el caso de las especies no productoras, la prescripción en cascada se hace según los siguientes criterios:

1. Un medicamento veterinario con similar efecto terapéutico al deseado, para uso en otra especie o para tratar otra enfermedad de la misma especie.
2. Si el anterior no existe, un medicamento de uso humano o un medicamento veterinario extranjero.
3. Si el anterior no existe, una fórmula, un preparado oficinal o una autovacuna.

Si no existiera ninguna de las anteriores opciones, y con la excepción de los medicamentos veterinarios inmunológicos, el veterinario encargado, bajo su responsabilidad, podrá prescribir un medicamento veterinario autorizado en un tercer país para la misma especie animal y la misma indicación.

En todo caso, el veterinario debería identificar esta prescripción en la receta mediante la leyenda "prescripción excepcional". Los datos mínimos que hay que incluir, además de los establecidos para la receta veterinaria, son los siguientes:

- Número de animales que serán tratados.
- Identificación individual o por lotes de los animales.
- Diagnóstico realizado por el veterinario.
- Vía y dosis que se administrarán.
- Duración del tratamiento.

Actividad propuesta 11.2

Elabora un esquema de los pasos que se deben seguir en los distintos tipos de prescripción en cascada. Para ello, consulta la siguiente guía mediante el código QR:

11.4. Dispensación de medicamentos veterinarios

A continuación, vamos a detallar las condiciones de dispensación de los medicamentos veterinarios.

11.4.1. Centros de dispensación veterinaria

En cuanto a la dispensación de medicamentos veterinarios, la ley reconoce como centros de dispensación los siguientes:

- Las oficinas de farmacia legalmente establecidas, que, además, serán las únicas autorizadas para la elaboración y la dispensación de fórmulas magistrales y preparados oficinales.
- Los establecimientos comerciales detallistas autorizados, siempre que cuenten con un servicio farmacéutico responsable de la custodia, la conservación y la dispensación de estos medicamentos.
- Las entidades o agrupaciones ganaderas autorizadas que cuenten con servicio farmacéutico responsable de la custodia, la conservación y la dispensación de estos medicamentos para el uso exclusivo de sus miembros.
- Los botiquines de urgencia para uso veterinario en las zonas en las que, debido a la distancia, no existan oficinas de farmacia autorizadas para dispensar medicamentos veterinarios. Estos botiquines siempre dependen de un centro dispensador legalmente autorizado.

11.4.2. Procedimiento de dispensación ordinario

Si el medicamento dispensado requiere receta médica, el farmacéutico deberá sellar y fechar la copia de la receta reservada al propietario o el responsable, una vez que esta le sea presentada y haya procedido a la dispensación. A continuación, custodiará el original de la receta que haya dispensado, durante un periodo de cinco años.

Como ya hemos comentado, los medicamentos veterinarios no están financiados, por lo que deberán ser abonados en su integridad.

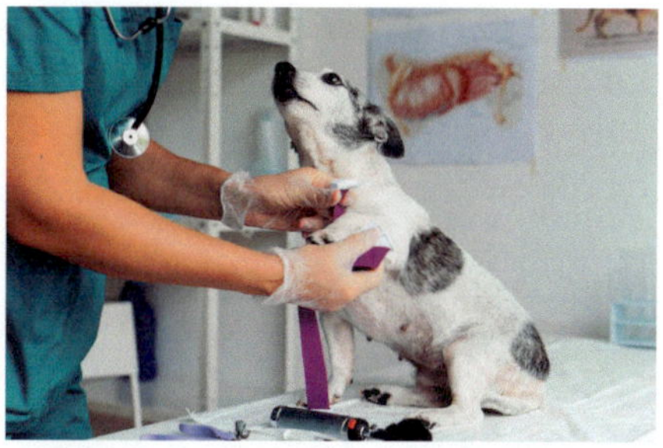

Figura 11.5
Clínica veterinaria.

11.4.3. Procedimiento de dispensación de psicótropos

Además de lo anterior, si el medicamento prescrito en la receta veterinaria contiene sustancias psicotrópicas incluidas en las listas II, III o IV del anexo 1 del Real Decreto 2829/1977, de 6 de octubre, se deberá hacer lo siguiente:

- Comprobar la identidad de la persona que retire el medicamento y anotar en la receta veterinaria su DNI.
- Anotar la dispensación en el libro recetario.

11.4.4. Procedimiento de dispensación de estupefacientes

Cuando el medicamento prescrito contenga una sustancia estupefaciente de la lista I de la Convención Única de Estupefacientes de 1961 (identificado con el lunar negro), se requerirá la presentación de una receta de estupefacientes veterinaria. Estos medicamentos solo podrán ser dispensados en las oficinas de farmacia.

Tras comprobar la validez y la autenticidad de la receta, se procederá a anotar en la misma el DNI de la persona que recoja el medicamento y, tras la dispensación, se incluirán en la receta la identificación de la farmacia, la fecha de dispensación y la firma del farmacéutico. La dispensación se anotará en el libro de contabilidad de estupefacientes y, opcionalmente, en el libro recetario.

11.4.5. Dispensación de medicamentos humanos para uso veterinario

En caso de que el veterinario prescriba excepcionalmente un medicamento de uso humano para el empleo en un animal, con base en la prescripción en cascada, solo se podrá proceder a la dispensación en una farmacia legalmente autorizada.

El farmacéutico comprobará la validez y la autenticidad de la receta, que deberá llevar, en todo caso, la leyenda "prescripción excepcional", y, si es correcta, dispensará el medicamento de uso humano prescrito. A continuación, anotará el hecho en el libro recetario.

Cuando se haya prescrito un psicótropo de uso humano, se deberá anotar en la receta veterinaria el número de DNI. Si se tratase de un estupefaciente de uso humano, deberá consignarse la dispensación en el libro de contabilidad de estupefacientes y, además, en el libro recetario, al tratarse de una prescripción excepcional.

11.4.6. Dispensación de fórmulas magistrales y preparados oficinales

La orden veterinaria para la elaboración de una fórmula magistral o de un preparado oficinal ha de ser extendida por el veterinario en el modelo de receta normalizado.

Estos solo pueden ser elaborados y dispensados en oficinas de farmacia, siempre que dispongan de los medios necesarios para su preparación.

Las fórmulas magistrales irán destinadas a un animal individualizado, o a un número reducido de animales de una explotación concreta que se encuentren bajo el cuidado directo de un veterinario.

Se comprobará que la receta esté correctamente cumplimentada, incluyendo lo aplicable a la prescripción excepcional por vacío terapéutico. En la receta veterinaria figurará, por tanto, la leyenda "prescripción excepcional".

Cada elaboración se anotará en el libro recetario, con los datos de la etiqueta y la referencia a la prescripción correspondiente. Toda la documentación relacionada con la prescripción, la elaboración y la dispensación se tiene que conservar, al menos, durante cinco años.

Actividad propuesta 11.3

¿Crees que es correcto guardar los medicamentos de uso animal separados de los de uso humano? ¿Es obligatorio hacerlo así? Justifica tu respuesta haciendo referencia a la legislación pertinente.

11.5. Registros y declaraciones de dispensación de medicamentos de uso veterinario

Como hemos visto, se requiere llevar a cabo el registro de la dispensación de ciertos medicamentos veterinarios. Además, para algunos de ellos se necesita una declaración especial.

11.5.1. Registro en libro recetario

En el libro recetario, además de las dispensaciones de medicamentos de uso humano, se deben anotar las dispensaciones de los siguientes productos:

- Todos los medicamentos humanos para uso animal.
- Fórmulas magistrales y preparados oficinales destinados a uso animal.
- Medicamentos veterinarios con sustancias psicotrópicas incluidas en las listas II, III o IV del anexo 1 del Real Decreto 2829/1977.
- Medicamentos veterinarios con sustancias estupefacientes incluidas en:
    - La lista II de la Convención Única sobre Estupefacientes de 1961.
    - La lista III de la Convención Única sobre Estupefacientes de 1961 en cantidades, por unidad de dosificación, superiores a las que figuran en la misma, y que son sustancias incluidas en las listas I y II en bajas concentraciones.

11.5.2. Registro en el libro de contabilidad de estupefacientes

Como ya sabemos por el capítulo 2, en el libro de contabilidad de estupefacientes se deben registrar todos los movimientos de sustancias y medicamentos estupefacientes que se hayan producido en la farmacia. Este libro podrá editarse en soporte papel o electrónico.

Se deben anotar todos los movimientos (entradas y salidas) de las sustancias estupefacientes incluidas en la lista I de la Convención Única de 1961, y los medicamentos que contengan estas sustancias.

Al movimiento de cada medicamento se le dedicará una hoja individual, en la que se anotarán –en una línea dedicada a las entradas– la fecha de compra o adquisición, el proveedor, el número de unidades y el *stock* resultante. En las líneas de salida, se deben consignar la fecha de dispensación, el número de la receta de estupefacientes veterinarias y el prescriptor.

Dado que el libro de contabilidad de estupefacientes es uno solo, tanto para los medicamentos de uso humano como para los de uso veterinario, cuando las prescripciones sean veterinarias ello se anotará en el apartado de observaciones.

11.5.3. Declaración anual de dispensación de medicamentos veterinarios con antibióticos

Para luchar contra el problema de salud pública debido a la resistencia a los antibióticos, se han tomado medidas legales en los niveles europeo y nacional.

Una de las medidas europeas es la creación del proyecto European Surveillance of Veterinary Antimicrobial Consumption (ESVAC), que consiste en la recogida y la evaluación de datos sobre la venta de medicamentos veterinarios que contengan en su composición antibióticos como principio activo, con el objetivo de analizar el consumo de estos fármacos. Así, se establece que deben declararse en ESVAC las ventas de medicamentos veterinarios con antibióticos que realicen los laboratorios farmacéuticos, los minoristas, las entidades ganaderas y las farmacias.

La AEMPS dispone de una aplicación (figura 11.6) para hacer declaraciones de venta de medicamentos veterinarios de este tipo. El periodo de notificación comienza, por lo común, a principios de año, y se prolonga hasta mediados de año, aproximadamente.

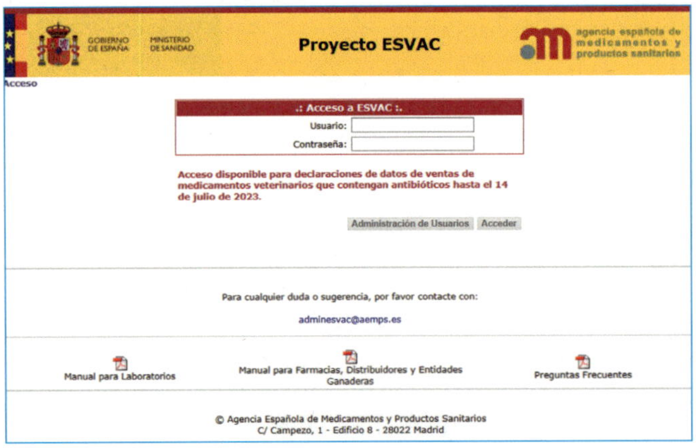

Figura 11.6
Proyecto ESVAC.

Para saber más

El Sistema Informático Central de Control de Prescripciones Veterinarias de Antibióticos (PRESVET) es una herramienta eficaz de monitorización y vigilancia de las prescripciones de antibióticos en las explotaciones ganaderas, con el fin de adoptar las medidas que se precisen para su control.

PRESVET centraliza la información de las prescripciones veterinarias de antibióticos, incluyendo parte de la información de la receta veterinaria, y es fundamental para cumplir el objetivo de vigilar y controlar el uso de antibióticos en animales productores de alimentos.

11.6. Venta de medicamentos veterinarios a distancia

Está permitida la venta de medicamentos veterinarios a través de páginas web, que se recoge en el *Real Decreto 544/2016, de 25 de noviembre, por el que se regula la venta a distancia al público de medicamentos veterinarios no sujetos a prescripción veterinaria.*

Únicamente está permitida la venta de medicamentos veterinarios no sujetos a prescripción veterinaria en las farmacias y los establecimientos comerciales detallistas que hayan notificado esta actividad a la autoridad competente de la comunidad autónoma (figura 11.7). Y no podrán venderse a distancia medicamentos sujetos a receta veterinaria, fórmulas magistrales, preparados oficinales o autovacunas.

Figura 11.7
Logotipo que confirma la legalidad de un sitio web para dispensar medicamentos veterinarios.

Una vez hecha la venta, en la que siempre debe intervenir un farmacéutico responsable, se procederá al envío del medicamento solicitado, siendo su responsabilidad garantizar en todo momento que el medicamento no sufra ninguna alteración o merma en su calidad. Para ello, el farmacéutico deberá informar al transportista de las condiciones de transporte requeridas y asegurarse de que se garantiza el mantenimiento de las mismas durante el transporte, especialmente en el caso de los medicamentos veterinarios sensibles a la temperatura o la luz.

No podrán aceptarse devoluciones de medicamentos, salvo en caso de que estos no se correspondieran con los solicitados, se hubieran visto dañados durante el envío o existiera un defecto de calidad, o por razones de farmacovigilancia. En estos casos, el medicamento devuelto no podrá ser puesto de nuevo a la venta, y se deberá eliminar.

La farmacia o el establecimiento comercial detallista deberá mantener durante al menos cinco años tras la venta un registro de los pedidos suministrados.

11.7. Uso y precauciones de uso de los medicamentos veterinarios

Cuando se manipulan o administran medicamentos veterinarios, es importante reconocer la posibilidad de que estos produzcan efectos peligrosos en los animales o las personas, o se generen residuos cuya concentración en los tejidos o las productos –tales como la carne y la leche– estén por encima del límite máximo de residuos (LMR) aceptado.

Se debe tener especial cuidado con las advertencias, las interacciones farmacológicas, las contraindicaciones y el tiempo de retiro, de acuerdo con la especie de la que se trate. La administración de los medicamentos debe ser realizada únicamente por personal autorizado e instruido y, en lo posible, supervisado por el veterinario.

Se definen a continuación varios conceptos relacionados con este asunto:

- *Tiempo o periodo de espera, de retiro o de supresión.* Tiempo que debe transcurrir entre la última aplicación de un medicamento veterinario y el aprovechamiento de los alimentos obtenidos del animal tratado para evitar que haya residuos del medicamento en los mismos o que estos se encuentren en proporción superior al máximo admitido para dicho medicamento y dicho alimento.

- *Residuos de medicamentos veterinarios.* Todas las sustancias farmacológicamente activas, ya sean principios activos o productos de degradación y sus metabolitos, que permanecen en los productos alimenticios obtenidos a partir de animales a los que se les haya administrado el medicamento veterinario del que se trate.
- *Límite máximo de residuos (LMR).* Es la concentración máxima de residuos de un medicamento veterinario que se permite o reconoce legalmente como aceptable en o sobre un alimento de origen animal, un producto agrícola o un alimento para animales. Los límites máximos de residuos son fijados por la Comisión del Codex Alimentarius, y pueden consultarse en su página web.

TOMA NOTA

El código alimentario

El Codex Alimentarius fue establecido por la FAO (Organización de las Naciones Unidas para la Alimentación y la Agricultura) y la OMS en 1963 para elaborar normas alimentarias internacionales armonizadas que protejan la salud de los consumidores y fomenten prácticas leales en el comercio de los alimentos.

La finalidad del Codex Alimentarius es garantizar alimentos inocuos y de calidad para todas las personas y en cualquier lugar; contribuye, a través de sus normas, directrices y códigos de prácticas alimentarias internacionales, a la inocuidad, la calidad y la equidad en el comercio internacional de alimentos. Los consumidores pueden confiar en que los productos alimentarios que compran son inocuos y de calidad, y los importadores, en que los alimentos que han encargado se ajustan a sus especificaciones.

Puedes consultar el Codex Alimentarius mediante el código QR.

11.7.1. Precauciones de uso

Para los medicamentos veterinarios, igual que para los de uso humano, se exigen calidad, seguridad y eficacia. Pero además hay que tomar algunas precauciones especiales en su empleo, que son las siguientes:

- Cuando un medicamento está destinado a animales productores de alimentos para consumo humano (figura 11.8), debe conocerse el tiempo de espera adecuado para eliminar los riesgos para las personas derivados de los residuos o metabolitos de los medicamentos, y teniendo en cuenta, en todo caso, los límites de residuos máximos.

  La UE clasifica los residuos medicamentosos en cuatro grupos:

  - *I.* Sustancias farmacológicamente activas para las que hay un límite máximo de residuos (LMR).
  - *II.* Sustancias para las que no es necesario establecer un LMR.

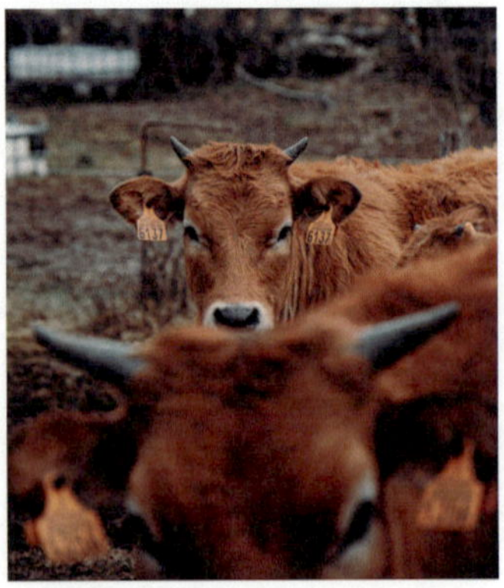

Figura 11.8
Animal productor de alimentos.

- *III.* Sustancias farmacológicamente activas utilizadas en medicamentos veterinarios para las que se ha establecido un LMR provisional.
- *IV.* Sustancias prohibidas en los medicamentos veterinarios.

- Deben controlarse las repercusiones sobre las personas que los manejen, sobre todo cuando las premezclas medicamentosas se incorporen a los piensos.
- Debe vigilarse la influencia sobre el medio ambiente, cuando pueda dar lugar a una acción residual a través de los productos de desecho.
- Deben preverse las repercusiones epizoóticas, cuando se trate de productos inmunológicos y, en particular, de vacunas.
- Debe garantizarse la calidad de los alimentos que tengan su origen en animales tratados.
- Deben observarse precauciones en cuanto a las fórmulas magistrales y los preparados oficinales. Estos se pueden elaborar si las sustancias que se utilizan están contenidas en algún medicamento veterinario autorizado para animales destinados a la alimentación humana y se garantiza el tiempo de espera suficiente. En caso de no indicarse en la receta veterinaria, los tiempos de espera mínimos son los que siguen:
  - 7 días para los huevos y la leche.
  - 28 días para las carnes de ave de corral y de mamíferos.
  - 500 grados-día para la carne de pescado.

Actividad propuesta 11.4

Usando la página web del Codex Alimentarius, en la que se listan los LMR agrupados por tipos de medicamentos, indica el límite máximo de residuos de la dexametasona (glucocorticoide) en el músculo de una vaca.

11.8. Grupos farmacológicos de uso más habitual en animales

Los medicamentos veterinarios se clasifican siguiendo la clasificación ATCvet, que utiliza el modelo de la Clasificación Anatómica, Terapéutica, Química de los medicamentos de uso humano y que incluye, para distinguirla, la letra Q al principio de cada código ATC.

Como ya hemos visto, la ATC es un sistema de clasificación de principios activos en cinco niveles, expresados en un código alfanumérico. Su fundamento consiste en clasificar en función del sistema u órgano principal en el que se actúe y el efecto farmacológico que produzca el principio activo, teniendo en cuenta, además, la estructura química de las moléculas. Esta clasificación fue propuesta por la OMS y es muy usada en los países europeos. De hecho, es la que se emplea en el Catálogo de Medicamentos, publicado por el Consejo General de Colegios Oficiales de Farmacéuticos.

Para construir el código alfanumérico ATC, se establecen cinco niveles. El primero corresponde al grupo anatómico, y se escribe con una letra mayúscula. Hay catorce grupos terapéuticos, que se refieren a los distintos sistemas y aparatos del organismo. Para diferenciar los medicamentos veterinarios de los de uso humano, se incluye una Q delante. Así, por ejemplo, en el grupo QA están los principios activos y los medicamentos de uso veterinario que actúan en el aparato digestivo. El resto de los niveles hacen referencia al grupo terapéutico principal, el subgrupo terapéutico y la estructura química.

Los grupos farmacológicos más habituales en el mundo animal son los siguientes:

- *Antiinfecciosos o antibióticos.* Grupo QJ de la clasificación ATC.
- *Antiinflamatorios.* Grupo QM de la clasificación ATC.
- *Desinfectantes y antisépticos.* Grupo QP de la clasificación ATC.
- *Parasiticidas.* Grupo QP de la clasificación ATC.

11.8.1. Antiinfecciosos

Son los fármacos que se usan para luchar contra las infecciones provocadas por los siguientes agentes:

- *Bacterias.* Son los denominados antibacterianos. Se usan los β-lactámicos, esto es, las penicilinas y las cefalosporinas, los macrólidos como la azitromicina y un largo etcétera. En los animales productores de alimentos, habrá que vigilar, e incluso evitar, emplear antibióticos de uso humano, para que no queden residuos en los alimentos que deriven de ellos, ya que podrían generar resistencia en el ser humano.
- *Hongos.* Son los denominados antifúngicos. Se usan el fluconazol, el miscostatin, etc.
- *Antivirales.* Un ejemplo es el aciclovir.

11.8.2. Antiinflamatorios

Como sucede con los de uso humano, entre los antiinflamatorios para animales hay dos grupos: los denominados glucocorticoides (o, simplemente, corticoides) y los antiinflamatorios no esteroideos (AINE).

Los corticoides son muy usados como antiinflamatorios para los animales domésticos (figura 11.9). En cuanto a los AINE, muy comunes en la medicina humana, no lo son tanto en la veterinaria, porque pueden producir efectos muy tóxicos. Por ejemplo, el paracetamol y la aspirina provocan en los gatos una alta toxicidad, que incluso les puede producir la muerte. Así pues, antes de recomendar cualquier antiinflamatorio no esteroideo para animales se debe consultar con el profesional veterinario.

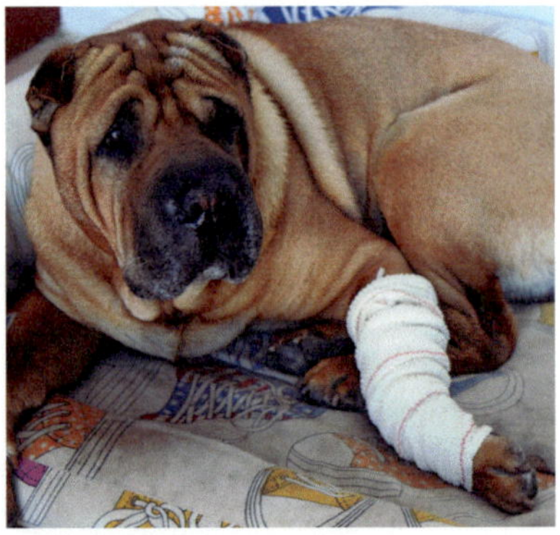

Figura 11.9
Tratamiento veterinario con antiinflamatorios.

11.8.3. Desinfectantes y antisépticos

Se denomina desinfectante a la sustancia capaz de eliminar los gérmenes patógenos de las superficies inertes. Un antiséptico es un desinfectante que se aplica sobre tejidos vivos (piel). Los antisépticos ayudan a combatir o prevenir la infección; se usan sobre la piel, las mucosas o las heridas. Los desinfectantes y antisépticos se pueden dividir en dos grandes grupos:

a) *Compuestos inorgánicos.* Dentro de este grupo, hay varios subgrupos: los derivados halogenados, como, por ejemplo, los compuestos que llevan yodo, tales como la povidona yodada (Betadine®); los oxidantes, como el agua oxigenada (H_2O_2), o los metales pesados, como la mercromina, que ha quedado totalmente en desuso.

b) Compuestos orgánicos. Los más usados son el alcohol etílico o etanol y la clorhexidina.

11.8.4. Antiparasitarios

Se trata de sustancias que se emplean para combatir las infestaciones por parásitos. Entre ellos, se distinguen los siguientes tipos:

a) Ectoparasiticidas. Se utilizan para combatir las infestaciones externas, como, por ejemplo, las de garrapatas, pulgas, piojos, ácaros, etc. Este grupo de sustancias se denomina biocida, e incluye los denominados insecticidas y los repelentes. Dentro de esta categoría se encuentran, por ejemplo, los collares antiparasitarios para perros.

b) Endoparasiticidas. Se usan para combatir las infestaciones internas, como, por ejemplo, la filariosis, la leishmaniosis, la triquinosis, las tenias y los demás parásitos intestinales. Dentro de este grupo están los antihelmínticos.

11.9. Farmacovigilancia de medicamentos veterinarios

Igual que existe una farmacovigilancia de medicamentos de uso humano, hay otra correspondiente a los de uso animal.

Los farmacéuticos que observen un conjunto de signos o síntomas que les haga suponer la posible asociación con el consumo de un medicamento veterinario tendrán la obligación de iniciar el proceso de notificación de sospecha de efecto adverso (SAE).

El capítulo V del Real Decreto 1157/2021, de 28 de diciembre, está dedicado a la farmacovigilancia veterinaria. En él se indica que el Sistema Español de Farmacovigilancia de Medicamentos Veterinarios (SEFV-VET) reunirá la información pertinente para la supervisión de estos medicamentos y evaluará científicamente las sospechas de:

- Reacciones adversas en animales y personas.
- Falta de eficacia.
- Problemas medioambientales.
- Tiempos de espera inadecuados.
- Transmisión de agentes infecciosos mediante los medicamentos veterinarios, esté ello contemplado o no en el resumen de las características del medicamento.

Además, se evaluarán las sospechas de reacciones adversas en animales a los medicamentos de uso humano.

La evaluación tendrá en cuenta los datos disponibles sobre la venta, la prescripción y el uso de los medicamentos.

Para armonizar la recogida y la gestión de la información, la AEMPS podrá:

- Establecer requisitos específicos para los veterinarios y otros profesionales sanitarios.
- Elaborar orientaciones específicas, dirigidas a los titulares de las autorizaciones de comercialización o del registro, sobre la recogida de datos, su verificación y la presentación de informes.

El Sistema Español de Farmacovigilancia de Medicamentos Veterinarios (SEFV-VET) está integrado por los entes que siguen:

- La Agencia Española de Medicamentos y Productos Sanitarios (AEMPS).
- Las comunidades autónomas.
- Los profesionales sanitarios.

El Comité Técnico del Sistema Español de Farmacovigilancia de Medicamentos Veterinarios, como órgano colegiado integrado por representantes de la AEMPS y del Ministerio de Agricultura, Pesca y Alimentación, así como de las comunidades autónomas, unificará los criterios de funcionamiento y evaluará las señales detectadas por el Sistema Español de Farmacovigilancia de Medicamentos Veterinarios.

Todos los profesionales sanitarios tienen la obligación de notificar, bien mediante la denominada tarjeta verde, bien electrónicamente (a través de NotificaVet, en la AEMPS), toda sospecha de acontecimiento adverso, conforme se define en el Reglamento (UE) 2019/6, de la que tengan conocimiento, y enviarla lo más rápidamente posible y, en todo caso, en un plazo máximo de quince días a la AEMPS o al titular de la autorización de comercialización o del registro del medicamento. Además, estos profesionales sanitarios deben conservar, durante al menos cinco años, la documentación clínica de las sospechas de acontecimientos adversos a medicamentos, con el fin de completar o realizar el seguimiento, en caso necesario.

Además, la AEMPS informará al Ministerio de Agricultura, Pesca y Alimentación, a las comunidades autónomas y a otros organismos y organizaciones responsables, de carácter público o privado, de la adopción de las medidas que, por su relevancia, deban darse a conocer a los profesionales sanitarios.

Recurso web www

En este recurso puedes encontrar más información y acceder a la plataforma NotificaVet, de la AEMPS, o descargar la tarjeta verde de farmacovigilancia de medicamentos veterinarios, para alertar acerca de una posible reacción adversa. Para ello, escanea el siguiente código QR:

11.10. Fuentes de información de medicamentos veterinarios

La AEMPS dispone de una base de datos (CIMAVet) con todos los medicamentos veterinarios que han sido autorizados. Se indican la composición en principios activos y la especie de destino, entre otros elementos. Además, se pueden consultar el prospecto y la ficha técnica.

Otra fuente de información es la base de datos BotPLUS, la lista de medicamentos y productos de parafarmacia del Consejo General de Colegios Oficiales de Farmacéuticos (CGCOF), que recoge información sobre medicamentos veterinarios; ofrece información sobre la composición cualitativa y cuantitativa, las condiciones de dispensación, la especie de destino, los tiempos de espera, las condiciones de conservación, etc.

Recursos web

www

A través de los siguientes códigos QR, puedes acceder a las dos fuentes de información sobre medicamentos veterinarios mencionadas en este apartado: la web de CIMAVet, de la AEMPS, y la plataforma BotPLUS, del Consejo General de Colegios Oficiales de Farmacéuticos.

Ideas clave

- Los medicamentos veterinarios se usan para prevenir, tratar o curar enfermedades en los animales, o para prevenir enfermedades en los seres humanos que consuman productos de origen animal.
- La información sobre los medicamentos veterinarios se encuentra en los envases, es decir, en los símbolos, siglas y leyendas, así como en el prospecto y la ficha técnica.
- Hay medicamentos veterinarios de venta libre, y otros para los que es necesaria receta veterinaria. Existe un subgrupo considerado de administración exclusiva veterinaria (AV).
- La receta veterinaria consta de tres copias: el original para el centro dispensador, una copia para el responsable del animal y otra para el veterinario prescriptor. El número de envases por receta no está estipulado legalmente. El plazo de validez, salvo excepciones, es de 30 días. El centro dispensador deberá custodiar las recetas durante un periodo de cinco años.
- Para la dispensación de estupefacientes se requiere presentar la correspondiente receta de estupefacientes veterinaria, que está regulada por el Real Decreto 1675/2012, de 14 de diciembre. Hay que llevar un registro en libro recetario y en el libro de contabilidad de estupefacientes.
- Se debe hacer una declaración anual de dispensación de medicamentos veterinarios con antibióticos.
- Los principales grupos farmacológicos que se emplean con animales son los antibacterianos, antiparasitarios y antiinflamatorios.
- En los medicamentos veterinarios se exigen calidad, seguridad y eficacia. Además, hay que tomar precauciones especiales: cuando se utilizan con animales productores de alimentos para consumo humano, debe conocerse el tiempo de espera para descartar riesgos para las personas que consuman alimentos procedentes del animal.
- Existe un Sistema Español de Farmacovigilancia de Medicamentos Veterinarios (SEFV-VET), que reúne la información y las sospechas de reacciones adversas, falta de eficacia, problemas medioambientales, tiempos de espera inadecuados, transmisión de agentes infecciosos, etc.
- Las fuentes de información más relevantes sobre medicamentos veterinarios son la página web CIMAVet, de la AEMPS, y la base de datos BotPLUS, del CGCOF.

Aplica lo aprendido

1. Busca tres ejemplos de zoonosis, e indica qué animales intervienen y cuál es el mecanismo de transmisión.
2. Señala a qué grupo anatómico pertenecen los siguientes códigos, según la clasificación ATCvet:

   a) QJ.
   b) QP.

3. Consulta en la página CIMAVet, de la AEMPS, el medicamento Onsior® comprimidos, e indica lo siguiente:

   a) Principio activo.
   b) Efecto farmacológico.
   c) Indicaciones.
   d) Animales de destino.
   e) Forma farmacéutica.

4. Explica en qué consiste el denominado vacío terapéutico.
5. Con ayuda de internet, buscar información sobre el clembuterol. Indica cuál es su actividad farmacológica, y di por qué se ha abusado de su aplicación en los animales.
6. Señala si las siguientes afirmaciones son verdaderas (V) o falsas (F):

   - [ ] Los medicamentos veterinarios siempre se usan para curar enfermedades en los animales.
   - [ ] El tratamiento máximo permitido con una receta de estupefacientes veterinaria es de 30 días.
   - [ ] La clasificación ATC de los principios activos veterinarios lleva una V delante del código.
   - [ ] Los medicamentos veterinarios solo pueden ser dispensados en las clínicas veterinarias.
   - [ ] Las siglas LMR significan límite máximo de residuos.
   - [ ] Todos los medicamentos veterinarios han de ser prescritos mediante receta veterinaria.

7. Lee el documento de la web de la AEMPS que encontrarás escaneando el código QR, y explica qué es el tiempo de espera.
8. ¿Qué significan los siguientes símbolos y leyendas que aparecen en los envases de medicamentos veterinarios?

   a) ✱ ✱
   b) AV
   c) ●

9. Enumera los medicamentos de uso animal que deben registrase en el libro recetario.
10. ¿Cómo se comunican las sospechas de reacciones adversas a medicamentos de uso animal?

Práctica profesional

Accede a la página web de la AEMPS y consulta el apartado de farmacovigilancia. Imprime y rellena el formulario "tarjeta verde", destinado a los casos en los que se sospeche de una reacción adversa a medicamentos (RAM), con los datos de los siguientes supuestos:

a) Perro que presenta vómitos y diarreas tras tomar un AINE.

b) Gato que presenta vómitos con sangre tras tomar un antihelmíntico.

Actividad grupal

Te recomendamos la lectura del artículo "La venta de antibióticos de uso animal cae casi a la mitad en la UE desde 2011", publicado en noviembre de 2022 por la Agencia EFE. Te adelantamos un fragmento:

> "En un informe, la Agencia Europea de Medicamentos (EMA) explica que, en base a los datos de 25 países que proporcionaron información continuada durante el periodo 2011-2021, las ventas generales de antibióticos veterinarios 'disminuyeron un 47 % en este intervalo, alcanzando el valor más bajo jamás informado'.
>
> Además, en solo tres años, entre 2018 y 2021, los 27 Estados miembros de la UE ya han logrado una reducción del 18 %, aproximadamente un tercio del objetivo de reducción del 50 % fijado para 2030, lo que es parte de la estrategia Farm to Fork (De la Granja a la Mesa) de la Comisión Europea para reducir la venta de antimicrobianos para animales de granja y acuicultura en la UE".

Puedes leer el artículo completo escaneando el siguiente código QR:

Temas para debatir:

- ¿Qué opinas sobre el uso de antibióticos en animales?
- ¿Por qué puede generar resistencia en los humanos?
- ¿Qué opinas sobre las nuevas medidas adoptadas para luchar contra la resistencia a los antibióticos?

PONTE A PRUEBA

1. La legislación referente a los estupefacientes veterinarios vigente en la actualidad es:
   - ☐ *a)* El Real Decreto Legislativo 1/2015, de 26 de julio.
   - ☐ *b)* El Real Decreto 1718/2010, de 17 de diciembre.
   - ☐ *c)* El Real Decreto 1675/2012, de 14 de diciembre.
   - ☐ *d)* El Real Decreto 1132/2010, de 10 de septiembre.

2. No se consideran medicamentos veterinarios:
   - ☐ *a)* Los preparados oficinales.
   - ☐ *b)* Los medicamentos elaborados industrialmente.
   - ☐ *c)* Las premezclas para piensos medicamentosos.
   - ☐ *d)* Todos los anteriores son considerados medicamentos veterinarios.

3. Entre los objetivos de la terapia farmacológica veterinaria, se encuentran:
   - ☐ *a)* La prevención de enfermedades en los animales.
   - ☐ *b)* El tratamiento de animales enfermos.
   - ☐ *c)* La prevención de enfermedades en seres humanos.
   - ☐ *d)* Todos los anteriores son objetivos de la terapia veterinaria.

4. Las dos primeras letras de un antihelmíntico usado en perros, de acuerdo con la clasificación ATCvet, son:
   - ☐ *a)* VP.
   - ☐ *b)* QP.
   - ☐ *c)* QJ.
   - ☐ *d)* VJ.

5. No requieren registro en el libro recetario:
   - ☐ *a)* Los medicamentos humanos de uso en animal.
   - ☐ *b)* Los antibióticos.
   - ☐ *c)* Los psicótropos.
   - ☐ *d)* Todos requieren registro en el libro recetario.

6. El símbolo * en un envase veterinario indica que:
   - ☐ *a)* El medicamento debe conservarse en la nevera.
   - ☐ *b)* El medicamento debe conservarse en el congelador.
   - ☐ *c)* El medicamento es de uso exclusivo veterinario.
   - ☐ *d)* El medicamento requiere receta para su dispensación.

7. De manera general, el plazo de validez de la receta veterinaria es de:
   - ☐ *a)* Una semana desde la fecha de prescripción.
   - ☐ *b)* Un día desde la fecha de prescripción.
   - ☐ *c)* Diez días desde la fecha de prescripción.
   - ☐ *d)* Treinta días desde la fecha de prescripción.

8. Una diferencia entre la ficha técnica de los medicamentos de uso veterinario y la de los de uso humano es que en la primera aparece:
   - ☐ *a)* Información farmacocinética.
   - ☐ *b)* El tiempo de espera.
   - ☐ *c)* Las interacciones.
   - ☐ *d)* Todo es igual en ambas fichas técnicas.

9. El color de las tarjetas de farmacovigilancia veterinaria es:
   - ☐ *a)* Amarillo.
   - ☐ *b)* Rojo.
   - ☐ *c)* Azul.
   - d) Verde.

10. ¿Qué medicamentos muy usados en los humanos no lo son en el mundo animal?:
   - ☐ *a)* Corticoides.
   - ☐ *b)* Antisépticos.
   - ☐ *c)* AINE.
   - ☐ *d)* Antihelmínticos.

SOLUCIONES:

1.	a	b	**c**	d	**5.**	a	**b**	c	d	**9.**	a	b	c	**d**
2.	a	b	c	**d**	**6.**	**a**	b	c	d	**10.**	a	b	**c**	d
3.	a	b	c	**d**	**7.**	a	b	c	**d**	**11.**	a	b	**c**	d
4.	a	**b**	c	d	**8.**	a	**b**	c	d					